Herausgeber:
Prof. Dr. Holger Dette • Prof. Dr. Wolfgang Härdle

Springer-Verlag Berlin Heidelberg GmbH

Statistik und ihre Anwendungen

Azizi Ghanbari, S.
Einführung in die Statistik für Sozial- und Erziehungswissenschaftler 2002

Brunner, E.; Munzel U.
Nichtparametrische Datenanalyse 2003

Dehling, H.; Haupt, B.
Einführung in die Wahrscheinlichkeitstheorie und Statistik 2003

Dümbgen, L.
Stochastik für Informatiker 2003

Falk, M.; Becker, R.; Marohn, F.
Angewandte Statistik 2004

Franke, J; Härdle, W.; Hafner; C.
Statistik der Finanzmärkte 2. Auflage 2004

Greiner, M.
Serodiagnostische Tests 2003

Handl, A.
Mulitvariate Analysemethoden 2003

Hilgers, R.-D.; Bauer, P.; Scheiber, V.
Einführung in die Medizinische Statistik 2003

Plachky, D.
Mathematische Grundbegriffe der Stochastik 2002

Schumacher, M.; Schulgen, G.
Methodik klinischer Versuche 2002

Steland, A.
Mathematische Grundlagen der empirischen Forschung 2004

Michael Falk • Rainer Becker • Frank Marohn

Angewandte Statistik

Eine Einführung mit Programmbeispielen in SAS

Springer

Prof. Dr. Michael Falk
PD Dr. Frank Marohn
Universität Würzburg
Institut für Angewandte Mathematik und Statistik
Am Hubland
97074 Würzburg, Deutschland
e-mail: falk|marohn@mathematik.uni-wuerzburg.de

Rainer Becker
msg systems ag
Robert-Bürkle-Straße 1
85737 Ismaning, Deutschland
e-mail: rainer.becker@msg.de

Bibliografische Information Der Deutschen Bibliothek
Die Deutsche Bibliothek verzeichnet diese Publikation in der Deutschen Nationalbibliografie; detaillierte bibliografische Daten sind im Internet über <http://dnb.ddb.de> abrufbar.

Mathematics Subject Classification (2000): 62-01, 62-04, 62-07, 62-09

ISBN 978-3-540-40580-1 ISBN 978-3-642-57742-0 (eBook)
DOI 10.1007/978-3-642-57742-0

http://www.springer.de

Ursprünglich erschienen bei Springer-Verlag Berlin Heidelberg New York 2004

Einbandgestaltung: *design & production*, Heidelberg
Datenerstellung durch den Autor unter Verwendung eines Springer LaTeX - Makropakets
Gedruckt auf säurefreiem Papier SPIN 11305323 40/3111CK - 5 4 3 2 1

Vorwort

In der Regel ist die Analyse realer Datensätze mittels statistischer Methoden unter Zuhilfenahme eines in Industrie und Verwaltung weitverbreiteten Softwarepaketes kein integraler Bestandteil eines Mathematikstudiums, gehört aber typischerweise zum späteren Berufsfeld.

Das vorliegende Buch soll diese Lücke schließen helfen, indem es eine Verbindung zwischen der mathematischen Statistik und einer Auswahl von in der Praxis angewendeten statistischen Verfahren unter Einbeziehung des statistischen Softwarepaketes SAS (Statistical Analysis System) herstellt. Das Buch richtet sich daher an Studenten der Mathematik sowie an Studenten angewandter Disziplinen wie der Wirtschafts- und Sozialwissenschaften, Biometrie und Psychologie, zu deren Ausbildung Statistik-Veranstaltungen gehören. Es wendet sich aber auch an den Praktiker, der sich über die Anwendung statistischer Verfahren hinaus für deren mathematische Hintergründe interessiert. Zahlreiche Problemstellungen illustrieren die Anwendungsmöglichkeiten der vorgestellten statistischen Verfahren, wobei Lösungen unter Verwendung von SAS angegeben sind. Die zugehörigen Programme sind explizit aufgeführt und erläutert. Diese Programme sowie die verwendeten Datensätze stehen unter der Internetadresse

`http://statistik.mathematik.uni-wuerzburg.de/~falk/sasdiskette/`

zum Download bereit. Zusätzlich sind in einem Appendix die Grundlagen von SAS (Version 6.xx) zusammengestellt. Dazu werden keinerlei Vorkenntnisse vorausgesetzt, weder in SAS noch in einem speziellen Betriebssystem, so daß eine schnelle Einarbeitung in SAS gewährleistet ist.

Das Buch ist konzipiert für eine zweisemestrige statistische Veranstaltung (Vorlesung, Seminar oder Praktikum), wobei die ersten vier Kapitel im ersten Semester behandelt werden können. Zum Verständnis der mathematischen Hintergründe sind lediglich die Begriffe Verteilungskonvergenz, stochastische Konvergenz, Faltung, ML-Schätzer sowie Grundelemente der Testtheorie nützlich, so daß die Veranstaltung im Anschluß an eine einführende Vorlesung in die Stochastik erfolgen kann. Zu jedem Kapitel werden Übungsaufgaben angeboten, deren intensive Behandlung sehr empfohlen wird.

Wegen der Breite des Gebietes mußte zwangsläufig eine Auswahl der Themengebiete erfolgen. Kapitel 1 hat Elemente der explorativen Datenanalyse (univariate Kern-Dichteschätzer, statistische Kenngrößen mit ihren Breakdownpoints, Probability Plots, Quantil-Quantil Plots, Hanging Rootograms) zum Inhalt, Kapitel 2 stellt Elemente der Statistik normalverteilter Daten (χ^2-, t-, F-Verteilung, Unabhängigkeit von Stichprobenmittel und -varianz) bereit. Dies führt zum t-Test und zum χ^2-Test. In einer nichtparametrischen Situation wird der Wilcoxon-Test angesprochen. In Kapitel 3 werden mit der univariaten und multiplen linearen Regression abhängige Stichproben betrachtet. Die polynomiale Regression ergibt sich als Spezialfall der multiplen linearen Regression. Kategoriale Daten werden in Kapitel 4 untersucht, insbesondere werden Tests in Kontingenztafeln (Test auf Unabhängigkeit, χ^2-Test, Fishers exakter Test) definiert. Im Spezialfall einer kategorialen Regression werden verallgemeinerte lineare Modelle, insbesondere Logit- und Probit-Modelle vorgestellt. Kapitel 5 enthält die klassische Varianzanalyse, in der die unabhängigen Variablen von kategorialer Natur sind, aber auch den Tukey-Test für multiple Mittelwertsvergleiche. Die Diskriminanzanalyse wird in Kapitel 6 behandelt, wobei auch nichtparametrische Verfahren vorgestellt werden. In diesem Zusammenhang wird auf multivariate Kern-Dichteschätzer und auf die Verbindung zum Projection Pursuit eingegangen. Die Clusteranalyse schließt sich in Kapitel 7 an. Nachdem Distanz- und Ähnlichkeitsmaße eingeführt worden sind und die Visualisierung von Distanzmatrizen mittels der Multidimensionalen Skalierung behandelt worden ist, werden verschiedene Methoden zur Clusterbildung vorgestellt. Wir beschränken uns auf die hierarchischen, agglomerativen Verfahren (Single-, Average-Linkage, etc.). Es werden aber auch die Density-Linkage-Verfahren angesprochen. In Kapitel 8 wird die Hauptkomponentenanalyse vorgestellt, wobei wieder die Verbindung zum Projection Pursuit aufgenommen wird, und im letzten Abschnitt die daraus abgeleitete Faktorenanalyse. Ein Appendix bietet eine Einführung in SAS, seine Programmstruktur, Syntax, sein Display Manager System und die Einbindung von Ergebnissen und Graphiken in Textverarbeitungssysteme.

Das Buch ist fortlaufend in einen mathematisch statistischen Teil und einen SAS-spezifischen Teil gegliedert. Der SAS-spezifische Teil, zu dem auch die mit SAS erstellten Abbildungen gehören, beginnt der Übersichtlichkeit wegen stets mit einem Computersymbol, den Beginn einer Sitzung am Computer darstellend, und schließt mit einem Druckersymbol für das Ende der Sitzung.

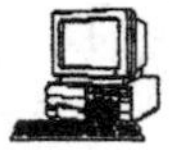

Dieser SAS-spezifische Teil gliedert sich wiederum in eine mit SAS erzeugte Abbildung, das Programm, welches diese Abbildung erzeugt hat, sowie Erläuterungen zu diesem Programm. Um eine weitere Abgrenzung zwischen SAS-Befehlen und individuellen Namensgebungen zu erreichen, wurden SAS-eigene Kommandos in GROSSBUCHSTABEN gesetzt, individuelle Bezeichnungen hingegen in kleinschrift.

Diese Programme befinden sich zusätzlich im Verzeichnis `programs.zip` der o.g. Internetadresse. Im Verzeichnis `data.zip` sind dort auch die im Buch verwendeten Datensätze als ASCII-Daten (Rohdaten) zu finden. Im Unterverzeichnis `SASdata.zip` sind diese Datensätze im SAS-Transportformat abgelegt, was deren Einlesen in das SAS-System wesentlich vereinfacht. Weitere Informationen über die Datensätze und deren Einlesen in das SAS-System sind unter o.g. Internetadresse zu finden.

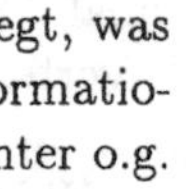

Ohne die vielfältige Unterstützung hätte das vorliegende Buch nicht in der vorgesehenen Zeit beendet werden können. Wir bedanken uns daher mit großer Freude bei der Stiftung Katholische Universität Eichstätt und der Universität für die finanzielle Unterstützung und bei Dr. Wolfgang Slaby für die technische Unterstützung durch das von ihm geleitete Universitäts-Rechenzentrum. Insbesondere danken wir Barbara Woitas und Peter Zimmermann für die Erstellung von LaTeX-Makros.

Werner Hohenberger hat das Manuskript sehr kritisch gelesen, ebenso Wolfgang Hauner und Lothar Semmelbauer. Sie haben darüber hinaus die Programme und deren Erläuterungen sorgfältig und konstruktiv geprüft.

Beim Springer Verlag bedanken wir uns für die Bereitschaft, dieses Buch zu veröffentlichen.

Unser ganz besonderer Dank gilt Helma Höfter. Mit großer Sorgfalt, Umsicht und nie endender Geduld hat sie die bei ihr eintreffenden Manuskriptteile, Programme, Erläuterungen und Abbildungen sowie deren laufende Überarbeitungen in einen LaTeX-file umgesetzt und zu dem vorliegenden Ganzen zusammengefügt.

Michael Falk
Rainer Becker
Frank Marohn

Inhaltsverzeichnis

Kapitel 1

Elemente der explorativen Datenanalyse

Der Computer versetzt uns in die Lage, zur Untersuchung einer vorliegenden Datenmenge eine Vielzahl statistischer Verfahren mit ihrer Vielfalt an Steuerungsparametern anzuwenden und aus der Verschiedenheit oder Ähnlichkeit der rasch erzeugten numerischen oder graphischen Resultate Indizien über innere und verdeckte Strukturen vorliegender Daten abzuleiten. Die Statistik hilft uns mit der Methodenauswahl und der Computer, also SAS in unserem Fall, rechnet für uns. Dies ist in kurzen Worten die Zusammensetzung einer statistischen Datenanalyse. Wir selbst aber müssen mit dem Fluch *Statistics is never having to say you're certain* leben, was häufig nur schwierig zu vermitteln ist.

1.1 Histogramme und Kern-Dichteschätzer

Im folgenden stellen wir einige Verfahren zusammen, beginnend mit Histogrammen und den allgemeineren Kern-Dichteschätzern, die erste Schritte bei Datenanalysen darstellen können. Durch diese Methoden ist es möglich, grundlegende Informationen über vorliegende Daten zu erhalten. Diese Daten können dabei aus Untersuchungen zu den folgenden typischen Fragestellungen stammen.

1.1.1 Beispiel. Drei verschiedene Anbauverfahren werden anhand des Wachstums zweier bestimmter Pflanzensorten miteinander verglichen; dabei interessiert nur die erzielte Gewichtszunahme der Frucht. Es sollen die Einflüsse der Variablen „Anbauverfahren" und „Pflanzensorte" auf das Merkmal „Gewichtszunahme" analysiert werden.

1.1.2 Beispiel. Um die Größe eines neu zu bauenden Theaters einer Kleinstadt zu planen, wird die Bevölkerungsstruktur analysiert. Dabei wird versucht, die individuelle Neigung zu einem Theaterbesuch als Kombination anderer Variablen wie dem Geschlecht, der Einkommenshöhe und dem Bildungsgrad, überlagert von einer Störvariablen, darzustellen.

1.1.3 Beispiel (ZNS-Daten; Läuter und Pincus (1989), Seite 21). Psychische Erkrankungen entstehen durch Veränderungen der Funktion des Zentralnervensystems (ZNS). Für einzelne Krankheiten, wie z.B. Morbus Alzheimer (Klasse 1), Morbus Pick (Klasse 2) und senile Demenz (Klasse 3) sollen morphologische Abweichungen am ZNS im Vergleich zu psychisch Gesunden (50-60

Jahre alt: Klasse 4, 61-103 Jahre alt: Klasse 5) nachgewiesen werden. Grundlage bilden die Zellen der Ammonshornformation, welche eine Bedeutung bei der Bewältigung komplexer Lern- und Gedächtnisleistungen hat. Bei verstorbenen Patienten wurden in dieser Formation die Zellarten Nervenzelle N, Astrozyt A, Oligodendrozyt O, Mikroglia M, Glia G ausgezählt und deren Quotienten ($AN=A/N$, $ON=O/N$ etc.) gebildet. Dabei erhielt man die Werte in folgender Tabelle, wobei die Patienten 1 bis 20 zur Klasse 1, die Patienten 21 bis 39 zur Klasse 2, 40 bis 58 zur Klasse 3, 59 bis 78 zur Klasse 4 und 79 bis 98 zur Klasse 5 gehören.

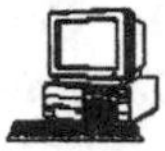

NR	KLASSE	AN	ON	MN	GN	AO
1	1	2.04	0.29	0.15	2.84	7.21
2	1	1.70	0.23	0.14	2.07	7.74
3	1	1.95	0.31	0.13	2.38	6.63
4	1	2.24	0.32	0.15	2.71	7.32
5	1	2.35	0.32	0.13	2.81	7.53
6	1	2.57	0.36	0.14	3.03	7.33
7	1	2.28	0.31	0.13	2.71	7.45
8	1	2.56	0.41	0.13	3.11	6.41
9	1	2.27	0.32	0.13	2.72	7.79
10	1	2.77	0.46	0.16	3.38	6.37
11	1	4.69	0.70	0.28	5.68	7.12
12	1	3.93	0.46	0.26	4.70	9.03
13	1	4.72	0.65	0.27	5.66	7.43
14	1	4.74	0.77	0.28	5.69	6.29
15	1	4.21	0.74	0.24	4.79	5.85
16	1	4.95	0.85	0.26	6.06	5.91
.						
.						
.						

Abbildung 1.1.1. Ausdruck der ZNS-Daten.

```
***  Programm 1_1_1  ***;
GOPTIONS RESET=GLOBAL;
TITLE1 'Ausdruck der Werte';
TITLE2 'ZNS-Daten';
LIBNAME eins 'c:\daten';
PROC PRINT DATA=eins.zns NOOBS;
   VAR nr klasse an on mn gn ao;
RUN; QUIT;
```

In diesem und in den folgenden Programmen wird vorausgesetzt, daß die Daten als SAS-Datei vorliegen. Der einfachste Weg, eine SAS-Datei zu erstellen, führt über das Dateneingabeprogramm SAS/FSP (siehe Appendix A.3).

Mit dem Statement 'GOPTIONS RESET=GLOBAL;' werden alte Titel- und Fußnotenanweisungen zurückgesetzt.

Im LIBNAME-Befehl steht in Hochkommata der Name des Verzeichnisses, welches die SAS-Daten(-Dateien) enthält; dieses ist abhängig vom Betriebssystem des benutzten Rechners, nicht von SAS. Des allgemeinen Verständnisses wegen verwenden wir die Syntax von MS-DOS.

Mit dem Statement 'PROC prozedurname DATA=dateiname;' wird eine Prozedur aufgerufen, die sich auf die Daten aus dateiname bezieht. Ohne die Option 'DATA=' wird die zuletzt erstellte SAS-Datei verwendet.

Die Prozedur PRINT druckt die Datei in der dargestellten Weise aus, wobei durch eine Vielzahl von Optionen und Unterbefehlen die Form des Ausdrucks verändert werden kann (siehe SAS Procedures Guide (1992), Kapitel 27). Per Voreinstellung wird zusätzlich die SAS-interne Beobachtungsnummer (OBS) mit ausgedruckt, dies kann mit der Option NOOBS unterdrückt werden. Im vorliegenden Beispiel ist die Patientennummer bereits Bestandteil des erhobenen Merkmalsvektors, so daß auf die SAS-interne Beobachtungsnummer (OBS) durch die Option NOOBS hier verzichtet werden kann. Das VAR-Statement gibt an, welche Variablen in welcher Reihenfolge dargestellt werden sollen. Wird dieses Statement weggelassen, so werden alle Variablen ausgedruckt.

Zuvor angegebene Anweisungen werden mit dem RUN-Statement gestartet, wobei beim interaktiven Arbeiten mit SAS das System im (falls angegeben) letzten PROC-Step bleibt. Einige Prozeduren wie PLOT, REG, ANOVA müssen mit einem RUN-Befehl beendet werden. Mit einem weiteren PROC-Befehl oder einem QUIT-Statement wird dieser letzte PROC-Step wieder verlassen.

Programmzeilen, die mit einem * beginnen, werden von SAS ignoriert. Diese Kommentarzeilen dürfen überall im Programm stehen, nur nicht innerhalb eines anderen Statements oder in Rohdaten.

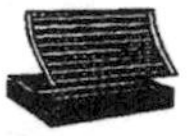

Messen wir an n Individuen jeweils k Merkmale, so erhalten wir eine Liste der Daten

$$\begin{array}{c} y_{11}, \cdots, y_{1k} \\ \vdots \quad\quad \vdots \\ y_{n1}, \cdots, y_{nk}, \end{array}$$

wobei die i-te Zeile die Kenngrößen für das i-te Individuum enthält. Ist n groß, so ist diese Liste in der Regel zu unübersichtlich und muß zunächst aufgearbeitet werden, um erste Aussagen ableiten zu können. Dazu zählen

- Lage der Beobachtungen
- Streuung der Beobachtungen
- Verteilung der Beobachtungen.

Diese Aussagen werden wir zunächst für jedes der k Merkmale einzeln herleiten. Wir fixieren daher ein Merkmal, setzen für die zugehörige Spaltennummer $m \in \{1, \dots, k\}$

$$\begin{pmatrix} x_1 \\ \vdots \\ x_n \end{pmatrix} := \begin{pmatrix} y_{1m} \\ \vdots \\ y_{nm} \end{pmatrix}$$

und untersuchen im folgenden die *eindimensionalen Daten* $x_1, \ldots, x_n$. Zunächst ordnen wir die Daten $x_1, \ldots, x_n$ der Größe nach und erhalten $x_{1:n} \le x_{2:n} \le \cdots \le x_{n:n}$, d.h. insbesondere ist $x_{1:n} = \min\{x_1, \ldots, x_n\}$ das Minimum der Daten und $x_{n:n} = \max\{x_1, \ldots, x_n\}$ deren Maximum. Das Intervall $[x_{1:n}, x_{n:n}]$ heißt *Variationsbereich* der Daten, der Wert $x_{n:n} - x_{1:n}$ ist die *Spannweite*.

Diese Kennziffern vermitteln einen ersten Eindruck von der Lage und der Streuung der Daten. Um eine Vorstellung von der Verteilung der Daten innerhalb ihres Variationsbereichs zu erhalten, zerlegen wir das Intervall $[x_{1:n}, x_{n:n}]$ in d disjunkte Zellen

$$(a_0, a_1], (a_1, a_2], \ldots, (a_{d-1}, a_d]$$

die wir mit $I_1, \ldots, I_d$ bezeichnen; dabei ist $a_0 < a_1 < \cdots < a_d$, $a_0 < x_{1:n} \le x_{n:n} \le a_d$. Setzen wir nun $n_s :=$ Anzahl der Daten unter $x_1, \ldots, x_n$, die in I_s liegen, d.h. $n_s = |\{x_i,\ i = 1, \ldots, n : x_i \in I_s\}|$ und tragen wir n_s über I_s ab, so erhalten wir ein *Histogramm*.

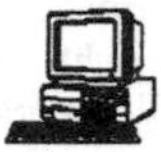

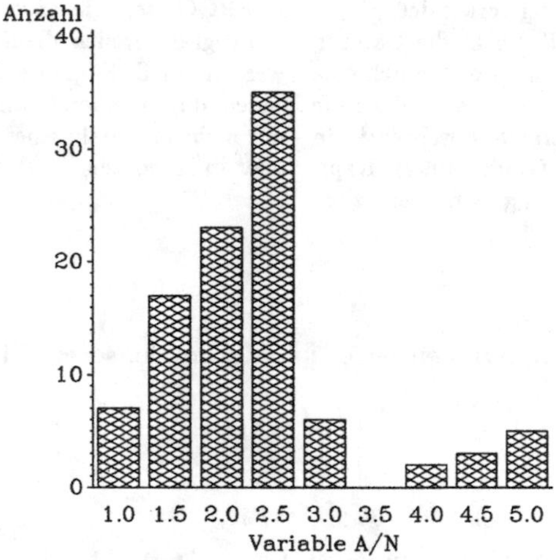

Abbildung 1.1.2. Histogramm der Werte A/N der ZNS-Daten.

```
***   Programm 1_1_2   ***;
TITLE1 'Histogramm';
TITLE2 'ZNS-Daten';
LIBNAME eins 'c:\daten';

AXIS1 LABEL=('Anzahl');
AXIS2 LABEL=('Variable A/N');
PROC GCHART DATA=eins.zns;
   VBAR an / MIDPOINTS=1 TO 5 BY 0.5
            RAXIS=AXIS1  MAXIS=AXIS2;
RUN; QUIT;
```

Wie in Programm 1_1_1 wird auch hier vorausgesetzt, daß die Daten aus Beispiel 1.1.3 bereits als SAS-Datei vorliegen. Im AXIS Statement kann mit der Option LABEL sowohl der Text wie auch Typ (F=font), Größe (H=height), Farbe (C=color) und Ausrichtung (J=justify) der Achsenbeschriftung festgelegt werden. Beispiel: LABEL=(H=3 F=CENTX C=RED J=R 'Anzahl').

Die Prozedur GCHART erzeugt eine Häufigkeitsverteilung als hochauflösende Graphik. Der VBAR-Befehl erzeugt ein vertikales Balkendiagramm von der Variablen 'an' (=A/N). Weitere Möglichkeiten sind horizontale Balkendiagramme, Kreis-, Block- und Sterndiagramme. Die Option MIDPOINTS erzeugt Zellen mit den angegebenen Mittelpunkten; per Voreinstellung erzeugt SAS Abstände zwischen den Balken. Mit den Optionen RAXIS ('Response'-Achse) und MAXIS ('Midpoint'-Achse) werden die vorher definierten Achsenbeschriftungen zugeordnet.

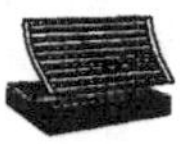

Das Histogramm kann – etwa aufgrund unterschiedlicher Intervallbreiten – irreführend sein. Um eine sinnvolle Vergleichbarkeit der Balkenhöhen in den einzelnen Zellen zu erreichen, ist es empfehlenswert, die möglicherweise unterschiedlichen Intervallbreiten $a_s - a_{s-1}$ zu berücksichtigen und

$$f_n(t) := \frac{n_s}{n} \frac{1}{a_s - a_{s-1}} \qquad \text{falls } t \in I_s, \quad s = 1, \dots, d,$$

gegen t abzutragen. In diesem Fall gilt $\int f_n(x)\,dx = 1$, d.h. f_n ist eine *Wahrscheinlichkeitsdichte*.

Falls die Zellweiten zu klein sind, so ist das Histogramm wenig aussagekräftig. Im Extremfall liegen alle Beobachtungen in getrennten Intervallen, so daß offenbar keine aussagekräftige Verdichtung der Daten vorgenommen wird. Sind die Zellweiten zu groß, so ist das Histogramm überglättet und ebenfalls wenig aussagekräftig. Im Extremfall liegen dann alle Daten in einem Intervall; ihre inhaltlichen Unterschiede sind graphisch völlig eingeebnet. Dies bedeutet, daß die Zellen mehr oder weniger geschickt gewählt werden können, was ein musterhaftes Anwendungsbeispiel der graphischen Datenanalyse mit ihrem experimentellen Gesichtspukt ist.

Die empirische Verteilungsfunktion

Histogramme oder die verwandten *Balken-* oder *Säulendiagramme* werden häufig benutzt, um Daten darzustellen, über die keinerlei stochastische *Modellannahmen* getroffen werden, etwa Außenhandelsüberschüsse von Industrienationen. Die damit verbundenen visuellen Manipulationsmöglichkeiten erläutert etwa Krämer (1991), Kapitel 3, siehe aber auch Abbildung 5.1.4 des vorliegenden Buches. Falls die Daten hingegen *modelliert* werden als eine *zufällige Stichprobe*, erzeugt von einer Dichte, so stellt das Histogramm einen Dichteschätzer dar, wie wir im folgenden zeigen werden.

1.1.4 Definition. Es seien $x_1, \ldots, x_n \in I\!R$. Die Funktion

$$F_n(t) := \frac{|\{x_i,\, i = 1, \ldots, n : x_i \leq t\}|}{n} = \frac{1}{n} \sum_{i=1}^{n} 1_{(-\infty,t]}(x_i), \qquad t \in I\!R,$$

heißt *empirische Verteilungsfunktion* zu $x_1, \ldots, x_n$. Dabei bezeichnet $1_A(\cdot)$ die *Indikatorfunktion* einer Menge A, d.h. $1_A(x) = 1$, falls $x \in A$ und $1_A(x) = 0$ sonst.

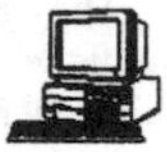

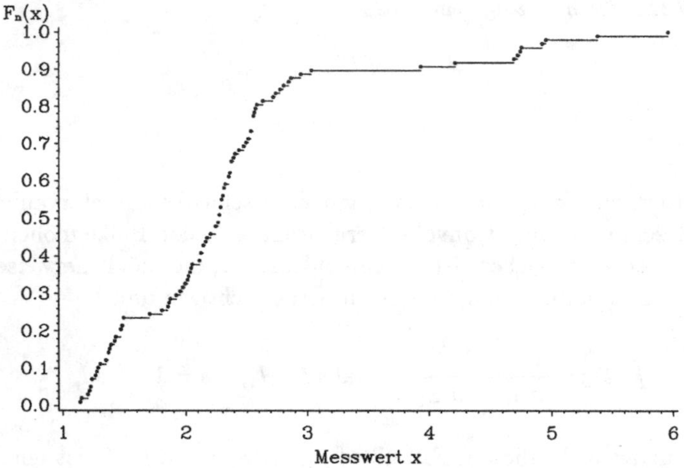

Abbildung 1.1.3. Empirische Verteilungsfunktion der Werte A/N; ZNS-Daten.

```
***  Programm 1_1_3  ***;
TITLE1 'Empirische Verteilungsfunktion';
TITLE2 'ZNS-Daten';
LIBNAME eins 'c:\daten';

PROC SORT DATA=eins.zns OUT=sortdata;
  BY an;

DATA data1;
  SET sortdata;
  Fn=_N_/98;                          * =Fn(x);
  IF an=LAG(an) THEN Fn=.;            * falls X[i]=X[i-1] dann;
                                      * Fn auslassen!;
SYMBOL1 C=RED V=DOT H=0.4 I=STEPL;    * STEPL=Treppenfunktion;
AXIS1 LABEL=(H=2 'F' H=1 'n' H=2 '(x)');
AXIS2 LABEL=('Messwert x');
PROC GPLOT;
  PLOT Fn*an / VAXIS=AXIS1 HAXIS=AXIS2;
RUN; QUIT;
```

Die Erstellung einer empirischen Verteilungsfunktion gestaltet sich mit der Prozedur GPLOT recht einfach, jedoch müssen einige Vorbereitungen getroffen werden. Zuerst werden die Daten mit PROC SORT nach der Variablen 'an' in aufsteigender Reihenfolge sortiert und mit der Option OUT= in eine Datei mit dem Namen sortdata geschrieben. In dem darauf folgenden DATA-Step wird eine Datei data1 erstellt und mit dem Statement SET die Datei sortdata übernommen. Danach benutzt man die automatische SAS-Variable '_N_', die für die i-t größte Beobachtung gerade den Wert 'i' annimmt, um den Wert der empirischen Verteilungsfunktion 'Fn' an der Sprungstelle $x_{i:n}$ zu berechnen. Die IF-Zeile bewirkt, daß mehrfach auftretende Werte (an=LAG(an), LAG=vorhergehender Wert) nur einmal dargestellt werden.

Im SYMBOL-Statement wird die Art festgelegt, in der die Punkte im Koordinatensystem durch PROC GPLOT dargestellt werden. Dabei bedeutet 'C=BLACK V=DOT H=0.3', daß schwarze Punkte der Größe 0.3 verwendet werden sollen. 'I=STEPL' bedeutet, daß eine Interpolation (Verbindung der Punkte) durch eine Treppenfunktion (STEP) mit den Punkten am linken Ende (L) gezeichnet wird. Dadurch wird die rechtsseitige Stetigkeit der empirischen Verteilungsfunktion dargestellt. Das PLOT-Statement in der Prozedur GPLOT hat die Form 'PLOT Y-Variable*X-Variable /Optionen', dabei werden hier in den Optionen die entsprechenden Achsendefinitionen zugeordnet.

Falls $x_1, \dots, x_n$ Realisationen einer ***zufälligen Stichprobe*** $X_1, \dots, X_n$ von unabhängigen und identisch nach einer Verteilungsfunktion F verteilten Zufallsvariablen sind, d.h.

$$P\{X_i \le t_i,\ i = 1, \dots, n\} = \prod_{i=1}^{n} P\{X_i \le t_i\} = \prod_{i=1}^{n} F(t_i), \qquad t_1, \dots, t_n \in \mathbb{R},$$

so wissen wir nach dem *Satz von Glivenko-Cantelli* (siehe etwa Gänssler und Stute (1977), Satz 3.2.2), daß

$$P\Big\{\sup_{t\in\mathbb{R}} |F_n(t) - F(t)| \longrightarrow_{n\to\infty} 0\Big\} = 1,$$

d.h.

$$\sup_{t\in\mathbb{R}} |F_n(t) - F(t)| \longrightarrow_{n\to\infty} 0 \quad \text{fast sicher (f.s.)},$$

wobei $F_n(t) = n^{-1} \sum_{i=1}^{n} 1_{(-\infty,t]}(X_i)$. Falls nun F differenzierbar ist mit $F' = f$, so ist f eine Dichte von F, d.h.

$$\int_a^b f(x)\,dx = F(b) - F(a), \qquad a, b \in \mathbb{R}.$$

Damit gilt $P\{X_i \in (a, b]\} = F(b) - F(a) = \int_a^b f(y)\,dy$ für $a < b$. Wir erhalten somit f.s.

$$\frac{F_n(t+h) - F_n(t)}{h} \longrightarrow_{n\to\infty} \frac{F(t+h) - F(t)}{h} \longrightarrow_{h\to 0} F'(t) = f(t)$$

für $t \in I\!\!R$ und $h > 0$. Wenn n also groß ist und h klein, so wird gelten:

$$\frac{F_n(t+h) - F_n(t)}{h} \sim f(t).$$

Mit $t = a_{s-1}$, $h = a_s - a_{s-1}$ folgt daher für $x \in I_s$,

$$\begin{aligned}\frac{F_n(t+h) - F_n(t)}{h} &= \frac{F_n(a_s) - F_n(a_{s-1})}{a_s - a_{s-1}} \\ &= \frac{n_s}{n} \frac{1}{a_s - a_{s-1}} = f_n(x) \sim f(t).\end{aligned}$$

Das gewichtete Histogramm $f_n(\cdot)$ ist also ein Schätzer für die zugrundeliegende Dichte $f(\cdot)$.

Kern-Schätzer

Falls wir „wissen", daß die einer Stichprobe zugrundeliegende Dichte f eine „glatte" Funktion ist, also etwa stetig oder differenzierbar, so würden wir diese Vorinformation bei Verwendung von f_n als Dichteschätzer verschenken. Wir wollen daher im folgenden einen „glatten" Dichteschätzer aus der empirischen Verteilungsfunktion ableiten. Dabei gehen wir wie folgt vor: Zunächst glätten wir die empirische Verteilungsfunktion F_n, so daß der resultierende Schätzer $\hat{F}_n$ der zugrundeliegenden Verteilungsfunktion F differenzierbar ist. Seine Ableitung $\hat{F}'_n(t) =: \hat{f}_n(t)$ ist dann ein Schätzer für $f(t)$.

1.1.5 Definition. Es sei $K : I\!\!R \to I\!\!R$ eine Verteilungsfunktion, der sogenannte *Kern*. Setze für $h > 0$ und $t \in I\!\!R$

$$\hat{F}_n(t) = \int K\Big(\frac{t-x}{h}\Big) F_n(dx) = \frac{1}{n}\sum_{i=1}^{n} K\Big(\frac{t-X_i}{h}\Big).$$

Der Schätzer $\hat{F}_n(t)$ ist die *Faltung* von $K(\cdot/h)$ und der empirischen Verteilungsfunktion F_n und heißt *Kern-Schätzer* von F. Der Parameter h heißt *Bandbreite* oder *Fensterbreite*.

Da K eine Verteilungsfunktion ist, gilt $\lim_{x\to\infty} K(x) = 1$ und $\lim_{x\to-\infty} K(x) = 0$. Damit ist $\hat{F}_n$ selbst wiederum eine Verteilungsfunktion, die bei einer kleinen Fensterbreite h in der Nähe der empirischen Verteilungsfunktion liegt, denn

$$\hat{F}_n(t) = \frac{1}{n}\sum_{i=1}^{n} K\Big(\frac{t-X_i}{h}\Big) \longrightarrow_{h\to 0} F_n(t),$$

für alle $t \notin \{X_1, \dots, X_n\}$, d.h. $\hat{F}_n(t)$ ist offenbar wiederum ein Schätzer für $F(t)$. Ist nun K differenzierbar mit $K' = k$, so folgt:

$$\hat{F}'_n(t) = \frac{1}{nh}\sum_{i=1}^{n} k\Big(\frac{t-X_i}{h}\Big) = \int \frac{1}{h} k\Big(\frac{t-x}{h}\Big) F_n(dx) =: \hat{f}_n(t).$$

Im Gegensatz zu F_n ist $\hat{F}_n$ differenzierbar und man kann erwarten, daß $\hat{F}_n$ die zugrundeliegende Verteilungsfunktion F schätzt und darüberhinaus $\hat{f}_n = \hat{F}_n'$ die Dichte f approximiert.

Wir können das Konzept der Kern-Dichteschätzer nun allgemein dadurch definieren, daß wir von einer Funktion $k : \mathbb{R} \to \mathbb{R}$ nur fordern, daß $\int k(x)\,dx = 1$. Wir gehen nicht davon aus, daß k die Ableitung einer Verteilungsfunktion K ist, wodurch wir uns ein ganzes Instrumentarium von Hilfsfunktionen k schaffen. Auch diese nennen wir wieder Kerne.

1.1.6 Definition. Es sei $k : \mathbb{R} \to \mathbb{R}$ eine Funktion mit $\int k(x)\,dx = 1$, der *Kern*. Die Abbildung

$$\hat{f}_n(t) := \frac{1}{nh}\sum_{i=1}^n k\Big(\frac{t-X_i}{h}\Big) = \int \frac{1}{h}k\Big(\frac{t-x}{h}\Big)F_n(dx), \qquad t \in \mathbb{R},$$

heißt *univariater Kern-Dichteschätzer* mit *Fensterbreite* oder *Bandbreite* $h > 0$.

Ein Kern-Schätzer ist äußerst sensibel gegenüber der Wahl von h. Ist h zu klein, so ist $\hat{f}_n(\cdot)$ sägezahnartig mit Spitzen an den Daten; ist h zu groß, so wird $\hat{f}_n(\cdot)$ zu glatt. Dies steht in völliger Analogie zur Problematik der geeigneten Wahl der Intervalle beim Histogramm. Diese Analogie ist nicht zufällig; für den speziellen Kern $k(x) = (1/2)1_{[-1,1)}(x)$ gilt nämlich

$$\begin{aligned}\hat{f}_n(t) &= (nh)^{-1}\sum_{i=1}^n k((t-X_i)/h)\\ &= (F_n(t+h) - F_n(t-h))/(2h)\\ &= \frac{\text{Anzahl der Beobachtungen im Intervall } (t-h,t+h]}{n \text{ Länge von } (t-h,t+h]},\end{aligned}$$

d.h. $\hat{f}_n(t)$ ist also bei dieser speziellen Wahl des Kerns vom Typ eines standardisierten Histogramms. Die Kern-Schätzer stellen somit eine Verallgemeinerung der Histogramme dar. Kern-Schätzer sind (auch mathematisch) relativ einfach zu handhaben; sie gehören zu den populärsten Dichteschätzern und sind zu einem Standard-Werkzeug der Datenanalyse geworden. Die beiden folgenden Lemmata zeigen, wie wir durch zusätzliche Eigenschaften des verwendeten Kernes zu erwartende Fehler unserer Schätzer reduzieren können. Beide haben Entwicklungen für den *Bias* $E(\hat{f}_n(t)) - f(t)$ und die Varianz $E(\{\hat{f}_n(t) - E(\hat{f}_n(t))\}^2)$ von $\hat{f}_n(t)$ zum Inhalt.

1.1.7 Lemma. *Die zugrundeliegende Dichte f sei in einer Umgebung von t zweimal differenzierbar, ihre zweite Ableitung sei stetig in t. Falls der Kern k für alle t außerhalb eines beschränkten Intervalles den Wert 0 annimmt und die Integrationsbedingungen $\int k(x)\,dx = 1$, $\int xk(x)\,dx = 0$ erfüllt, so folgt für $h \to 0$:*

$$E\big(\hat{f}_n(t)\big) = f(t) + f''(t)\,\frac{h^2}{2}\int x^2k(x)\,dx + o(h^2).$$

Beweis: Aus der Linearität des Erwartungswertes und einer Anwendung der Taylorformel folgt

$$\begin{aligned} E\big(\hat{f}_n(t)\big) &= \frac{1}{h} E\Big(k\Big(\frac{t-X_1}{h}\Big)\Big) = \frac{1}{h}\int k\Big(\frac{t-x}{h}\Big)\, f(x)\, dx \\ &= \int k(x) f(t-hx)\, dx \\ &= \int k(x)\Big(f(t) - f'(t)hx + f''(\xi)\frac{(hx)^2}{2}\Big)\, dx, \end{aligned}$$

wobei ξ zwischen t und $t - hx$ liegt. Damit erhalten wir aus den geforderten Integrationseigenschaften des Kernes k:

$$\begin{aligned} E(\hat{f}_n(t)) = {} & f(t) \underbrace{\int k(x)\, dx}_{=1} - hf'(t) \underbrace{\int k(x) x\, dx}_{=0} \\ & + \frac{h^2}{2} f''(t) \int k(x) x^2\, dx + \underbrace{\frac{h^2}{2} \int k(x) x^2 \big(\underbrace{f''(\xi) - f''(t)}_{=o(1)}\big)\, dx}_{=o(h^2)}. \end{aligned}$$ □

Die Bedingung $\int xk(x)\, dx = 0$ ist zum Beispiel automatisch erfüllt, falls k symmetrisch zum Nullpunkt ist, d.h. $k(x) = k(-x)$ für $x \in \mathbb{R}$, und außerhalb eines beschränkten Intervalles nur den Wert 0 annimmt.

1.1.8 Lemma. *Es sei f in t stetig. Falls k außerhalb eines beschränkten Intervalles verschwindet und $\int k^2(x)\, dx < \infty$, so folgt für $h \to 0$:*

$$E\Big(\big(\hat{f}_n(t) - E(\hat{f}_n(t))\big)^2\Big) = \frac{1}{nh} f(t) \int k^2(x)\, dx + o\Big(\frac{1}{nh}\Big).$$

Beweis: Aufgabe 9. □

Die folgende Entwicklung für die mittlere quadratische Abweichung von $\hat{f}_n(t)$, den sogenannten *mean squared error*, ergibt sich nun unmittelbar.

1.1.9 Korollar. *Unter den Voraussetzungen von Lemma 1.1.7 und 1.1.8 folgt für die mittlere quadratische Abweichung $MSE(\hat{f}_n(t))$ von $\hat{f}_n(t)$:*

$$\begin{aligned} MSE(\hat{f}_n(t)) &:= E\Big(\big(\hat{f}_n(t) - f(t)\big)^2\Big) \\ &= E\Big(\big(\hat{f}_n(t) - E(\hat{f}_n(t))\big)^2\Big) + \Big(E(\hat{f}_n(t)) - f(t)\Big)^2 \\ &= \frac{1}{nh} f(t) \int k^2(x)\, dx + h^4 \Big(\frac{f''(t)}{2} \int k(x) x^2\, dx\Big)^2 + o\Big(\frac{1}{nh} + h^4\Big). \end{aligned}$$

Die optimale Bandbreite

Die beiden führenden Terme in der Entwicklung des $MSE(\hat{f}_n(t))$ dienen zur Definition einer optimalen Bandbreite.

1.1.10 Bemerkung. Die Funktion der führenden Terme von $MSE(\hat{f}_n(t))$

$$g(h) := \frac{1}{nh} f(t) \int k^2(x)\,dx + h^4 \Big(\frac{f''(t)}{2} \int k(x) x^2\,dx \Big)^2, \qquad h > 0,$$

wird minimal mit der *optimalen Bandbreite* (Aufgabe 9)

$$h_n^* := \frac{1}{n^{1/5}} \frac{(f(t) \int k^2(x)\,dx)^{1/5}}{(f''(t) \int k(x)x^2\,dx)^{2/5}}.$$

Die optimale *Rate* in Abhängigkeit vom Stichprobenumfang für die Bandbreitenwahl ist also (unter den gegebenen Modellannahmen) $n^{-1/5}$, die Konstante in h_n^* hingegen ist unbekannt. Es ist natürlich sinnvoll, verschiedene Bandbreiten zu wählen und die zugehörigen Schätzungen der Dichten visuell zu vergleichen. Treten für eine Bandbreite h dabei mehrere lokale Maxima des Dichteschätzers auf, so können diese einerseits von einer zu kleinen Wahl von h herrühren, andererseits aber auch auf eine *Schichtung* der Stichprobe hinweisen. Dies bedeutet, daß sich die Stichprobe aus unterschiedlichen Grundgesamtheiten mit unterschiedlichen zentralen Lageparametern zusammensetzen könnte, was eine wichtige Einsicht in die Struktur der Daten darstellt (siehe Aufgabe 10). So könnte etwa das zweigipfelige Histogramm in Abbildung 1.1.2 für das Merkmal A/N der ZNS-Daten aus Beispiel 1.1.3 auf zwei Schichten in der Stichprobe hindeuten, möglicherweise auf die Schichten oder *Klassen Gesunde* und *Kranke*. Dies würde andeuten, daß die Variable A/N eine gewisse Fähigkeit besitzt, zwischen diesen beiden Klassen zu trennen, d.h. zu *diskriminieren* (siehe Aufgabe 11).

Cross Validation

Während die Wahl eines Kernes k bei zweifach stetig differenzierbarer Dichte relativ unproblematisch ist, stellt eine geeignete Wahl einer Bandbreite das eigentliche Problem bei einer Anwendung des Kern-Schätzers dar. Zwar kennen wir eine gewisse optimale Bandbreite h_n^*; da diese aber selbst wiederum vom unbekannten und zu schätzenden Wert $f(t)$ abhängt, haben wir hier einen Circulus vitiosus vorliegen. Um diesen zu durchbrechen, sind Verfahren wie das im folgenden beschriebene, *cross validation* genannte Verfahren vorgeschlagen worden, welche die *Daten selbst* eine Bandbreite vorschlagen lassen.

Definiere für $j = 1, \dots, n$ den modifizierten Kern-Dichteschätzer $\hat{f}_{nj}$ aufgrund der Beobachtungen X_i, $i \neq j$, durch

$$\hat{f}_{nj}(t) := ((n-1)h)^{-1} \sum_{i=1, i\neq j}^{n} k((t - X_i)/h), \qquad t \in \mathbb{R},$$

d.h.

$$\hat{f}_{nj}(X_j) \sim f(X_j).$$

Mit dieser Bewertung über Kreuz wird dann die Bandbreite $h^*_{n,c}$ vorgeschlagen, welche die geschätzte *Likelihood-Funktion*

$$\prod_{j=1}^{n} \hat{f}_{nj}(X_j) \sim \prod_{j=1}^{n} f(X_j)$$

maximiert. Bei diesem Verfahren, welches die *Maximum-Likelihood-Methode* variiert, muß $\hat{f}_n(X_j)$ durch $\hat{f}_{nj}(X_j)$ modifiziert werden, denn falls k außerhalb eines endlichen Intervalles verschwindet und $k(0)$ positiv ist, so folgt

$$\lim_{h\to 0} \hat{f}_n(X_j) = \lim_{h\to 0}(nh)^{-1}k(0) = \infty,$$

d.h. die geschätzte Likelihood-Funktion $\prod_{j=1}^{n} \hat{f}_n(X_j)$ besitzt typischerweise im Gegensatz zu $\prod_{j=1}^{n} \hat{f}_{nj}(X_j)$ keine globale Maximumstelle h^*. Die in diesem Rahmen erzielten mathematischen Resultate sind zwangsläufig asymptotischer Natur, die Verfahren aber bereichern unser datenanalytisches Instrumentarium (siehe etwa den Übersichtsartikel von Marron (1988)). Sie entheben uns aber nicht der Aufgabe, visuell Informationen über die Verteilung eines Datensatzes durch eine Auswahl von Bandbreiten abzuleiten.

Der Epanechnikov-Kern

Ein populärer Kern ist der *Epanechnikov-Kern*

$$k_E(x) = \frac{3}{4\sqrt{5}}\Big(1 - \frac{x^2}{5}\Big) \qquad \text{für } |x| \le \sqrt{5}, \quad k_E(x) = 0 \text{ sonst.}$$

Unter allen Kernen k, die außerhalb des Intervalles $[-\sqrt{5}, \sqrt{5}]$ den Wert 0 annehmen und für die gilt

$$\int k(x)\,dx = 1, \int x^2 k(x)\,dx = 1,$$

minimiert er $\int k^2(x)\,dx$ (Aufgabe 12).

1.1.11 Beispiel (Bienenwachs-Daten; White et al. (1960)). Um reines Bienenwachs von Bienenwachs mit synthetischen Zusätzen zu unterscheiden, wurden chemische Eigenschaften des reinen Bienenwachses untersucht, wie zum Beispiel der Schmelzpunkt. Wenn alle reinen Bienenwachse den gleichen Schmelzpunkt hätten, so wäre dieser möglicherweise eine geeignete Größe, um Verfälschungen festzustellen. Der Schmelzpunkt des reinen Bienenwachses variiert aber von Bienenstock zu Bienenstock. Es wurden 59 Messungen durchgeführt. Um eine erste Aussage über die Verteilung der Schmelzpunkte in Grad Celsius zu erhalten, kann ein Kern-Dichteschätzer verwendet werden. Die Daten sind Rice (1988), Seite 313, entnommen.

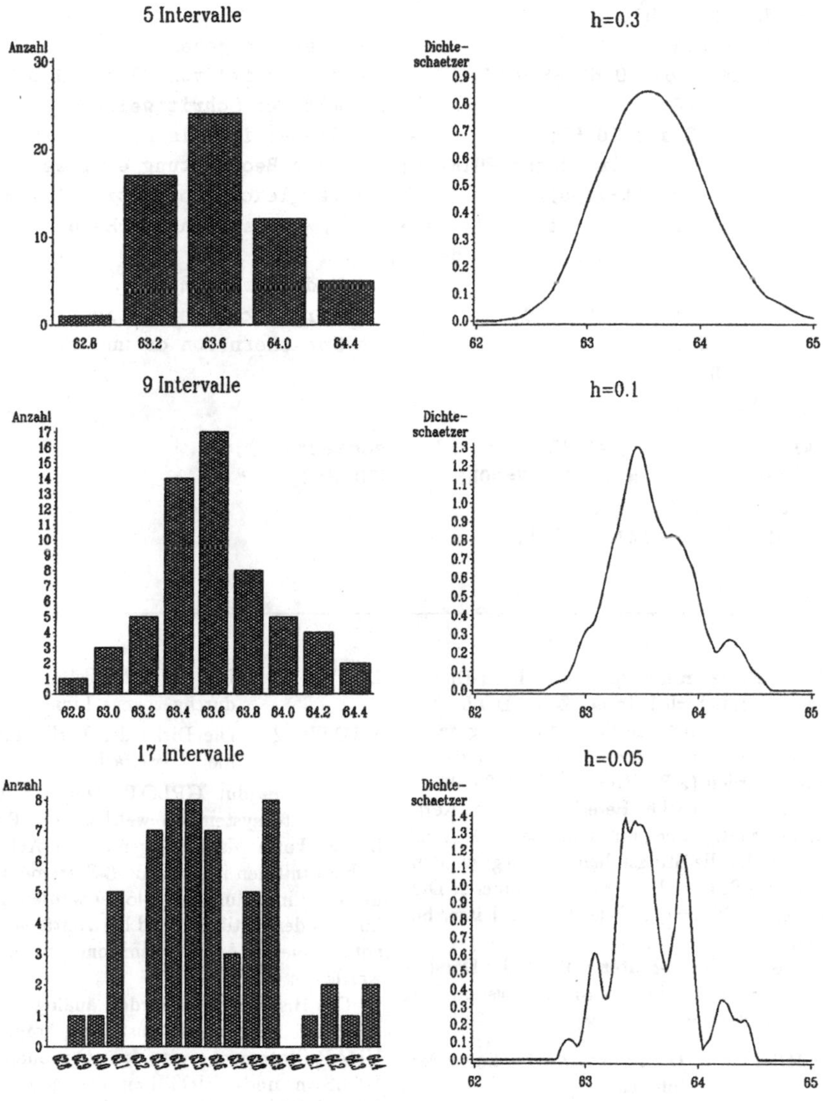

Abbildung 1.1.4. Histogramme und Kern-Dichteschätzer für die Schmelzpunkte der Bienenwachs-Daten.

```
***   Programm 1_1_4   ***;
TITLE1 'Kern-Dichteschaetzer';
TITLE2 'Bienenwachs-Daten';
LIBNAME eins 'c:\daten';

DATA data1(KEEP=h t ds);
   LABEL h='h';
   DO h=0.1;                             * hier h angeben;
     DO t=62 TO 65 BY 0.02;              * t 'laeuft' von 62 bis 65;
       d=0;                              * mit der Schrittweite 0.02;
       DO i=1 TO 59;                     * Summe: i=1 bis n;
         SET eins.wachs POINT=i;         * i-te Beobachtung einlesen;
         z=((t-grad)/h);                 * vergleiche Definition 1.1.6;
         f=3/(4*sqrt(5))*(1-(z**2)/5); * Epanechnikov-Kern;
         f=max(0,f);        d=d+f;
       END;                              * Ende der Summe;
       ds=1/(59*h) * d;                  * vergleiche Definition 1.1.6;
       OUTPUT;                           * Speichern von ds und t;
     END;
   END; STOP;

AXIS1    LABEL=(J=R 'Dichte-' J=R 'schaetzer');
SYMBOL1 C=GREEN I=JOIN V=NONE L=1 WIDTH=2;
PROC GPLOT DATA=data1;
PLOT ds*t / VAXIS=AXIS1;
BY  h;
RUN; QUIT;
```

Dieses Programm erstellt einen Kern-Dichteschätzer mit h=0.1. In der Zeile 'DO h=0.1;' können auch mehrere Werte für h angegeben werden, so daß mehrere Dichteschätzer erzeugt werden (z.B.: 'DO h=0.05, 0.25, 0.4;').

Die eigentliche Berechnung des Kern-Dichteschätzers beginnt in der Zeile 'DO t=62 ...', in der die Stützstellen festgelegt werden. Für jede Stützstelle wird in der inneren DO-Schleife ('DO i=1 ...') der Dichteschätzer berechnet.

Das SYMBOL-Statement legt die Darstellung der Punkte im Koordinatensystem fest, dabei bedeuten:

I=JOIN	Die Punkte werden linear verbunden.
V=NONE	Die Punkte selbst werden nicht dargestellt.
L=1	Die Verbindungslinie ist eine durchgezogene Linie.
WIDTH=2	Die Dicke der Verbindungslinie ist zweifach.

Die Prozedur GPLOT erzeugt nun ein Koordinatensystem, in welchem die Punkte in der Form 'ds*t' (allgemein: Y-Achse*X-Achse) mit den im SYMBOL-Statement definierten Einstellungen geplottet werden. Dabei können der vertikalen und horizontalen Achse entsprechende Achsendefinitionen zugeordnet werden.

Die Histogramme werden analog zu Programm 1_1_2 erzeugt. Zusätzlich können im VBAR-Statement mit den Optionen LEVELS=n und WIDTH=n die Anzahl der Klassen bzw. die Breite der Säulen festgelegt werden.

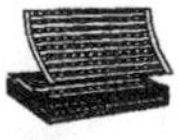

Stem-and-Leaf Plots

Ein Nachteil des Histogramms oder allgemeiner eines Kern-Dichteschätzers ist der Verlust an Information; die Rekonstruktion der Originaldaten ist im allgemeinen nicht mehr möglich. *Stem-and-leaf Plots* (Tukey (1977)) hingegen liefern einerseits Informationen über die Gestalt der Dichte, andererseits bleiben die numerischen Daten erhalten. Ihr Aufbau läßt sich am einfachsten an einem Beispiel erklären. Dem folgenden Programmausdruck liegen die Bienenwachs-Daten vom vorhergehenden Beispiel 1.1.11 zugrunde. Aus den ersten drei Ziffern der Schmelzpunkte wird dabei der „stem" gebildet. Als „leaf" faßt man dann alle vierten Ziffern mit gleichem Stamm zusammen. Auf den ebenfalls dargestellten Boxplot kommen wir in Abschnitt 1.5 zu sprechen.

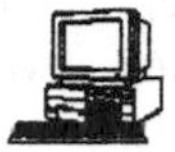

```
Variable=GRAD

          Stem Leaf                    #           Boxplot
           644 02                      2              |
           643                                        |
           642 147                     3              |
           641 2                       1              |
           640                                        |
           639 22223                   5              |
           638 334668                  6           +-----+
           637 88                      2           |     |
           636 0013689                 7           |     |
           635 0000113668             10           *--+--*
           634 01335                   5           |     |
           633 001446669               9           +-----+
           632 77                      2              |
           631 033                     3              |
           630 358                     3              |
           629                                        |
           628 5                       1              |
               ----+----+----+----+
           Multiply Stem.Leaf by 10**-1
```

Abbildung 1.1.5. Stem-and-leaf Plot der Bienenwachs-Daten.

```
***  Programm 1_1_5  ***;
TITLE1 'Stem-and-Leaf Plot';
TITLE2 'Bienenwachs-Daten';
LIBNAME eins 'c:\daten';

OPTIONS PAGESIZE=60;
PROC UNIVARIATE PLOT DATA=eins.wachs;
  VAR grad;
RUN; QUIT;
```

Einen stem-and-leaf Plot der hier dargestellten Art erstellt die Prozedur UNIVARIATE mit der Option PLOT. Zusätzlich werden alle gängigen deskriptiven Maßzahlen und ein Normal-Probability Plot erstellt (siehe Abschnitt 1.6). Wird kein VAR-Statement angegeben, so werden alle numerischen Variablen analysiert.

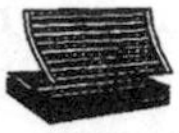

1.2 Lokationsmaße

Ein *Lokationsmaß* (*LM*) ist eine Maßzahl für das *Zentrum* eines Datensatzes $x_1, \dots, x_n$. Einerseits ist ein *LM* oft eine einfache Zusammenfassung der Daten etwa der folgenden Art: die Durchfallquote bei der ersten Klausur zur Mathematik für Wirtschaftswissenschaftler der neugegründeten Wirtschaftswissenschaftlichen Fakultät der Katholischen Universität Eichstätt im Wintersemester 1990/91 betrug 37,4 %. Stammen die Daten andererseits von verschiedenen Messungen derselben unbekannten Größe, so stellt ein *LM* der Messungen häufig eine präzisere Schätzung dieser Größe dar, da es die Tendenz hat, die Meßfehler auszugleichen.

1.2.1 Definition. Das populärste *LM* ist das *arithmetische Mittel*

$$\bar{x}_n := \frac{1}{n} \sum_{i=1}^{n} x_i.$$

1.2.2 Beispiel (Platin-Daten; Hampson und Walker (1961)). Um die Sublimationswärme in kcal/mol von Platin zu bestimmen, wurden 26 Messungen durchgeführt. Jede der 26 Messungen war ein Versuch, die „wahre" Sublimationswärme von Platin zu ermitteln; die Messungen zeigen jedoch eine größere Variabilität. Wir würden nun von einem *LM* erwarten, daß es eine zuverlässigere Schätzung liefert als jede Messung für sich allein. Eine Diskussion dieser Daten findet sich in Rice (1988), Seite 328ff.

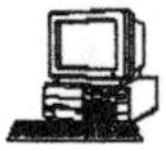

```
Analysis Variable : KCAL


 N         Mean        Std Dev       Minimum        Maximum
-----------------------------------------------------------
26  137.0346154      4.4542961   133.7000000    148.8000000
-----------------------------------------------------------
```

Abbildung 1.2.1. Einfache deskriptive Kennzahlen der Platin-Daten.

```
***  Programm 1_2_1  ***;
TITLE1 'Einfache deskriptive Kennzahlen';
TITLE2 'Platin-Daten';
LIBNAME eins 'c:\daten';

PROC MEANS DATA=eins.platin;
  VAR kcal;
RUN; QUIT;
```

Die Prozedur MEANS berechnet automatisch N (=Anzahl der Beobachtungen), Mittelwert, Standardabweichung, Minimum und Maximum der im VAR-Statement angegebenen Variablen.

Neben den automatischen Angaben können mit PROC MEANS noch ca. 20 weitere Lokations- und Streuungsmaße berechnet werden (vgl. Appendix A.4.4). Die Ergebnisse der Prozedur lassen sich in einer SAS-Datei abspeichern, falls z.B. Gruppenmittelwerte oder Gruppensummen weiterverarbeitet werden sollen (vgl. Programm 1_6_1).

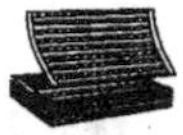

Ein gängiges statistisches Modell für die Variabilität einer n-fachen Messung ist

$$X_i = \mu + \varepsilon_i, \qquad i = 1, \ldots, n.$$

Dabei ist X_i der zufällige Wert der i-ten Messung, der sich additiv zusammensetzt aus dem gesuchten „wahren“ Wert μ und einem zufälligen Meßfehler ε_i. In diesem Fall werden die Daten x_i also als Realisierungen der Zufallsvariablen X_i, $i = 1, \ldots, n$, modelliert. Die Meßfehler ε_i werden üblicherweise als unabhängige und identisch verteilte Zufallsvariablen vorausgesetzt mit dem Mittelwert 0, d.h. $E(\varepsilon_i) = 0$, $i = 1, \ldots, n$. Falls $E(\varepsilon_i) = \beta \neq 0$, so ist unser Meßverfahren verzerrt (biased):

$$E(X_i) = \mu + \beta, \qquad i = 1, \ldots, n.$$

Ist der Parameter β unbekannt, so erhalten wir aufgrund unseres Meßverfahrens aus den Daten keine Informationen über μ.

Oft ist es informativ, die Daten in der Reihenfolge ihrer Erhebung zu plotten, wie die folgende Abbildung zeigt.

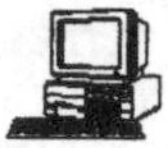

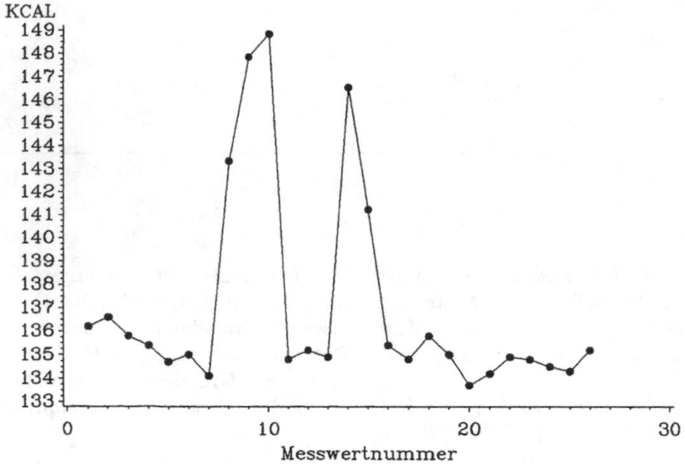

Abbildung 1.2.2. Plot der Platin-Daten in der Reihenfolge ihrer Erhebung.

```
***  Programm 1_2_2  ***;
TITLE1 'Reihenfolge der Erhebung';
TITLE2 'Platin-Daten';
LIBNAME eins 'c:\daten';

DATA data1;
   SET eins.platin;
   messung=_N_;

AXIS1 LABEL=('Messwertnummer');
SYMBOL1 C=RED V=DOT I=JOIN;
PROC GPLOT DATA=data1;
  PLOT kcal*messung / HAXIS=AXIS1;
RUN; QUIT;
```

In Abbildung 1.2.2 sind die Platin-Werte in der Reihenfolge ihrer Erhebung dargestellt. Dazu muß eine neue Variable erstellt werden, die die Reihenfolge der Werte enthält. Diese neue Variable mit dem Namen 'messung' wird im ersten DATA-Step erstellt, dabei ist '_N_' eine automatische SAS-Variable, die für die erste Beobachtung den Wert 1, für die zweite den Wert 2 usw. annimmt (vgl. Programm 1_1_3). Da in der Platin-Datei die Werte in der richtigen Reihenfolge angeordnet sind, enthält die Variable 'messung' die gewünschte Information.

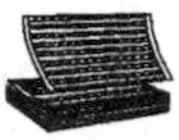

Offenbar waren die ersten Daten ein wenig zu hoch. Am auffälligsten ist die Tatsache, daß fünf extrem hohe Beobachtungen unter den Daten sind. Solche

Daten, die sehr weit weg von der Masse der Daten liegen, heißen *Ausreißer*. Diese treten häufig auf, etwa durch Ablesefehler, Übermittlungsfehler usw. Sie können aber andererseits auch von der zugrundeliegenden Verteilung herrühren und damit sehr viel Information über diese Verteilung liefern. Der Begriff Ausreißer ist daher nicht ganz unproblematisch und wir verstehen daher im folgenden unter Ausreißern vorsichtigerweise *ausreißerverdächtige* Beobachtungen. Aufgrund ihres Einflusses auf die numerischen Auswertungen der Daten ist ihre Entdeckung jedenfalls von großer Bedeutung für die Analyse des Datensatzes. Die obige Abbildung läßt uns weiterhin an unserem Modell

$$X_i = \mu + \varepsilon_i, \qquad i = 1, \dots, n,$$

mit unabhängigen und identisch verteilten Meßfehlern ε_i für diesen Datensatz zweifeln, da die Ausreißer in Gruppen zu zweit oder dritt auftreten und nicht zufällig verstreut sind.

Robuste Lokationsmaße

Das arithmetische Mittel reagiert offenbar sehr empfindlich auf Ausreißer: Allein durch den Einfluß eines einzigen Wertes innerhalb von n Beobachtungen kann $\bar{x}_n$ beliebig groß oder klein werden, d.h. der *Breakdownpoint* $\varepsilon(\bar{x}_n)$ des arithmetischen Mittels ist $1/n$. Falls $\bar{x}_n$ also „blind" benutzt wird, so ist die Gefahr von irreführenden Resultaten groß. Aus diesem Grunde ist das Interesse an robusten Verfahren (mit einem höheren Breakdownpoint) inzwischen groß geworden. Hierzu verweisen wir auf Davies und Gather (1993) sowie Rieder (1994) und die darin angegebene Literatur.

1.2.3 Definition. Bei einem ungeraden Stichprobenumfang $n = 2m + 1$ heißt die mittlere Beobachtung $x_{m+1:n}$ *empirischer Median* zu $x_1, \dots, x_n$; im Fall $n = 2m$ wird üblicherweise der Mittelpunkt $(x_{m:n} + x_{m+1:n})/2$ der beiden mittleren Werte $x_{m:n}$ und $x_{m+1:n}$ als empirischer Stichproben-Median definiert. Dabei bezeichnen $x_{1:n} \le \dots \le x_{n:n}$ wie in Abschnitt 1.1 die der Größe nach geordneten Daten $x_1, \dots, x_n$.

Der empirische Median $med(x_1, \dots, x_n)$ besitzt also die Eigenschaft, daß gleich viele Daten kleiner wie größer als dieser Wert sind, in diesem Sinne ist er ein Mittelwert der Daten. So erhalten wir zum Beispiel für die Platin-Daten den Wert 135.1. Um den Median gegen ∞ oder $-\infty$ zu verschieben, muß offenbar der vollständige Satz der Daten, die größer bzw. kleiner sind, gegen ∞ bzw. $-\infty$ verschoben werden, d.h. wir erhalten für den Breakdownpoint des Medians die Darstellung

$$\varepsilon(med(x_1, \dots, x_n)) = \begin{cases} \dfrac{m+1}{n} = \frac{1}{2} + \frac{1}{2n}, & n = 2m+1 \\ \dfrac{m}{n} = \frac{1}{2}, & n = 2m \end{cases} \longrightarrow_{n\to\infty} 1/2.$$

Der empirische Median ist damit ein sehr robustes *LM*. Da in seine Berechnung aber von einem großen Teil der Daten nur ihre Lage, nicht hingegen die Werte eingehen, ist der Median zwar robust gegenüber Ausreißern, andererseits werden wir in den meisten Fällen mit seiner Benutzung einen Informationsverlust hinnehmen müssen. Das getrimmte Mittel stellt einen Kompromiß dar.

1.2.4 Definition. Setze für $\alpha \in [0, 1/2)$

$$\bar{x}_{n,\alpha} := \frac{x_{[n\alpha]+1:n} + \cdots + x_{n-[n\alpha]:n}}{n - 2[n\alpha]},$$

wobei $[n\alpha]$ die größte ganze Zahl ist, die kleiner oder gleich $n\alpha$ ist, d.h. $[n\alpha] = \max\{k \in \mathbb{N} \cup \{0\} : k \leq n\alpha\}$. Die Größe $\bar{x}_{n,\alpha}$ heißt *α-getrimmtes Mittel.*

Das α-getrimmte Mittel $\bar{x}_{n,\alpha}$ wird also berechnet, indem die $[n\alpha]$ kleinsten und $[n\alpha]$ größten Daten weggelassen werden und von den verbleibenden das arithmetische Mittel berechnet wird. Das getrimmte Mittel ist einfach zu berechnen, sein Robustheitsgrad steigt offenbar mit wachsendem α: Der Breakdownpoint ist $\varepsilon(\bar{x}_{n,\alpha}) = ([n\alpha] + 1)/n \longrightarrow_{n\to\infty} \alpha$. Empfohlen wird im allgemeinen ein Wert für α zwischen 0,1 und 0,2. Das 20 %-getrimmte Mittel für die Platin-Daten liefert den Wert 135.28. Der Median kann als 50 %-getrimmtes Mittel angesehen werden; sein Wert beträgt bei den Platin-Daten 135.1 und liegt damit recht nahe beim 20%-getrimmten Mittel. Das arithmetische Mittel mit dem Wert 137.03 ist im Gegensatz dazu von den Ausreißern erheblich beeinflußt worden.

```
Analysis Variable : KCAL

 N          Mean         Std Dev         Minimum         Maximum
-----------------------------------------------------------------
16   135.2812500       0.5564396     134.7000000     136.6000000
-----------------------------------------------------------------
```

Abbildung 1.2.3. α-getrimmtes Mittel der Platin-Daten, $\alpha = 0.2$.

```
***  Programm 1_2_3  ***;
TITLE1 'alpha-getrimmtes Mittel';
TITLE2 'Platin-Daten';
LIBNAME eins 'c:\daten';

PROC SORT DATA=eins.platin OUT=sort;
   BY kcal;
PROC MEANS DATA=sort(FIRSTOBS=6 OBS=21); * Es werden die 5;
   VAR kcal;                            * kleinsten und groessten;
RUN; QUIT;                              * Werte weggelassen.;
```

Das α-getrimmte Mittel errechnet man in SAS analog zum normalen (arithmetischen) Mittel, nur daß bei der Berechnung die $[n\alpha]$ kleinsten und größten Werte (vergleiche Definition 1.2.4) weggelassen werden. Dazu werden die Daten zuerst sortiert. Mit $\alpha = 0.2$ und n=26 ist $[n\alpha]$=5. In der sortierten Datei werden die fünf kleinsten Werte durch FIRSTOBS=6 und die fünf größten durch OBS=21 von der Berechnung durch PROC MEANS ausgeschlossen.

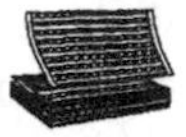

Ein weiteres Lokationsmaß ist der am häufigsten auftretende Wert unter $x_1, \dots, x_n$; dieser wird als *Modalwert* oder *Modus* bezeichnet. Liegen zwei oder mehrere solcher Werte mit derselben Häufigkeit vor, so wird jeder von ihnen als Modus bezeichnet. Entsprechend heißt die Verteilung des Datensatzes *uni-, bi-* oder *multimodal*. Der Breakdownpoint des Modelwertes hängt offenbar von der konkreten Stichprobe ab und kann zwischen $2/n$ im Fall von nur zwei identischen Werten x_i und $[n/2] + 1$ im Fall von n identischen Werten liegen.

Modelliert man die Werte $x_1, \dots, x_n$ als Realisierungen von n unabhängigen und identisch verteilten Zufallsvariablen X_i, $i = 1, \dots, n$, deren Verteilung eine Dichte f besitzt, so bezeichnet man die lokalen Maximalstellen von f ebenfalls als Modalwerte oder Modi und f entsprechend als bi- oder multimodale Dichte. In der Nähe dieser Maximalstellen sollte ein Kern-Dichteschätzer bzw. ein Histogramm ebenfalls lokale Maxima haben.

Wie bereits im Anschluß an Bemerkung 1.1.10 erläutert wurde, weisen bi- oder multimodale Verteilungen bzw. Dichten häufig auf geschichtete Stichproben bzw. Grundgesamtheiten hin, also Stichproben, die sich aus unterschiedlichen Teilgrundgesamtheiten zusammensetzen.

Die Frage, welches das beste *LM* ist, kann nicht eindeutig beantwortet werden. Falls etwa dem Datensatz $x_1, \dots, x_n$ eine Dichte f zugrundeliegt, die symmetrisch zu einem Punkt $\vartheta \in \mathbb{R}$ ist, d.h. $f(\vartheta + x) = f(\vartheta - x)$, $x \in \mathbb{R}$, so schätzen $\bar{x}_n$, $\operatorname{med}(x_1, \dots, x_n)$ und $\bar{x}_{n,\alpha}$ alle denselben Parameter, nämlich das Symmetriezentrum ϑ. Zur Verdeutlichung dieser Problematik der Wahl eines *LM* verweisen wir auf die Diskussion über *durchschnittliche* Studienzeiten an deutschen Universitäten (siehe Davies (1992) und die darin zitierte Literatur). Auf jeden Fall ist es sinnvoll, verschiedene *LM* zu berechnen und die Ergebnisse zu vergleichen.

1.3 Streuungsmaße

Im folgenden werden wir einige *Streuungsmaße* (*SM*) definieren, d.h. Maßzahlen für die *Streuung* einer Stichprobe $x_1, \dots, x_n$.

1.3.1 Definition. Das populärste *SM* ist die *Stichproben-Standardabweichung*

$$s_n := s_n(x_1, \dots, x_n) := \Big(\frac{1}{n-1}\sum_{i=1}^{n}(x_i - \bar{x}_n)^2\Big)^{1/2}.$$

Es seien $X_1, \dots, X_n$ unabhängige, identisch verteilte Zufallsvariablen mit $E(X_1^2) < \infty$. Dann ist $s_n^2(X_1, \dots, X_n)$ ein erwartungstreuer Schätzer für die Varianz $\sigma^2 = E((X_1 - E(X_1))^2)$, d.h. $E(s_n^2(X_1, \dots, X_n)) = \sigma^2$ (Aufgabe 16). Aus dem *starken Gesetz der großen Zahlen* folgt in diesem Fall ferner, daß $s_n^2(X_1, \dots, X_n) \to \sigma^2$ fast sicher für $n \to \infty$. Ebenso wie $\bar{x}_n$ ist s_n sehr empfindlich gegenüber Ausreißern, es gilt $\varepsilon(s_n) = 1/n$.

Der Quotient $s_n/\bar{x}_n$ aus Stichproben-Standardabweichung und arithmetischem Mittel heißt *Variationskoeffizient* (*coefficient of variation* (*CV*)). Er beschreibt die Streuung der Daten als Vielfaches des Mittelwertes und wird häufig in Prozent ausgedrückt. Ein kleiner *CV* bedeutet damit, daß die Daten relativ nah am Mittelwert liegen. Seine theoretische Begründung erfährt der *CV* durch die 2- bzw. 3-σ-Regel (siehe auch Abschnitt 1.5): Sind $X_1, \dots, X_n$ unabhängige Wiederholungen einer normalverteilten Zufallsvariablen X mit dem Mittelwert $\mu \neq 0$ und der Varianz $\sigma^2 > 0$, so gilt aufgrund des starken Gesetzes der großen Zahlen mit $\bar{X}_n = n^{-1}\sum_{i=1}^{n} X_i$

$$CV = \frac{s_n(X_1, \dots, X_n)}{\bar{X}_n} \longrightarrow_{n\to\infty} \frac{\sigma}{\mu} \quad \text{fast sicher.}$$

Die Wahrscheinlichkeit, daß X einen Wert im Intervall $[\bar{X}_n(1 - rCV), \bar{X}_n(1 + rCV)]$ annimmt, beträgt wegen

$$\begin{aligned} &P\big\{X \in [\bar{X}_n(1 - rCV), \bar{X}_n(1 + rCV)]\big\} \\ &\sim P\Big\{X \in \Big[\mu\Big(1 - r\frac{\sigma}{\mu}\Big), \mu\Big(1 + r\frac{\sigma}{\mu}\Big)\Big]\Big\} = P\Big\{-r \le \frac{X - \mu}{\sigma} \le r\Big\} \end{aligned}$$

etwa 0.97 für $r = 2$ und 0.99 für $r = 3$, unabhängig von μ und σ. Der Breakdownpoint $\varepsilon(CV)$ des Variationskoeffizienten ist offenbar $1/n$, da durch das geeignete Verschieben nur einer einzigen Beobachtung der Nenner $\bar{x}_n$ im *CV* gegen Null konvergiert, während der Zähler s_n (bei wenigstens zwei verschiedenen Daten) von Null weg beschränkt bleibt.

Robuste Streuungsmaße

Die folgenden beiden *SM* sind wesentlich robuster als s_n oder *CV*.

1.3.2 Definition. Das Streuungsmaß

$$IQR := IQR(x_1, \dots, x_n) := x_{[\frac{3}{4}n]:n} - x_{[\frac{1}{4}n]:n}$$

heißt *Interquartile Range*; $x_{[\frac{1}{4}n]:n}$, $x_{[\frac{3}{4}n]:n}$ sind *unteres* bzw. *oberes Quartil*. Offenbar gilt für den Breakdownpoint des *IQR*: $\varepsilon(IQR) \to 1/4$ für $n \to \infty$.

1.3.3 Definition. Setze $y_i := |x_i - med(x_1, \dots, x_n)|$ für $i = 1, \dots, n$. Dann ist

$$MAD := MAD(x_1, \dots, x_n) := med(y_1, \dots, y_n)$$

der Median der absoluten Abweichungen der x_i vom Median (*median absolute deviation from the median (MAD)*).

Der *MAD* besitzt den Breakdownpoint des Medians von $x_1, \dots, x_n$. Im Fall identisch normalverteilter Zufallsvariablen $X_1, \dots, X_n$, d.h.

$$P\{X_i \le t\} = \frac{1}{\sqrt{2\pi}\sigma} \int_{-\infty}^{t} \exp(-(x-\mu)^2/(2\sigma^2))\, dx, \qquad t \in \mathbb{R},$$

für $i = 1, \dots, n$, und ein $\mu \in \mathbb{R}$, $\sigma > 0$ sind

$$\frac{IQR(X_1, \dots, X_n)}{1.35}, \quad \frac{MAD(X_1, \dots, X_n)}{0.675}$$

Schätzer für σ (siehe Aufgabe 34). Für die Platin-Daten erhalten wir etwa

$$s_n = 4.45, \quad \frac{IQR}{1.35} = \frac{1.4}{1.35} = 1.04, \quad \frac{MAD}{0.675} = \frac{0.65}{0.675} = 0.96.$$

Die beiden robusten Schätzer, die die Streuung der Daten in ihrem zentralen Bereich messen, sind also recht ähnlich, während s_n durch die Ausreißer erheblich beeinflußt wird. Die Annahme einer erzeugenden Normalverteilung trifft auf alle Platin-Daten somit wohl nicht zu. Erste Kenngrößen für die Güte der Anpassung einer Normalverteilung an die Daten werden im folgenden Abschnitt definiert.

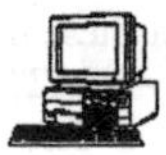

```
                          Univariate Procedure

Variable=KCAL

                                Moments

                N              26  Sum Wgts        26
                Mean     137.0346  Sum         3562.9
                Std Dev  4.454296  Variance  19.84075
                Skewness 1.869434  Kurtosis  2.165503
                USS      488736.7  CSS       496.0188
                CV        3.25049  Std Mean  0.873559
```

```
T:Mean=0    156.8693  Prob>|T|     0.0001
Num ^= 0          26  Num > 0          26
M(Sign)           13  Prob>|M|     0.0001
Sgn Rank       175.5  Prob>|S|     0.0001

              Quantiles(Def=5)
 100% Max      148.8        99%      148.8
  75% Q3       136.2        95%      147.8
  50% Med      135.1        90%      146.5
  25% Q1       134.8        10%      134.2
   0% Min      133.7         5%      134.1
                             1%      133.7
 Range          15.1
 Q3-Q1           1.4
 Mode          134.8


                  Extremes
   Lowest    Obs      Highest    Obs
    133.7(     20)     141.2(      15)
    134.1(      7)     143.3(       8)
    134.2(     21)     146.5(      14)
    134.3(     25)     147.8(       9)
    134.5(     24)     148.8(      10)
```

Abbildung 1.3.1. Univariate Kenngrößen der Platin-Daten.

```
***   Programm 1_3_1   ***;
TITLE1 'Univariate Kenngroessen';
TITLE2 'Platin-Daten';
LIBNAME eins 'c:\daten';

PROC UNIVARIATE DATA=eins.platin;
  VAR kcal;
RUN; QUIT;
```

In diesem Programm wird die Prozedur UNIVARIATE ohne Optionen aufgerufen und liefert den oben dargestellten Output. Daneben sind noch die Optionen NORMAL (Test auf Normalverteilung) und FREQ (Ausgabe der Häufigkeiten aller auftretenden Werte) möglich.

1.4 Schiefe und Exzeß

Die graphische Beurteilung der Verteilung von Daten aufgrund von Dichteschätzern kann äußerst aussagekräftig sein; so weisen etwa mehrere lokale Maxima auf die Möglichkeit einer geschichteten Stichprobe hin. Andererseits lassen sich Vermutungen über die Abweichung von der Symmetrie oder über den Grad der Steilheit der Verteilung formulieren. Die populärsten Maßzahlen hierzu sind *Schiefe* und *Exzeß*, die aus den ersten drei bzw. vier *zentralen Momenten* berechnet werden.

1.4.1 Definition. Es sei X eine Zufallsvariable mit $E(|X|^3) < \infty$. Es bezeichne $\mu := E(X)$ den Erwartungswert von X und $\sigma^2 := E((X-\mu)^2) > 0$ die Varianz. Dann heißt

$$b_1 := E\Big(\Big(\frac{X-\mu}{\sigma}\Big)^3\Big)$$

die *Schiefe von X (skewness)* und

$$b_2 := E\Big(\Big(\frac{X-\mu}{\sigma}\Big)^4\Big) - 3$$

den *Exzeß von X (kurtosis)*.

Die Schiefe kann bei der Charakterisierung der Asymmetrie einer Verteilung wie folgt nützlich sein. Besitzt X die Dichte f, so gilt

$$b_1 = \frac{1}{\sigma^3}\int_{-\infty}^{\infty} (x-\mu)^3 f(x)\,dx = \frac{1}{\sigma^3}\int_0^{\infty} x^3\big(f(\mu+x) - f(\mu-x)\big)\,dx.$$

Ist also $b_1 > 0$ bzw. $b_1 < 0$, so ist dies ein Indiz dafür, daß $f(\mu+x) - f(\mu-x)$ für $x \to \infty$ die Tendenz besitzt, positiv bzw. negativ zu sein, d.h. daß $f(\mu+x)$ für $x \to \infty$ langsamer bzw. schneller abklingt als $f(\mu-x)$. Im ersten Fall heißt f *rechtsschief*, im zweiten *linksschief*.

Falls X eine normalverteilte Zufallsvariable ist, so ist aus Symmetriegründen $b_1 = 0$ und ebenfalls $b_2 = 0$ (siehe Aufgabe 20). Der Exzeß kann als Maß der Abweichung der zugrundeliegenden Dichte f von der Dichte φ einer Standardnormalverteilung benutzt werden. Ohne Einschränkung sei $\mu = 0$ und $\sigma^2 = 1$; dies folgt unmittelbar aus der Definition von b_2. Es gilt:

$$b_2 = \int_{-\infty}^{\infty} x^4 f(x)\,dx - 3 = \int_{-\infty}^{\infty} x^4(f(x) - \varphi(x))\,dx,$$

wobei

$$\varphi(x) := \frac{1}{\sqrt{2\pi}}\exp(-x^2/2), \qquad x \in \mathbb{R},$$

die Dichte der Standardnormalverteilung ist. Sie stellt dann den Maßstab für die *Wölbung* von f dar: Ist $b_2 > 0$, so ist dies ein Anhaltspunkt dafür, daß $f(x)$ für $|x| \to \infty$ langsamer abklingt als φ, während $b_2 < 0$ ein Indiz für ein schnelleres Abklingen von $f(x)$ im Vergleich zu $\varphi(x)$ ist. Im ersten Fall besitzt die zu f gehörende Verteilung *heavy tails*, im zweiten *light tails*.

Die empirischen Gegenstücke zu b_1 und b_2 sind

$$\hat b_1 := \frac{\frac{1}{n}\sum_{i=1}^n (x_i - \bar x_n)^3}{s_n^3}, \quad \hat b_2 := \frac{\frac{1}{n}\sum_{i=1}^n (x_i - \bar x_n)^4}{s_n^4} - 3,$$

wobei $\bar{x}_n$ das arithmetische Mittel und s_n die Stichproben-Standardabweichung zu $x_1, \ldots, x_n$ bezeichnet. Da Abweichungen von der Normalverteilung häufig in der Form von Asymmetrien bzw. Schiefen vorkommen, können wir mittels $\hat{b}_1$, $\hat{b}_2$ testen, ob $x_1, \ldots, x_n$ Realisierungen von normalverteilten Daten sind. Stimmt diese Annahme, so werden $\hat{b}_1$ und $\hat{b}_2$ in der Nähe von 0 liegen. Ist aber $|\hat{b}_1|$ oder $|\hat{b}_2|$ „zu groß", so wird man die Hypothese normalverteilter Beobachtungen verwerfen müssen. Siehe hierzu auch die Erläuterungen zu den Probability Plots in Abschnitt 1.6.

1.5 Boxplots

Ein *Boxplot* (Tukey (1977)) ist ein Instrument der graphischen Datenanalyse, welches gleichzeitig ein Lokationsmaß, nämlich den Median, als Streuungsmaß den Interquartile Range IQR, mögliche Ausreißer oberhalb von $x_{[\frac{3}{4}n]:n} + 1.5\ IQR$ bzw. unterhalb von $x_{[\frac{1}{4}n]:n} - 1.5\ IQR$ sowie Hinweise auf Symmetrie oder Schiefe angibt. Der folgenden Abbildung 1.5.1 liegen die Werte des Merkmals A/N der ZNS-Daten aus Beispiel 1.1.3 zugrunde.

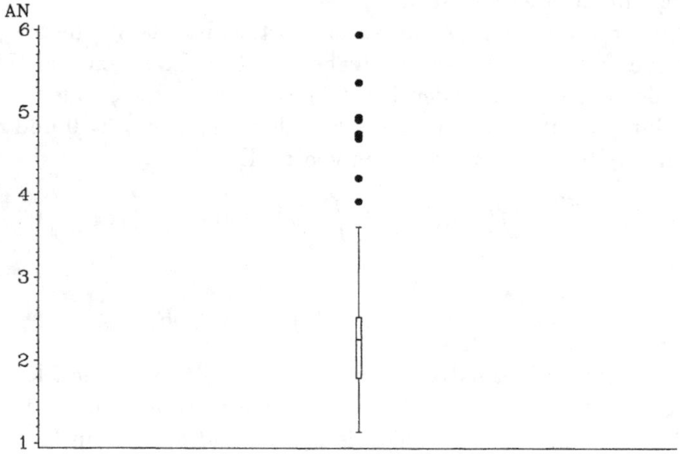

Abbildung 1.5.1. Boxplot der Werte des Merkmals A/N der ZNS-Daten.

```
***  Programm 1_5_1  ***;
TITLE1 'Boxplot des Merkmals A/N';
TITLE2 'ZNS-Daten';
LIBNAME eins 'c:\daten';

DATA data1;
   SET eins.zns;
   t=1;

AXIS1 LABEL=NONE MAJOR=NONE VALUE=NONE;
SYMBOL1 C=GREEN V=DOT I=BOXT;
PROC GPLOT DATA=data1;
   PLOT an*t / HAXIS=AXIS1;
RUN; QUIT;
```

Ein Boxplot kann mit der Prozedur GPLOT erzeugt werden. Dazu muß neben den eigentlichen Werten eine Variable existieren, 'über' der die Box(en) dargestellt werden soll(en) (X-Achse). Im vorliegenden Fall soll nur eine Box dargestellt werden. Dazu wird im ersten DATA-Step eine Variable 't' erstellt, die für alle Beobachtungen konstant den Wert '1' annimmt. Im AXIS1-Statement wird mit den angegebenen Optionen jegliche Beschriftung der Achse unterdrückt.

Im vorliegenden Programm wurde im SYMBOL-Statement die Option I=BOXT gewählt, wodurch ein Boxplot erstellt wird.

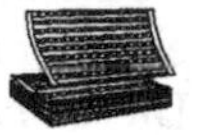

Ein Boxplot läßt sich anhand normalverteilter Daten $x_1, \dots, x_n$ wie folgt motivieren. Es bezeichne

$$\Phi(t) := \frac{1}{\sqrt{2\pi}} \int_{-\infty}^{t} \exp(-x^2/2)\, dx, \qquad t \in \mathbb{R},$$

die Verteilungsfunktion der Standardnormalverteilung. Die Normalverteilung mit Mittelwert μ und Varianz $\sigma^2 > 0$ besitzt dann die Verteilungsfunktion $\Phi_{\mu,\sigma}(t) := \Phi((t-\mu)/\sigma)$, $t \in \mathbb{R}$. Sind nun $x_1, \dots, x_n$ Realisierungen von n unabhängigen und normalverteilten Zufallsvariablen mit Mittelwert μ und Varianz σ^2, so gilt für $q \in (0,1)$ (siehe Lemma 1.6.5 und Korollar 1.6.8)

$$x_{[qn]:n} \sim \Phi^{-1}_{\mu,\sigma^2}(q) = \sigma\Phi^{-1}(q) + \mu.$$

Wir erhalten also (siehe die Bemerkungen nach Definition 1.3.3)

$$\begin{aligned} x_{[\frac{3}{4}n]:n} + 1.5\, IQR &\sim \sigma\Phi^{-1}(3/4) + \mu + 1.5\, IQR \\ &\sim \sigma \underbrace{\Phi^{-1}(3/4)}_{\sim 0.675} + \mu + 1.5 \cdot 1.35\sigma \sim \mu + 2.7\sigma \end{aligned}$$

und

$$x_{[\frac{1}{4}n]:n} - 1.5\, IQR \sim \mu - 2.7\sigma,$$

wobei $P\{X \leq \mu + 2.7\sigma\} = P\{X \geq \mu - 2.7\sigma\} \sim 0.9965$, falls X normalverteilt ist mit Mittelwert μ und Varianz σ^2. Dies ist eine Version der 2- bzw. 3-σ-Regel. Man wird also bei annähernd normalverteilten Daten fast alle Beobachtungen innerhalb des Intervalles

$$I := \left[x_{[\frac{1}{4}n]:n} - 1.5\; IQR,\; x_{[\frac{3}{4}n]:n} + 1.5\; IQR\right]$$

erwarten. Die Daten, die in dieses Intervall fallen, werden durch die Box *einschließlich* ihrer „Nadeln", den *whiskers*, widergespiegelt; die Box selbst hat ihre Grenzen bei dem unteren und oberen Quartil $x_{[n/4]:n}$ bzw. $x_{[3n/4]:n}$. Der in die Box eingezeichnete Querstrich steht für den Median, also eine mögliche Mitte der Daten. Durch diese graphische Angabe des Medians wird eine Schiefe in den Daten sichtbar. Ist der Median am unteren bzw. oberen Ende der Box, so ist der Datensatz rechts- bzw. linksschief verteilt. Daten, die nicht im Intervall I liegen, sind auffällig, denn unter der Normalverteilungsannahme ist das Auftreten derartiger Werte wenig wahrscheinlich. Sie sind verdächtig, Ausreißer zu sein und werden mit einem Punkt im Boxplot markiert. Man beachte, daß alle im Boxplot verwendeten Kennziffern relativ hohe Breakdownpoints haben, selbst also relativ robust sind gegenüber Ausreißern, denen dadurch die Möglichkeit eingeschränkt wird, sich hinter bereits beeinflußten Kenngrößen zu verstecken. Dieses *masking* von Ausreißern würde gefördert, wenn wir das obige Intervall I zum Beispiel ersetzen würden durch

$$I_{mask} := [\bar{x}_n - 2.7s_n,\; \bar{x}_n + 2.7s_n],$$

wobei $\bar{x}$ das arithmetische Mittel und s_n die Standardabweichung der Daten $x_1, \dots, x_n$ bezeichnet (siehe die Definitionen 1.2.1 und 1.3.1); diese beiden Kenngrößen reagieren sehr empfindlich auf Ausreißer und können dadurch Ausreißer verdecken.

1.5.1 Beispiel (Sonnen-Daten; Andrews und Herzberg (1985), Kapitel 11). Für den Zeitraum Januar 1931 bis Dezember 1983 wurden für jeden Monat die durchschnittliche Anzahl von Sonnenflecken je Tag gemessen. Den folgenden Boxplots in Abbildung 1.5.2 liegen jeweils die zwölf Werte eines jeden Jahres zwischen 1931 und 1983 zugrunde. Man erkennt periodische Schwankungen in der Lage der Daten im Lauf der Zeit, so daß zur Beschreibung der Daten und deren Analyse auf Methoden der *Zeitreihenanalyse* zurückgegriffen werden müßte (siehe Aufgabe 30 in Kapitel 3). Die Annahme, daß die monatlichen Durchnittswerte unabhängige und identisch verteilte Zufallsgrößen sind, läßt sich aufgrund der Graphik vernünftigerweise nicht aufrechterhalten.

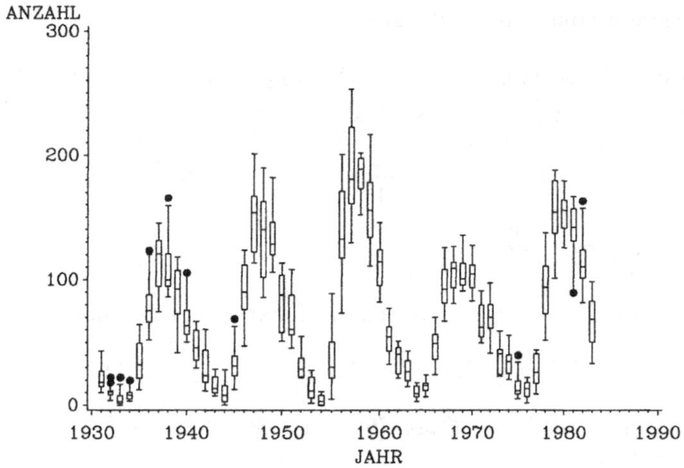

Abbildung 1.5.2. Boxplots der Sonnen-Daten.

```
***  Programm 1_5_2  ***;
TITLE1 'Boxplots';
TITLE2 'Sonnen-Daten';
LIBNAME eins 'c:\daten';

SYMBOL1 C=GREEN V=DOT I=BOXT;
PROC GPLOT DATA=eins.sonne;
   PLOT anzahl*jahr;
RUN; QUIT;
```

Das Statement 'PLOT anzahl*jahr;' hat zur Folge, daß für die jeweils zwölf Ausprägungen eines Jahres ein eigener Boxplot erzeugt wird, vergleiche Programm 1_5_1.

1.6 Probability Plots

Ein Probability Plot ist ein Instrument der graphischen Datenanalyse, mit dessen Hilfe die Anpassung einer theoretischen Verteilung an gegebene Daten beurteilt werden soll. Für seine theoretische Begründung benötigen wir einige elementare Resultate über *Ordnungsstatistiken*. Für ein vertieftes Studium von Ordnungsstatistiken sei an dieser Stelle auf die Monographie von Reiss (1989) verwiesen.

Ordnungsstatistiken, die Quantiltransformation

Im folgenden bezeichnen wir mit $Y_{1:n} \leq \dots \leq Y_{n:n}$ die der Größe nach geordneten Ordnungsstatistiken zu n Zufallsvariablen $Y_1, \dots, Y_n$.

1.6.1 Lemma. *Es seien $U_1, \dots, U_n$ unabhängige, auf (0,1) gleichverteilte Zufallsvariablen, d.h. $P\{U_i \leq s\} = s$, $s \in (0,1)$. Dann gilt:*

$$E(U_{i:n}) = \frac{i}{n+1}, \qquad i = 1, \dots, n.$$

Beweis: Siehe Aufgabe 26. □

1.6.2 Definition. Es sei F eine Verteilungsfunktion auf $\mathbb{R}$. Dann heißt

$$F^{-1}(q) := \inf\{t \in \mathbb{R} : F(t) \geq q\}, \qquad q \in (0,1),$$

verallgemeinerte Inverse oder *Quantilfunktion* zu F.

Aus der rechtsseitigen Stetigkeit von Verteilungsfunktionen folgt das folgende für die weiteren Überlegungen grundlegende Resultat.

1.6.3 Lemma. *Für eine beliebige Verteilungsfunktion F auf $\mathbb{R}$ gilt:*

$$F^{-1}(q) \leq t \Leftrightarrow q \leq F(t), \qquad q \in (0,1), \quad t \in \mathbb{R}.$$

Beweis: Siehe Aufgabe 27. □

1.6.4 Korollar. *Es sei X eine Zufallsvariable mit Verteilungsfunktion F und U eine auf (0,1) gleichverteilte Zufallsvariable.*

(i) Falls F stetig *ist, so ist $F(X)$ auf $(0,1)$ gleichverteilt:*

$$P\{F(X) \leq s\} = s, \qquad s \in (0,1).$$

(ii) Für beliebiges F besitzt die Zufallsvariable $F^{-1}(U)$ die Verteilungsfunktion F:

$$P\{F^{-1}(U) \leq t\} = F(t), \qquad t \in \mathbb{R}.$$

Dies ist die Quantiltransformation.

Beweis: Aufgabe 31. □

Aufgrund der Quantiltransformation können wir bei der Untersuchung des stochastischen Verhaltens einer beliebigen Zufallsvariablen Z mit einer Verteilungsfunktion F davon ausgehen, daß sie in der Form

$$Z = F^{-1}(U)$$

vorliegt, wobei U eine auf $(0,1)$ gleichverteilte Zufallsvariable ist. Damit zerlegen wir Z in einen auf $(0,1)$ *gleichverteilten zufälligen* Anteil und in die deterministische, also nichtzufällige Transformation F^{-1}. Durch diese Zerlegung lassen sich Aussagen über das stochastische Verhalten von Zufallsvariablen auf solche von gleichverteilten Zufallsvariablen zurückführen. Korollar 1.6.8 über die Konvergenz von Ordnungsstatistiken wird auf diese Weise hergeleitet.

1.6.5 Lemma. *Es sei Y eine Zufallsvariable mit Verteilungsfunktion G; $\sigma > 0$, $\mu \in \mathbb{R}$. Weiter sei F die Verteilungsfunktion zu $X := \sigma Y + \mu$, d.h. $F(t) = G((t-\mu)/\sigma)$, $t \in \mathbb{R}$. Dann gilt für $q \in (0,1)$:*

$$F^{-1}(q) = \sigma G^{-1}(q) + \mu.$$

Beweis: Aufgabe 32. □

Zur Motivation eines Probability Plots benötigen wir ferner eine Aussage über die Konvergenz von $X_{k:n}$ bzw. von $U_{k:n}$. Lemma 1.6.1 legt nahe, daß $U_{k:n} \sim k/(n+1)$. Tatsächlich gilt die folgende Abschätzung.

1.6.6 Lemma. *Für auf $(0,1)$ gleichverteilte und unabhängige Zufallsvariablen $U_1, \dots, U_n$ gilt mit Wahrscheinlichkeit eins*

$$\max_{1\le k\le n} |U_{k:n} - k/n| \le \sup_{t\in[0,1]} |F_n(t) - t|,$$

wobei F_n die empirische Verteilungsfunktion zu $U_1, \dots, U_n$ ist.

Beweis: Mit Wahrscheinlichkeit eins nehmen die Zufallsvariablen $U_1, \dots, U_n$ paarweise verschiedene Werte an, d.h. es gilt $U_{1:n} < \dots < U_{n:n}$ (siehe Aufgabe 33). In diesem Fall folgt für $t = U_{k:n}$

$$F_n(t) = k/n,$$

woraus sich die Behauptung unmittelbar ergibt. □

1.6.7 Korollar. *Es gilt mit Wahrscheinlichkeit eins*

$$\max_{1\le k\le n} \left|U_{k:n} - \frac{k}{n+1}\right| \longrightarrow_{n\to\infty} 0.$$

Beweis: Der Satz von Glivenko-Cantelli besagt, daß mit Wahrscheinlichkeit eins

$$\sup_{t\in[0,1]} |F_n(t) - t| \longrightarrow_{n\to\infty} 0$$

gilt, so daß die Behauptung unmittelbar aus Lemma 1.6.6 folgt. □

1.6.8 Korollar. *Die Zufallsvariablen* $X_1, \dots, X_n$ *seien unabhängig und identisch verteilt mit der Verteilungsfunktion* F *und es sei* F^{-1} *stetig auf* $(a,b) \subset (0,1)$. *Dann gilt mit Wahrscheinlichkeit eins*

$$\max_{k_1 \le k \le k_2} \left| X_{k:n} - F^{-1}\Big(\frac{k}{n+1}\Big) \right| \longrightarrow_{n\to\infty} 0,$$

falls $k_1 = k_1(n) \le k_2 = k_2(n)$ *Zahlenfolgen sind, welche die Bedingung*

$$a < \liminf_{n\in\mathbb{N}} k_1/n \le \limsup_{n\in\mathbb{N}} k_2/n < b$$

erfüllen.

Beweis: Die Funktion F^{-1} ist gleichmäßig stetig auf $[a+\varepsilon, b-\varepsilon]$, falls $\varepsilon > 0$ hinreichend klein ist. Setzen wir $X_{k:n} = F^{-1}(U_{k:n})$, so folgt die Behauptung aus Korollar 1.6.7. □

Probability Plots

Wir nehmen im folgenden an, daß die Zufallsvariablen $X_1, \dots, X_n$ unabhängig sind mit identischer Verteilungsfunktion F der Form

$$F(t) = G\Big(\frac{t-\mu}{\sigma}\Big), \qquad t \in \mathbb{R},$$

wobei G bekannt sei, μ und σ hingegen unbekannt. Die Zahl $\mu \in \mathbb{R}$ heißt *Lokationsparameter* und $\sigma > 0$ *Skalenparameter*. Aufgrund der Quantiltransformation in Korollar 1.6.4 (ii) können wir annehmen, daß die Zufallsvariablen X_i die spezielle Struktur $X_i = F^{-1}(U_i)$, $i = 1, \dots, n$, besitzen, wobei $U_1, \dots, U_n$ unabhängige und auf (0,1) gleichverteilte Zufallsvariablen sind. Da $F^{-1} : (0,1) \to \mathbb{R}$ monoton steigend ist, bleibt die Ordnung der $U_{i:n}$ unter F^{-1} erhalten, d.h. wir erhalten aus Lemma 1.6.5 für die Ordnungsstatistiken $X_{i:n}$ die Darstellung:

$$X_{i:n} = F^{-1}(U_{i:n}) = \sigma G^{-1}(U_{i:n}) + \mu, \qquad i = 1, \dots, n.$$

Plotten wir nun $X_{k:n}$ gegen $G^{-1}(k/(n+1))$, d.h. tragen wir im (x,y)-Koordinatensystem die Punkte

$$(G^{-1}(k/(n+1)), X_{k:n}), \qquad k = 1, \dots, n,$$

ab, so erhalten wir einen *Probability Plot* (PP). Aufgrund von Korollar 1.6.8 wird im Fall einer stetigen Quantilfunktion $G^{-1} : (0,1) \to \mathbb{R}$ die Approximation

$$X_{k:n} \sim F^{-1}\Big(\frac{k}{n+1}\Big) = \sigma G^{-1}\Big(\frac{k}{n+1}\Big) + \mu$$

gelten, so daß die Punkte

$$\left(G^{-1}(k/(n+1)), X_{k:n}\right) \sim \left(G^{-1}(k/(n+1)),\ \sigma G^{-1}(k/(n+1)) + \mu\right)$$

in etwa auf der Geraden $s = \sigma t + \mu \sim S_n t + \bar{X}_n$, $t \in \mathbb{R}$, liegen werden. Dabei bezeichnet $S_n = s_n(X_1, \dots, X_n)$ die Standardabweichung zu $X_1, \dots, X_n$ und $\bar{X}_n$ deren arithmetisches Mittel (siehe die Abschnitte 1.2 und 1.3). Ist dies augenscheinlich nicht der Fall, so spricht der PP eher gegen unsere Annahme, daß die Verteilungsfunktion G zugrundeliegt, also etwa gegen die Annahme normalverteilter Daten im Fall $G = \Phi$. Lokations- und Skalenparameter spielen bei dieser Betrachtungsweise zunächst eine untergeordnete Rolle. Die Beurteilung eines PP erfordert eine gewisse Erfahrung.

Des weiteren kann ein *Normal*-PP, bei dem $G = \Phi$ gewählt wird, Informationen über die Schiefe und den Exzeß einer Verteilung der Daten wiedergeben: Bei einem nach oben geöffneten, d.h. konvexen PP haben die Differenzen $x_{k+1:n} - x_{k:n}$ der aufeinanderfolgenden geordneten Daten die Tendenz, überproportional zu wachsen, was auf eine rechtsschiefe Verteilung der Daten hinweist. Bei einem nach unten geöffneten, d.h. konkaven PP hat im Gegensatz dazu der Quotient $(x_{k+1:n} - x_{k:n})/(x_{k:n} - x_{k-1:n})$ die Tendenz, kleiner als eins zu sein, was auf eine linksschiefe Verteilung der Daten hinweist. Ein zunächst konkaver, dann konvexer Verlauf der PP deutet somit eine Verteilung mit heavy tails an, während ein zunächst konvexer, dann konkaver Verlauf des PP auf eine Verteilung mit light tails hindeutet (siehe Abschnitt 1.4).

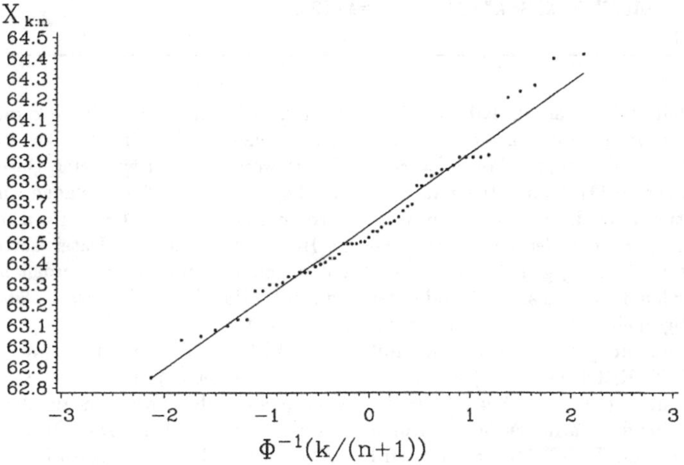

Abbildung 1.6.1. Normal-PP der Bienenwachs-Daten aus Beispiel 1.1.11.

```
***   Programm 1_6_1   ***;
TITLE1 'Normal Probability Plot';
TITLE2 'Bienenwachs-Daten';
LIBNAME eins 'c:\daten';

PROC SORT DATA=eins.wachs OUT=sortdata;
   BY grad;
PROC MEANS DATA=eins.wachs NOPRINT MEAN STD N;
   VAR grad;
   OUTPUT OUT=meandata MEAN=mue STD=sigma N=n;
DATA data1;
   SET meandata;
   DO k=1 TO n;
      SET sortdata POINT=k;
      quantil=PROBIT(k/(n+1));
      twert=sigma * quantil+mue;
      OUTPUT;
   END; STOP;

SYMBOL1  V=DOT I=NONE C=GREEN H=0.3;
SYMBOL2  V=NONE C=RED  I=JOIN L=1 W=0.5;
AXIS1 LABEL=(H=3 'X' H=1.5 ' k:n');
AXIS2 LABEL=NONE;
FOOTNOTE1 H=3  F=CGREEK    'F'
          H=2  M=(+0,+1.2) F=COMPLEX '-1'
          H=2.5 M=(+0,-1)    '(k/(n+1))';

PROC GPLOT DATA=data1;
  PLOT grad*quantil=1 twert*quantil=2
      / OVERLAY VAXIS=AXIS1 HAXIS=AXIS2;
RUN; QUIT;
```

Der dargestellte Normal Probability Plot setzt sich aus zwei Plots zusammen; zum einen plottet man die Original-Werte (=grad) gegen $\Phi^{-1}(k/(n+1))$ (=quantil) und zum anderen plottet man die theoretischen Werte (=twert) in Form der Geraden twert=mue +sigma∗quantil ebenso gegen $\Phi^{-1}(k/(n+1))$.

Zuerst werden die Daten sortiert und unter 'sortdata' abgespeichert. Zur Erzeugung der Variablen twert und quant berechnen wir mit PROC MEANS Mittelwert (mue) und Standardabweichung (sigma) und Anzahl der Beobachtungen (n) der Variablen 'grad'. Durch das Statement 'OUTPUT OUT= ...' wird eine neue SAS-Datei mit Namen 'meandata' erzeugt, die 'mue', 'sigma' und 'n' (=Anzahl der Beobachtungen) enthält. Nun müssen die SAS-Dateien 'meandata' und 'sortdata' kombiniert werden. Dazu wird eine Datei 'data1' erstellt, in die 'meandata' geladen wird. Dann wird in einer DO-END-Schleife n-mal je eine Beobachtung aus der Datei 'sortdata' geladen, 'quant' und 'twert' werden berechnet und mit OUTPUT in der neuen Datei 'data1' gespeichert.

Im PLOT-Statement sind nun zwei Plots mit jeweils einer Zahl hinter dem Gleichheitszeichen angegeben, die sich auf die Symbol-Definitionen beziehen. Die Option OVERLAY bewirkt, daß diese beiden Plots in einem Koordinatensystem übereinander gezeichnet werden.

Quantile-Quantile Plots

Quantile-Quantile Plots dienen dem graphischen Vergleich der Verteilung zweier Stichproben. Es seien $X_1, \dots, X_n$ unabhängige, identisch nach einer Verteilungsfunktion F verteilte Zufallsvariable und $Y_1, \dots, Y_n$ ebenfalls unabhängige, identisch nach einer Verteilungsfunktion G verteilte Zufallsvariable. So kann etwa G die Verteilungsfunktion der Ausprägung eines Merkmals bei einem Mitglied einer nicht behandelten Kontrollgruppe sein und F die Verteilungsfunktion der Ausprägung dieses Merkmals nach einer bestimmten Behandlung. Bewirkt diese Behandlung einen konstanten additiven Effekt μ, so gilt

$$F(t) = G(t - \mu), \qquad t \in \mathbb{R},$$

und damit nach Lemma 1.6.5:

$$F^{-1}(q) = G^{-1}(q) + \mu, \qquad q \in (0, 1).$$

Gibt es also einen additiven Effekt dieser Behandlung, so wird der *Quantile-Quantile Plot* (Q-Q Plot), bei dem wir $X_{k:n}$ gegen $Y_{k:n}$, $k = 1, \dots, n$, abtragen, nach Korollar 1.6.8. die Gerade $s = t + \mu$, $t \in \mathbb{R}$, approximieren:

$$\begin{aligned}(Y_{k:n}, X_{k:n}) &\sim \Big(G^{-1}\Big(\frac{k}{n+1}\Big), F^{-1}\Big(\frac{k}{n+1}\Big)\Big) \\ &= \Big(G^{-1}\Big(\frac{k}{n+1}\Big), G^{-1}\Big(\frac{k}{n+1}\Big) + \mu\Big).\end{aligned}$$

Wirkt der Behandlungseffekt hingegen multiplikativ, so gilt

$$F(t) = G(t/\sigma), \qquad t \in \mathbb{R},$$

für ein $\sigma > 0$. Es folgt aus Lemma 1.6.5

$$F^{-1}(q) = \sigma G^{-1}(q), \qquad q \in (0, 1),$$

und damit für den Q-Q Plot:

$$(Y_{k:n}, X_{k:n}) \sim \Big(G^{-1}\Big(\frac{k}{n+1}\Big), \sigma G^{-1}\Big(\frac{k}{n+1}\Big)\Big),$$

d.h. die Datenpaare $(Y_{k:n}, X_{k:n})$ liegen näherungsweise auf der Geraden $s = \sigma t$, $t \in \mathbb{R}$.

Ein Beispiel für einen additiven Effekt wäre die Aussage „Die Behandlung verlängert die Lebenserwartung um durchschnittlich zwei Monate“, für einen multiplikativen Effekt hingegen „Die Behandlung verlängert die Lebensdauer um durchschnittlich zwanzig Prozent“. Ist in obiger Situation $\mu > 0$ oder $\sigma > 1$, so heißt F *stochastisch größer* als G, da in diesem Fall die Zufallsvariablen X_i die Tendenz haben, größere Werte als die Y_i anzunehmen.

1.7 Varianzstabilisierende Transformationen

Es sei X eine Zufallsvariable mit dem Mittelwert μ und einer Varianz $\sigma^2(\mu)$, die von μ abhängt. Falls X etwa die *Binomialverteilung* besitzt mit den Parametern $n \in I\!N$ und $p \in [0,1]$, im Zeichen $B(n,p)$, also

$$P\{X = j\} = \binom{n}{j} p^j (1-p)^{n-j} =: B(n,p)(\{j\}), \qquad j = 0, \dots, n,$$

so gilt:

$$\mu = E(X) = np, \; Var(X) = np(1-p) = E(X)\Big(1 - \frac{E(X)}{n}\Big) = \sigma^2(\mu).$$

Ziel ist es nun, eine Transformation T derart zu finden, daß die Varianz der Zufallsvariablen $T(X)$ annähernd konstant ist und damit insbesondere nahezu unabhängig vom Erwartungswert μ wird. Es sei dazu $Y = T(X)$ eine Transformation der beliebigen Zufallsvariablen X mittels einer zweimal differenzierbaren Funktion T. Falls $E(Y^2) < \infty$, so legt die Taylor-Formel die Entwicklung nahe

$$\begin{aligned}
Var(Y) &= E\Big(\big\{T(X) - E(T(X))\big\}^2\Big) \\
&= E\Big(\big\{T(X) - T(\mu) - E(T(X) - T(\mu))\big\}^2\Big) \\
&= E\Big(\Big\{T'(\mu)(X-\mu) + T''(\xi)\frac{(X-\mu)^2}{2} \\
&\qquad -E\Big(T'(\mu)(X-\mu) + T''(\xi)\frac{(X-\mu)^2}{2}\Big)\Big\}^2\Big) \\
&= E\Big(\Big\{T'(\mu)(X-\mu) + T''(\xi)\frac{(X-\mu)^2}{2} - E\Big(T''(\xi)\frac{(X-\mu)^2}{2}\Big)\Big\}^2\Big) \\
&\sim E\Big(\big\{T'(\mu)(X-\mu)\big\}^2\Big) = (T'(\mu))^2\sigma^2(\mu),
\end{aligned}$$

wobei ξ ein Wert zwischen X und μ ist. Falls wir nun die Transformation T so wählen, daß $(T'(\mu))^2\sigma^2(\mu)$ in etwa gleich einer Konstanten ist, unabhängig von μ, so hängt die Varianz von $Y = T(X)$ nahezu nicht mehr vom unbekannten Mittelwert μ ab. In diesem Fall wird T als *varianzstablisierende Transformation* bezeichnet.

Im Fall der Binomialverteilung $B(n,p)$ muß also gelten:

$$(T'(np))^2 np(1-p) \sim \text{const} \qquad \text{bzw.} \quad (T'(np))^2 np \sim \text{const},$$

falls $1 - p$ in etwa 1 ist, d.h. p nahe bei null liegt. Die zweite Approximation wird offenbar erfüllt von

$$T(x) = \sqrt{x} \quad \text{mit} \qquad \text{const} = 1/4.$$

Also ist $T(x) = \sqrt{x}$ im Fall der $B(n,p)$-Verteilung mit kleinem p eine varianzstabilisierende Transformation und es gilt dann

$$E(\sqrt{X}) \sim \sqrt{np}, \quad Var(\sqrt{X}) \sim 1/4.$$

Eine Anwendung dieser varianzstabilisierenden Transformation stellen Hanging Rootograms dar, die im folgenden beschrieben werden.

Hanging Histograms und Rootograms

Ein Hanging Rootogram ist ein Instrument der graphischen Datenanalyse zur Beurteilung der Güte der Anpassung einer empirischen Verteilung an eine theoretische. Es seien $X_1, \dots, X_n$ unabhängige, identisch nach einer Verteilungsfunktion F verteilte Zufallsvariable. Dann ist die zu erwartende Anzahl von Beobachtungen in der j-ten Zelle I_j eines Histogramms mit m Zellen

$$E\Big(\sum_{i=1}^{n} 1_{I_j}(X_i)\Big) = n\,P\big\{X_1 \in I_j\big\} =: np_j, \qquad j = 1, \dots, m.$$

Die Besetzungszahlen

$$N_j := \sum_{i=1}^{n} 1_{I_j}(X_i), \qquad j = 1, \dots, m,$$

der m Zellen sind also binomialverteilte Zufallsvariable mit den Parametern n und p_j, $j = 1, \dots, m$; sie sind aber nicht unabhängig, denn ihre Gesamtsumme ist stets n. Vergleichen wir nun N_j mit dem theoretischen Wert np_j, indem wir über der j-ten Zelle den Wert $N_j - np_j$ abtragen, so erhalten wir ein *Hanging Histogram*. Liegt tatsächlich die Verteilungsfunktion F zugrunde, so wird man $N_j - np_j$ in der Nähe von null erwarten. Allerdings besitzen die Zufallsvariablen N_j die im allgemeinen unterschiedlichen Varianzen $np_j(1 - p_j)$.

Wenden wir nun die varianzstabilisierende Transformation $T(x) = \sqrt{x}$ auf jedes N_j an und tragen wir $\sqrt{N_j} - \sqrt{np_j}$ über I_j ab, $j = 1, \dots, m$, so sind die Varianzen einheitlich etwa $1/4$ und die Erwartungswerte etwa 0, falls alle p_j klein sind und die theoretische Verteilung tatsächlich zugrundeliegt. Dies ist ein *Hanging Rootogram*. Die Regel, daß eine Abweichung von $\sqrt{N_j} - \sqrt{np_j}$ von 0 von mehr als 2 bis 3 Standardabweichungen auffällig ist, in unserem Fall also 1 bis 1.5, da die Standardabweichung $\sqrt{1/4} = 1/2$ beträgt, kann daher als ein erstes Hilfsmittel für die Güte der Anpassung an die theoretische Verteilung benutzt werden.

Falls zunächst weniger die exakte den Daten zugrundeliegende Verteilung interessiert, sondern in erster Linie die Fragestellung, ob diese Verteilung einer bestimmten Klasse angehört, etwa der Klasse der Normalverteilungen, so kann dies mit einem Hanging Rootogram beurteilt werden, welches mit den wie folgt transformierten Daten gebildet wird.

Dazu seien $X_1, \ldots, X_n$ unabhängige und identisch verteilte Zufallsvariable mit dem Mittelwert μ und der Varianz σ^2. Bezeichnen wir mit $\bar{X}_n := n^{-1} \sum_{i=1}^n X_i$ den Mittelwert und mit $S_{X,n}^2 := s_n^2(X_1, \ldots, X_n) = (n-1)^{-1} \sum_{i=1}^n (X_i - \bar{X}_n)^2$ die Stichprobenvarianz zu $X_1, \ldots, X_n$, so gilt für die transformierten Zufallsvariablen

$$Y_i := \frac{X_i - \bar{X}_n}{S_{X,n}}, \qquad i = 1, \ldots, n,$$

die Beziehung

$$\bar{Y}_n = 0, \; S_{Y,n}^2 = 1.$$

Diese Transformation heißt ***Studentisierung***. Durch sie wird ein möglicher Lokationsparameter μ in den X_i eliminiert und ein Skalenparameter σ auf eins gesetzt. Eine multivariate Version dieser Studentisierung werden wir in Kapitel 6 im Rahmen der multivariaten Dichteschätzung unter dem Namen *Data Sphering* vorstellen.

Wenn nun etwa die Hypothese überprüft werden soll, ob die X_i identisch normalverteilte Größen sind, so werden sich die Y_i im Fall der Richtigkeit dieser Annahme in etwa wie unabhängige und standardnormalverteilte Zufallsvariablen verhalten:

$$Y_i = \frac{X_i - \bar{X}_n}{S_{X,n}} \sim \frac{X_i - \mu}{\sigma}, \qquad i = 1, \ldots, n,$$

wobei μ und σ^2 Erwartungswert und Varianz von X_i sind. Bei dem zu den Y_i gehörenden Hanging Rootogram tragen wir nun über der Zelle

$$I_j = (a_{j-1}, a_j]$$

den Wert $\sqrt{N_j} - \sqrt{np_j}$ ab, wobei N_j die Anzahl der Y_j in der Zelle I_j ist und

$$p_j = \Phi(a_j) - \Phi(a_{j-1}) = \frac{1}{\sqrt{2\pi}} \int_{a_{j-1}}^{a_j} \exp(-x^2/2)\, dx$$

approximativ die Eintrittswahrscheinlichkeit $P\{Y_i \in I_j\}$ in die Zelle I_j ist. Falls die Normalverteilungsannahme für die X_i tatsächlich richtig ist, so werden aufgrund der 2-3-σ-Regel üblicherweise die Werte $\sqrt{N_j} - \sqrt{np_j}$ zwischen -1.5 und 1.5 liegen. Erst bei einer recht großen Anzahl n von Ausgangswerten X_i sind mit hoher Wahrscheinlichkeit auch Werte außerhalb von $[-1.5, 1.5]$ zu erwarten, die dann eben nicht gegen die Normalverteilungsannahme sprechen.

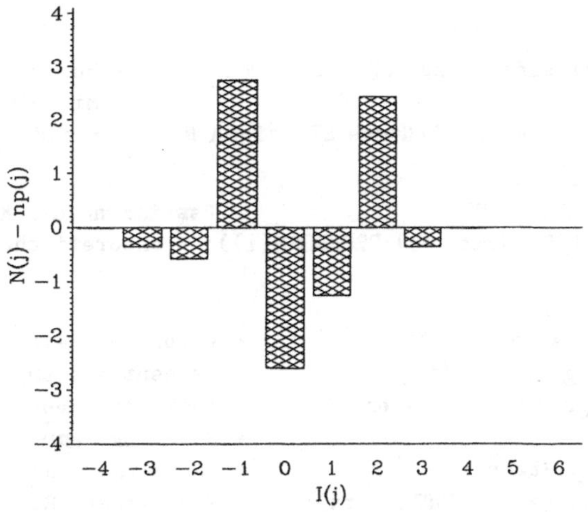

Abbildung 1.7.1. Hanging Histogram der Bienenwachs-Daten aus Beispiel 1.1.11.

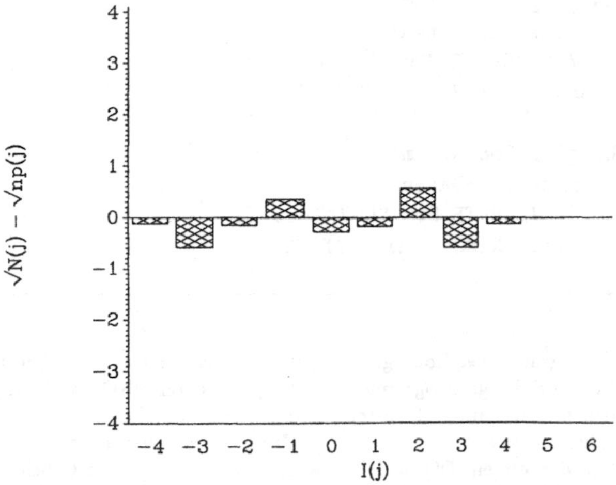

Abbildung 1.7.2. Hanging Rootogram der Bienenwachs-Daten.

```
***   Programm 1_7_1   ***;
TITLE1 'Hanging Histogram und Hanging Rootogram';
TITLE2 'Bienenwachs-Daten';
LIBNAME eins 'c:\daten';

PROC MEANS DATA=eins.wachs NOPRINT MEAN STD N;  * Berechnung von;
   VAR grad;                                     * Mittelwert und;
   OUTPUT OUT=meandata MEAN=mue STD=sigma N=n;  * Standardabw.;

DATA data1; SET meandata;
   DO i=-4.5 TO 5.5 BY 1;                 * Bestimmung der Klassen;
      twert=n*(PROBNORM(i+1)-PROBNORM(i)); * theoretische Werte;
      empi=0;
      DO k=1 TO n;
         SET eins.wachs POINT=k;           * k-ten Wert einlesen;
         grad=(grad-mue)/sigma;            * Studentisierung;
         IF i<grad<=i+1 THEN empi+1;       * Indikator-Funktion zur;
      END;                                 * Berechng. empir. Werte;
      diff =empi-twert;                    * Werte fuer 'Histogram';
      rdiff=SQRT(empi)-SQRT(twert);        * Werte fuer 'Rootogram';
      mitte=i+0.5;                         * Intervall-Mitten;
      OUTPUT; END; STOP;

AXIS1 LABEL=('I(j)');
AXIS2 LABEL=(A=90 'N(j) - np(j)')
      ORDER=(-4 TO 4 BY 1);
AXIS3 LABEL=(A=90 F=MATH 'a' F=COMPLEX 'N(j) - '
              F=MATH 'a' F=COMPLEX 'np(j)')
      ORDER=(-4 TO 4 BY 1);

PROC GCHART DATA=data1;
   TITLE1 'Hanging Histogram';
   TITLE2 'Bienenwachs-Daten';
   VBAR mitte / DISCRETE SUM SUMVAR=diff
              RAXIS=AXIS2  MAXIS=AXIS1;
RUN;
   TITLE1 'Hanging Rootogram';
   TITLE2 'Bienenwachs-Daten';
   VBAR mitte / DISCRETE SUM SUMVAR=rdiff
              RAXIS=AXIS3  MAXIS=AXIS1;
RUN; QUIT;
```

Um ein Hanging Histogram bzw. Rootogram zu erzeugen, sind in SAS einige Programierschritte erforderlich, die sich am einfachsten in DATA-Steps realisieren lassen.

Dazu werden in der ersten DO-Schleife des DATA-Steps die Klassengrenzen festgelegt (hier: i= -4.5, -3.5,..., 4.5, 5.5). Die theoretische Klassenhäufigkeit (unter Normalverteilung) berechnet man einfach über die Verteilungsfunktion PROBNORM, multipliziert mit N (hier: N=59).

Zur Berechnung der empirischen Häufigkeit werden in der zweiten DO-Schleife die Daten eingelesen, studentisiert und gezählt, falls sie in das aktuelle Intervall [i, i+1] fallen.

Dann wird die Differenz der empirischen und theoretischen Werte bzw. deren Wurzeln und die Klassenmitte (hier: i+0.5) durch das OUTPUT-Statement in der Datei 'datal' abgespeichert. Um mit PROC GCHART konkrete Werte darzustellen, müssen die Optionen SUM und SUMVAR=diff angegeben werden, so daß die Säulenhöhen nicht durch Häufigkeiten, sondern durch die Ausprägungen der Variablen 'diff' bestimmt werden. Die Option DISCRETE unterdrückt die automatische Klassenbildung von SAS.

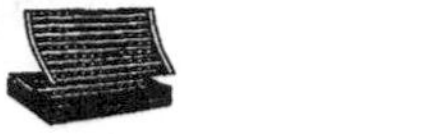

Aufgaben zu Kapitel 1

1. (pH-Daten; Schierl und Göttlein (1987)) In einer Studie der Forstwissenschaftlichen Fakultät der Ludwig-Maximilians-Universität München sollte die Wirkung von Beregnung und Kalkung im Wald untersucht werden. Es wurden sechs Parzellen gebildet gemäß der Kombinationsmöglichkeiten von drei Beregnungen A (keine zusätzliche), B (zusätzliche saure), C (zusätzliche normale) mit zwei Kalkungen O (ohne Kalkung) und M (mit Kalkung). Dabei wurden folgende pH-Werte gemessen (Auszug aus Pruscha (1989), S. 143):

Beregnung A		Beregnung B		Beregnung C	
O	M	O	M	O	M
4.31	7.17	3.80	7.16	4.42	7.84
4.59	7.17	4.27	7.19	4.25	7.25
4.13	6.89	4.19	7.45	4.32	7.18
4.25	6.49	4.31	7.49	4.19	7.31
4.15	6.89	3.95	7.39	4.17	7.65
4.28	7.05	4.24	6.93	4.46	7.46
4.20	7.32	3.82	7.08	4.22	7.43
4.66	5.84	4.07	6.96	4.90	6.96
3.45	6.40	4.06	7.13	3.73	7.05
3.71	6.14	4.21	7.19	3.86	6.49
3.87	6.36	3.58	6.27	4.14	7.57
4.11	5.36	3.70	6.60	3.87	6.60
3.68	6.39	3.79	7.03	3.75	7.77
3.73	5.19	3.74	6.88	3.70	7.05
3.54	6.53	3.67	6.18	4.01	7.32
3.65	6.18	3.85	6.28	3.85	7.16

Man erstelle Histogramme zu unterschiedlichen Zellbreiten. Dabei sollen zunächst nur die O-Daten der Beregnungen A, B und C (in dieser Reihenfolge) als Rohdaten in das SAS-Programm eingegeben werden (siehe Appendix A.1.3). Die Dateneingabe kann zeilenweise erfolgen, wenn der INPUT-Befehl mit @@ endet (siehe Aufgabe 10).

2. (Eigenschaften von Verteilungsfunktionen) Eine Zufallsvariable X besitze die Verteilungsfunktion F, d.h.

$$P\{X \leq x\} = F(x), \qquad x \in \mathbb{R}.$$

Dann gilt:

(i) $\lim_{x\to\infty} F(x) = 1, \quad \lim_{x\to-\infty} F(x) = 0.$

(ii) F ist monoton wachsend.

(iii) F ist rechtsseitig stetig und besitzt linksseitige Limiten.

3. Die Zufallsvariable X besitze die Verteilungsfunktion F.

(i) F ist stetig an der Stelle $x \in \mathbb{R} \Leftrightarrow P\{X = x\} = 0$.

(ii) Die Menge der Unstetigkeitsstellen von F ist stets abzählbar. Hinweis: Man betrachte die Mengen $A_n = \{x \in \mathbb{R} : F(x) - F(x-0) > 1/n\}$, $n \in \mathbb{N}$.

4. Sei $F_n(t) = n^{-1}\sum_{i=1}^{n} 1_{(-\infty,t]}(x_i)$, $t \in \mathbb{R}$, die empirische Verteilungsfunktion zu den Daten $x_1, \dots, x_n$. Dann gilt

$$\int f(x)\, dF_n(x) = \frac{1}{n}\sum_{i=1}^{n} f(x_i)$$

für eine Funktion $f : \mathbb{R} \to \mathbb{R}$.

5. Die Faltung F zweier Verteilungsfunktionen F_1 und F_2 ist definiert durch

$$F(x) = \int_{-\infty}^{\infty} F_1(x-y)\, dF_2(y), \quad x \in \mathbb{R}.$$

(i) F ist eine Verteilungsfunktion, d.h. F erfüllt (i)-(iii) von Aufgabe 2.

(ii) Sind X_1 und X_2 unabhängige Zufallsvariable mit Verteilungsfunktion F_1 bzw. F_2, so besitzt $X_1 + X_2$ die Verteilungsfunktion F. Hinweis: Satz von Fubini.

(iii) Besitzt X_1 eine stetige Verteilungsfunktion, so auch $X_1 + X_2$.

6. Die Faltung f zweier Wahrscheinlichkeitsdichten f_1 und f_2 ist definiert durch

$$f(x) = \int_{-\infty}^{\infty} f_1(x-y)\, f_2(y)\, dy, \quad x \in \mathbb{R}.$$

(i) Die Funktion f ist eine Wahrscheinlichkeitsdichte.

(ii) Sind X_1 und X_2 unabhängige Zufallsvariable mit Dichte f_1 bzw. f_2, so besitzt $X_1 + X_2$ die Dichte f.

Hinweis: Satz von Fubini.

7. Die folgenden Kerne erfüllen die Bedingungen

$$\int k(x)\, dx = 1, \int k^2(x)\, dx < \infty, \int xk(x)\, dx = 0, \int x^2 k(x)\, dx < \infty :$$

(i) $k_u(x) := \begin{cases} 1/2 & \text{für } |x| \le 1 \\ 0 & \text{für } |x| > 1 \end{cases}$ „naiver Kern“

(ii) $k_\Delta(x) := \begin{cases} 1-|x| & \text{für } |x| \le 1 \\ 0 & \text{für } |x| > 1 \end{cases}$ „Dreiecks-Kern“

(iii) $k_\varphi(x) := \frac{1}{\sqrt{2\pi}} \exp(-x^2/2),\ x \in \mathbb{R}$ „Normalverteilungs-Kern“.

8. Es seien X und Y unabhängige Zufallsvariable mit $E(X^2) < \infty$, $E(Y^2) < \infty$. Dann gilt:

$$E((X-Y)^2) = Var(X) + E((E(X)-Y)^2).$$

Für $X = \hat{f}_n(t)$ und $Y = f(t)$ erhält man also die Zerlegung $MSE = Var + Bias^2$.

9. Es seien $X_1, \ldots, X_n$ Zufallsvariable mit einer Dichte f und es sei

$$\hat{f}_n(t) = \frac{1}{nh} \sum_{i=1}^{n} k\Big(\frac{t-X_i}{h}\Big)$$

ein Kern-Dichteschätzer mit Kern k und Bandbreite $h > 0$.

(i) Für den Kern $k(x) = (1/2)\, 1_{[-1,1)}(x)$ erhält man

$$\hat{f}_n(t) = \frac{1}{2h}(F_n(t+h) - F_n(t-h)),$$

wobei F_n die empirische Verteilungsfunktion bezeichnet.

(ii) Die Dichte f sei in einer Umgebung von t r-mal differenzierbar und die r-te Ableitung $f^{(r)}$ sei stetig in t, $r \ge 2$. Ferner verschwinde der Kern k außerhalb eines endlichen Intervalls und erfülle $\int k(x)\,dx = 1$, $\int x^j k(x)\,dx = 0$, $j = 1, \ldots, r-1$. Dann gilt

$$E(\hat{f}_n(t)) = f(t) + (-1)^r h^r \frac{f^{(r)}(t)}{r!} \int x^r k(x)\,dx + o(h^r), \qquad h \to 0.$$

(iii) Man beweise Lemma 1.1.8.

(iv) Unter den Voraussetzungen von (ii) und Lemma 1.1.8 besitzt der Mean Squared Error $MSE(\hat{f}_n(t))$ die folgende Entwicklung:

$$MSE(\hat{f}_n(t)) = \frac{1}{nh} f(t) \int k^2(x)\,dx + h^{2r}\Big(\frac{f^{(r)}(t)}{r!} \int k(x) x^r\,dx\Big)^2 + o\Big(\frac{1}{nh} + h^{2r}\Big).$$

(v) Unter den Voraussetzungen von (iv) zeige man, daß

$$h^* = n^{-1/(2r+1)} (2r)^{-1/(2r+1)} \left(\frac{f(t) \int k^2(x)\,dx}{((f^{(r)}(t)/r!) \int x^r k(x)\,dx)^2}\right)^{1/(2r+1)}$$

die optimale Bandbreite ist (siehe Bemerkung 1.1.10).

(vi) Man berechne für h^* den zugehörigen MSE.

10. (pH-Daten, Fortsetzung von Aufgabe 1) Man gebe zunächst noch die fehlenden M-Daten der Beregnungen A, B und C (in dieser Reihenfolge) als Rohdaten in das SAS-Programm von Aufgabe 1 ein und erstelle Histogramme und Dichteschätzungen zu unterschiedlichen Bandbreiten, jetzt basierend auf allen Daten. Lassen sich Schichtungen erkennen (man verwende dazu im VBAR-Befehl die Option SUBGROUP)?

Um weitere statistische Aussagen machen zu können, wende man die Prozedur MEANS auf die sechs Gruppen an, die durch die Merkmale *Kalkung* und *Beregnung* gebildet werden. Die Zuordnung der Variablen zu den Gruppen geschieht mit DO-Schleifen, da die verschiedenen Schleifen mit den Merkmalen benannt werden können, ohne zusätzliche Indizes einzuführen. Das Programm sieht dann etwa so aus:

```
DATA pH_Werte;
   DO kalk = 'O', 'M';
     DO bereg = 'A', 'B', 'C';
       DO I = 1 TO 16;
         INPUT pH @@;
         OUTPUT;
       END;
     END;
   END;
       CARDS;
Nun kommen die Daten ...
;
PROC MEANS; by kalk bereg NOTSORTED;
PROC GCHART;
VBAR pH/MIDPOINTS = 3 TO 8 BY 0.5 SUBGROUP = kalk;
RUN;
```

Die Option NOTSORTED ist nötig, da SAS Merkmale in alphabetischer Reihenfolge erwartet und O lexikographisch nach M kommt.

11. Rührt die Zweigipfeligkeit in Abbildung 1.1.2 von den beiden Schichtungen Gesunde und Kranke her? Man verwende wieder die Option SUBGROUP, vergleiche Aufgabe 10.

12. Der Epanechnikov-Kern k_E minimiert $\int k^2(x)dx$ unter allen Kernen $k : [-\sqrt{5}, \sqrt{5}] \to I\!R$ mit $\int k(x)dx = 1 = \int x^2 k^2(x)\, dx$.

Hinweis: $\int_{-\sqrt{5}}^{\sqrt{5}} k^2(x)dx \to \min \Leftrightarrow \int_{-\sqrt{5}}^{\sqrt{5}} (k(x) - k_E(x))^2 dx \to \min$.

13. (Integraldarstellung des Erwartungswertes über Verteilungsfunktion) Sei X eine Zufallsvariable mit Verteilungsfunktion F. Ist $E(X) < \infty$, so gilt

$$E(X 1_{(0,\infty)}(X)) = \int_{(0,\infty)} (1 - F(y))\, dy, \; E(X 1_{(-\infty,0)}(X)) = -\int_{(-\infty,0)} F(y)\, dy.$$

Hinweis: Satz von Fubini.

14. (i) (Minimierungseigenschaft des Erwartungswertes) Es sei X eine quadratintegrierbare Zufallsvariable. Dann nimmt die Funktion $f(c) := E((X-c)^2)$ im Punkt $c_0 := E(X)$ ihr Minimum an.

(ii) (Minimierungseigenschaft des Medians.) Unter einem Median einer Zufallsvariablen X versteht man eine reelle Zahl $m = m(X)$ mit

$$P\{X \le m\} \ge \frac{1}{2} \le P\{X \ge m\}.$$

Ein Median existiert stets (betrachte z.B. $m := \inf\{x \in \mathbb{R} : P\{X \le x\} \ge 1/2\}$), ist aber im allgemeinen nicht eindeutig bestimmt (Beispiel!). Man zeige:

$$E(|X-m|) \le E(|X-c|), \quad c \in \mathbb{R}.$$

15. Man zeige: $s_n^2 = \dfrac{1}{2n(n-1)} \sum_{1\le i,j\le n} (x_i - x_j)^2.$

16. Es seien $X_1, \dots, X_n$ unabhängige, identisch verteilte Zufallsvariable mit $E(X_1^2) < \infty$. Dann ist die Stichprobenvarianz

$$S_n^2 := s_n^2(X_1, \dots, X_n) = \frac{1}{n-1}\sum_{i=1}^n (X_i - \bar{X}_n)^2, \; \bar{X}_n := \frac{1}{n}\sum_{i=1}^n X_i$$

ein erwartungstreuer Schätzer für die Varianz von X_1, d.h. $E(S_n^2) = Var(X_1)$.

17. Sei $g : (0,\infty) \to (0,\infty)$ eine monoton wachsende Funktion. Dann gilt für alle $\varepsilon > 0$

$$P\{|X| \ge \varepsilon\} \le \frac{1}{g(\varepsilon)} E(g(|X|)).$$

Für $g(x) = x$ ist dies gerade die *Markov-Ungleichung* und für $g(x) = x^2$ ergibt sich die *Tschebyscheff-Ungleichung*

$$P\{|X - E(X)| \ge \varepsilon\} \le \frac{1}{\varepsilon^2} Var(X).$$

Hinweis: Man betrachte zuerst den Fall $g(x) = x$.

18. (i) Schiefe b_1 und Exzeß b_2 einer Zufallsvariablen X sind invariant unter der Standardisierung $(X - E(X))/Var(X)^{1/2}$. (ii) Es gilt $b_2 \ge b_1^2 - 2$. Hinweis: Man integriere $(X^2 - b_1 X - 1)^2$.

19. (Platin-Daten) Man erstelle ein SAS-Programm zur Berechnung des *MAD* der Platin-Daten aus Beispiel 1.2.2.

20. Die Normalverteilung $N(\mu, \sigma^2)$ mit Mittelwert $\mu \in \mathbb{R}$ und Varianz $\sigma^2 > 0$ besitzt die Dichte $\sigma^{-1}\varphi((x-\mu)/\sigma)$, $x \in \mathbb{R}$. Für die zentralen Momente von $N(\mu,\sigma^2)$ gilt:

(i) $\int x^{2k+1}\, dN(0,\sigma^2)(x) = 0$, $k \in \mathbb{N} \cup \{0\}$.

(ii) $\int x^{2k}\, dN(0,\sigma^2)(x) = 1 \cdot 3 \cdot 5 \cdot \ldots \cdot (2k-1)\sigma^{2k}, \quad k \in \mathbb{N}.$

(iii) $\int |x|^{2k+1}\, dN(0,\sigma^2)(x) = \frac{2^{k+1}}{\sqrt{2\pi}} k!\sigma^{2k+1}, k \in I\!N \cup \{0\}$.

21. (ZNS-Daten) Man diskutiere anhand von Histogrammen die Verteilung der Merkmale *A/N, O/N, M/N, G/N, A/O* von

- Erkrankten
- Gesunden.

Welche Merkmale sind besonders geeignet, das Vorliegen der Erkrankung anzuzeigen? Man erstelle mit der Prozedur GPLOT Boxplots für jede Variable nach Klassen getrennt.

22. (Platin-Daten) Man untersuche, ob die Sublimationstemperaturen von Platin als normalverteilt angenommen werden können und erstelle dazu einen Stem-and-leaf Plot und einen Boxplot. Was läßt sich über Schiefe und Exzeß sagen?

23. Es seien $X_1, \dots, X_n$ unabhängige Zufallsvariable mit $P\{X_i = 1\} = p = 1 - P\{X_i = 0\}$, $p \in [0,1]$, $i = 1, \dots, n$. Dann ist $\sum_{i=1}^n X_i$ binomialverteilt zu den Parametern n und p (siehe Abschnitt 1.7).

24. Es seien $X_1, \dots, X_n$ Zufallsvariable und es bezeichne $X_{1:n} \le \dots \le X_{n:n}$ den Vektor der Ordnungsstatistiken. Dann gilt $P\{X_{r:n} \le t\} = P\{F_n(t) \ge r/n\}$, wobei $F_n(t) = n^{-1} \sum_{i=1}^n 1_{(-\infty,t]}(X_i)$, $t \in I\!R$, die empirische Verteilungsfunktion zu $X_1, \dots, X_n$ bezeichnet.

25. (Verteilungsfunktion und Dichte von Ordnungsstatistiken) Es sei $X_{i:n}$ die i-te Ordnungsstatistik von n unabhängigen Zufallsvariablen $X_1, \dots, X_n$ mit gemeinsamer Verteilungsfunktion F, $i = 1, \dots, n$.

(i) $P\{X_{i:n} \le t\} = \sum_{j=i}^n \binom{n}{j} F(t)^j (1 - F(t))^{n-j}$. Insbesondere erhält man für das Minimum $P\{X_{1:n} \le t\} = 1 - (1 - F(t))^n$ und für das Maximum $P\{X_{n:n} \le t\} \le F^n(t)$. Hinweis: Aufgaben 23 und 24.

(ii) Falls F differenzierbar ist mit der Ableitung f, so besitzt $X_{i:n}$ die Dichte

$$f_{i:n}(t) := i\binom{n}{i} F(t)^{i-1}(1 - F(t))^{n-i} f(t), \quad t \in I\!R.$$

26. (Erwartungswert und Varianz von Ordnungsstatistiken)

(i) Sind $U_1, \dots, U_n$ unabhängige, auf (0,1) gleichverteilte Zufallsvariable, so gilt

$$E(U_{i:n}) = \frac{i}{n+1}, \quad Var(U_{i:n}) = \frac{1}{n+2}\,\frac{i}{n+1}\Big(1 - \frac{i}{n+1}\Big).$$

(ii) Es seien $X_1, \dots, X_n$ unabhängige Zufallsvariable mit identischer Verteilungsfunktion F und Dichte f. Ist F^{-1} differenzierbar, so motiviere man

$$E(X_{i:n}) \sim F^{-1}(i/(n+1))$$

und

$$Var(X_{i:n}) \sim \Big(f(F^{-1}(i/(n+1)))\Big)^{-2} Var(U_{i:n}).$$

(iii) Mittels (i) und (ii) motiviere man

$$Var(F_n^{-1}(q)) \sim \frac{q(1-q)}{nf^2(F^{-1}(q))}, \quad q \in (0,1).$$

(iv) Es seien $X_1, \dots, X_n$ unabhängige, $N(\mu, \sigma^2)$-verteilte Zufallsvariable. Man verwende (iii), um eine Approximation für den Stichprobenmedian zu erhalten und vergleiche diese mit der Varianz des Stichprobenmittels.

Hinweis zu (i): Die Integrale führen auf die *Betafunktion*

$$B(r,s) := \int_0^1 t^{r-1}(1-t)^{s-1}\,dt, \quad r,s > 0.$$

Sodann verwende man eine bekannte Beziehung zwischen der Betafunktion und der *Gammafunktion*, welche die Fakultät interpoliert (siehe Aufgabe 5 in Kapitel 2). Zu (ii): Taylorformel.

27. Es sei $F : \mathbb{R} \to [0,1]$ eine beliebige Verteilungsfunktion. Dann gilt:

(i) $F^{-1}(q) \le x \Leftrightarrow q \le F(x), \quad q \in (0,1),\ x \in \mathbb{R}$

(ii) F^{-1} ist monoton wachsend und linksseitig stetig.

Hinweis zu (i): Für die Implikation „$\Rightarrow$“ überlege man sich zunächst, daß aufgrund der rechtsseitigen Stetigkeit von F das Infimum tatsächlich ein Minimum ist.

28. Sei F eine Verteilungsfunktion und F^{-1} ihre verallgemeinerte Inverse.

(i) F ist stetig, falls F^{-1} streng monoton wachsend ist.

(ii) F^{-1} ist stetig, falls F auf dem Intervall $(\alpha(F), \omega(F))$ streng monoton wachsend ist, wobei $\alpha(F) := \inf\{x \in \mathbb{R} : F(x) > 0\}$, $\omega(F) := \sup\{x : F(x) < 1\}$.

29. Es sei X eine diskrete Zufallsvariable mit Träger $\{x_1, \dots, x_n\}$, d.h. $p_i := P\{X = x_i\} > 0$, $i = 1, \dots, n$, $\sum_{i=1}^n p_i = 1$. Man bestimme die verallgemeinerte Inverse der Verteilungsfunktion von X.

30. (ZNS-Daten) Man untersuche, ob man das Merkmal M/N als normalverteilt ansehen könnte. Man berechne dazu Schiefe und Exzeß und erstelle einen
- Boxplot
- Normal Probability Plot.

31. Man beweise Korollar 1.6.4.

32. Man beweise Lemma 1.6.5.

33. Sind X und Y unabhängige Zufallsvariable mit stetigen Verteilungsfunktionen, so gilt $P\{X = Y\} = 0$. Hinweis: Aufgabe 3(i) und Satz von Fubini.

34. Es seien $X_1, \ldots, X_n$ unabhängige und normalverteilte Zufallsvariable mit Erwartungswert μ und Varianz σ^2. Man motiviere, daß

$$\frac{IQR}{1.35} \quad \text{und} \quad \frac{MAD}{0.675}$$

(robuste) Schätzer für σ sind. Hinweis: Lemma 1.6.5 und Korollar 1.6.8; die Verteilungsfunktion Φ der Standardnormalverteilung ist symmetrisch, d.h. $\Phi(x) = 1 - \Phi(-x)$, $x \in \mathbb{R}$.

35. (i) Es sei X *Poisson verteilt zum Parameter* $\lambda > 0$, d.h. $P\{X = k\} = e^{-\lambda}\lambda^k/k!$, $k = 0, 1, 2, \ldots$ In diesem Fall ist $T(x) = \sqrt{x}$ eine varianzstabilisierte Transformation. (ii) Es sei X eine $B(n,p)$-verteilte Zufallsvariable. Dann ist $T(x) := \arcsin\sqrt{x}$, $x \in (0,1)$, eine varianzstabilisierende Transformation für die Zufallsvariable X/n.

36. Es sei X eine Zufallsvariable mit $E(X) = \mu > 0$ und $Var(X) = c\mu^2$, $c > 0$. Zum Beispiel erfüllt eine exponentialverteilte Zufallsvariable X diese Bedingung mit $c = 1$. Dabei heißt X *exponentialverteilt zum Parameter* $\lambda > 0$, falls $P\{X \leq t\} = 1 - \exp(-\lambda t)$, $t > 0$. Man gebe eine varianzstabilisierende Transformation an.

37. (ZNS-Daten) Man beurteile mittles eines Hanging Histograms bzw. Rootograms, inwieweit das Merkmal A/O als normalverteilt angesehen werden könnte.

38. (ZNS-Daten) Hat das Alter einen Einfluß auf die Variable A/N? Man erstelle dazu Q-Q Plots.

Kapitel 2

Elemente der mathematischen Statistik normalverteilter Daten

In diesem Kapitel werden wir einige grundlegende Ideen und Resultate der mathematischen Statistik normalverteilter Daten vorstellen. Die Annahme normalverteilter Daten ist aufgrund des zentralen Grenzwertsatzes ein klassischer Ansatz der mathematischen Statistik und gehört zu den am gründlichsten untersuchten Situationen. Aus diesem Grund wurden zum Beispiel bereits beim Boxplot in Abschnitt 1.5 solche Daten als ausreißerverdächtig markiert, die unter der Normalverteilungsannahme auffällig groß oder klein waren. Ebenso stellte bei der Definition von Schiefe und Exzeß einer Verteilung in Abschnitt 1.4 die Dichte der Standardnormalverteilung den Vergleichsmaßstab dar.

2.1 Normalverteilung und abgeleitete Verteilungen

Im folgenden werden wir grundlegende Eigenschaften der Normalverteilung und einiger aus ihr abgeleiteter Verteilungen, nämlich der χ^2-, der F- und der t-Verteilung, zusammenstellen. Mit $\boldsymbol{A}^T = (a_{ji})$ bezeichnen wir die Transponierte einer $m \times n$-Matrix $\boldsymbol{A} = (a_{ij})$ mit m Zeilen und n Spalten, d.h. $\boldsymbol{A}^T$ ist eine $n \times m$-Matrix, insbesondere ist $\boldsymbol{x}^T$ der Zeilenvektor zum Spaltenvektor $\boldsymbol{x}$.

2.1.1 Definition. Es seien $X_1, \dots, X_n$ unabhängige und identisch standardnormalverteilte Zufallsvariable. Es gilt also insbesondere

$$\begin{aligned} P\{X_i \le t\} = \Phi(t) &= \int_{-\infty}^{t} \varphi(y)\, dy \\ &= \int_{-\infty}^{t} (2\pi)^{-1/2} \exp(-y^2/2)\, dy, \qquad t \in I\!R, \quad i = 1, \dots, n, \end{aligned}$$

im Zeichen X_i ist $N(0,1)$-verteilt. Der Zufallsvektor $\boldsymbol{X} := (X_1, \dots, X_n)^T$ mit Werten im $I\!R^n$ heißt dann *n-dimensional standardnormalverteilt.*

Aus der Wahrscheinlichkeitstheorie ist wohlbekannt (siehe etwa Abschnitt 7.3 in Krickeberg und Ziezold (1995)), daß der Vektor $\boldsymbol{X}$ die n-dimensionale Dichte

$$\varphi(y_1, \dots, y_n) := \prod_{i=1}^{n} \varphi(y_i) = (2\pi)^{-n/2} \exp\Big(-\frac{1}{2}\sum_{i=1}^{n} y_i^2\Big)$$

$$= (2\pi)^{-n/2} \exp\Big(-\frac{1}{2}\boldsymbol{y}^T \boldsymbol{I}_n \boldsymbol{y}\Big), \qquad \boldsymbol{y} = (y_1, \ldots, y_n)^T \in \mathbb{R}^n,$$

besitzt, wobei

$$\boldsymbol{I}_n := \begin{pmatrix} 1 & & 0 \\ & \ddots & \\ 0 & & 1 \end{pmatrix}$$

die n-dimensionale Einheitsmatrix ist. Mit $\boldsymbol{AB}$, $\boldsymbol{Ay}$, $\boldsymbol{y}^T\boldsymbol{A}$, usw. bezeichnen wir dabei die übliche Multiplikation zweier Matrizen $\boldsymbol{A}$ und $\boldsymbol{B}$ etc. Es gilt also

$$P\{\boldsymbol{X} \le \boldsymbol{t}\} = \int_{-\infty}^{t_1} \cdots \int_{-\infty}^{t_n} \varphi(y_1, \ldots, y_n)\, dy_1 \cdots dy_n = \prod_{i=1}^{n} \int_{-\infty}^{t_i} \varphi(y)\, dy = \prod_{i=1}^{n} \Phi(t_i),$$

wobei wir die Ungleichung $\boldsymbol{X} \le \boldsymbol{t}$ bzw. $(X_1, \ldots, X_n)^T \le (t_1, \ldots, t_n)^T$ komponentenweise verstehen, d.h. $X_i \le t_i$ für $i = 1, \ldots, n$, $\boldsymbol{t} = (t_1, \ldots, t_n)^T$.

2.1.2 Definition. Der Zufallsvektor $\boldsymbol{X} = (X_1, \ldots, X_n)^T$ sei standardnormalverteilt, $\boldsymbol{\mu} = (\mu_1, \ldots, \mu_m)^T$ ein beliebiger Vektor im $\mathbb{R}^m$ und $\boldsymbol{A} = (a_{ij})$ eine $m \times n$-Matrix mit $\text{Rang}(\boldsymbol{A}) = m \le n$. Dann heißt der Zufallsvektor $\boldsymbol{Y} = (Y_1, \ldots, Y_m)^T$, definiert durch

$$(Y_1, \ldots, Y_m)^T = \boldsymbol{AX} + \boldsymbol{\mu} = \Big(\sum_{j=1}^{n} a_{ij} X_j + \mu_i\Big)_{1 \le i \le m}$$

m-dimensional normalverteilt mit dem Mittelwertsvektor $\boldsymbol{\mu}$ und der Kovarianzmatrix $\boldsymbol{\Sigma} := \boldsymbol{AA}^T$. Seine Verteilung auf dem $\mathbb{R}^m$ bezeichnen wir mit $\boldsymbol{N}(\boldsymbol{\mu}, \boldsymbol{\Sigma})$.

Wie man leicht nachrechnet, gilt für den Vektor der Mittelwerte

$$E(\boldsymbol{Y}) := (E(Y_i))_{1 \le i \le m} = \boldsymbol{\mu}$$

und für die $m \times m$-*Kovarianzmatrix* von $\boldsymbol{Y}$

$$Cov(\boldsymbol{Y}) := (E((Y_i - \mu_i)(Y_j - \mu_j))) = \boldsymbol{AA}^T = \boldsymbol{\Sigma}$$

(Aufgabe 1). Da der Rang von $\boldsymbol{A}$ mit dem Rang von $\boldsymbol{AA}^T$ übereinstimmt (siehe Lemma 3.3.3), besitzt die $m \times m$-Matrix $\boldsymbol{\Sigma} = \boldsymbol{AA}^T$ den vollen Rang m und ist somit invertierbar mit der Inversen $\boldsymbol{\Sigma}^{-1}$. Ferner ist jede symmetrische und positiv definite $m \times m$-Matrix $\boldsymbol{\Sigma}$ die Kovarianzmatrix eines m-dimensional normalverteilten Zufallsvektors, da es zu $\boldsymbol{\Sigma}$ eine (symmetrische und invertierbare) $m \times m$-Matrix $\boldsymbol{A}$ gibt mit $\boldsymbol{\Sigma} = \boldsymbol{AA}^T = \boldsymbol{AA}$ (siehe Aufgabe 18 in Kapitel 6).

Im Fall $m = n = 1$, d.h. $\boldsymbol{A} = a \in \mathbb{R} \setminus \{0\}$, $\boldsymbol{\Sigma} = a^2 > 0$ und $\boldsymbol{\mu} = \mu \in \mathbb{R}$, ist die Zufallsvariable

$$Y = aX + \mu$$

eindimensional normalverteilt mit Mittelwert μ und Varianz a^2, im Zeichen $N(\mu, a^2)$. Dabei ist X eindimensional standardnormalverteilt. Aufgrund der

Symmetrie $P\{X \le t\} = P\{X \ge -t\}$, $t \in \mathbb{R}$, der Standardnormalverteilung zum Nullpunkt hängt die Dichte der $N(\mu, a^2)$-Verteilung nur von $\sigma := |a| > 0$ und μ ab:

$$\begin{aligned}\varphi_{\mu,\sigma}(t) &:= \frac{d}{dt}P\{Y \le t\} = \frac{d}{dt}P\{X \le (t-\mu)/\sigma\} = \frac{d}{dt}\Phi((t-\mu)/\sigma) \\ &= \frac{1}{\sigma}\varphi((t-\mu)/\sigma) = \frac{1}{\sqrt{2\pi}\sigma}\exp\Big(-\frac{(t-\mu)^2}{2\sigma^2}\Big), \qquad t \in \mathbb{R}.\end{aligned}$$

Daher ersetzt man üblicherweise $a \in \mathbb{R}$ durch $\sigma > 0$ und schreibt $N(\mu, \sigma^2)$. Die explizite Angabe der Dichte der m-dimensionalen Normalverteilung $\boldsymbol{N}(\boldsymbol{\mu}, \boldsymbol{\Sigma})$ ist der Inhalt des folgenden Satzes.

2.1.3 Satz. *Der Zufallsvektor $\boldsymbol{Y} = (Y_1, \dots, Y_m)^T$ aus Definition 2.1.2 besitzt die m-dimensionale Dichte*

$$\varphi_{\boldsymbol{\mu},\boldsymbol{\Sigma}}(\boldsymbol{y}) = \frac{1}{(2\pi)^{m/2}(\det(\boldsymbol{\Sigma}))^{1/2}}\exp\Big(-\frac{1}{2}(\boldsymbol{y}-\boldsymbol{\mu})^T\boldsymbol{\Sigma}^{-1}(\boldsymbol{y}-\boldsymbol{\mu})\Big)$$

für $\boldsymbol{y} \in \mathbb{R}^m$, d.h. es gilt für $\boldsymbol{t} = (t_1, \dots, t_m)^T \in \mathbb{R}^m$

$$\begin{aligned}P\{\boldsymbol{Y} \le \boldsymbol{t}\} &= P\{Y_i \le t_i,\ i = 1, \dots, m\} \\ &= \int_{-\infty}^{t_1} \cdots \int_{-\infty}^{t_m} \varphi_{\boldsymbol{\mu},\boldsymbol{\Sigma}}((y_1, \dots, y_m)^T)\, dy_1 \cdots dy_m.\end{aligned}$$

Beweis: Siehe etwa Krickeberg und Ziezold (1995), Abschnitt 7.6. □

2.1.4 Korollar. *Der Zufallsvektor $\boldsymbol{X}$ sei n-dimensional standardnormalverteilt und $\boldsymbol{A}$ eine orthogonale $n \times n$-Matrix, also $\boldsymbol{A}^T\boldsymbol{A} = \boldsymbol{A}\boldsymbol{A}^T = \boldsymbol{I}_n$; dann ist $\boldsymbol{Y} = \boldsymbol{A}\boldsymbol{X}$ wieder n-dimensional standardnormalverteilt.*

2.1.5 Korollar. *Es seien $Y_1, \dots, Y_n$ unabhängige und jeweils $N(\mu_i, \sigma_i^2)$-verteilte Zufallsvariable, $i = 1, \dots, n$. Dann ist die Summe*

$$Y := \sum_{i=1}^{n} Y_i$$

$N(\mu + \cdots + \mu_n,\ \sigma_1^2 + \cdots + \sigma_n^2)$-verteilt. Dies ist das Faltungstheorem der Normalverteilung.

Beweis: Wir können annehmen, daß die Zufallsvariable Y_i in der Form

$$Y_i = \sigma_i X_i + \mu_i, \qquad i = 1, \dots, n,$$

vorliegen, wobei $\boldsymbol{X} := (X_1, \dots, X_n)^T$ n-dimensional standardnormalverteilt ist. Dann gilt die Darstellung

$$Y = \boldsymbol{A}\boldsymbol{X} + \mu,$$

wobei $\boldsymbol{A}$ die $1 \times n$-Matrix $(\sigma_1, \ldots, \sigma_n)$ ist und $\mu := \mu_1 + \cdots + \mu_n$. Mit $\boldsymbol{\Sigma} = \boldsymbol{A}\boldsymbol{A}^T = \sigma_1^2 + \cdots + \sigma_n^2 =: \sigma^2$ folgt aus Satz 2.1.3, daß Y die Dichte

$$\varphi_{\mu,\sigma}(y) = \frac{1}{(2\pi)^{1/2}\sigma} \exp\Big(-\frac{(y-\mu)^2}{2\sigma^2}\Big), \qquad y \in \mathbb{R},$$

besitzt, also $N(\mu, \sigma^2)$-verteilt ist. □

In der Statistik normalverteilter Daten werden uns auf natürliche Weise die χ^2-, F- und t-Verteilung begegnen, deren Dichten wir im folgenden berechnen werden.

Die χ^2-Verteilung

Die χ^2-Verteilung ist die Verteilung der Quadratsumme von unabhängigen standardnormalverteilten Zufallsvariablen.

2.1.6 Definition. Es seien $X_1, \ldots, X_n$ unabhängige, $N(0,1)$-verteilte Zufallsvariable. Die Verteilung der Summe $Y := X_1^2 + \cdots + X_n^2$ heißt *χ^2-Verteilung mit n Freiheitsgraden*, im Zeichen χ_n^2.

2.1.7 Satz. *Die χ_n^2-Verteilung besitzt die Dichte*

$$g_n(y) := \frac{1}{2^{\frac{n}{2}}\Gamma(\frac{n}{2})} y^{\frac{n}{2}-1} \exp\Big(-\frac{y}{2}\Big), \qquad y > 0,$$

und $g_n(y) = 0$ sonst. Dabei ist $\Gamma(x) = \int_0^\infty t^{x-1} \exp(-t)\, dt$, $x > 0$, die Gammafunktion.

Beweis: Die Behauptung folgt mittels vollständiger Induktion. Der Fall $n = 1$ ist elementar, man beachte, daß $\Gamma(1/2) = \sqrt{\pi}$. Ist die Behauptung richtig für $n-1$, so folgt aus der Faltungsformel für Dichten (siehe Aufgabe 6, Kapitel 1), angewendet auf $(X_1^2 + \cdots + X_{n-1}^2) + X_n^2$,

$$\begin{aligned} g_n(y) &= \int_{-\infty}^{\infty} g_{n-1}(x)\, g_1(y-x)\, dx \\ &= \frac{y^{(n/2)-1} \exp(-y/2)}{2^{n/2}\Gamma((n-1)/2)\Gamma(1/2)} \int_0^1 x^{(n-1)/2-1}(1-x)^{(1/2)-1}\, dx \end{aligned}$$

nach der Substitution $x \mapsto yx$. Das zweite Integral ist gerade die *Betafunktion* $B(r,s) = \int_0^1 x^{r-1}(1-x)^{s-1}\, dx$ mit den Parametern $r = (n-1)/2$ und $s = 1/2$. Aus der Beziehung $B(r,s) = \Gamma(r)\Gamma(s)/\Gamma(r+s)$ für beliebiges $r, s > 0$ (siehe Aufgabe 5) folgt nun die Behauptung. □

Aufgrund des zentralen Grenzwertsatzes (siehe etwa Satz 11.8 in Krengel (1991)) wird man erwarten, daß die Gestalt der Dichte der χ_n^2-Verteilung mit wachsendem n in die Gestalt der Dichte einer Normalverteilung übergeht.

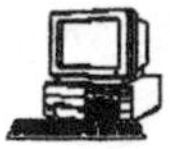

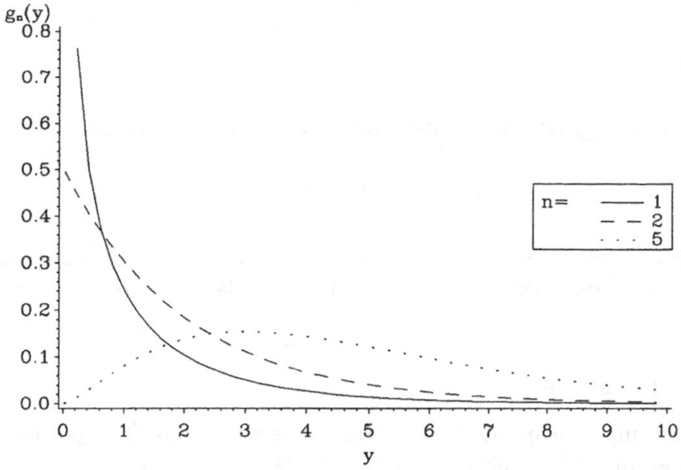

Abbildung 2.1.1. Dichte der χ^2_n-Verteilung mit $n = 1, 2$ und 5 Freiheitsgraden.

```
***  Programm 2_1_1  ***;
TITLE1 'Dichte der ' M=(+0,+0)      F=CGREEK 'x'
             H=2.3  M=(+0.5,+1.5) F=CENTX '2' M=(-1.5,-2.5) 'n'
             H=4    M=(+0.5,+1)   F=CENTX '-Verteilung';
TITLE2 'mit n=1, 2 und 5 Freiheitsgraden';

DATA data1;
   DO n=1, 2, 5;                  * Freiheitsgrade;
     DO x=0.02 TO 10 BY 0.2;      * Definitionsbereich, Schrittweite;
       chi_n=((x**(n/2-1))*(exp(-x/2)))/((2**(n/2))*GAMMA(n/2));
   OUTPUT; END; END;
SYMBOL1 C=RED  V=NONE I=JOIN L=1;
SYMBOL2 C=BLUE  V=NONE I=JOIN L=2;
SYMBOL3 C=GREEN V=NONE I=JOIN L=33 W=2;
AXIS1 LABEL=(H=2 'g' H=1 'n' H=2 '(y)');
AXIS2 LABEL=('y');
LEGEND1 LABEL=('n= ') POSITION=(MIDDLE RIGHT INSIDE)
   FRAME DOWN=3;
PROC GPLOT DATA=data1(WHERE=(1.1>chi_n));
   PLOT chi_n*x=n / VAXIS=AXIS1 HAXIS=AXIS2 LEGEND=LEGEND1;
RUN; QUIT;
```

Eine Funktion zeichnet man in SAS, indem man die Funktionswerte an zahlreichen Stützstellen berechnet und dann (linear) verbindet. Im vorliegenden Programm werden im ersten DATA-Step für die Freiheitsgrade n=1, 2 und 5 die Werte der Dichten berechnet, und zwar für i=0.02 bis 10 mit Schrittweite 0.01. Durch die Angabe von 'n' im PLOT-Statement werden den Dichten die entsprechenden Symbol-Definitionen zugeordnet.

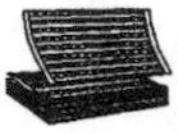

2.1.8 Bemerkung. Ist die Zufallsvariable X χ^2_n-verteilt, so gilt

$$E(X) = n, \quad Var(X) = 2n$$

(Aufgabe 6). Ist weiter die Zufallsvariable Y χ^2_m-verteilt und unabhängig von X, so ist $X + Y$ offenbar χ^2_{n+m}-verteilt. Dies ist das *Faltungstheorem der χ^2-Verteilung*.

Die F-Verteilung

Die F-Verteilung beschreibt das stochastische Verhalten des Quotienten von unabhängigen und χ^2-verteilten Zufallsvariablen.

2.1.9 Definition. Es sei Y eine χ^2_m-verteilte und X eine χ^2_n-verteilte Zufallsvariable. Sind X und Y unabhängig, so heißt die Verteilung des Quotienten $(Y/m)/(X/n)$ *F-Verteilung mit (m, n)-Freiheitsgraden*, im Zeichen $F_{m,n}$.

2.1.10 Satz. *Die $F_{m,n}$-Verteilung besitzt die Dichte*

$$f_{m,n}(y) = \frac{\Gamma(\frac{m+n}{2})}{\Gamma(\frac{m}{2})\Gamma(\frac{n}{2})} m^{\frac{m}{2}} n^{\frac{n}{2}} \frac{y^{\frac{m}{2}-1}}{(n+my)^{\frac{m+n}{2}}}, \qquad y > 0,$$

und $f_{m,n}(y) = 0$ sonst.

Beweis: Nach dem Satz von Fubini gilt für $t > 0$

$$\begin{aligned} F_{m,n}(t) &= P\Big\{Y \le \frac{m}{n} tX\Big\} = \int_0^\infty \int_0^{\frac{m}{n}tx} g_n(x) g_m(y)\, dy\, dx \\ &= \int_0^\infty \int_0^t g_n(x) g_m\Big(xy\frac{m}{n}\Big)\frac{m}{n}x\, dy\, dx \\ &= \int_0^t \int_0^\infty g_n(x) g_m\Big(yx\frac{m}{n}\Big)\frac{m}{n}x\, dx\, dy, \end{aligned}$$

wobei g_n bzw. g_m in Satz 2.1.7 definiert wurde. Also ist die Abbildung

$$(0,\infty) \ni y \longmapsto \int_0^\infty g_n(x) g_m\Big(yx\frac{m}{n}\Big)\frac{m}{n}x\, dx = f_{m,n}(y)$$

eine Dichte der $F_{m,n}$-Verteilung. □

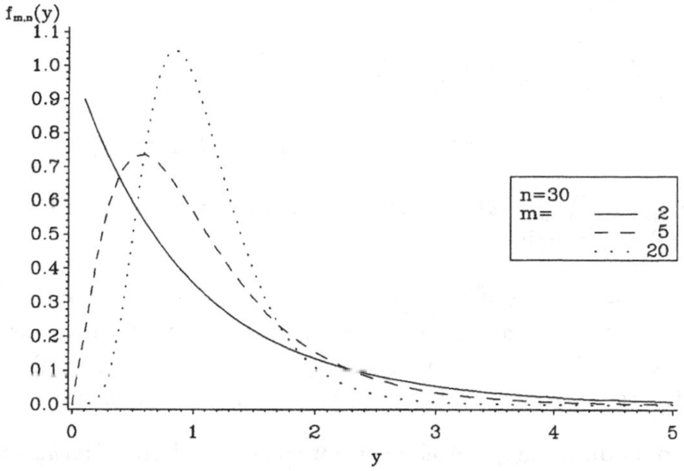

Abbildung 2.1.2. Dichte der $F_{m,n}$-Verteilung mit $m = 2, 5, 20$ und $n = 30$ Freiheitsgraden.

Bei der Benutzung von Tafeln der F-Verteilung ist zu beachten, daß die Zufallsvariable $1/X$ $F_{n,m}$-verteilt ist, falls X selbst $F_{m,n}$-verteilt ist. Damit folgt für die Quantilfunktionen

$$F_{n,m}^{-1}(q) = 1/F_{m,n}^{-1}(1-q), \qquad q \in (0,1),$$

(Aufgabe 10). Aus diesem Grund beschränkt man sich bei der Vertafelung von Quantilen der F-Verteilung üblicherweise auf den Bereich $q \geq 1/2$.

Die t-Verteilung

Die t-Verteilung beschreibt das stochastische Verhalten des Quotienten von einer normalverteilten Zufallsvariablen und der Wurzel aus einer davon unabhängigen χ^2-verteilten Zufallsvariablen.

2.1.11 Definition. Es seien X und Y unabhängige Zufallsvariable, wobei X $N(0,1)$-verteilt und Y χ_n^2-verteilt sei. Dann heißt die Verteilung von $X/\sqrt{Y/n}$ *t-Verteilung mit n Freiheitsgraden*, im Zeichen t_n.

2.1.12 Satz. *Die t_n-Verteilung besitzt die Dichte*

$$h_n(y) = \frac{\Gamma(\frac{n+1}{2})}{\Gamma(\frac{n}{2})\sqrt{\pi n}}\Big(1 + \frac{y^2}{n}\Big)^{-\frac{n+1}{2}}, \qquad y \in \mathbb{R}.$$

Beweis: Ist Z t_n-verteilt, so ist Z^2 $F_{1,n}$-verteilt (Aufgabe 11). Da ferner die Verteilung von Z symmetrisch zum Nullpunkt ist, d.h. $P\{Z \le t\} = P\{Z \ge -t\}$ für $t \in \mathbb{R}$, folgt für $t \ge 0$:

$$\begin{aligned} P\{0 \le Z \le t\} &= \frac{1}{2} P\{|Z| \le t\} = \frac{1}{2} P\{Z^2 \le t^2\} \\ &= \frac{1}{2} \int_0^{t^2} f_{1,n}(y)\, dy = \int_0^t f_{1,n}(y^2) y\, dy. \end{aligned}$$

Damit ist $|y| f_{1,n}(y^2)$, $y \in \mathbb{R}$, eine Dichte von Z, woraus sich die Behauptung wegen $\Gamma(1/2) = \sqrt{\pi}$ ergibt. □

Nach dem Gesetz der großen Zahlen gilt $Y/n \sim 1$, falls Y χ_n^2-verteilt und n groß ist, so daß der Quotient $X/\sqrt{Y/n}$ etwa X ist. Daher wird man erwarten, daß $h_n(y)$ mit wachsendem n gegen die Dichte $\varphi(y)$ der Standardnormalverteilung konvergiert, was tatsächlich leicht nachzurechnen ist (Aufgabe 15).

2.1.13 Bemerkung. Die t_1-Verteilung heißt auch (Standard-)*Cauchyverteilung*; diese ist damit die Verteilung von $X/|Y|$, wobei X und Y unabhängige $N(0,1)$-verteilte Zufallsvariable sind. Ihre Dichte ist nach Satz 2.1.12

$$h_1(y) = \frac{1}{\pi(1+y^2)}, \qquad y \in \mathbb{R}.$$

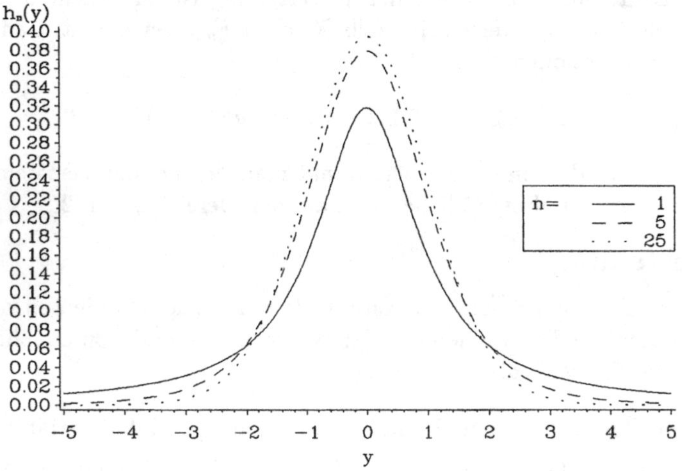

Abbildung 2.1.3. Dichte der t_n-Verteilung mit $n = 1, 5$ und 25 Freiheitsgraden.

2.2 Stichprobenmittel und -varianz

Im folgenden gehen wir von unabhängigen und identisch $N(\mu, \sigma^2)$-verteilten Zufallsvariablen $X_1, \ldots, X_n$ aus. In dem sich anschließenden Satz 2.2.1, der für die Statistik normalverteilter Daten von zentraler Bedeutung ist, bestimmen wir die Verteilungen des *Stichprobenmittels*

$$\bar{X}_n = \frac{1}{n}\sum_{i=1}^{n} X_i,$$

der *Stichprobenvarianz*

$$S_n^2 = \frac{1}{n-1}\sum_{i=1}^{n}(X_i - \bar{X}_n)^2$$

und die gemeinsame Verteilung von $(\bar{X}_n, S_n)$.

2.2.1 Satz. *Unter den obigen Voraussetzungen gilt:*

(i) $\bar{X}_n$ *und* S_n^2 *sind unabhängig.*

(ii) $(n-1)S_n^2/\sigma^2$ *ist* χ^2_{n-1}*-verteilt.*

(iii) $\bar{X}_n$ *ist* $N(\mu, \sigma^2/n)$*-verteilt;* $\sqrt{n}(\bar{X}_n - \mu)/S_n$ *ist* t_{n-1}*-verteilt.*

Beweis: Es sei $\boldsymbol{A}$ eine orthogonale $n \times n$-Matrix, d.h. $\boldsymbol{A}^T\boldsymbol{A} = \boldsymbol{I}_n$, deren erste Zeile $(n^{-1/2}, \ldots, n^{-1/2})$ ist (Aufgabe 16). Wir setzen $X_i^* := (X_i - \mu)/\sigma$, $i = 1, \ldots, n$, und $(Y_1, \ldots, Y_n)^T := \boldsymbol{A}(X_1^*, \ldots, X_n^*)^T$. Nach Korollar 2.1.4 sind die Zufallsvariable $Y_1, \ldots, Y_n$ unabhängig und jeweils $N(0,1)$-verteilt. Damit sind auch

$$Y_1 = \frac{1}{\sqrt{n}}\sum_{i=1}^{n} X_i^* = \sqrt{n}\Big(\frac{1}{n}\sum_{i=1}^{n}\frac{X_i - \mu}{\sigma}\Big) = \sqrt{n}\frac{\bar{X}_n - \mu}{\sigma}$$

und $Y_2^2 + \cdots + Y_n^2$ unabhängig. Ferner gilt

$$\begin{aligned}
Y_2^2 + \cdots + Y_n^2 &= Y_1^2 + \cdots + Y_n^2 - Y_1^2 \\
&= (Y_1, \ldots, Y_n)(Y_1, \ldots, Y_n)^T - Y_1^2 \\
&= (\boldsymbol{A}(X_1^*, \ldots, X_n^*)^T)^T(\boldsymbol{A}(X_1^*, \ldots, X_n^*)^T) - Y_1^2 \\
&= (X_1^*, \ldots, X_n^*)\boldsymbol{A}^T\boldsymbol{A}(X_1^*, \ldots, X_n^*)^T - Y_1^2 \\
&= (X_1^*, \ldots, X_n^*)(X_1^*, \ldots, X_n^*)^T - Y_1^2 \\
&= \sum_{i=1}^{n} X_i^{*2} - n\Big(\frac{1}{n}\sum_{j=1}^{n} X_j^*\Big)^2 = \sum_{i=1}^{n}\Big(X_i^* - \frac{1}{n}\sum_{j=1}^{n} X_j^*\Big)^2 \\
&= \frac{1}{\sigma^2}\sum_{i=1}^{n}(X_i - \bar{X}_n)^2 = \frac{n-1}{\sigma^2}S_n^2;
\end{aligned}$$

dies ist Aussage (i). Aussage (ii) folgt ebenfalls aus der Darstellung

$$\frac{n-1}{\sigma^2}S_n^2 = Y_2^2 + \cdots + Y_n^2$$

und Definition 2.1.6, während (iii) aus $\bar{X}_n = (\sigma/\sqrt{n})Y_1 + \mu$, der Darstellung

$$\frac{\sqrt{n}(\bar{X}_n - \mu)/\sigma}{S_n/\sigma} = \frac{Y_1}{\big((Y_2^2 + \cdots + Y_n^2)/(n-1)\big)^{1/2}}$$

und Definition 2.1.11 folgt. □

2.3 Vergleich zweier unabhängiger Stichproben

In diesem Abschnitt gehen wir von einer Stichprobe $X_1, \ldots, X_n$ unabhängiger und identisch $N(\mu_X, \sigma^2)$-verteilter Zufallsvariablen sowie von einer davon unabhängigen weiteren Stichprobe $Y_1, \ldots, Y_m$ unabhängiger, $N(\mu_Y, \sigma^2)$-verteilter Zufallsvariablen aus, die dieselbe Varianz σ^2 wie die X_i besitzen, aber möglicherweise einen anderen Mittelwert.

Dieses Modell ist etwa bei medizinischen Studien üblich, bei denen Patienten einer bestimmten Behandlung unterzogen werden, und die Ergebnisse mit denjenigen aus einer nicht behandelten Kontrollgruppe verglichen werden (siehe hierzu auch die Erläuterungen eines Q-Q Plots in Abschnitt 1.6).

2.3.1 Beispiel (Kristall-Daten; Andrews und Herzberg (1985), Kapitel 44). An 79 Proben, von denen 34 gewisse Kristalle enthalten, wurden sechs chemisch-physikalische Merkmale gemessen, darunter der pH-Wert (*pH*) und die Calcium-Konzentration (*Ca*), um zu untersuchen, ob diese Merkmale in einem Zusammenhang mit der Bildung dieser Kristalle stehen. Besitzen die Proben, die eine Kristallbildung aufweisen, eine ausgeprägt höhere Calcium-Konzentration oder einen höheren pH-Wert als diejenigen Proben, die keine Kristallbildung aufweisen (siehe Abbildung 2.3.1 und Beispiel 2.3.7)?

Modellieren wir die Meßergebnisse in den beiden Stichproben mit $X_1, \ldots, X_n$ und $Y_1, \ldots, Y_m$, so erwarten wir, daß sich eine Wirkung in einer Abweichung des Mittelwertes μ_X von μ_Y widerspiegelt. Da wir die eventuelle Aussage

$$H_1 : \mu_X \neq \mu_Y$$

aufgrund des vorliegenden Datenmaterials treffen müssen, liegt es nun nahe, sich für diese Aussage zu entscheiden, falls die *Schätzwerte*

$$\bar{X}_n := n^{-1}\sum_{i=1}^{n} X_i \quad \text{und} \quad \bar{Y}_m := m^{-1}\sum_{j=1}^{m} Y_j$$

für μ_X und μ_Y zu sehr voneinander abweichen, d.h. falls $|\bar{X}_n - \bar{Y}_m|$ zu groß ist. Dabei haben wir offenbar die Aussage „zu groß" zu quantifizieren, d.h. wir müssen einen *kritischen Wert* $c > 0$ vorgeben mit der Konsequenz, daß wir uns für die Aussage H_1 entscheiden, falls $|\bar{X}_n - \bar{Y}_m| \geq c$.

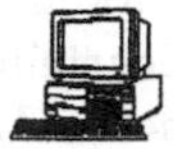

KRISTALL	N Obs	Variable	N	Mean	Std Dev
1	45	PH	45	6.0986667	0.7020379
		CA	45	2.6248889	1.8629920
2	34	PH	34	5.9355882	0.7531678
		CA	34	6.1429412	3.6372063

Abbildung 2.3.1. Vergleich der Mittelwerte unabhängiger Stichproben bei den Kristall-Daten mit den Merkmalen *ph*-Wert und *Calcium* (1=keine Kristallbildung, 2=Kristallbildung).

```
***   Programm 2_3_1   ***;
TITLE1 'Vergleich zweier unabhaengiger Stichproben';
TITLE2 'Kristall-Daten';
LIBNAME eins 'c:\daten';

PROC MEANS DATA=eins.kristall N MEAN STD;
   CLASS kristall;
   VAR ph ca;
RUN; QUIT;
```

Das CLASS-Statement in der Prozedur MEANS bewirkt, daß die Kennzahlen für die Klassen, die durch die CLASS-Variable gebildet werden, getrennt berechnet werden. Dabei bedeuten 1 keine Kristallbildung bzw. 2 Kristallbildung. Die Angabe mehrerer Variablen im CLASS-Statement ist möglich.

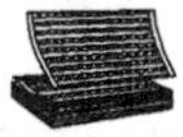

Hypothesen, Alternativen, Fehler erster und zweiter Art

Offenbar besteht die Möglichkeit, daß wir uns für H_1 entscheiden, obwohl diese Aussage falsch ist, d.h. obwohl tatsächlich gilt:

$$H_0 : \mu_X = \mu_Y.$$

In diesem Fall träfen wir die Fehlentscheidung H_1, obwohl H_0 richtig ist.

Die andere mögliche Fehlentscheidung wäre die für H_0, obwohl H_1 richtig ist. Diese beiden Fehler sind in der Praxis üblicherweise nicht gleichgewichtig, sondern können zu erheblich unterschiedlichen Konsequenzen führen. Soll etwa bei der Einführung eines neuentwickelten Medikamentes die Schwere der Nebenwirkungen gegenüber einem bereits auf dem Markt befindlichen Medikament beurteilt werden, so modellieren wir die Aussage H_1, „die Nebenwirkungen des neuen Medikamentes sind kleiner", mittels $\mu_X < \mu_Y$ und die Aussage H_0 „die Nebenwirkungen sind größer oder gleich" mittels $\mu_X \geq \mu_Y$. Die aus Sicht der Patienten „schlechtere" Fehlentscheidung wäre in diesem Fall die für H_1, obwohl H_0 richtig ist.

Da man in der Testtheorie gewöhnlich nur eine der beiden Fehlerwahrscheinlichkeiten kontrollieren kann, wird üblicherweise diejenige Aussage als *Nullhypothese* oder kurz *Hypothese* H_0 ausgezeichnet, deren irrtümliches *Verwerfen* bzw. *Ablehnen* die größeren Konsequenzen hätte. Diesen Fehler bezeichnet man dementsprechend als *Fehler erster Art*; dieser wird kontrolliert. Das fälschliche Ablehnen der Gegenhypothese oder *Alternative* H_1, obwohl sie wahr ist, heißt *Fehler zweiter Art*. Entsprechend heißen die zugehörigen Wahrscheinlichkeiten für das Begehen dieser Fehler *Fehlerwahrscheinlichkeiten erster und zweiter Art*. Man wird nun seinen Test so formulieren, daß die Fehlerwahrscheinlichkeit erster Art klein ist. Das folgende Resultat ist eine unmittelbare Folgerung aus dem Faltungstheorem der Normalverteilung (Korollar 2.1.5).

2.3.2 Lemma. *Es seien* $X_1, \dots, X_n$ *unabhängige und identisch* $N(\mu_X, \sigma^2)$*-verteilte Zufallsvariable und* $Y_1, \dots, Y_m$ *davon und untereinander unabhängige* $N(\mu_Y, \sigma^2)$*-verteilte Zufallsvariable. Dann ist*

$$T_\sigma := \frac{\bar{X}_n - \bar{Y}_m - (\mu_X - \mu_Y)}{\sigma\sqrt{\frac{1}{n} + \frac{1}{m}}}$$

$N(0,1)$*-verteilt.*

Falls also σ^2 bekannt wäre, so könnte man etwa die Hypothese $H_0 : \mu_X = \mu_Y$ gegen die Alternative $H_1 : \mu_X \neq \mu_Y$ mittels des Wertes von

$$\tilde{T}_\sigma = \frac{\bar{X}_n - \bar{Y}_m}{\sigma\sqrt{\frac{1}{n} + \frac{1}{m}}}$$

überprüfen. Ist die Hypothese H_0 richtig, so stimmt $\tilde{T}_\sigma$ mit T_σ überein, ist also $N(0,1)$-verteilt. Ist andererseits H_0 nicht wahr, so gilt:

$$\tilde{T}_\sigma = T_\sigma + \frac{\mu_X - \mu_Y}{\sigma\sqrt{\frac{1}{n} + \frac{1}{m}}} \neq T_\sigma,$$

wobei der Summand $(\mu_X - \mu_Y)/(\sigma\sqrt{\frac{1}{n} + \frac{1}{m}})$ eine mehr oder weniger große Verschiebung der standardnormalverteilten Größe T_σ bewirkt.

Kritische Bereiche

Wir werden daher die Hypothese $H_0 : \mu_X = \mu_Y$ ablehnen, falls $|\tilde{T}_\sigma|$ „zu groß“ ist. Eine Zahlenmenge, die zur Folge hat, daß wir die Hypothese ablehnen, falls eine Teststatistik, in unserem Fall $\tilde{T}_\sigma$, einen Wert aus dieser Zahlenmenge annimmt, heißt *kritischer Bereich*. Seine Randpunkte heißen *kritische Werte*.

2.3.3 Satz. *Definiere für $\alpha \in (0,1)$ das Intervall $I := [\Phi^{-1}(\alpha/2), \Phi^{-1}(1-\alpha/2)] = [-\Phi^{-1}(1-\alpha/2), \Phi^{-1}(1-\alpha/2)]$. Dann ist das Komplement von I*

$$I^c = \Big(-\infty, \Phi^{-1}(\alpha/2)\Big) \cup \Big(\Phi^{-1}(1-\alpha/2), \infty\Big)$$

ein kritischer Bereich zum Niveau α der Teststatistik

$$\tilde{T}_\sigma = \frac{\bar{X}_n - \bar{Y}_m}{\sigma\sqrt{\frac{1}{n} + \frac{1}{m}}}$$

für die Hypothese $H_0 : \mu_X = \mu_Y$: Falls H_0 wahr ist, so ist die Fehlerwahrscheinlichkeit erster Art $P\{\tilde{T}_\sigma \in I^c\}$, daß $\tilde{T}_\sigma$ einen Wert in I^c annimmt, gleich α.

Beweis: Ist H_0 wahr, so ist die Zufallsvariable $\tilde{T}_\sigma$ standardnormalverteilt. In diesem Fall gilt aufgrund der Stetigkeit der Verteilungsfunktion Φ der $N(0,1)$-Verteilung:

$$\begin{aligned} P\{\tilde{T}_\sigma \in I^c\} &= P\Big\{\tilde{T}_\sigma < \Phi^{-1}(\alpha/2)\Big\} + P\Big\{\tilde{T}_\sigma > \Phi^{-1}(1-\alpha/2)\Big\} \\ &= \Phi\Big(\Phi^{-1}(\alpha/2)\Big) + 1 - \Phi\Big(\Phi^{-1}(1-\alpha/2)\Big) = \alpha. \end{aligned}$$ □

Das Niveau eines kritischen Bereiches gibt die Fehlerwahrscheinlichkeit erster Art wieder. Die Fehlerwahrscheinlichkeit zweiter Art hängt von der Differenz $\mu_X - \mu_Y =: d$ ab:

$$\begin{aligned} P\{\tilde{T}_\sigma \in I\} &= P_d\{\tilde{T}_\sigma \in I\} = P_d\left\{T_\sigma + \frac{d}{\sigma\sqrt{\frac{1}{n}+\frac{1}{m}}} \in I\right\} \\ &= P_d\left\{T_\sigma \in \left[\Phi^{-1}(\alpha/2) - \frac{d}{\sigma\sqrt{\frac{1}{n}+\frac{1}{m}}}, \Phi^{-1}(1-\alpha/2) - \frac{d}{\sigma\sqrt{\frac{1}{n}+\frac{1}{m}}}\right]\right\} \\ &= \Phi\left(\Phi^{-1}(1-\alpha/2) - \frac{d}{\sigma\sqrt{\frac{1}{n}+\frac{1}{m}}}\right) - \Phi\left(\Phi^{-1}(\alpha/2) - \frac{d}{\sigma\sqrt{\frac{1}{n}+\frac{1}{m}}}\right) \\ &\longrightarrow \begin{cases} 0 & , |d| \to \infty \\ 1-\alpha & , |d| \to 0 \end{cases}. \end{aligned}$$

Dabei bezeichnet P_d die Wahrscheinlichkeit unter der Annahme $\mu_X - \mu_Y = d$. Die Funktion $\beta(d) := P_d\{\tilde{T}_\sigma \in I^c\} = 1 - P_d\{\tilde{T}_\sigma \in I\} = 1-$ Fehlerwahrscheinlichkeit zweiter Art heißt *Gütefunktion* oder *Schärfe* unseres Testes. Die Fehlerfunktion zweiter Art $1 - \beta(d) = P_d\{\tilde{T}_\sigma \in I\}$, $d \neq 0$, wird auch *Operationscharakteristik* genannt.

Konfidenzintervalle

Nimmt die Testgröße $\tilde{T}_\sigma$ also einen Wert außerhalb des Intervalls $I = [\Phi^{-1}(\alpha/2), \Phi^{-1}(1-\alpha/2)]$ an, so verlieren wir das Vertrauen in die Hypothese $H_0 : \mu_X = \mu_Y$. Damit kommen wir zum Begriff des *Vertrauens-* oder *Konfidenzintervalles*. Der folgende Satz ist eine unmittelbare Folgerung aus Lemma 2.3.2.

2.3.4 Satz. *Das Intervall*

$$\tilde{I} := \left[\bar{X}_n - \bar{Y}_m + \Phi^{-1}(\alpha/2)\sigma\sqrt{\frac{1}{n}+\frac{1}{m}},\ \bar{X}_n - \bar{Y}_m - \Phi^{-1}(\alpha/2)\sigma\sqrt{\frac{1}{n}+\frac{1}{m}}\right]$$

ist ein Konfidenzintervall oder Vertrauensintervall zum Niveau $1-\alpha \in (0,1)$ *für* $d := \mu_X - \mu_Y$, *d.h. mit der Wahrscheinlichkeit* $1-\alpha$ *enthält das zufällige Interval* $\tilde{I}$ *den unbekannten zugrundeliegenden Parameter* d*:*

$$P_d\{d \in \tilde{I}\} = P_d\Big\{\Phi^{-1}(\alpha/2) \le T_\sigma \le \Phi^{-1}(1-\alpha/2)\Big\} = P_d\{T_\sigma \in I\} = 1-\alpha.$$

Der Zweistichproben t-Test

Im allgemeinen wird σ^2 unbekannt sein und muß daher aus den Daten geschätzt werden. Zu diesem Zweck wird die *gepoolte Stichprobenvarianz*

$$S_p^2 := \frac{(n-1)S_{X,n}^2 + (m-1)S_{Y,m}^2}{m+n-2}$$

berechnet, wobei $S_{X,n}^2 = (n-1)^{-1}\sum_{i=1}^n (X_i - \bar{X}_n)^2$ und $S_{Y,m}^2 = (m-1)^{-1}\sum_{j=1}^m (Y_j - \bar{Y}_m)^2$ die Stichprobenvarianzen zu $X_1, \dots, X_n$ bzw. $Y_1, \dots, Y_m$ sind.

2.3.5 Satz. *Falls* $X_1, \dots, X_n$ *unabhängige,* $N(\mu_X, \sigma^2)$*-verteilte Zufallsvariable sind und* $Y_1, \dots, Y_m$ *davon und untereinander unabhängige,* $N(\mu_Y, \sigma^2)$*-verteilte Zufallsvariable, so ist*

$$T := \frac{\bar{X}_n - \bar{Y}_m - (\mu_X - \mu_Y)}{S_p\sqrt{\frac{1}{n}+\frac{1}{m}}}$$

t*-verteilt mit* $m+n-2$ *Freiheitsgraden.*

Beweis: Nach Satz 2.2.1 (i) sind $\bar{X}_n, S_{X,n}^2, \bar{Y}_m, S_{Y,m}^2$ sämtlich voneinander unabhängig; also sind auch

$$V := \frac{\bar{X}_n - \bar{Y}_m - (\mu_X - \mu_Y)}{\sigma\sqrt{\frac{1}{n}+\frac{1}{m}}} \quad \text{und} \quad W := \frac{(n-1)S_{X,n}^2}{\sigma^2} + \frac{(m-1)S_{Y,m}^2}{\sigma^2}$$

unabhängig. Nun ist V nach Korollar 2.1.5 $N(0,1)$-verteilt und W nach Satz 2.2.1 (ii) und Bemerkung 2.1.8 χ^2_{n+m-2}-verteilt. Da

$$T = \frac{V}{\sqrt{W/(n+m-2)}},$$

folgt die Behauptung aus der Definition 2.1.11 der t-Verteilung. □

Der *Zweistichproben t-Test* besteht nun darin, mittels der Testgröße

$$\tilde{T} := \frac{\bar{X}_n - \bar{Y}_m}{S_p\sqrt{\frac{1}{n} + \frac{1}{m}}}$$

die Hypothese $H_0 : \mu_X = \mu_Y$ identischer Erwartungswerte in den beiden Stichproben $X_1, \ldots, X_n$ und $Y_1, \ldots, Y_m$ bei unbekannter aber identischer Varianz σ^2 zu überprüfen. Sie wird verworfen, falls $|\tilde{T}|$ zu groß wird. Die kritischen Werte, die zu einem vorgegebenen Niveau α führen, können dabei aus der Quantilfunktion der t-Verteilung abgeleitet werden, da nach Satz 2.3.5 die Testgröße $\tilde{T}$ im Fall identischer Erwartungswerte mit T übereinstimmt und somit t_{m+n-2}-verteilt ist. Ein Vergleich der Mittelwerte von mehr als zwei Stichproben wird im Rahmen der Varianzanalyse in Kapitel 5 durchgeführt.

2.3.6 Korollar. *Unter den Bedingungen von Satz 2.3.5 ist*

$$\tilde{I}_p := \left[\bar{X}_n - \bar{Y}_m + t^{-1}_{m+n-2}(\alpha/2)\, S_p\sqrt{\frac{1}{n} + \frac{1}{m}},\ \bar{X}_n - \bar{Y}_m - t^{-1}_{m+n-2}(\alpha/2)\, S_p\sqrt{\frac{1}{n} + \frac{1}{m}}\right]$$

ein Konfidenzintervall zum Niveau $1 - \alpha \in (0, 1)$ *für* $d = \mu_X - \mu_Y$*:*

$$P_d\{d \in \tilde{I}_p\} = 1 - \alpha, \qquad d \in \mathbb{R}.$$

Man beachte dabei, daß die t-Verteilung symmetrisch zum Nullpunkt ist. Da die Varianz σ^2 in diesem Fall durch den Schätzwert S_p^2 ersetzt wird, wird das Konfidenzintervall $\tilde{I}_p$ üblicherweise länger sein als das Intervall $\tilde{I}$ im Fall einer bekannten Varianz.

Das Behrens-Fisher-Problem und der Welch-Test

Sind die Varianzen in den beiden normalverteilten Stichproben nicht identisch und ist wenigstens eine Varianz unbekannt, so ist die Aufgabe, eine Teststatistik zusammen mit ihrer exakten Verteilung zur Überprüfung der Hypothese $H_0 : \mu_X = \mu_Y$ anzugeben, als *Behrens-Fisher-Problem* bekannt. Dieses Problem ist nicht exakt gelöst, es existieren aber approximative Lösungen wie die folgende. Ein naheliegender Schätzer für die Varianz

$$Var(\bar{X}_n - \bar{Y}_m) = \frac{\sigma_X^2}{n} + \frac{\sigma_Y^2}{m}$$

ist

$$\frac{S^2_{X,n}}{n} + \frac{S^2_{Y,m}}{m}.$$

Falls wir den Nenner in der Teststatistik $\tilde{T}$ durch

$$\left(\frac{S^2_{X,n}}{n} + \frac{S^2_{Y,m}}{m}\right)^{1/2}$$

ersetzen, so läßt sich zeigen, daß die resultierende Größe $\tilde{T}_W$ zwar nicht mehr exakt t-verteilt ist, wohl aber näherungsweise, wobei die Anzahl der Freiheitsgrade durch Rundung zur nächsten natürlichen Zahl k der zufälligen Größe

$$\frac{\left(\frac{S_{X,n}^2}{n}+\frac{S_{Y,m}^2}{m}\right)^2}{\frac{(S_{X,n}^2/n)^2}{n-1}+\frac{(S_{Y,m}^2/m)^2}{m-1}}$$

berechnet wird. Dies ergibt den *Welch-Test* (Welch (1947), Best und Rayner (1987)) zur näherungsweisen Lösung des Behrens-Fisher-Problems. Da die Anzahl der Freiheitsgrade k in diesem Fall *zufällig* ist, ist auch der kritische Bereich $(-\infty, t_k^{-1}(\alpha/2)) \cup (t_k^{-1}(1-\alpha/2), \infty)$ für die Testgröße $\tilde{T}_W$ zufällig. Der Welch-Test ist damit ein *bedingter* Test.

Der F-Test

Die Hypothese H_0 identischer Varianzen in den beiden unabhängigen Stichproben $X_1, \dots, X_n$ und $Y_1, \dots, Y_m$ jeweils unabhängiger und in jeder Stichprobe identisch normalverteilter Zufallsvariablen läßt sich offenbar durch den Quotienten

$$Q := \frac{S_{Y,m}^2}{S_{X,n}^2}$$

überprüfen. Zähler und Nenner sind jeweils erwartungstreue Schätzer für die Varianzen in den beiden Stichproben, so daß im Fall identischer Varianzen die Größe Q tendenziell in der Nähe von eins liegen wird. Da $S_{Y,m}^2$ und $S_{X,n}^2$ zudem unabhängig sind, folgt aus Satz 2.2.1 (ii) und der Definition 2.1.9 der F-Verteilung, daß die Zufallsvariable Q unter der Hypothese H_0 F-verteilt ist mit $(m-1, n-1)$ Freiheitsgraden. Man wird also die Hypothese identischer Varianzen verwerfen, falls Q zu klein oder zu groß wird. Dies ist der *F-Test*.

Praktisch geht man so vor, daß als Zähler in Q das Maximum von $S_{Y,m}^2, S_{X,n}^2$ und als Nenner deren Minimum gewählt wird, d.h. die Teststatistik ist

$$Q' := \frac{\max\{S_{Y,m}^2, S_{X,n}^2\}}{\min\{S_{Y,m}^2, S_{X,n}^2\}}.$$

Diese Größe ist nicht F-verteilt, sondern sie besitzt im Fall identischer Varianzen für $t \geq 1$ die Verteilungsfunktion

$$\begin{aligned} F'(t) := P\{Q' \leq t\} &= P\Big\{\frac{S_{X,n}^2}{S_{Y,m}^2} \leq t,\ \frac{S_{X,n}^2}{S_{Y,m}^2} \geq 1\Big\} + P\Big\{\frac{1}{t} \leq \frac{S_{X,n}^2}{S_{Y,m}^2},\ \frac{S_{X,n}^2}{S_{Y,m}^2} < 1\Big\} \\ &= F_{n-1,m-1}(t) - F_{n-1,m-1}(1/t) = F_{m-1,n-1}(t) - F_{m-1,n-1}(1/t). \end{aligned}$$

Die Hypothese H_0 wird dann verworfen, falls Q' zu groß wird.

2.3.7 Beispiel. Wir wollen den Zweistichproben t-Test, den Welch- und den F-Test auf die Kristall-Daten aus Beispiel 2.3.1 anwenden.

```
                              TTEST PROCEDURE
Variable: PH

KRISTALL         N                Mean              Std Dev            Std Error
---------------------------------------------------------------------------------
       1        45          6.09866667           0.70203794           0.10465364
       2        34          5.93558824           0.75316782           0.12916722

Variances          T         DF    Prob>|T|
---------------------------------------------
Unequal       0.9810       68.4      0.3301
Equal         0.9907       77.0      0.3249

For H0: Variances are equal, F' = 1.15    DF = (33,44)
                             Prob>F' = 0.6558

Variable: CA

KRISTALL         N                Mean              Std Dev            Std Error
---------------------------------------------------------------------------------
       1        45          2.62488889           1.86299200           0.27771845
       2        34          6.14294118           3.63720633           0.62377574

Variances          T         DF    Prob>|T|
---------------------------------------------
Unequal      -5.1523       46.0      0.0001
Equal        -5.5965       77.0      0.0000

For H0: Variances are equal, F' = 3.81    DF = (33,44)
                             Prob>F' = 0.0000
```

Abbildung 2.3.2. *t*-Test, Welch- und *F*-Test der Kristall-Daten für die Merkmale *pH*-Wert und Calcium *Ca*.

```
***  Programm 2_3_2  ***;
TITLE1 't-Test, Welch-Test';
TITLE2 'Kristall-Daten';
LIBNAME eins 'c:\daten';

PROC TTEST DATA=eins.kristall;
    CLASS kristall;
    VAR ph ca;
RUN; QUIT;
```

Die Prozedur TTEST besitzt als wichtigstes Statement das CLASS- und das VAR-Statement. CLASS muß angegeben werden und darf nur eine Variable mit genau zwei Ausprägungen enthalten, so daß die Beobachtungen aufgrund dieser Variablen in zwei Gruppen geteilt werden können.

Das VAR-Statement kann mehrere Variablen enthalten, für die dann jeweils ein t-Test durchgeführt wird. Ohne das VAR-Statement führt SAS t-Tests für alle in der Datei vorkommenden numerischen Variablen durch.

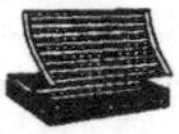

Die Calcium-Mittelwerte verhalten sich in den beiden Stichproben (1) ohne Kristallbildung und (2) mit Kristallbildung völlig anders als die pH-Mittelwerte. Für die pH-Mittelwerte erhalten wir

$$\bar{X}_{45} = 6.09867, \quad \bar{Y}_{34} = 5.9356,$$
$$S_{X,45} = 0.7020, \; S_{Y,34} = 0.7532.$$

Der Wert der F'-Statistik beträgt 1.15 bei (33, 44) Freiheitsgraden (df) und ist damit so nahe an 1, daß die Hypothese identischer Varianzen kaum in Zweifel zu ziehen ist. Dieser Zweifel wird durch den p-Wert Prob> $F' = 0.6558$ quantifiziert, der unten erläutert wird. Der t-Test mit dem Wert $\tilde{T} = 0.9907$ bei 77 df spricht nicht gegen die Hypothese $\mu_X = \mu_Y$ identischer pH-Mittelwerte in den beiden Stichproben (1) und (2).

Völlig anders ist das Ergebnis beim Vergleich der Calcium-Mittelwerte in den Stichproben (1) und (2). Der Wert der F'-Statistik ist mit 3.81 auffällig groß, so daß die Hypothese identischer Varianzen der Calciumwerte in den beiden Stichproben erheblich in Zweifel zu ziehen ist. Die Welch-Testgröße $\tilde{T}_W$ besitzt den Wert -5.1523 bei (geschätzten) 46 df; dieser Wert ist derart klein, daß die Hypothese identischer Calcium-Mittelwerte in den beiden Stichproben sehr zweifelhaft erscheint. Dieses Ergebnis ist ein Indiz dafür, daß ein hoher Calciumwert im Gegensatz zu einem hohen pH-Wert einer Probe auf eine Kristallbildung hindeutet.

Der p-Wert

Um die Hypothese $H_0 : \mu_X = \mu_Y$ identischer pH-Werte in den beiden Stichproben (1) und (2) gegen die *zweiseitige* Alternative $H_1 : \mu_X \neq \mu_Y$ zu testen, verwenden wir die Teststatistik

$$\tilde{T} = \frac{\bar{X}_{45} - \bar{Y}_{34}}{S_p\sqrt{\frac{1}{45} + \frac{1}{34}}},$$

die im vorliegenden Beispiel den Wert 0.9907 ergibt. Die Wahrscheinlichkeit für das Ereignis $\{|\tilde{T}| > 0.9907\}$ beträgt unter den Voraussetzungen von Satz 2.3.5

im Fall $\mu_X = \mu_Y$ 0.3249. Dies ist der zu dem Wert 0.9907 der Teststatistik gehörende sogenannte *p-Wert*:

$$p = P\{|\tilde{T}| > 0.9907\} = 0.3249.$$

Mit dem Transformationssatz 1.6.4 (i) läßt sich der p-Wert wie folgt erklären. Ist T eine beliebige Teststatistik mit der Eigenschaft, daß ihre Verteilungsfunktion F_0 unter der Nullhypothese H_0 stetig ist, so ist nach Korollar 1.6.4 (i) die Zufallsvariable

$$p := 1 - F_0(T)$$

unter H_0 auf (0,1) gleichverteilt. Durch die Transformation $p = 1 - F_0(T)$ einer Testgröße auf ihren p-Wert lassen sich also auffällig kleine oder große Realisationen der Testgröße T *unmittelbar* erkennen.

Anstelle eines festen Niveaus α, zu dem man testet, berechnet man daher üblicherweise den zugehörigen p-Wert der Teststatistik und zieht aufgrund dieses Wertes die Hypothese eventuell in Zweifel. Im allgemeinen wird ein p-Wert kleiner oder gleich 0.05 als kritisch betrachtet.

Für eine Diskussion des Konfliktes „p-Wert gegen festes Niveau", der die Auseinandersetzungen zwischen den Begründern der heutigen Testtheorie R.A. Fisher (1890-1962) auf der einen Seite und J. Neyman (1894-1981) und E.S. Pearson (1895-1980) auf der anderen widerspiegelt (siehe etwa Stute (1989)), verweisen wir auf Abschnitt 4 in Lehmann (1993).

In unserem Beispiel 2.3.7 ist der Wert $p = 0.3249$ für $|\tilde{T}| = 0.9907$ zu groß, um die Hypothese $\mu_X = \mu_Y$ identischer pH-Mittelwerte in den beiden Stichproben in Zweifel zu ziehen. Die Hypothese identischer Calcium-Mittelwerte wird aber mit einem (geschätzten) p-Wert von 0.0001 bei dem Wert -5.1523 der Welch-Statistik erheblich in Zweifel gezogen.

Falls die Stichprobengrößen n und m groß sind, rechtfertigt der zentrale Grenzwertsatz die Annahme der t-Verteilung bzw. Normalverteilung für die $\tilde{T}$-Statistik. Falls hingegen n und m klein sind und die Daten nicht von Normalverteilungen stammen, so wird die Annahme der t-Verteilung im allgemeinen zu Fehlschlüssen führen. Vor einer Anwendung des t-Tests sollte daher eine Überprüfung der Daten auf eine Normalverteilung erfolgen (siehe hierzu den Abschnitt 1.6 über Probability Plots).

Logarithmus-Transformation der Daten

Häufig ist es empfehlenswert, Daten, die eine gewisse Schiefe aufweisen, erst durch eine Logarithmus- oder Wurzel-Transformation in weniger schiefe Daten zu überführen und auf die transformierten Daten Testverfahren wie den t-Test, die normalverteilte Daten verlangen, anzuwenden. Logarithmus- und Wurzelfunktion haben beide die Eigenschaft, daß sie kleine Werte auseinanderspreizen, große hingegen verdichten (siehe auch Abschnitt 1.7).

Eine nichtnegative Zufallsvariable X mit der Eigenschaft, daß $\log(X)$ normalverteilt ist mit dem Mittelwert μ und der Varianz σ^2 heißt *logarithmisch normalverteilt*, die Verteilung *Lognormalverteilung*. Diese besitzt die Dichte

$$f(x) = \frac{1}{\sqrt{2\pi}\,\sigma x} \exp\Big(-\frac{(\log(x)-\mu)^2}{2\sigma^2}\Big), \qquad x > 0,$$

und $f(x) = 0$ sonst (Aufgabe 21). Dieser Verteilung begegnet man häufig bei Lebensdauer- und Festigkeitsproblemen in den Ingenieurwissenschaften sowie Konzentrationsuntersuchungen in der Psychologie, allgemeiner in der Zuverlässigkeitstheorie.

Matched Pairs

Gerade in medizinischen Untersuchungen werden häufig zwei Stichproben $X_1, \dots, X_n$ und $Y_1, \dots, Y_n$ durch die Bildung von Paaren $(X_1, Y_1), \dots, (X_n, Y_n)$ erhoben. Dabei sind (X_i, Y_i) etwa Paare von Patienten, die in Alter, Größe und Gewicht nahezu übereinstimmen, oder Messungen an derselben Person vor und nach Verabreichung eines Medikamentes. Die beiden Stichproben $X_1, \dots, X_n$ und $Y_1, \dots, Y_n$ von derartigen *machted pairs* (X_i, Y_i) sind offenbar nicht mehr unabhängig, wohl aber kann häufig Unabhängigkeit der Differenzen $D_i := X_i - Y_i$, $i = 1, \dots, n$, angenommen werden.

2.3.8 Beispiel (Blei-Daten). Morton et al. (1982) untersuchten den Bleigehalt im Blut von Kindern, deren Eltern in einer Fabrik arbeiteten, die Blei zur Herstellung von Batterien verwendete. Um die Fragestellung zu untersuchen, ob die Kinder einer Bleibelastung ausgesetzt waren, die von ihren Eltern herrührte, wurde der Bleigehalt im Blut von 33 Kindern aus verschiedenen Familien untersucht und mit demjenigen von 33 jeweils gleichaltrigen und aus der Nachbarschaft stammenden Kontrollkindern verglichen. Deren Eltern arbeiteten in Industriezweigen, in denen kein Blei verarbeitet wurde. Eine Diskussion dieser Daten findet sich in Rosenbaum (1993).

Modellieren wir die beiden Stichproben von Blut-Bleigehalten mit $X_1, \dots, X_{33}$ und $Y_1, \dots, Y_{33}$, so haben wir offenbar matched pairs (X_i, Y_i) vorliegen. Unterstellen wir, daß die Differenzen $D_i = X_i - Y_i$, $i = 1, \dots, 33$, unabhängige und identisch $N(\mu, \sigma^2)$-verteilte Zufallsvariablen sind, so können wir die Nullhypothese $H_0 : \mu = 0$ bzw. $E(X_i) = E(Y_i)$, daß der Arbeitsplatz der Eltern keinen Einfluß auf den Blut-Bleigehalt der Kinder besitzt, durch die Testgröße $t := \sqrt{33}\bar{D}_{33}/S_{33}$ überprüfen, die nach Satz 2.2.1 (iii) t_{32}-verteilt ist. Dabei ist $\bar{D}_{33} := \sum_{i=1}^{33} D_i/33$ das arithmetische Mittel und $S_{33}^2 := \sum_{i=1}^{33}(D_i - \bar{D}_{33})^2/32$ die Stichprobenvarianz zu $D_1, \dots, D_{33}$. Die Nullhypothese $H_0 : \mu = 0$ wird verworfen, falls $|t|$ zu groß ist bzw. der zugehörige p-Wert zu klein ist. Dies ist der *Einstichproben t-Test*.

```
                         Univariate Procedure
Variable=DIFF

                               Moments

           N                33  Sum Wgts          33
           Mean        15.9697  Sum              527
           Std Dev    15.86365  Variance    251.6553
           Skewness   0.770497  Kurtosis    0.610791
           USS           16469  CSS          8052.97
           CV         99.33593  Std Mean    2.761507
           T:Mean=0   5.782966  Prob>|T|      0.0001
           Num ^= 0         32  Num > 0           28
           M(Sign)          12  Prob>|M|      0.0001
           Sgn Rank        235  Prob>|S|      0.0001
```

Abbildung 2.3.3. Einstichproben t-Test der Blei-Daten.

```
***  Programm 2_3_3  ***;
TITLE1 'Einstichproben t-Test';
TITLE2 'Blei-Daten';
LIBNAME eins 'c:\daten';

DATA data1;
   SET eins.blei;
   diff=mblei-oblei;

PROC UNIVARIATE DATA=data1;
   VAR diff;
RUN; QUIT;
```

Im DATA-Step wird die Variable diff als Differenz der Merkmale mblei und oblei erzeugt. Die Prozedur UNIVARIATE berechnet u.a. den t-Test zur Nullhypothese, daß der Mittelwert der Variablen diff gleich Null ist.

In diesem Beispiel ist $\bar{D}_{33} = 15.9697, S_{33} = 15.86365, S_{33}/\sqrt{33} = 2.761507$ und $t = \bar{D}_{33}/(S_{33}/\sqrt{33}) = 5.782966$. Der p-Wert beträgt $P\{|t| > 5.782966\} = P\{t > 5.782966\} + P\{t < -5.782966\} = 0.0001$ und ist damit derart nahe bei Null, daß die Hypothese $\mu = 0$ identischer mittlerer Bleigehalte im Blut der beiden Kindergruppen sehr zweifelhaft erscheint. Dieses Ergebnis spricht daher für die Richtigkeit der Vermutung, daß Kinder, deren Eltern der oben beschriebenen Bleibelastung ausgesetzt sind, ebenfalls Blei aufnehmen.

2.4 Eine nichtparametrische Alternative: Der Wilcoxon-Test

Die Anwendung *nichtparametrischer* Methoden setzt keine speziellen Verteilungsannahmen wie die der Normalverteilung für die Daten voraus. Es seien daher im folgenden $X, X_1, \dots, X_n$ unabhängige Zufallsvariable mit identischer Verteilungsfunktion F und unabhäng davon $Y, Y_1, \dots, Y_m$ unabhängige Zufallsvariable mit identischer Verteilungsfunktion G.

Zur Überprüfung der Hypothese

$$H_0 : F = G$$

identischer Verteilungsfunktionen kann die Wahrscheinlichkeit

$$q := P\{X < Y\},$$

daß die Zufallsvariable X kleiner als Y ist, herangezogen werden. Ist nämlich F stetig und gilt $F = G$, so folgt $q = 1/2$. Ist q also von $1/2$ verschieden, so muß die Hypothese H_0, daß F und G übereinstimmen, verworfen werden.

2.4.1 Lemma. *Ist F stetig und gilt $F = G$, so folgt*

$$P\{X < Y\} = 1/2.$$

Beweis: Die Behauptung folgt durch Vertauschen von X und Y:

$$P\{X < Y\} = P\{Y < X\}$$

sowie der Tatsache, daß im Fall einer stetigen Verteilungsfunktion F die Beziehung $P\{X = Y\} = 0$ gilt (siehe Aufgabe 33, Kapitel 1):

$$1 = P\{X < Y\} + P\{Y < X\} + P\{X = Y\} = 2P\{X < Y\}. \qquad \square$$

Ränge

Schreiben wir die Wahrscheinlichkeit $P\{X < Y\}$ in der Form

$$q = P\{X < Y\} = E\big(1_{(-\infty,Y)}(X)\big) = \iint 1_{(-\infty,y)}(x)\, F(dx)\, G(dy),$$

so wird ein naheliegender Schätzer für q, basierend auf $X_1, \dots, X_n, Y_1, \dots, Y_m$, durch

$$\begin{aligned} \hat{q}_{n,m} &:= \iint 1_{(-\infty,y)}(x)\, F_n(dx)\, G_m(dy) \\ &= \int \frac{1}{n} \sum_{i=1}^{n} 1_{(-\infty,y)}(X_i)\, G_m(dy) = \frac{1}{mn} \sum_{j=1}^{m} \sum_{i=1}^{n} 1_{(-\infty,Y_j)}(X_i) \end{aligned}$$

definiert (siehe Aufgabe 4, Kapitel 1). Dabei bezeichnet F_n die empirische Verteilungsfunktion zu $X_1, \dots, X_n$, G_m die empirische Verteilungsfunktion zu $Y_1, \dots, Y_m$ und $1_A(t)$ die Indikatorfunktion einer Menge A, d.h. $1_A(t) = 1$, falls $t \in A$ und 0 sonst (siehe Abschnitt 1.1). Ordnen wir die Zufallsvariablen $Y_1, \dots, Y_m$ der Größe nach und betrachten statt dessen die Ordnungsstatistiken $Y_{1:m} \le \dots \le Y_{m:m}$, so gilt im Fall paarweise verschiedener Werte $Y_1, \dots, Y_m, X_1, \dots, X_n$ offenbar:

$$\begin{aligned} mn\hat{q}_{n,m} &= \sum_{j=1}^{m} \sum_{i=1}^{n} 1_{(-\infty, Y_{j:m})}(X_i) \\ &= \text{Anzahl derjenigen } X_1, \dots, X_n, \text{ deren Wert kleiner als } Y_{1:m} \text{ ist} \\ &\quad + \text{Anzahl derjenigen } X_1, \dots, X_n, \text{ deren Wert kleiner als } Y_{2:m} \text{ ist} \\ &\quad \vdots \qquad\qquad\qquad \vdots \\ &\quad + \text{Anzahl derjenigen } X_1, \dots, X_n, \text{ deren Wert kleiner als } Y_{m:m} \text{ ist} \\ &= (R_{Y_{1:m}} - 1) + (R_{Y_{2:m}} - 2) + \dots + (R_{Y_{m:m}} - m) \\ &= \sum_{j=1}^{m} R_{Y_j} - \frac{m(m+1)}{2}, \end{aligned}$$

wobei

$$R_{Y_j} := \sum_{i=1}^{n} 1_{(-\infty, Y_j]}(X_i) + \sum_{k=1}^{m} 1_{(-\infty, Y_j]}(Y_k)$$

die Anzahl derjenigen Beobachtungen in der gemeinsamen Stichprobe $X_1, \dots, X_n, Y_1, \dots, Y_m$ ist, deren Wert kleiner oder gleich Y_j ist. Die Größe R_{Y_j} ist also der *Rang* von Y_j in der kombinierten Stichprobe $X_1, \dots, X_n, Y_1, \dots, Y_m$. Man beachte, daß im Fall stetiger Verteilungsfunktionen F und G die Zufallsvariablen $X_1, \dots, X_n$, $Y_1, \dots, Y_m$ mit Wahrscheinlichkeit eins paarweise verschieden sind (siehe Aufgabe 33, Kapitel 1).

Wir werden erwarten, daß unter der Nullhypothese $H_0 : F = G$ die Zufallsvariablen $Y_1, \dots, Y_m$ in der kombinierten Stichprobe in etwa gleichmäßig verteilt sein werden, während im Fall $F \ne G$ dieser Trend zu einer gleichmäßigen Verteilung verletzt sein wird. So werden etwa im Fall $F < G$ die Zufallsvariablen $Y_1, \dots, Y_m$ die Tendenz haben, Werte im unteren Bereich der gemeinsamen Stichprobe anzunehmen. Dies würde die Summe $mn\hat{q}_{n,m}$ der Ränge der Y_i auffällig klein werden lassen.

Eine lineare Rangstatistik

Testen wir also die Hypothese $H_0 : F = G$ bei stetigem F mittels $\hat{q}_{n,m}$, so werden wir H_0 verwerfen, falls $\hat{q}_{n,m}$ zu weit von 1/2 abweicht. Man beachte dabei, daß nur eine große Abweichung von $\hat{q}_{n,m}$ von 1/2 in unserem Sinne aussagekräftig ist, da sie zu einem Verwerfen der Hypothese H_0 führt. Ein Wert von $\hat{q}_{n,m}$ nahe bei 1/2 spricht *nicht für* die Hypothese, sondern nur *nicht dagegen*, da man sich leicht Fälle $F \ne G$ konstruieren kann, in denen dennoch $P\{X < Y\} = 1/2$ gilt (Aufgabe 22).

2.4.2 Satz. *Ist F stetig und gilt $F = G$, so folgt für die lineare Rangstatistik $U_{n,m} := mn\,\hat{q}_{n,m}$:*

$$E(U_{n,m}) = \frac{mn}{2}, \quad Var(U_{n,m}) = \frac{mn(m+n+1)}{12}.$$

Beweis: Setzen wir $Z_{ij} := 1_{(-\infty,Y_j)}(X_i)$, so folgt aus Lemma 2.4.1

$$E(U_{n,m}) = mn\,E(Z_{11}) = mn\,P\{X < Y\} = mn/2.$$

Für die Varianz erhalten wir

$$\begin{aligned}
Var(U_{n,m}) &= E\Big(\big(\sum_{j=1}^{m}\sum_{i=1}^{n}(Z_{ij}-1/2)\big)^2\Big)\\
&= \sum_{i=1}^{n}\sum_{j=1}^{m}\sum_{k=1}^{n}\sum_{l=1}^{m} E\big((Z_{ij}-1/2)(Z_{kl}-1/2)\big)\\
&= \sum_{i=1}^{n}\sum_{j=1}^{m}\sum_{k=1}^{n}\sum_{l=1}^{m}\big(E(Z_{ij}\,Z_{kl})-1/4\big)\\
&= \sum_{i=1}^{n}\sum_{j=1}^{m}\sum_{k=1}^{n}\sum_{l=1}^{m}\big(P\{X_i < Y_j,\ X_k < Y_l\}-1/4\big)
\end{aligned}$$

da $Z_{ij}\,Z_{kl} = 1$, falls $X_i < Y_j$ und $X_k < Y_l$, und $Z_{ij}\,Z_{kl} = 0$ sonst. Weiter gilt:

$$P\{X_i < Y_j,\ X_k < Y_l\} = \begin{cases} 1/2 \text{ für } i = k,\ j = l\\ 1/4 \text{ für } i \neq k,\ j \neq l\\ 1/3 \text{ für } i = k,\ j \neq l \text{ oder } i \neq k,\ j = l.\end{cases}$$

Die ersten beiden Fälle folgen unmittelbar aus Lemma 2.4.1 und aus der Unabhängigkeit der beiden Stichproben $X_1, \ldots, X_n$ und $Y_1, \ldots, Y_m$. Der dritte Fall folgt aus Symmetriegründen, da wir wegen der Unabhängigkeit und der identischen Verteilung der X_i und Y_j schreiben können

$$\begin{aligned}
P\{X_1 < Y_1,\ X_1 < Y_2\} &= P\big\{X_1 = \min(X_1, Y_1, Y_2)\big\}\\
&= P\big\{Y_1 = \min(X_1, Y_1, Y_2)\big\}\\
&= P\big\{Y_2 = \min(X_1, Y_1, Y_2)\big\} = 1/3.
\end{aligned}$$

Man beachte dabei, daß $P\{Y_1 = X_1\} = 0$. Diese Symmetrie-Überlegungen gelten analog für den verbleibenden Fall $P\{X_1 < Y_1,\ X_2 < Y_1\} = P\{Y_1 = \max(X_1, X_2, Y_1)\} = 1/3$. Wir erhalten also:

$$E(Z_{ij}\,Z_{kl}) - 1/4 = \begin{cases} 1/4 & \text{für } i = k,\ j = l\\ 0 & \text{für } i \neq k,\ j \neq l\\ 1/12 & \text{für } i = k,\ j \neq l \text{ oder } i \neq k,\ j = l.\end{cases}$$

Damit folgt:

$$Var(U_{n,m}) = \frac{nm}{4} + \frac{nm(m-1)}{12} + \frac{n(n-1)m}{12} = \frac{nm(m+n+1)}{12}. \qquad \square$$

Die folgende Aussage über die asymptotische Normalität für $U_{n,m}$ folgt aus Example B im Abschnitt 5.5.1 des Buches von Serfling (1980).

2.4.3 Satz. *Ist F stetig und gilt $F = G$, so folgt für $U_{n,m} = mn\,\hat{q}_{n,m}$*

$$P\left\{\frac{U_{n,m} - mn/2}{\sqrt{nm(m+n+1)/12}} \le x\right\} \underset{m,n\to\infty}{\longrightarrow} \Phi(x), \qquad x \in \mathbb{R}.$$

Die asymptotische Normalität von

$$Z := (U_{n,m} - mn/2)/(nm(m+n+1)/12)^{1/2}$$

folgt nicht unmittelbar aus dem zentralen Grenzwertsatz für Summen unabhängiger Zufallsvariablen, da $U_{n,m}$ keine Summe von *unabhängigen* Zufallsvariablen ist, sondern aus entsprechenden Resultaten für sogenannte *U-Statistiken*, zu denen $U_{n,m}$ gehört (siehe Kapitel 5 des Buches von Serfling (1980)).

Der Wilcoxon-Test

Die praktische Durchführung des *Wilcoxon-Tests* (oder auch *Mann-Whitney-* oder *U-Test*) besteht darin, die Summe der Rangzahlen $\sum_{i=1}^m R_{Y_i}$ in der kombinierten Stichprobe zu bestimmen und damit

$$Z = \frac{\sum_{i=1}^m R_{Y_i} - m(m+n+1)/2}{\sqrt{nm(m+n+1)/12}}$$

zu berechnen.

Die Hypothese $H_0 : F = G$ wird in Zweifel gezogen, falls $|Z|$ zu groß ist, d.h. falls der (approximative) p-Wert $1 - \Phi(|Z|) + \Phi(-|Z|) = 2(1 - \Phi(|Z|))$ zu klein ist. Die Approximation der Verteilung von Z durch die Normalverteilung für Testzwecke wird als hinreichend genau angesehen, wenn $n \ge 4$, $m \ge 4$ und $n + m \ge 20$ gilt (van der Waerden (1971), §63, D). Für kleinere Stichprobenumfänge kann man die Verteilung von Z unter der Hypothese $F = G$ bei stetigem F auch exakt kombinatorisch bestimmen (siehe Aufgabe 23). Dabei ist die Beobachtung grundlegend, daß bei stetigem F die Verteilung von Z nicht von F abhängt. Wählen wir nämlich $X_i = F^{-1}(V_i)$ und $Y_j = F^{-1}(W_j)$, wobei $V_1, \dots, V_n$, $W_1, \dots, W_m$ unabhängige und auf (0,1) gleichverteilte Zufallsvariable sind (siehe Korollar 1.6.4 (ii)), so gilt nach Lemma 1.6.3 aufgrund der Stetigkeit von F:

$$\begin{aligned} U_{n,m} &= \sum_{j=1}^m \sum_{i=1}^n 1_{(-\infty, F^{-1}(W_j))}(F^{-1}(V_i)) \\ &= \sum_{j=1}^m \sum_{i=1}^n 1_{(-\infty, W_j))}(F(F^{-1}(V_i))) = \sum_{j=1}^m \sum_{i=1}^n 1_{(-\infty, W_j))}(V_i). \end{aligned}$$

Da diese Summe nicht mehr von F abhängt, ist die Testgröße Z also unter der Hypothese $F = G$ bei stetigem F eine *verteilungsunabhängige* oder *verteilungsfreie* Statistik.

Eine Verallgemeinerung des Wilcoxon-Tests ist der *Kruskal-Wallis-Test*, mit dem die Hypothese überprüft wird, daß die Verteilungsfunktionen von $k \geq 2$ unabhängig voneinander gewonnenen Stichproben übereinstimmen (siehe hierzu auch die Untersuchungen im Rahmen der Varianzanalyse in Kapitel 5). Für ein vertieftes Studium von Rangstatistiken verweisen wir auf die Monographie von Lehmann (1975).

2.4.4 Beispiel (Eis-Daten; Natrella (1963)). Um die gebundene Wärme beim Schmelzen von Eis zu Wasser zu bestimmen, wurden mit 13 bzw. 8 Versuchen zwei Methoden X und Y verwendet, die die aufgenommenen Kalorien je Gramm Masse bei Erhitzung von $-72°$C auf $0°$C messen. Messen die beiden Methoden dieselbe Zielgröße? Eine Diskussion der Eis-Daten findet sich in Rice (1988), Abschnitt 11.2.

Die Stichprobenumfänge 13 und 8 sind recht klein, so daß es sinnvoll ist, die Gleichheit der Meßverfahren auch mit einem nichtparametrischen Verfahren zu testen, falls wir die Voraussetzung der Normalverteilung nicht rechtfertigen können. Die Summe der Ränge der kleineren Stichprobe ist mit $m = 8$ und $n = 13$

$$\sum_{j=1}^{8} R_{Y_j} = 51; \; U_{n,m} - \frac{mn}{2} = \sum_{j=1}^{m} R_{Y_j} - \frac{m(m+n+1)}{2} = 51 - 88 = -37,$$
$$\sqrt{8 \cdot 13 \cdot (8 + 13 + 1)/12} \sim 13.8,$$

also $Z \sim -2.67$ was zu einem p-Wert von $P\{|Z| \geq 2.67\} = 1 - P\{Z \leq 2.67\} + P\{Z \leq -2.67\} \sim 2(1 - \Phi(2.67)) \sim 0.007$ führt. Dieses nichtparametrische Verfahren liefert damit ein Indiz dafür, daß die beiden Meßverfahren nicht dieselbe Kenngröße messen (siehe auch die im folgenden erläuterten Bindungen und Durchschnittsränge).

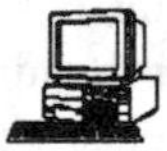

```
                    N P A R 1 W A Y   P R O C E D U R E

               Wilcoxon Scores (Rank Sums) for Variable KAL
                     Classified by Variable METHODE

                           Sum of      Expected       Std Dev          Mean
METHODE          N         Scores      Under H0      Under H0         Score

x               13          180.0         143.0    13.6503968    13.8461538
y                8           51.0          88.0    13.6503968     6.3750000
```

```
                 Average Scores were used for Ties
        Wilcoxon 2-Sample Test (Normal Approximation)
        (with Continuity Correction of .5)

        S= 51.0000    Z= -2.67391    Prob > |Z| =    0.0075

        T-Test approx. Significance =     0.0146

        Kruskal-Wallis Test (Chi-Square Approximation)
        CHISQ= 7.3470    DF= 1    Prob > CHISQ=     0.0067
```

Abbildung 2.4.1. Wilcoxon-Test der Eis-Daten.

```
***  Programm 2_4_1  ***;
TITLE1 'Wilcoxon-Test';
TITLE2 'Eis-Daten';
LIBNAME eins 'c:\daten';
PROC NPAR1WAY DATA=eins.eis WILCOXON;
   CLASS methode;
   VAR kal;
RUN; QUIT;
```

Den Wilcoxon-Test erzeugt man in SAS mit der Prozedur NPAR1WAY. Die Statements CLASS und VAR haben die gleiche Bedeutung wie bei der TTEST-Prozedur (vergleiche Programm 2_3_2). Per Voreinstellung berechnet SAS eine Vielzahl nichtparametrischer Tests, mit der Option WILCOXON im PROC NPAR1WAY-Statement wird nur der Wilcoxon-Test berechnet. Hat die CLASS-Variable mehr als zwei Ausprägungen, so wird durch die Option WILCOXON der Kruskal-Wallis-Test erzeugt (vergleiche Abschnitt 5.1).

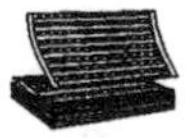

Bindungen und Durchschnittsränge

Die Rangsumme $\sum_{j=1}^{8} R_{Y_j}$ wurde in obigem Beispiel mittels der Bildung von *Durchschnittsrängen* berechnet. Es treten in diesem Datensatz nämlich *Bindungen* (*ties*), d.h. identische Werte unter den Daten auf, welche es zwar theoretisch bei stetiger Verteilungsfunktion nicht geben darf, die aber durch vorgegebene Meßgenauigkeiten und Zahldarstellungen natürlich sind. Die kombinierte und geordnete Stichprobe der Eis-Daten mit Angabe von Bindungen ist

1	79.94	y
2	79.95	y
3/4/5/6	79.97 x	yyy
7/8	79.98 x	y
9	80.00 x	
10/11/12/13	80.02 xxx	y
14/15/16/17	80.03 xxx	y
18/19/20	80.04 xxx	
21	80.05 x.	

Damit haben wir bei der Bestimmung der Rangsumme in der gemeinsamen Stichprobe etwa beim Wert 79.97 ein Entscheidungsproblem: Welche Ränge sollen wir dem Datum 79.97, welches dreimal als y-Wert und einmal als x-Wert auftritt, geben? Entsprechend für 79.98/80.02/80.03? Dieses Problem lösen wir, indem wir für 79.97 das arithmetrische Mittel

$$(3 + 4 + 5 + 6)/4 = 9/2$$

der vier betroffenen Ränge, also den Durchschnittsrang, bilden und jeden der drei y-Werte 79.97 damit belegen. Entsprechend belegen wir 79.98 mit dem Durchschnittsrang $(7 + 8)/2 = 15/2$, 80.02 mit $(10 + 11 + 12 + 13)/4 = 23/2$ und 80.03 mit $(14 + 15 + 16 + 17)/4 = 31/2$. Der dreifach auftretende x-Wert 80.04 spielt bei der Bildung der y-Rangsumme keine Rolle. Insgesamt erhalten wir also

$$\sum_{j=1}^{8} R_{Y_j} = 1 + 2 + 3 \cdot \frac{9}{2} + \frac{15}{2} + \frac{23}{2} + \frac{31}{2} = 51.$$

Da das Auftreten von Bindungen im allgemeinen dazu führt, daß die Streuung der Ränge der Y_j kleiner wird als erwartet, sollte in diesem Fall eine Korrektur der Varianz der Rangstatistik $U_{n,m} = \sum_{j=1}^{m} R_{Y_j} - m(m+1)/2$ vorgenommen werden. Daher wird häufig die unter der Hypothese $F = G$ theoretische Varianz $Var(U_{n,m}) = nm(m + n + 1)/12$ in der Wilcoxon-Statistik $Z = (U_{n,m} - mn/2)/(Var(U_{n,m}))^{1/2}$ ersetzt durch

$$\widetilde{Var}(U_{n,m}) := Var(U_{n,m}) - \frac{nm}{12(m+n)(m+n-1)} \sum_{k=1}^{r} (b_k^3 - b_k).$$

Dabei ist r die Anzahl der paarweise verschiedenen Werte in der kombinierten Stichprobe $X_1, \dots, X_n, Y_1, \dots, Y_m$ und b_r deren Häufigkeit (siehe Lehmann (1975), Example 3 des Appendix). Im vorliegendem Fall haben wir insgesamt neun paarweise verschiedene Werte mit den Häufigkeiten

$$b_1 = 1,\ b_2 = 1,\ b_3 = 4,\ b_4 = 2,\ b_5 = 1,\ b_6 = 4,\ b_7 = 4,\ b_8 = 3,\ b_9 = 1.$$

Damit erhalten wir

$$\widetilde{Var}(U_{n,m}) = Var(U_{n,m}) - \frac{8 \cdot 13}{12 \cdot 21 \cdot 20} 210 = 190.6666 - 4.3333 = 186.3333.$$

Dies führt zu einer auch von SAS im vorliegenden Fall verwendeten Standardisierung der Wilcoxon-Statistik von

$$\sqrt{\widetilde{Var}(U_{n,m})} = \sqrt{186.3333} = 13.6503968.$$

Man beachte, daß $\widetilde{Var}(U_{n,m})$ mit $Var(U_{n,m})$ übereinstimmt, falls keine Bindungen auftreten.

Darüberhinaus wird häufig zu $U_{n,m}$ der Wert .5 addiert und als *Stetigkeitskorrektur* (*continuity correction*) bezeichnet; hierdurch kann die Güte der Approximation durch die Normalverteilung in Satz 2.4.3 verbessert werden (siehe Abschnitt 1.3 in Lehmann (1975)). Die von SAS also tatsächlich verwendete Wilcoxon-Teststatistik ist $Z = (U_{n,m} + .5 - mn/2)/(\widetilde{Var}(U_{n,m}))^{1/2}$, die in Abbildung 2.4.1 den Wert -2.67391 annimmt. Als Y-Stichprobe wählt SAS dabei die Stichprobe mit der kleineren Rangsumme in der Gesamtstichprobe.

Aufgaben zu Kapitel 2

1. Es sei $\boldsymbol{Y} = (Y_1, \ldots, Y_m)^T$ m-dimensional normalverteilt mit Mittelwertsvektor $\boldsymbol{\mu} = (\mu_1, \ldots, \mu_m)^T$ und Kovarianzmatrix $\boldsymbol{\Sigma} = \boldsymbol{A}\boldsymbol{A}^T$. Man zeige:

$$E(\boldsymbol{Y}) = \boldsymbol{\mu}, \quad Cov(\boldsymbol{Y}) = (E((Y_i - \mu_i)(Y_j - \mu_j)))_{1 \le i,j \le m} = \boldsymbol{\Sigma}.$$

2. Jede positiv definite $n \times n$-Matrix $\boldsymbol{\Sigma}$ ist die Kovarianzmatrix eines n-dimensionalen normalverteilten Zufallsvektors. (Eine symmetrische $n \times n$-Matrix $\boldsymbol{A}$ heißt positiv definit, falls $\boldsymbol{x}^T \boldsymbol{A} \boldsymbol{x} > 0$, $\boldsymbol{x} \in \mathbb{R}^n \setminus \{\boldsymbol{0}\}$, gilt.) Hinweis: Man benutze einen bekannten Satz aus der linearen Algebra über die Diagonalisierbarkeit von $\boldsymbol{\Sigma}$ (siehe (8.5) in Abschnitt 8.2).

3. Sind X und Y unabhängige, normalverteilte Zufallsvariable mit gleicher Varianz, so sind $X + Y$ und $X - Y$ unabhängige, normalverteilte Zufallsvariable (vergleiche Aufgabe 4, Kapitel 3). Hinweis: Korollar 2.1.4.

4. Man gebe ein Beispiel dafür an, daß X_1 und X_2 normalverteilt sind, aber die gemeinsame Verteilung von (X_1, X_2) keine zweidimensionale Normalverteilung ist. Hinweis: Man betrachte

$$(X_1, X_2) := \begin{cases} (Z_1, |Z_2|), & \text{falls } Z_1 \ge 0 \\ (Z_1, -|Z_2|), & \text{falls } Z_1 < 0, \end{cases}$$

wobei Z_1 und Z_2 $N(0,1)$-verteilt sind.

5. (Gamma-Verteilung) Die Verteilung auf $(0, \infty)$ mit der Dichte

$$g_{b,p}(x) = (b^p/\Gamma(p))x^{p-1}\exp(-bx), \quad x > 0,$$

heißt *Gamma-Verteilung* mit den Parametern $b > 0, p > 0$, im Zeichen $\gamma_{b,p}$. Für $b = 1/2$ und $p = n/2$ erhält man gerade die χ^2-Verteilung mit n Freiheitsgraden und für $p = 1$ die Exponentialverteilung zum Parameter b.

(i) Sind $X_1, \ldots, X_n$ unabhängige und jeweils γ_{b,p_i}-verteilte Zufallsvariable, $i = 1, \ldots, n$, so ist $X_1 + \cdots + X_n$ $\gamma_{b,p_1+\cdots+p_n}$-verteilt. Dies ist das *Faltungstheorem der Gamma-Verteilung*. Hinweis: Aufgabe 5, Kapitel 1.

(ii) Aus dem Faltungstheorem der Gamma-Verteilung folgt die wohlbekannte Beziehung zwischen der *Betafunktion* $B(r,s) = \int_0^1 t^{r-1}(1-t)^{s-1}\,dt$, $r,s > 0$, und der Gammafunktion

$$B(r,s) = \Gamma(r)\Gamma(s)/\Gamma(r+s), \quad r,s > 0.$$

6. (Erwartungswert und Varianz der χ^2_n-Verteilung) Für eine χ^2_n-verteilte Zufallsvariable X gilt $E(X) = n$, $Var(X) = 2n$. Hinweis: Aufgabe 20, Kapitel 1.

7. Man stelle die Dichte der χ^2_n-Verteilung für $n = 30$, 50 und 70 graphisch dar.

8. (Beta-Verteilung) Die Verteilung auf $(0,1)$ mit der Dichte

$$\frac{1}{B(r,s)} t^{r-1}(1-t)^{s-1}, \quad 0 < t < 1,$$

heißt *Beta-Verteilung*, wobei B die Betafunktion bezeichnet (siehe Aufgabe 5). Ist X $F_{m,n}$-verteilt, so ist $mX/(n+mX)$ Beta-verteilt mit den Parametern $r = m/2$ und $s = n/2$.

9. Sind X und Y unabhängige und zum Parameter 1 exponentialverteilte Zufallsvariablen, so ist X/Y F-verteilt. Mit welchen Freiheitsgraden?

10. Man zeige: $F^{-1}_{n,m}(q) = 1/F^{-1}_{m,n}(1-q)$ für $q \in (0,1)$ und $m,n \in \mathbb{N}$.

11. Ist X t_n-verteilt, so ist X^2 $F_{1,n}$-verteilt.

12. (Erwartungswert und Varianz der t_n-Verteilung) Sei X eine t_n-verteilte Zufallsvariable. Dann gilt $E(X) = 0$ für $n > 1$ und $Var(X) = n/(n-2)$ für $n > 2$. Der Erwartungswert für $n = 1$, also einer Cauchy-verteilten Zufallsvariablen, existiert nicht. Hinweis zur Varianz: $\Gamma(x+1) = x\Gamma(x)$, $x > 0$.

13. Es sei X auf $(-\pi/2, \pi/2)$ gleichverteilt und $f : \mathbb{R} \to \mathbb{R}$ definiert durch $f(x) = \tan(x)$ für $|x| < \pi/2$ und 0 sonst. Dann ist die Zufallsvariable $f(X)$ Cauchy-verteilt. Bemerkung: Strahlt eine Lichtquelle, die sich im Punkt (0,1) der $\mathbb{R}^2$-Ebene befindet, in alle Richtungen der x-Achse mit gleicher Intensität (Gleichverteilung des Austrittswinkels), so ergibt sich auf einem linearen Bildschirm entlang der x-Achse eine Cauchy-Verteilung der Intensität.

14. Die Zufallsvariable X sei Cauchy-verteilt. Man stelle die Dichte von $(X-2741)/954$ graphisch dar.

15. Die Verteilungsfunktion und die Dichte der t_n-Verteilung konvergieren für $n \to \infty$ gegen die Verteilungsfunktion bzw. Dichte der Standardnormalverteilung. Hinweis: Satz von der dominierten Konvergenz.

16. Man zeige die Existenz einer orthogonalen $n \times n$-Matrix, deren erste Zeile $(n^{-1/2}, \ldots, n^{-1/2})$ ist.

17. Es seien $X_1, \ldots, X_n$ unabhängige $N(\mu, \sigma^2)$-verteilte Zufallsvariable. Für den Fall, daß σ^2 bekannt und $\mu_0 \in \mathbb{R}$ fest vorgegeben ist, gebe man unter Verwendung des Stichprobenmittels $\bar{X}_n$ einen kritischen Bereich zum Niveau α an für $H_0 : \mu = \mu_0$ gegen $H_1 : \mu \neq \mu_0$. Man minimiere die Fehlerwahrscheinlichkeit 2. Art. Welche Entscheidung trifft man aufgrund dieser Vorschrift im Fall $n = 5$, $\mu_0 = 2$, $\sigma^2 = 1$ und $\alpha = 0.05$ bei Vorliegen der folgenden Beobachtungsergebnisse: $x_1 = 4.12$, $x_2 = 2.05$, $x_3 = 0.85$, $x_4 = 3.02$, $x_5 = 4.96$?

18. Physiker fassen eine Meßreihe $x = (x_1, \ldots, x_n)$ häufig in der Form

$$\bar{x}_n \pm \frac{s_n}{\sqrt{n}}$$

zusammen, wobei $\bar{x}_n$ den Mittelwert und $s_n/\sqrt{n}$ den Standardfehler der Stichprobe x bezeichnet. (Dabei sei s_n die Stichproben-Standardabweichung.) Unter der Verteilungsannahme, daß die Meßwerte x_i Realisierungen unabhängiger $N(\mu, \sigma^2)$-verteilter Zufallsvariabler sind, bestimme man die Wahrscheinlichkeit dafür, daß das „zufällige Intervall“

$$[\bar{x}_n - s_n/\sqrt{n},\ \bar{x}_n + s_n/\sqrt{n}]$$

den Parameter μ enthält. Für die numerische Berechnung setze man n als hinreichend groß voraus und verwende das Resultat von Aufgabe 15.

19. Es seien $X_1, \ldots, X_n$ unabhängige, $N(\mu_X, \sigma^2)$-verteilte Zufallsvariable und $Y_1, \ldots, Y_n$ unabhängige, $N(\mu_Y, \sigma^2)$-verteilte Zufallsvariable, wobei X_i und Y_j unabhängig sind für $i, j = 1, \ldots, n$. Dabei sei $\sigma = 10$ angenommen. Wie groß muß der Stichprobenumfang n gewählt werden, damit ein Konfidenzintervall zum Niveau 0.95 die Länge 2 besitzt? Da sich n als „sehr groß“ herausstellen wird, verwende man die Normalverteilung anstelle der t-Verteilung.

20. (Eis-Daten) Man wende den t-Test auf die Eis-Daten an.

21. Eine logarithmisch normalverteilte Zufallsvariable besitzt die Dichte

$$f(x) = \frac{1}{\sqrt{2\pi}\sigma x} \exp(-(\log(x) - \mu)^2/(2\sigma^2)), \quad x > 0,$$

und $f(x) = 0$ sonst.

22. Man gebe Beispiele für zwei Zufallsvariablen X und Y an, die verschiedene stetige Verteilungen besitzen, für die aber $P\{X < Y\} = 1/2$ gilt.

23. Man bestimme die Verteilung der linearen Rangstatistik $U_{2,3}$ unter der Nullhypothese.

24. Es seien $X_1, \ldots, X_n$ unabhängige und identisch verteilte Zufallsvariable mit stetiger Verteilungsfunktion F. Sei $X_{i:n}$ die i-te Ordnungsstatistik und $R_{X_i} := \sum_{j=1}^{n} 1_{[0,\infty)}(X_i - X_j)$ der Rang von X_i, $i = 1, \ldots, n$. Bezeichne $S(n)$ die symmetrische Gruppe der Ordnung n.

(i) $X_i = X_{R_{X_{i:n}}}$.

(ii) $P\{X_{\pi(1)} < \cdots < X_{\pi(n)}\} = 1/(n!)$, $\pi \in S(n)$.

(iii) $(R_{X_1}, \ldots, R_{X_n})$ ist gleichverteilt auf $S(n)$.

(iv) R_{X_i} ist gleichverteilt auf $\{1, \ldots, n\}$ für $i = 1, \ldots, n$.

25. (Yoga-Daten; Feuerabendt und Hammer (1987), Seite 252) Um den Einfluß einer bestimmten Yoga-Übung auf den Blutdruck zu bestimmen, wurden an 14 Personen Blutdruckmessungen in mmHg (systolisch/diastolisch) vor und nach der Übung gemessen. Die gemessenen Daten sind in der nachfolgenden Tabelle zusammengefaßt. Man gebe zunächst alle Daten ein. Hat das Merkmal *Geschlecht* einen Einfluß auf die Blutdruckwerte? Ist der t-Test anwendbar?

Nr.	Geschlecht	Alter	Blutdruck	
			vorher	nachher
1	w	43	140/90	110/70
2	w	39	100/80	120/70
3	m	36	120/70	130/70
4	m	76	130/100	190/130
5	w	40	150/80	130/90
6	w	49	115/75	120/80
7	m	41	100/80	130/60
8	w	27	140/80	120/70
9	m	37	105/80	120/60
10	w	21	105/80	110/70
11	m	38	130/75	120/65
12	w	52	120/90	110/85
13	w	69	145/80	130/80
14	m	32	115/85	125/65

Kapitel 3

Regressionsanalyse

Während wir beim Vergleich zweier Stichproben bislang unabhängige Zufallsvariable X und Y zugrundegelegt haben, werden wir im folgenden Abhängigkeiten zulassen. Aufgabe der Regressionsanalyse ist es dann, diese Abhängigkeiten auf der Grundlage eines mittleren quadratischen Fehlers zu analysieren mit dem Ziel, im Fall einer ausgeprägten Abhängigkeit zwischen X und Y eine Vorhersage für den Wert von Y aufgrund der Beobachtung X zu treffen. Ein populäres Modell besteht in der Annahme, daß Y die Summe von X und einer davon unabhängigen Störvariablen ist, was zu einem *linearen Modell* führt.

3.1 Beste lineare Approximation

Im folgenden stellen wir zunächst einige Begriffe und mathematische Resultate zusammen, die die Abhängigkeit zweier Zufallsvariablen X, Y zum Inhalt haben. Insbesondere leiten wir diejenigen Konstanten $a^*, b^* \in \mathbb{R}$ her, die den mittleren quadratischen Fehler $E((Y - (aX + b))^2)$ für die lineare Approximation von Y durch $aX + b$ minimieren.

Kovarianz und Korrelationskoeffizient

3.1.1 Definition. Es seien X und Y quadratintegrierbare Zufallsvariable, d.h. $E(X^2) < \infty$, $E(Y^2) < \infty$. Die Größe

$$\begin{aligned} Cov(X,Y) &:= E\big((X - E(X))(Y - E(Y))\big) \\ &= E(XY) - E(X)E(Y) \end{aligned}$$

ist die *Kovarianz* von X und Y. Ist zusätzlich $Var(X) =: \sigma^2(X) > 0$ und $Var(Y) = \sigma^2(Y) > 0$, so heißt

$$\varrho(X,Y) := \frac{Cov(X,Y)}{\sigma(X)\sigma(Y)}$$

Korrelationskoeffizient von X und Y. Die Zufallsvariablen X und Y heißen *positiv* bzw. *un-* bzw. *negativ korreliert*, falls $\varrho(X,Y) > 0$ bzw. $= 0$ bzw. < 0. Kovarianz und Korrelationskoeffizient sind offenbar symmetrisch in X, Y.

Aus der Schwarzschen-Ungleichung (siehe etwa Satz 17.4 in Bandelow (1989)) folgt:

$$\begin{aligned}|Cov(X,Y)| &= \Big|E\big((X-E(X))(Y-E(Y))\big)\Big| \\ &\le E\big(|X-E(X)|\,|Y-E(Y)|\big) \\ &\le \big(E(X-E(X))^2\big)^{1/2}\big(E(Y-E(Y))^2\big)^{1/2} \\ &= \sigma(X)\sigma(Y),\end{aligned}$$

d.h. es gilt stets

$$\varrho(X,Y) \in [-1,1].$$

Falls $\varrho(X,Y) > 0$ bzw. < 0, so besitzen $X - E(X)$ und $Y - E(Y)$ den Trend, dasselbe bzw. unterschiedliche Vorzeichen zu haben.

3.1.2 Beispiel. Der Vektor (X,Y) sei zweidimensional normalverteilt, d.h. $(X,Y)^T$ besitzt nach Satz 2.1.3 die Dichte

$$\begin{aligned}\varphi(x,y) = \frac{1}{2\pi\sigma_X\sigma_Y\sqrt{1-\varrho^2}}\exp\Big\{-\frac{1}{2(1-\varrho^2)}\Big(&\frac{(x-\mu_X)^2}{\sigma_X^2} \\ &+\frac{(y-\mu_Y)^2}{\sigma_Y^2}-\frac{2\varrho(x-\mu_X)(y-\mu_Y)}{\sigma_X\sigma_Y}\Big)\Big\},\end{aligned}$$

wobei $\mu_X, \mu_Y \in \mathbb{R}$, $\sigma_X, \sigma_Y \in (0,\infty)$ und $\varrho \in (-1,1)$. Es gilt dann:

$$\mu_X = E(X),\ \mu_Y = E(Y),\ \sigma_X^2 = Var(X),\ \sigma_Y^2 = Var(Y)$$

und ϱ ist der Korrelationskoeffizient von X und Y. Ferner sind X, Y genau dann unabhängig, wenn $\varrho = 0$ (Aufgabe 9).

3.1.3 Definition. Unter einem *Scatterplot* zu den Daten $(x_1,y_1),\dots,(x_n,y_n)$ im $\mathbb{R}^2$ versteht man einen Plot dieser Punkte im x,y-Koordinatensystem. Sind $(x_1,y_1),\dots,(x_n,y_n)$ Realisierungen von n unabhängigen Wiederholungen des Zufallsvektors (X,Y), so bewirkt ein betragsmäßig großer Korrelationskoeffizient von X und Y eine gewisse Linearität im Scatterplot.

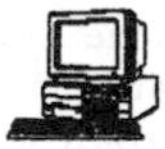

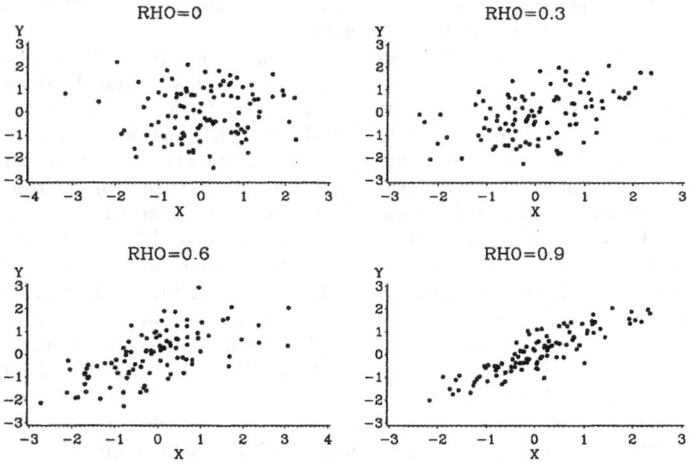

Abbildung 3.1.1. Scatterplots von 100 unabhängigen normalverteilten Zufallsvektoren; $\varrho = 0,\ 0.3,\ 0.6,\ 0.9$.

```
***  Programm 3_1_1  ***;
TITLE1 'Plots mit verschiedenen Korrelationen';
TITLE2 'Zufallsvektoren';
LIBNAME eins 'c:\daten';

DATA eins.corr1(KEEP=rho x y);
   DO rho=0, 0.3, 0.6, 0.9;
      DO i=1 TO 100;
         x=RANNOR(0);                    * Erzeugung von unabhaengigen;
         z=RANNOR(0);                    * N(0,1)-Variablen,;
         y=rho*x + SQRT(1-rho**2)*z; * siehe Aufgabe 11;
   OUTPUT; END; END;

GOPTIONS NODISPLAY HBY=4 HTEXT=3;
SYMBOL1 V=DOT C=RED I=NONE;
TITLE1;
PROC GPLOT DATA=eins.corr1 GOUT=corr;
   PLOT y*x;
   BY rho;
RUN; QUIT;

GOPTIONS DISPLAY;
PROC GREPLAY NOFS IGOUT=corr TC=SASHELP.TEMPLT;
   TEMPLATE=L2R2S;
   TREPLAY 1:GPLOT 2:GPLOT2 3:GPLOT1 4:GPLOT3;
RUN; DELETE _ALL_; QUIT;
```

Durch die Angabe eines zweistufigen Dateinamens im DATA-Step (hier 'eins.corr1') wird eine Datei permanent im angegebenen Verzeichnis gespeichert (hier 'corr1' im Verzeichnis 'eins').

Um mehrere Graphiken auf eine Seite zu drucken, verwendet man die Prozedur GREPLAY. Dazu speichert man die darzustellenden Graphiken zuerst in einem SAS-Katalog, indem man bei Aufruf der Graphik-Prozedur (hier: PROC GPLOT) die Option GOUT=katalogname (hier: GOUT=corr) angibt. Existiert dieser Katalog noch nicht, so wird er von SAS automatisch angelegt.

Dann wird die Prozedur GREPLAY aufgerufen, die man interaktiv (Menü-Oberfläche) oder durch die Option 'NOFS' (=NO Full-Screen) über Befehle steuern kann. Zum Quell-Graphikkatalog (hier: IGOUT=corr) wählt man noch einen Template-Katalog, wobei der hier angegebene Katalog (TC=SASHELP.TEMPLT) im Lieferumfang des SAS/GRAPH-Moduls enthalten ist.

Template steht für eine bestimmte Aufteilung des Graphik-Ausgabebereiches (Bildschirm oder Papier). Der Katalog 'SASHELP.TEMPLT' enthält zahlreiche solcher Aufteilungsmöglichkeiten, in denen bis zu vier Graphiken gleichzeitig dargestellt werden können. Im vorliegenden Programm wird das Template 'L2R2S' (=Left 2, Right 2, with Space) ausgewählt, welches 4 'Felder' enthält.

Im TREPLAY-Statement schließlich werden die Graphiken aus dem Graphikkatalog den Feldern des Templates zugeordnet.

Mit der Prozedur GREPLAY können eigene Templates, die auch mehr als 4 Felder enthalten können, erstellt werden. Mit HBY=4 und HTEXT=3 werden die Schriftgrößen der BY-Variablen und der Achsenbeschriftungen festgelegt.

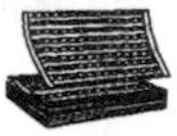

Der folgende Satz bestätigt, daß der Korrelationskoeffizient als ein Maß für den Grad der linearen Abhängigkeit zwischen zwei Zufallsvariablen angesehen werden kann.

3.1.4 Satz. *Es seien X und Y Zufallsvariable mit $0 < \sigma^2(X), \sigma^2(Y) < \infty$. Dann gilt:*

(i) Sind X und Y unabhängig, so ist $\varrho(X,Y) = 0$.

(ii) Gilt $\varrho(X,Y) = -1$ oder 1, so existieren $a, b \in I\!R$ mit $P\{Y = aX + b\} = 1$.

(iii) Die mittlere quadratische Abweichung $E((Y - (aX + b))^2)$ der linearen Approximation von Y durch $aX + b$ ist genau dann minimal, wenn

$$a^* = \frac{Cov(X,Y)}{\sigma^2(X)} \quad \text{und} \quad b^* = E(Y) - a^* E(X)$$

gewählt wird. In diesem Fall gilt:

$$E\Big((Y - (a^*X + b^*))^2\Big) = (1 - \varrho^2(X,Y))\sigma^2(Y). \tag{3.1}$$

Beweis: Sind X und Y unabhängig, so gilt $Cov(X,Y) = E((X - E(X))(Y - E(Y))) = E(X - E(X))E(Y - E(Y)) = 0$, d.h. $\varrho(X,Y) = 0$. Dies ist Teil (i). Zum Nachweis von (iii) definieren wir für $a, b \in I\!R$

$$\begin{aligned} p(a,b) &:= E\Big((Y - aX - b)^2\Big) \\ &= a^2\, E(X^2) + b^2 + 2ab\, E(X) - 2a\, E(XY) - 2b\, E(Y) + E(Y^2). \end{aligned}$$

Die Funktion $p(\cdot,\cdot)$ ist ein Polynom zweiten Grades in den Variablen a, b und besitzt genau ein Minimum für a^*, b^* wie man elementar mittels partieller Ableitung nachrechnet (Aufgabe 12). Ebenso rechnet man die Formel (3.1) elementar nach. Der noch fehlende Teil (ii) folgt unmittelbar aus (3.1), da in diesem Fall

$$E\Big((Y-(a^*X+b^*))^2\Big)=0,$$

d.h. $P\{Y-(a^*X+b^*)=0\}=1$ gilt. □

Die Regressionsgerade

Der Koeffizient

$$a^* = \frac{Cov(X,Y)}{\sigma^2(X)} = \varrho(X,Y)\frac{\sigma(Y)}{\sigma(X)}$$

ist ein geeignetes Mittel zur *Vorhersage* für Y aus X, der sogenannten *Regression* von X auf Y, da nach Satz 3.1.4 (iii) die Zufallsvariable

$$\hat{Y} := a^*X + b^* = E(Y) + a^*(X - E(X))$$

die *beste lineare Approximation* bezüglich der mittleren quadratischen Abweichung von Y durch X darstellt. Der Koeffizient a^* heißt (einfacher) *Regressionskoeffizient* von Y bzgl. X, die Gerade

$$m(t) := a^*(t - E(X)) + E(Y)$$

heißt *Regressionsgerade*. Der Fehler

$$Y - \hat{Y} = Y - m(X)$$

heißt *Residuum*. Die Variable Y wird üblicherweise *abhängige Variable* oder auch erklärte Variable, response variable, dependent variable genannt, während X *unabhängige Variable* oder auch erklärende Variable, predictor variable, independent variable heißt.

Sind X und Y Zufallsvariable mit $E(X) = E(Y) = 0$ und $Var(X) = Var(Y) = 1$, so erhalten wir als beste lineare Vorhersage $\hat{Y}$ für Y aus X

$$\hat{Y} = a^*X = \varrho(X,Y)X.$$

Da der Korrelationskoeffizient $\varrho(X,Y)$ von X und Y betragsmäßig stets kleiner oder gleich eins ist, folgt

$$|\hat{Y}| = |\varrho(X,Y)|\,|X| \le |X|.$$

Der aus X vorhergesagte Wert $\hat{Y}$ für Y ist also in diesem Fall betragsmäßig stets kleiner oder gleich $|X|$. Dieses Phänomen einer Rückläufigkeit begründet die Namensgebung *Regression* von X auf Y bzw. die Bezeichnung Regressionsanalyse für die Untersuchung des stochastischen Zusammenhangs zwischen Zufallsgrößen auf der Grundlage eines mittleren quadratischen Fehlers.

Die empirischen Gegenstücke zur Kovarianz $Cov(X,Y)$ und zum Korrelationskoeffizienten $\varrho(X,Y)$ zweier Zufallsvariablen X,Y aufgrund einer Stichprobe $(X_1,Y_1),\dots,(X_n,Y_n)$ von unabhängigen Wiederholungen von (X,Y) sind die *Stichprobenkovarianz*

$$S_{X,Y,n} = (n-1)^{-1}\sum_{i=1}^{n}(X_i-\bar{X}_n)(Y_i-\bar{Y}_n) = (n-1)^{-1}\Big(\sum_{i=1}^{n}X_iY_i - n\bar{X}_n\bar{Y}_n\Big)$$

und der *Pearsonsche-* oder *Stichprobenkorrelationskoeffizient*

$$r_{X,Y,n} := \frac{S_{X,Y,n}}{S_{X,n}S_{Y,n}} = \frac{\sum_{i=1}^{n}(X_i-\bar{X}_n)(Y_i-\bar{Y}_n)}{\left(\sum_{i=1}^{n}(X_i-\bar{X}_n)^2\sum_{i=1}^{n}(Y_i-\bar{Y}_n)^2\right)^{1/2}}$$

Dabei sind $\bar{X}_n := n^{-1}\sum_{i=1}^{n}X_i$, $\bar{Y}_n := n^{-1}\sum_{i=1}^{n}Y_i$ die Stichprobenmittel zu $X_1,\dots,X_n$ bzw. $Y_1,\dots,Y_n$ und $S^2_{X,n} = (n-1)^{-1}\sum_{i=1}^{n}(X_i-\bar{X}_n)^2$, $S^2_{Y,n} = (n-1)^{-1}\sum_{i=1}^{n}(Y_i-\bar{Y}_n)^2$ die zugehörigen Stichprobenvarianzen.

3.1.5 Satz. *Es seien $(X_1,Y_1),\dots,(X_n,Y_n)$ unabhängige Wiederholungen eines zweidimensionalen Zufallsvektors (X,Y) mit $0 < Var(X)$, $Var(Y) < \infty$.*

(i) Die Stichprobenkovarianz $S_{X,Y,n}$ ist ein erwartungstreuer Schätzer für $Cov(X,Y)$, d.h. es gilt für $n \in \mathbb{N}$

$$E(S_{X,Y,n}) = Cov(X,Y).$$

(ii) Aus dem starken Gesetz der großen Zahlen folgt

$$S_{X,Y,n} \longrightarrow_{n\to\infty} Cov(X,Y) \qquad f.s.$$

sowie

$$r_{X,Y,n} \longrightarrow_{n\to\infty} \varrho(X,Y) \qquad f.s.,$$

d.h. $S_{X,Y,n}$ und $r_{X,Y,n}$ sind (stark) konsistente Schätzerfolgen für die Kovarianz $Cov(X,Y)$ bzw. den Korrelationskoeffizienten $\varrho(X,Y)$.

Beweis: Aufgabe 13. □

Die empirischen Maßzahlen $S_{X,n}$, $S_{Y,n}$, $S_{X,Y,n}$ und $r_{X,Y,n}$ geben einen Eindruck von der Gestalt der Datenwolke $\{(X_1,Y_1)^T,\dots,(X_n,Y_n)^T\}$ im $\mathbb{R}^2$. Ein Wert von $r_{X,Y,n}$ nahe +1 oder −1 läßt dabei auf einen hohen linearen Abhängigkeitsgrad von X und Y schließen, so daß die beste lineare Approximation

$$\begin{aligned}\hat{Y} &= E(Y) + a^*(X - E(X))\\ &= E(Y) + \frac{Cov(X,Y)}{Var(X)}(X - E(X)) = m(X)\end{aligned}$$

von Y aus X eine gute Approximation erwarten läßt. Ersetzen wir daher die obigen im allgemeinen unbekannten Parameter $E(Y)$, $E(X)$ und $Cov(X,Y)$, $Var(X)$ durch ihre Schätzwerte, so erhalten wir

$$\begin{aligned}\bar{Y}_n + \frac{S_{X,Y,n}}{S^2_{X,n}}(X - \bar{X}_n) &= \frac{S_{X,Y,n}}{S^2_{X,n}} X + \bar{Y}_n - \frac{S_{X,Y,n}}{S^2_{X,n}} \bar{X}_n \\ &=: \hat{\beta}_1 X + \hat{\beta}_0 =: \hat{m}(X)\end{aligned}$$

als empirische lineare Schätzung von Y aus X. Die Gerade

$$\hat{m}(t) := \hat{\beta}_1 t + \hat{\beta}_0, \qquad t \in \mathbb{R},$$

wobei Steigung (*slope*) und Achsenabschnitt (*intercept*) durch

$$\hat{\beta}_1 := \frac{S_{X,Y,n}}{S^2_{X,n}} \qquad \text{bzw.} \qquad \hat{\beta}_0 := \bar{Y}_n - \hat{\beta}_1 \bar{X}_n$$

definiert werden, ist die *empirische Regressionsgerade*, besser bekannt unter dem Namen *Kleinste-Quadrate-Schätzer*; siehe dazu den nächsten Abschnitt. Sie approximiert die *Regressionsgerade* $m(t)$. Die Fehler

$$Y_i - \hat{Y}_i = Y_i - \hat{m}(X_i), \qquad i = 1, \ldots, n,$$

bei dieser Approximation sind die (empirischen) *Residuen*.

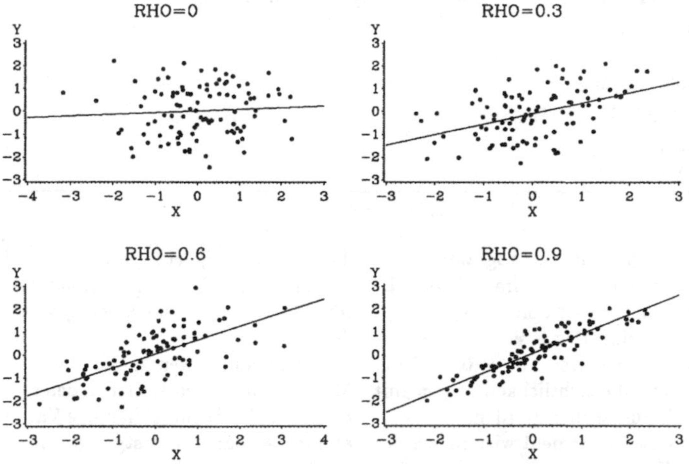

Abbildung 3.1.2. Scatterplots aus Abbildung 3.1.1 mit empirischen Regressionsgeraden.

RHO	_DEPVAR_	INTERCEP	X
0.0	Y	-0.021644	0.07528
0.3	Y	-0.090917	0.45990
0.6	Y	0.038768	0.60090
0.9	Y	0.060715	0.85758

Abbildung 3.1.3. Intercept $\hat{\beta}_0$ und slope $\hat{\beta}_1$ der Regressionsgeraden aus Abbildung 3.1.2.

```
***   Programm 3_1_2   ***;
TITLE1 'Plot mit Regressionsgeraden';
TITLE2 'und Regressionskoeffizienten';
LIBNAME eins 'c:\daten';

GOPTIONS NODISPLAY HBY=4 HTEXT=3;
SYMBOL1 V=DOT C=RED I=RL;
PROC GPLOT DATA=eins.corr1 GOUT=corr;
   PLOT y*x;
   BY rho;
RUN; QUIT;

GOPTIONS DISPLAY;
PROC GREPLAY NOFS IGOUT=corr TC=SASHELP.TEMPLT;
   TEMPLATE=L2R2S;
   TREPLAY 1:GPLOT 2:GPLOT2 3:GPLOT1 4:GPLOT3;
RUN; DELETE _ALL_; QUIT;

TITLE1 'Geschaetzte Parameter';
TITLE2 'Daten aus Programm 3_1_1';
PROC REG DATA=eins.corr1 OUTEST=regstat NOPRINT;
   MODEL y=x;
   BY rho;
PROC PRINT DATA=regstat;
   VAR _DEPVAR_ INTERCEP x;
   ID rho;
RUN; QUIT;
```

Das Programm nutzt die in Programm 3_1_1 erzeugte Datei eins.corr1. Im SYMBOL-Statement erzeugt die Option 'I=RL' (=Regression Linear) eine Regressionsgerade, deren geschätzte Parameter mit PROC REG erzeugt und der Übersichtlichkeit wegen mit PROC PRINT ausgegeben werden.

Im PROC REG-Statement wird neben der Angabe der Daten-Datei die Option 'OUTEST=name' gesetzt, wodurch in der Datei 'name' die geschätzten Parameter sowie weitere statistische Kennzahlen gespeichert werden.

Zwingend notwendig ist die Angabe eines MODEL-Statements, in dem das Regressionsmodell in der Form 'abhängige Variable = unabhängige Variable' festgelegt wird.

Mittels der Geraden $\hat{m}(t)$, die aufgrund einer Trainingsstichprobe $(X_1, Y_1), \ldots, (X_n, Y_n)$ berechnet wird, können wir demnach *zukünftige* Werte von Y aus Werten von X vorhersagen, und zwar um so genauer, je größer die lineare Abhängigkeit von X und Y ist, d.h. je näher der (empirische) Korrelationskoeffizient bei -1 oder 1 ist. Ein Wert des (empirischen) Korrelationskoeffizienten nahe 0 läßt hingegen eine lineare Approximation von Y durch X wenig sinnvoll erscheinen.

3.2 Die Methode der kleinsten Quadrate

Nachdem wir den Kleinste-Quadrate-Schätzer für den linearen Zusammenhang zwischen Zufallsvariablen im vorigen Abschnitt mittels wahrscheinlichkeitstheoretischer Argumente hergeleitet haben, gehen wir nun datenorientiert vor und motivieren diesen Kleinste-Quadrate-Schätzer als ein naheliegendes Instrument der Datenanalyse.

3.2.1 Beispiel (Kastanien-Daten; Chapman und Demeritt (1936)). Um den Zusammenhang zwischen dem Alter eines Baumes und seinem Stammdurchmesser zu untersuchen, wurden an 25 Kastanien das Alter (in Jahren) und der Stammdurchmesser (in Fuß) in Brusthöhe gemessen. Die Daten sind Rice (1988), Seite 505, entnommen.

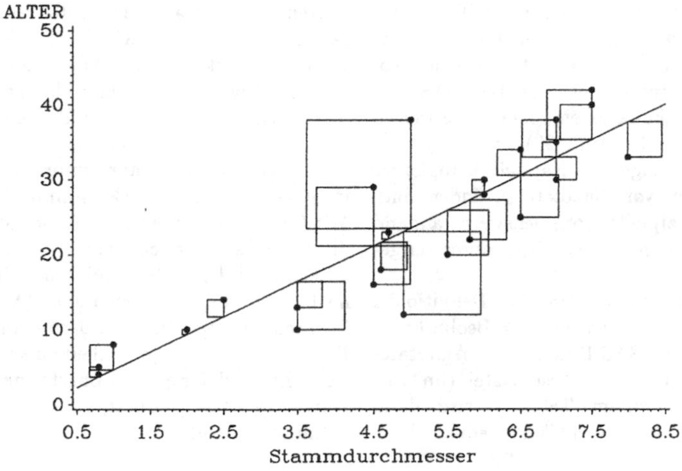

Abbildung 3.2.1. Scatterplot der Kastanien-Daten, Methode der kleinsten Quadrate.

```
***  Programm 31a  ***;
TITLE1 'Methode der kleinsten Quadrate';
TITLE2 'Kastanien-Daten';
LIBNAME eins 'c:\daten';
PROC REG DATA=eins.kastanie NOPRINT;
    MODEL alter=stamm;
    OUTPUT OUT=regdat P=predi;
DATA kasta2;
    SET regdat;
    XSYS='2'; YSYS='2'; LINE=1; SIZE=0.6;
    X=stamm; Y=alter; FUNCTION='MOVE'; OUTPUT;
    X=stamm; Y=predi; FUNCTION='DRAW'; OUTPUT;
    X=stamm+(predi-alter)/10.5; Y=predi; FUNCTION='DRAW'; OUTPUT;
    X=stamm+(predi-alter)/10.5; Y=alter; FUNCTION='DRAW'; OUTPUT;
    X=stamm; Y=alter; FUNCTION='DRAW'; OUTPUT;
AXIS1 ORDER=(0.5 TO 8.5 BY 1);
SYMBOL1 V=DOT H=0.8 C=G I=RL;
PROC GPLOT DATA=eins.kastanie ANNOTATE=kasta2;
    PLOT alter*stamm / HAXIS=AXIS;
RUN; QUIT;
```

Die geschätzten Werte erhält man durch das OUTPUT-Statement in der REG-Prozedur. Dabei wird eine neue Datei (OUT=regdat) erstellt, die neben den alten Variablen mittels der Option P=predi die neue Variable 'predi' enthält, in der die geschätzten Werte stehen.

Um graphische Elemente in eine Abbildung zu integrieren, besitzt SAS die ANNOTATE-Funktionen. Hierzu verweisen wir auf SAS/GRAPH (1990).

Da in den folgenden Kapiteln komplexere Anwendungen von Annotate zu finden sind, soll die prinzipielle Vorgehensweise anhand des vorliegenden kleinen Programms dargestellt werden.

Grundsätzlich werden die Definitionen der graphischen Elemente als Beobachtungen in einer SAS-Datei, der Annotate-Datei, abgespeichert. Diese Datei (im vorliegenden Programm 'kasta2') wird dann im Aufruf der Graphik-Prozedur (hier: PROC GPLOT) durch die Option ANNOTATE=annotatedatei (hier: ANNOTATE=kasta2) der Graphik zugeordnet.

Man beachte, daß zuerst im SET-Statement die Daten der Datei 'regdat' geladen werden. Mit XSYS='2', YSYS='2' wird festgelegt, daß das Annotate- und das GPLOT-Koordinatensystem übereinstimmen sollen. Dann werden Linien-Typ und -Dicke festgelegt. Mit der Funktion 'MOVE' bewegt man sich zum ersten empirischen Punkt im Koordinatensystem (X=stamm, Y=alter). Mit OUTPUT werden diese Informationen in die Datei kasta2 geschrieben.

Dann wird mit der Funktion 'DRAW' eine Linie zum geschätzten Punkt (X=stamm, Y=predi) gezogen und wiederum mit OUTPUT in kasta2 abgespeichert u.s.w. Dieser Vorgang wird für jede Beobachtung aus der Datei 'regdat' wiederholt, so daß alle Linien definiert werden.

Um eine Gerade an eine Punktwolke $\{(x_i, y_i)^T, i = 1, \ldots, n\}$ im $\mathbb{R}^2$ anzupassen, müssen wir die Steigung β_1 und den Schnittpunkt β_0 mit der y-Achse der Geraden $y = \beta_1 x + \beta_0$ festlegen. Die *Methode der kleinsten Quadrate* besteht darin, die Gerade, d.h. β_0 und β_1 so zu wählen, daß die Summe der Quadrate der *vertikalen* Abstände der Punkte $(x_i, y_i)^T$, $i = 1, \ldots, n$, zur Geraden minimiert wird, d.h.

$$R(\beta_0, \beta_1) := \sum_{i=1}^{n} (y_i - \beta_0 - \beta_1 x_i)^2 = \min!$$

Mittels der Bildung partieller Ableitungen erhalten wir daraus die Bedingungen

$$\begin{aligned} \partial R/\partial\beta_0 &= -2\sum_{i=1}^{n}(y_i - \beta_0 - \beta_1 x_i) = 0, \\ \partial R/\partial\beta_1 &= -2\sum_{i=1}^{n} x_i(y_i - \beta_0 - \beta_1 x_i) = 0, \end{aligned}$$

die eine Minimalstelle der Funktion R erfüllen muß, bzw.

$$\begin{aligned} \sum_{i=1}^{n} y_i &= n\beta_0 + \beta_1 \sum_{i=1}^{n} x_i, \\ \sum_{i=1}^{n} x_i y_i &= \beta_0 \sum_{i=1}^{n} x_i + \beta_1 \sum_{i=1}^{n} x_i^2 \end{aligned}$$

(siehe Aufgabe 14). Die Lösungen $\hat\beta_0, \hat\beta_1$ dieses Gleichungssystems sind

$$\begin{aligned} \hat\beta_0 &= \frac{(\sum_{i=1}^{n} x_i^2)(\sum_{i=1}^{n} y_i) - (\sum_{i=1}^{n} x_i)(\sum_{i=1}^{n} x_i y_i)}{n\sum_{i=1}^{n} x_i^2 - (\sum_{i=1}^{n} x_i)^2}, \\ \hat\beta_1 &= \frac{n\sum_{i=1}^{n} x_i y_i - (\sum_{i=1}^{n} x_i)(\sum_{i=1}^{n} y_i)}{n\sum_{i=1}^{n} x_i^2 - (\sum_{i=1}^{n} x_i)^2}. \end{aligned} \tag{3.2}$$

Der Vektor $(\hat\beta_0, \hat\beta_1)$ heißt *Kleinste-Quadrate-Schätzer* für (β_0, β_1). Unter den Modellannahmen des vorigen Abschnitts, daß nämlich (x_i, y_i) Realisierungen von n unabhängigen Wiederholungen eines Zufallsvektors (X, Y) sind, schätzt $(\hat\beta_0, \hat\beta_1)$ die Parameter der Regressionsgeraden $m(t)$. Ohne diese Modellannahme ist $(\hat\beta_0, \hat\beta_1)$ kein Schätzer, sondern *ein* Vorschlag, eine Gerade durch eine Datenwolke $\{(x_i, y_i)^T : i = 1, \ldots, n\}$ zu legen (siehe Aufgabe 4 in Kapitel 8). Der Beweis des folgenden Satzes ist Aufgabe 15.

3.2.2 Satz. *Mit* $\bar x_n := n^{-1}\sum_{i=1}^{n} x_i$ *und* $\bar y_n := n^{-1}\sum_{i=1}^{n} y_i$ *gilt die Darstellung*

$$\hat\beta_1 = \frac{\sum_{i=1}^{n}(x_i - \bar x_n)(y_i - \bar y_n)}{\sum_{i=1}^{n}(x_i - \bar x_n)^2}, \qquad \hat\beta_0 = \bar y - \hat\beta_1 \bar x_n.$$

Für die Kastanien-Daten aus Beispiel 3.2.1 erhalten wir die Werte $\hat\beta_1 = 4.7345$, $\hat\beta_0 = -0.13796$ und damit den geschätzten linearen Zusammenhang

$$\text{Alter} \sim 4.7345 \text{ Stammdurchmesser} - 0.13796$$

zwischen dem Alter (in Jahren) und dem Stammdurchmesser (in Fuß) von Kastanienbäumen, gemessen in Brusthöhe. Mit dieser Formel könnte nun das Alter eines Kastanienbaumes geschätzt werden, ohne ihn zur (allerdings exakten) Zählung von Jahresringen fällen zu müssen. Die Schätzung des Alters würde offenbar nicht wesentlich beeinflußt, wenn der intercept $\hat{\beta}_0$ in obiger Formel gleich Null gewählt würde.

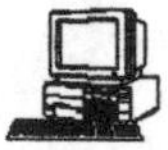

```
Model: MODEL1
Dependent Variable: ALTER

                         Parameter Estimates

                 Parameter       Standard      T for H0:
Variable  DF      Estimate          Error    Parameter=0     Prob > |T|

INTERCEP   1     -0.137960     2.86033088         -0.048         0.9619
STAMM      1      4.734494     0.53534594          8.844         0.0001
```

Abbildung 3.2.2. Kleinste-Quadrate-Schätzer für die Kastanien-Daten.

```
***  Programm 3_2_2  ***;
TITLE1 'Kleinste-Quadrate-Schaetzer';
TITLE2 'Kastanien-Daten';
LIBNAME eins 'c:\daten';

PROC REG DATA=eins.kastanie;
   MODEL alter=stamm;
RUN; QUIT;
```

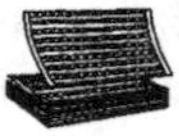

Festes und zufälliges Design

Offenbar stimmen $\hat{\beta}_0, \hat{\beta}_1$ mit den im vorigen Abschnitt hergeleiteten Schätzern für die Steigung und den Achsenabschnitt der Regressionsgeraden überein. Allerdings lassen wir hier die beiden folgenden Fälle zu:

(a) Die Werte x_i, $i = 1, \dots, n$, sind Realisationen von Zufallsvariablen $X_1, \dots, X_n$. In diesem Fall spricht man von einem *zufälligen Design*.

(b) Die Werte x_i, $i = 1, \dots, n$, sind fest gewählte Punkte. In diesem Fall spricht man von einem *festen Design*.

Datentransformation

Häufig liegt ein linearer Zusammenhang zwischen X und Y bzw. zwischen x_i und y_i erst nach einer geeigneten Transformation, etwa $\log x_i$, $\log y_i$, $i = 1, \ldots, n$, vor. Ein Beispiel ist die in der Chemie auftretende Arrhenius-Gleichung

$$\alpha = C \exp(-e_A/(KT)).$$

Dabei bezeichnet α die Geschwindigkeit einer chemischen Reaktion, C ist eine unbekannte Konstante, e_A die unbekannte Aktivierungsenergie, K die Boltzmannsche Konstante und T die (absolute) Temperatur. Wird die Reaktion zu verschiedenen Temperaturen ausgelöst und ihre Geschwindigkeit gemessen, so können die unbekannten Werte e_A und C aus den Daten geschätzt werden. Zwar ist die obige Funktion nicht linear in T, aber

$$\log \alpha = \log C - e_A/(KT)$$

ist linear in $1/T$. Wird nun $\log \alpha$ gegen $1/T$ geplottet, so ergibt sich eine Gerade mit der Steigung $-e_A/K$ und dem Achsenabschnitt $\log C$, siehe auch Beispiel 3.2.6.

Das Standardmodell

Wir werden einige statistische Eigenschaften des Kleinste-Quadrate-Schätzers herleiten. Da die Anpassung einer Geraden an eine Punktwolke $\{(x_i, y_i)^T, i = 1, \ldots, n\}$ nur dann sinnvoll ist, wenn in etwa ein linearer Zusammenhang zwischen x_i und y_i bzw. X und Y vorliegt, betrachten wir im folgenden den einfachsten Fall, daß die Messung Y_i eine lineare Funktion von x_i und einem zufälligen Störterm oder Meßfehler ist, d.h. unser *Standardmodell* ist das folgende: Wir betrachten y_i als Realisation der Zufallsvariablen Y_i mit der Darstellung

$$Y_i = \beta_0 + \beta_1 x_i + \varepsilon_i, \qquad i = 1, \ldots, n. \tag{3.3}$$

Dabei sind $\varepsilon_1, \ldots, \varepsilon_n$ unabhängige Zufallsvariable mit $E(\varepsilon_i) = 0$ und $Var(\varepsilon_i) = \sigma^2$, $i = 1, \ldots, n$. Die Werte $x_1, \ldots, x_n$ sind fest gewählt, d.h. wir gehen von einem festen Design aus und setzen überdies voraus, daß nicht alle Designwerte x_i identisch sind.

3.2.3 Satz. *Im Standardmodell (3.3) ist der Kleinste-Quadrate-Schätzer*

$$\hat{\beta}_1 = \Big(\sum_{i=1}^{n}(x_i - \bar{x}_n)(Y_i - \bar{Y}_n)\Big) / \sum_{i=1}^{n}(x_i - \bar{x}_n)^2$$

und

$$\hat{\beta}_0 = \bar{Y}_n - \hat{\beta}_1 \bar{x}_n$$

für β_0 bzw. β_1 erwartungstreu, *d.h.* $E(\hat{\beta}_j) = \beta_j$, $j = 0, 1$.

Beweis: Aus den Modellannahmen folgt $E(Y_i) = \beta_0 + \beta_1 x_i$. Aus der Darstellung (3.2) erhalten wir dann

$$\begin{aligned} E(\hat{\beta}_0) &= \frac{(\sum_{i=1}^n x_i^2)(\sum_{i=1}^n E(Y_i)) - (\sum_{i=1}^n x_i)(\sum_{i=1}^n x_i E(Y_i))}{n\sum_{i=1}^n x_i^2 - (\sum_{i=1}^n x_i)^2} \\ &= \frac{(\sum_{i=1}^n x_i^2)(n\beta_0 + \beta_1 \sum_{i=1}^n x_i) - (\sum_{i=1}^n x_i)(\beta_0 \sum_{i=1}^n x_i + \beta_1 \sum_{i=1}^n x_i^2)}{n\sum_{i=1}^n x_i^2 - (\sum_{i=1}^n x_i)^2} = \beta_0. \end{aligned}$$

Analog verläuft der Beweis für $\hat{\beta}_1$. □

Im obigen Beweis haben wir nur die Additivität der Fehlerterme ε_i im Standardmodell (3.3) benutzt und die Tatsache, daß $E(\varepsilon_i) = 0$, $i = 1, \ldots, n$; nicht benutzt haben wir hingegen deren Unabhängigkeit bzw. die Annahme identischer Varianzen. Die obige Aussage bleibt daher auch richtig ohne diese Modellannahmen.

Im Standardmodell gilt ferner $Var(Y_i) = \sigma^2$ und $Cov(Y_i, Y_j) = 0$, $i \neq j$. Damit lassen sich die Varianzen von $\hat{\beta}_0$ und $\hat{\beta}_1$ sowie deren Kovarianz elementar bestimmen. Offenbar würde es zu diesem Zweck genügen, wenn wir anstelle der Unabhängigkeit der ε_i nur deren Unkorreliertheit forderten, d.h. falls wir nur voraussetzen würden, daß $Cov(\varepsilon_i, \varepsilon_j) = 0$, $i \neq j$.

3.2.4 Satz. *Im Standardmodell (3.3) gilt*

$$\begin{aligned} Var(\hat{\beta}_0) &= \frac{\sigma^2 \sum_{i=1}^n x_i^2}{n\sum_{i=1}^n x_i^2 - (\sum_{i=1}^n x_i)^2} = \frac{\sigma^2}{n} \frac{\frac{1}{n}\sum_{i=1}^n x_i^2}{\frac{1}{n}\sum_{i=1}^n (x_i - \bar{x}_n)^2}, \\ Var(\hat{\beta}_1) &= \frac{n\sigma^2}{n\sum_{i=1}^n x_i^2 - (\sum_{i=1}^n x_i)^2} = \frac{\sigma^2}{n} \frac{1}{\frac{1}{n}\sum_{i=1}^n (x_i - \bar{x}_n)^2}, \\ Cov(\hat{\beta}_0, \hat{\beta}_1) &= \frac{-\sigma^2 \sum_{i=1}^n x_i}{n\sum_{i=1}^n x_i^2 - (\sum_{i=1}^n x_i)^2} = -\frac{\sigma^2}{n} \frac{\frac{1}{n}\sum_{i=1}^n x_i}{\frac{1}{n}\sum_{i=1}^n (x_i - \bar{x}_n)^2}. \end{aligned}$$

Beweis: Aus der Darstellung

$$\hat{\beta}_1 = \frac{\sum_{i=1}^n (x_i - \bar{x}_n)(Y_i - \bar{Y}_n)}{\sum_{i=1}^n (x_i - \bar{x}_n)^2} = \frac{\sum_{i=1}^n (x_i - \bar{x}_n) Y_i}{\sum_{i=1}^n (x_i - \bar{x}_n)^2}$$

folgt

$$Var(\hat{\beta}_1) = \frac{\sum_{i=1}^n (x_i - \bar{x}_n)^2 \, Var(Y_i)}{(\sum_{i=1}^n (x_i - \bar{x}_n)^2)^2} = \frac{\sigma^2}{\sum_{i=1}^n (x_i - \bar{x}_n)^2}.$$

Die übrigen Aussagen werden analog gezeigt. □

Residual Sum of Squares

Aufgrund der Beziehung

$$\sigma^2 = E(\varepsilon_i^2) = E((Y_i - \beta_0 - \beta_1 x_i)^2), \qquad i = 1, \ldots, n,$$

bietet sich zur Schätzung für den verbleibenden und üblicherweise unbekannten Modellparameter σ^2 die Größe

$$RSS := R(\hat\beta_0, \hat\beta_1) = \sum_{i=1}^{n}(Y_i - \hat\beta_0 - \hat\beta_1 x_i)^2$$

an, wobei die empirischen Residuen $\hat\varepsilon_i := Y_i - \hat\beta_0 - \hat\beta_1 x_i$ die Fehler $\varepsilon_i = Y_i - \beta_0 - \beta_1 x_i$ approximieren. Die Größe *RSS* ist die Summe der empirischen Residuenquadrate und wird daher üblicherweise *residual sum of squares* genannt. Aufgrund des Gesetzes der großen Zahlen wird man erwarten, daß

$$\begin{aligned}\frac{RSS}{n} &= \frac{1}{n}\sum_{i=1}^{n}(Y_i - \hat\beta_0 - \hat\beta_1 x_i)^2 \\ &\sim \frac{1}{n}\sum_{i=1}^{n}(Y_i - \beta_0 - \beta_1 x_i)^2 = \frac{1}{n}\sum_{i=1}^{n}\varepsilon_i^2 \sim E(\varepsilon_1^2) = \sigma^2.\end{aligned}$$

Der Beweis des folgenden Satzes ist Aufgabe 17 (siehe auch Lemma 3.3.20).

3.2.5 Satz. *Im Standardmodell (3.3) ist die Größe*

$$S^2 := \frac{RSS}{n-2}$$

ein erwartungstreuer Schätzer für σ^2.

Falls wir im Standardmodell die spezielle Annahme treffen, daß die Fehlerterme ε_i normalverteilt sind, so folgt aus der Darstellung (3.2) und dem Faltungstheorem der Normalverteilung (siehe Korollar 2.1.5), daß auch $\hat\beta_0$ und $\hat\beta_1$ normalverteilt sind. Schätzer für deren Varianzen erhalten wir, wenn wir in den Formeln des Satzes 3.2.4 σ^2 durch S^2 ersetzen. Bezeichnen wir die daraus resultierenden Schätzer der Varianzen von $\hat\beta_1$ und $\hat\beta_0$ mit $S^2_{\hat\beta_1}$ und $S^2_{\hat\beta_0}$, so kann man unter der Normalverteilungsannahme in Analogie zu Satz 2.2.1 zeigen, daß $(\hat\beta_j - \beta_j)/S_{\hat\beta_j}$ t_{n-2}-verteilt ist, $j = 0, 1$, und daß RSS/σ^2 χ^2_{n-2}-verteilt ist (siehe etwa Satz (3.14) in Lehn und Wegmann (1985) sowie Satz 3.3.23).

Ohne eine Normalverteilungsannahme der ε_i folgt unter gewissen Voraussetzungen an die x_i aus einer geeigneten Version des zentralen Grenzwertsatzes, daß $(\hat\beta_j - \beta_j)/S_{\hat\beta_j}$ für großes n in etwa standardnormalverteilt ist (siehe etwa Korollar 9.2.9 in Gänssler und Stute (1977)). Also kann auch in diesem Fall die t_{n-2}-Verteilung zur approximativen Beschreibung herangezogen werden. Hieraus lassen sich Konfidenzintervalle für β_j ableiten, die auf $\hat\beta_j$ und $S_{\hat\beta_j}$ basieren und zumindest für großes n das geforderte Niveau in etwa einhalten.

Ferner kann mit der Teststatistik $|\hat\beta_j|/\hat S_{\hat\beta_j}$ die Hypothese $H_0 : \beta_j = 0$ überprüft werden. Ist der zugehörige p-Wert auffallend klein, so wird die Hypothese $\beta_j = 0$ in Zweifel gezogen. Für $j = 0$ würde dies bedeuten, daß es im Modell (3.3) wohl einen von Null verschiedenen intercept β_0 gibt, und für $j = 1$, daß es einen gewissen linearen Zusammenhang zwischen den abhängigen Variablen Y_i und den erklärenden Größen x_i gibt (siehe Abbildung 3.2.2).

3.2.6 Beispiel (Geographen-Daten). Die folgende Tabelle gibt die Anzahlen Y_i der im Diplomstudiengang Geographie an der Katholischen Universität Eichstätt in den Wintersemestern 1986/87-1994/95 eingeschriebenen Studenten an:

Jahr	1986	87	88	89	90	91	92	93	94
Anzahl	5	14	24	64	100	129	200	176	177

Für den linearen Zusammenhang zwischen den Anzahlen Y_i der eingeschriebenen Studenten und den Jahren x_i erhalten wir das geschätzte Standardmodell

$$Y_i = -2287.7222 + 26.5167x_i + \varepsilon_i, \qquad i = 1, \dots, 9,$$

sowie $\bar{y}_9 = 98.78$. Die geschätzten Standardabweichungen für ε_i, $\hat{\beta}_0$ und $\hat{\beta}_1$ sind

$$S = 23.4141, \ \hat{S}_{\hat{\beta}_0} = 272.1591, \ \hat{S}_{\hat{\beta}_1} = 3.0227,$$

und der p-Wert ist 0.0001 für die Teststatistiken

$$|\hat{\beta}_0|/\hat{S}_{\hat{\beta}_0} = 8.406 \quad \text{und} \quad |\hat{\beta}_1|/\hat{S}_{\hat{\beta}_1} = 8.772.$$

Läßt sich der Zusammenhang zwischen Y_i und x_i daher tatsächlich durch das Modell (3.3) beschreiben, so bleibt kaum ein Zweifel daran, daß $\beta_0 \neq 0$ und $\beta_1 \neq 0$.

Ersetzen wir Y_i durch $\sqrt{Y_i}$, so erhalten wir das geschätzte Standardmodell

$$\sqrt{Y_i} = -133.0422 + 1.5782x_i + \varepsilon_i, \qquad i = 1, \dots, 9,$$

mit den wesentlich kleineren geschätzten Standardfehlern

$$S = 1.2822, \ \hat{S}_{\hat{\beta}_0} = 14.9044, \ \hat{S}_{\hat{\beta}_1} = 0.1655.$$

Auf die Bedeutung der R^2-Werte 0.9166 und 0.9285 als Bestimmtheitsmaße zur Beschreibung der Güte der Anpassung unserer geschätzten Modelle an die Daten gehen wir im nächsten Abschnitt im Rahmen der multiplen linearen Regression ein. Je näher dieser Wert an eins liegt, um so besser ist die Anpassung. Dies spiegelt sich auch in den Residuenplots wider, in denen die empirischen Residuen $\hat{\varepsilon}_i$, also die Fehler in der Vorhersage der abhängigen Variablen durch $\hat{\beta}_0 + \hat{\beta}_1 x_i$, gegen x_i abgetragen werden. Siehe auch Beispiel 3.3.26.

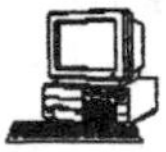

```
Model: MODEL1
Dependent Variable: ANZAHL

    Root MSE       23.41409      R-square       0.9166
    Dep Mean       98.77778      Adj R-sq       0.9047
    C.V.           23.70381
```

Parameter Estimates

Variable	DF	Parameter Estimate	Standard Error	T for H0: Parameter=0	Prob > |T|
INTERCEP	1	-2287.722222	272.15912971	-8.406	0.0001
JAHR	1	26.516667	3.02274666	8.772	0.0001

Model: MODEL2
Dependent Variable: TANZ

Root MSE	1.28224	R-square	0.9285
Dep Mean	8.99414	Adj R-sq	0.9183
C.V.	14.25637		

Parameter Estimates

Variable	DF	Parameter Estimate	Standard Error	T for H0: Parameter=0	Prob > |T|
INTERCEP	1	-133.042238	14.90439137	-8.926	0.0001
JAHR	1	1.578182	0.16553624	9.534	0.0001

Abbildung 3.2.3. Kleinste-Quadrate-Schätzer für die Geographen-Daten, Originaldaten (*Jahr, Anzahl*) und transformierte Daten (*Jahr*, $\sqrt{Anzahl}$).

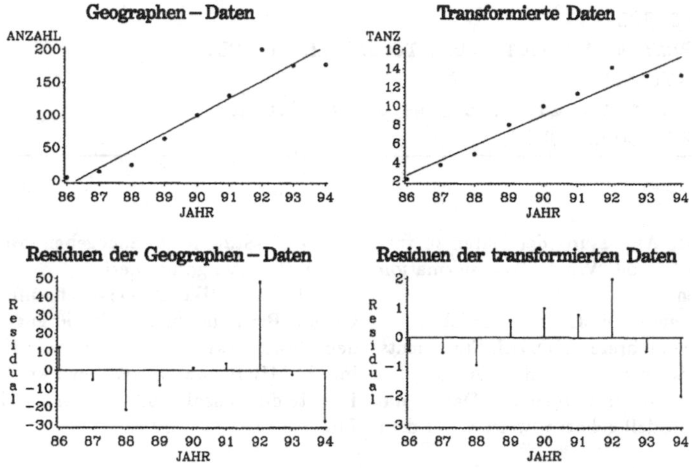

Abbildung 3.2.4. Scatterplots mit Regressionsgerade und Residuenplots der Geographen-Daten, Originaldaten (*Jahr, Anzahl*) und transformierte Daten (*Jahr*, $\sqrt{Anzahl}$).

```
***   Programm 3_2_3   ***;
TITLE1 'Lineare Regression';
TITLE2 'Geographen-Daten';
LIBNAME eins 'c:\daten';

DATA data1;
   SET eins.geo;
   tanz=SQRT(anzahl);                    * Wurzel-Transformation;

PROC REG DATA=data1;
   MODEL anzahl=jahr;
   OUTPUT OUT=regdat_o R=res_o;
   MODEL tanz=jahr;
   OUTPUT OUT=regdat_t R=res_t;
RUN; QUIT;

GOPTIONS NODISPLAY HTEXT=3;
SYMBOL1 V=DOT C=R I=RL;
SYMBOL2 V=DOT C=R I=NEEDLE H=0.5;
PROC GPLOT DATA=regdat_o GOUT=abb32;
   TITLE1 'Geographen-Daten'; TITLE2;
   PLOT anzahl*jahr=1 / NAME='orgdat';                   RUN;
   TITLE1 'Residuen der Geographen-Daten';
   PLOT res_o *jahr=2 / NAME='orgres' VREF=0;            RUN;
PROC GPLOT DATA=regdat_t GOUT=abb32;
   TITLE1 'Transformierte Daten'; TITLE2;
   PLOT tanz*jahr=1 / NAME='tdat';                       RUN;
   TITLE1 'Residuen der transformierten Daten';
   PLOT res_t *jahr=2 / NAME='tres' VREF=0;              RUN;

GOPTIONS DISPLAY;
PROC GREPLAY NOFS IGOUT=abb32 TC=SASHELP.TEMPLT;
   TEMPLATE=L2R2S;
      TREPLAY 1:orgdat 2:orgres 3:tdat 4:tres;
RUN; DELETE _ALL_; QUIT;
```

Um die lineare Anpassung der Daten zu verbessern, wird eine Wurzel-Transformation vorgenommen.

In der folgenden REG-Prozedur ist zu erkennen, daß mehrere MODEL-Statements angegeben werden können. Durch das OUTPUT-Statement werden die Daten, die zum letzten Modell gehören, welches vor dem OUTPUT-Statement angegeben wurde, in die OUT-Datei gespeichert.

In der OUTPUT-Datei stehen aufgrund der Option R=name zusätzlich die entsprechenden Residuenwerte. Die Option I=NEEDLE im SYMBOL-Statement bewirkt, daß die Punkte durch senkrechte Linien mit der Null-Linie verbunden werden.

In unserem Standardmodell hatten wir angenommen, daß die Fehler ε_i dieselbe Varianz σ^2 besitzen; in diesem Fall heißen die Fehler *homoskedastisch*. Anderenfalls spricht man von *heteroskedastischen* Fehlern. Falls die Annahme der Homoskedastizität also tatsächlich verletzt ist, können Schätzer bzw. Tests und Konfidenzintervalle, die auf dieser Annahme aufgebaut sind, zu fehlerhaften Schlüssen führen.

Der Kleinste-Quadrate-Schätzer $(\hat{\beta}_0, \hat{\beta}_1)$ reagiert offenbar sehr empfindlich auf Ausreißer, der Breakdownpoint von $\hat{\beta}_0$ und $\hat{\beta}_1$ ist jeweils $1/n$. Aus diesem Grund ist auch in der Regressionsanalyse das Interesse an robusten Alternativen wie dem Kleinsten-Median-Schätzer $(\hat{b}_0, \hat{b}_1)$ von (β_0, β_1) größer geworden. Dieser Schätzer $(\hat{b}_0, \hat{b}_1)$ ist diejenige Zahlenkombination, die den Median der Residuenquadrate $(y_i - b_0 - b_1 x_i)^2$, $i = 1, \ldots, n$, minimiert. Sein Breakdownpoint im Modell (3.3) ist $1/2$, falls der Stichprobenumfang n gerade ist und $1/2 - 1/(2n)$, falls n eine ungerade Zahl ist (siehe Theorem 2 in Abschnitt 4, Kapitel 3 in Rousseeuw und Leroy (1987)). Der Kleinste-Median-Schätzer ist damit zwar recht robust gegenüber ausreißerverdächtigen Beobachtungen, er kann aber sehr empfindlich auf kleine Änderungen im zentralen Bereich der Daten reagieren (siehe Hettmansperger und Sheather (1992)).

3.3 Multiple lineare Regression

In komplexen Situationen, in denen eine Variable y nicht nur von *einer* unabhängigen Variablen x, sondern von einer Reihe $x_1, \ldots, x_{p-1}$ unabhängiger Variablen linear abhängt, empfiehlt sich zur Beschreibung des *multiplen linearen Regressionsmodells* und des zugehörigen Kleinste-Quadrate-Schätzers die Matrizen- und Vektorschreibweise.

Wir gehen daher im folgenden von einer abhängigen Variablen y und $p-1$ erklärenden Variablen aus, $p \geq 2$, d.h. unsere Datensätze sind nun

$$(y_i, x_{i1}, \ldots, x_{ip-1})^T \in \mathbb{R}^p, \qquad i = 1, \ldots, n.$$

3.3.1 Beispiel (Wirtschafts-Daten; Institut der deutschen Wirtschaft (1993), Nr. 147–158). Die Arbeitslosenquote (*alq*) in zwanzig bestimmten Industrieländern soll durch ein lineares Modell folgender Variablen erklärt werden: Zunahme des Bruttoinlandsprodukts gegenüber dem Vorjahr (*bip*), der Inflationsrate (*infla*), der Investitionsquote (*invest*), der Steuerquote (*steuer*) in Prozent des Bruttosozialprodukts, der Bevölkerung in Millionen (*popul*), der Arbeitskosten je Stunde in DM (*arbkost*), der Anzahl der Streiktage je 1000 abhängig Beschäftigte (*streiktg*) sowie der Anzahl der in Betrieb befindlichen Atomkraftwerke (*akw*), d.h.

$$\begin{aligned} alq = {} & \beta_0 + \beta_1 \, bip + \beta_2 \, infla + \beta_3 \, invest + \beta_4 \, steuer + \beta_5 \, popul \\ & + \beta_6 \, arbkost + \beta_7 \, streiktg + \beta_8 \, akw. \end{aligned}$$

Falls nicht anders angegeben, beziehen sich alle Angaben auf das Jahr 1990 und erfolgen in Prozent. Fehlende Werte in den Datensätzen wurden mittels multipler linearer Regression, wie in Beispiel 3.3.4 beschrieben, geschätzt.

Unterstellen wir eine lineare Abhängigkeit der y_i von $x_{i1}, \ldots, x_{ip-1}$, so müssen wir nun in Verallgemeinerung einer Geraden eine Hyperebene der Dimension $p-1$ an diese Datenwolke anpassen. Wir werden im folgenden dabei stets $p \leq n$ voraussetzen, also annehmen, daß die Anzahl der Datensätze die Zahl $p-1$ der erklärenden Variablen übertrifft. Dies ist offenbar eine Minimalanforderung an die durch die Daten zur Verfügung gestellte Information.

Wir suchen reelle Zahlen $\beta_0, \beta_1, \ldots, \beta_{p-1}$, so daß im Idealfall für die Datenpunkte im $\mathbb{R}^p$ die Beziehung

$$y_i = \beta_0 + \beta_1 x_{i1} + \ldots + \beta_{p-1} x_{ip-1}, \qquad i = 1, \ldots, n$$

gilt. Setzen wir

$$\boldsymbol{y} := \begin{pmatrix} y_1 \\ \vdots \\ y_n \end{pmatrix}, \quad \boldsymbol{\beta} := \begin{pmatrix} \beta_0 \\ \vdots \\ \beta_{p-1} \end{pmatrix}$$

und

$$\boldsymbol{X} := \begin{pmatrix} 1 & x_{11} & \ldots & x_{1p-1} \\ \vdots & \vdots & & \vdots \\ 1 & x_{n1} & \ldots & x_{np-1} \end{pmatrix},$$

so sind $\boldsymbol{y}$ und $\boldsymbol{\beta}$ Vektoren der Dimension n bzw. p und $\boldsymbol{X}$ ist eine $n \times p$-Matrix, die sogenannte *Design-Matrix*. Die obigen n Gleichungen lassen sich nun in der geschlossenen Form $\boldsymbol{y} = \boldsymbol{X}\boldsymbol{\beta}$ schreiben.

Die Normalgleichungen

Die Methode der kleinsten Quadrate besteht wiederum darin, die Hyperebene bzw. den Vektor $\boldsymbol{\beta}$ so zu bestimmen, daß die Summe der Quadrate der Residuen minimiert wird:

$$\begin{aligned} R(\boldsymbol{\beta}) &:= \sum_{i=1}^{n} (y_i - \beta_0 - \beta_1 x_{i1} - \cdots - \beta_{p-1} x_{ip-1})^2 \\ &= ||\boldsymbol{y} - \boldsymbol{X}\boldsymbol{\beta}||^2 = \min! \end{aligned}$$

Dabei bezeichnet

$$||\boldsymbol{z}|| := (\boldsymbol{z}^T \boldsymbol{z})^{1/2} = \sqrt{z_1^2 + \cdots + z_n^2}$$

die *euklidische Norm* bzw. Länge eines Vektors $\boldsymbol{z} = (z_1, \ldots, z_n)^T \in \mathbb{R}^n$.

3.3.2 Beispiel. Im früher betrachteten Fall $p = 2$ der Anpassung einer Geraden an eine Punktwolke $\{(x_i, y_i)^T,\ i = 1, \ldots, n\}$, im $\mathbb{R}^2$ erhalten wir

$$\boldsymbol{y} = \begin{pmatrix} y_1 \\ \vdots \\ y_n \end{pmatrix}, \quad \hat{\boldsymbol{\beta}} := \begin{pmatrix} \hat{\beta}_0 \\ \hat{\beta}_1 \end{pmatrix}, \quad \boldsymbol{X} = \begin{pmatrix} 1 & x_1 \\ \vdots & \vdots \\ 1 & x_n \end{pmatrix}$$

und für den Vektor der empirischen Residuen

$$\hat{\boldsymbol{\varepsilon}} := \boldsymbol{y} - \hat{\boldsymbol{y}} := \boldsymbol{y} - \boldsymbol{X}\hat{\boldsymbol{\beta}} = \begin{pmatrix} y_1 - \hat{\beta}_0 - \hat{\beta}_1 x_1 \\ \vdots \\ y_n - \hat{\beta}_0 - \hat{\beta}_1 x_n \end{pmatrix}$$

Mittels partieller Ableitungen erhalten wir analog zur Vorgehensweise in (3.2) als notwendige und hinreichende Bedingung für die Minimierung von R durch $\boldsymbol{\beta}$ die Lösung des Gleichungssystems

$$\begin{aligned} n\beta_0 + \beta_1 \sum_{i=1}^n x_{i1} + \cdots + \beta_{p-1} \sum_{i=1}^n x_{ip-1} &= \sum_{i=1}^n y_i, \\ \beta_0 \sum_{i=1}^n x_{ik} + \beta_1 \sum_{i=1}^n x_{i1} x_{ik} + \cdots + \beta_{p-1} \sum_{i=1}^n x_{ip-1} x_{ik} &= \sum_{i=1}^n y_i x_{ik}, \end{aligned} \tag{3.4}$$

$k = 1, \ldots, p-1$. Diese p Gleichungen können mittels Matrizen in der Form

$$\boldsymbol{X}^T \boldsymbol{X} \boldsymbol{\beta} = \boldsymbol{X}^T \boldsymbol{y} \tag{3.5}$$

geschrieben werden; die Gleichungen (3.4) bzw. (3.5) heißen *Normalgleichungen*. Ist die $p \times p$-Matrix $\boldsymbol{X}^T \boldsymbol{X}$ invertierbar, so ist offenbar

$$\hat{\boldsymbol{\beta}} := (\boldsymbol{X}^T \boldsymbol{X})^{-1} \boldsymbol{X}^T \boldsymbol{y} \tag{3.6}$$

eine Lösung von (3.5). Der Vektor $\hat{\boldsymbol{\beta}} \in \mathbb{R}^p$ heißt wiederum *Kleinste-Quadrate-Schätzer*.

3.3.3 Lemma. *Der Rang von $\boldsymbol{X}^T \boldsymbol{X}$ ist gleich dem Rang von $\boldsymbol{X}$. Daher haben die Normalgleichungen (3.5) eine eindeutig bestimmte Lösung genau dann, wenn $\boldsymbol{X}^T \boldsymbol{X}$ den vollen Rang p von $\boldsymbol{X}$ besitzt, d.h. falls die Spalten von $\boldsymbol{X}$ linear unabhängig sind. Man beachte, daß wir stets $p \leq n$ voraussetzen.*

Beweis: Die linearen Abbildungen, die durch die Matrizen $\boldsymbol{X}$ und $\boldsymbol{X}^T \boldsymbol{X}$ definiert werden, haben denselben Kern, denn aus $\boldsymbol{X}\boldsymbol{u} = \boldsymbol{0}$ folgt $\boldsymbol{X}^T \boldsymbol{X} \boldsymbol{u} = \boldsymbol{0}$; ferner impliziert $\boldsymbol{X}^T \boldsymbol{X} \boldsymbol{u} = \boldsymbol{0}$, daß $||\boldsymbol{X}\boldsymbol{u}||^2 = \boldsymbol{u}^T \boldsymbol{X}^T \boldsymbol{X} \boldsymbol{u} = 0$, d.h. $\boldsymbol{X}\boldsymbol{u} = \boldsymbol{0}$.

Da für den Rang einer beliebigen linearen Abbildung $\boldsymbol{L} : \mathbb{R}^p \rightarrow \mathbb{R}^s$ die Dimensionsformel

$$\operatorname{Rang} \boldsymbol{L} = p - \text{Dimension des Kernes von } \boldsymbol{L}$$

gilt (siehe etwa Abschnitt 2.2.5 in Koecher (1992)), folgt aus der Gleichheit der Kerne von $\boldsymbol{X}$ und $\boldsymbol{X}^T\boldsymbol{X}$

$$\operatorname{Rang} \boldsymbol{X} = \operatorname{Rang} (\boldsymbol{X}^T\boldsymbol{X}). \qquad \square$$

3.3.4 Beispiel (Luftschadstoff-Daten). An einer Reihe von Meßstationen in Bayern wurden für die beiden Monate Juli 1993 und April 1994 die durchschnittlichen Werte an Schwefeldioxid (SO_2), Kohlenmonoxid (CO), Stickoxid (NO), Stickstoffdioxid (NO_2), Ozon (O_3) und Schwebstaub ($STAUB$) gemessen; die ersten fünf Größen wurden in mg/m^3 Luft gemessen, $STAUB$ in μg/m^3 Luft. In den insgesamt vorliegenden 48 Datensätzen fehlen einige Werte (*missing values*), so daß nur 26 Datensätze vollständig sind. Die folgende *Scatterplot-Matrix*, in der jeweils sämtliche vorliegenden Meßwertpaare zweier Meßgrößen (bis auf $STAUB$) geplottet sind, zeigt einen gewissen linearen Zusammenhang etwa zwischen Ozon und Stickoxid auf.

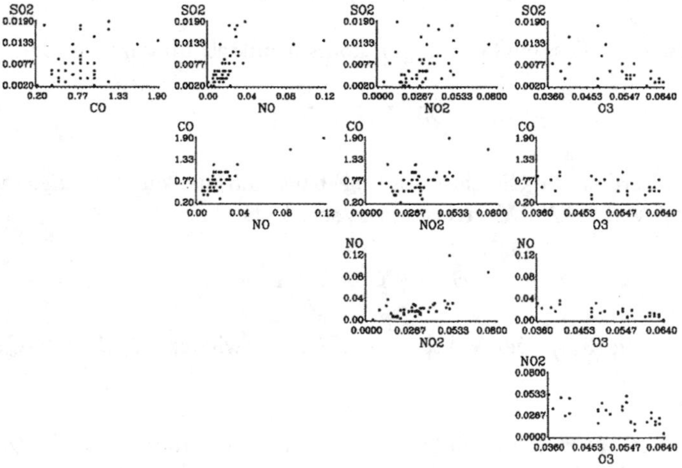

Abbildung 3.3.1. Scatterplot-Matrix zu den Luftschadstoff-Daten.

```
***   Programm 3_3_1   ***;
TITLE1 'Scatterplot-Matrix';
TITLE2 'Luftschadstoff-Daten';
LIBNAME eins 'c:\daten';

GOPTIONS NODISPLAY; TITLE1;
AXIS1 MAJOR=(N=4) LABEL=(H=5.5) VALUE=(H=4);
SYMBOL1 V=DOT C=G H=1 I=NONE;
PROC GPLOT DATA=eins.luft GOUT=abb33a;
    PLOT so2*( co no no2 o3)  /HAXIS=AXIS1 VAXIS=AXIS1;
    PLOT co *(    no no2 o3)  /HAXIS=AXIS1 VAXIS=AXIS1;
    PLOT no *(       no2 o3)  /HAXIS=AXIS1 VAXIS=AXIS1;
    PLOT no2*            o3   /HAXIS=AXIS1 VAXIS=AXIS1;
RUN; QUIT;

GOPTIONS DISPLAY;
%mkfields (4,4);
PROC GREPLAY IGOUT=abb33a TC=tempcat TEMPLATE=newtemp NOFS;
    TREPLAY 1:1  2:2   3:3   4:4
                 6:5   7:6   8:7
                      11:8  12:9
                            16:10;
RUN; DELETE _ALL_; QUIT;
```

Dieses Programm zeigt, daß man in der GPLOT-Prozedur mehrere PLOT-Statements angeben und in einem PLOT-Statement mehrere Abbildungen erzeugen kann. Dabei bedeutet 'PLOT so2*(co no no2 o3);', daß so2 mit jeder der in den Klammern stehenden Variablen geplottet werden soll. Die strukturierte Darstellung der Befehle soll auf die Position der Plots in der Scatterplot-Matrix hinweisen.

Vor dem Aufruf von PROC GREPLAY steht der Befehl %mkfields(4,4). Befehle, die mit einem % beginnen, werden von SAS als Macro-Aufrufe interpretiert. Ein Macro kann z.B. aufgerufen werden, indem es zuvor als eigenes Programm gestartet wurde. Das Macro 'mkfields(m,n)' ist ein selbsterstelltes Macro, welches ein Template mit m Zeilen und n Spalten erzeugt. Das Template hat den Namen 'newtemp' und wird in dem Katalog 'tempcat' abgespeichert.

In der anschließenden GREPLAY-Prozedur findet dieses Template dann Verwendung.

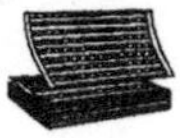

Von der Meßstation in Augsburg liegen keine Ozon-Werte vor, wohl aber die übrigen Daten. Betrachten wir O_3 daher als abhängige Variable und SO_2, CO, NO, NO_2 und $STAUB$ als erklärende Variable, so können wir die fehlenden Werte von Augsburg mit Hilfe des Kleinste-Quadrate-Schätzer $\hat{\boldsymbol{\beta}}$ approximieren, der von den vollständigen $n = 26$ Datensätzen berechnet wird:

$$O_3 \sim \hat{\beta}_0 + \hat{\beta}_1\, SO_2 + \hat{\beta}_2\, NO + \hat{\beta}_3\, NO_2 + \hat{\beta}_4\, CO + \hat{\beta}_5\, STAUB.$$

Wir erhalten gerundet

$$\hat{\boldsymbol{\beta}}^T = (0.0693,\ 0.2443,\ -0.5797,\ -0.1082,\ 0.01,\ -0.0004)$$

und somit für Augsburg die beiden geschätzten Werte

$$\hat{O}_3\,(1993) = -0.0082 \text{ und } \hat{O}_3\,(1994) = 0.0079$$

für die durchschnittliche Ozon-Belastung in den Monaten Juli 1993 und 1994. Sinnvollerweise sollte man $\hat{O}_3$ (1993) gleich Null setzen, da negative Ozon-Werte nicht möglich sind. Dies Ergebnis erinnert uns aber daran, daß wir *Schätzwerte* ermitteln. Ebenso lassen sich die missing values der Ozon-Werte aller 18 Datensätze von insgesamt 48 schätzen, in denen die übrigen Schadstoffwerte vollständig vorliegen. Liegt ein Wert für O_3 vor, so wird im folgenden Programm $\hat{O}_3 = O_3$ gesetzt.

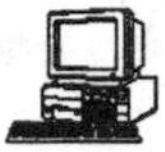

```
INTERCEP    SO2       NO         NO2        CO         STAUB

0.069280    0.24429   -0.57969   -0.10819   .0099606   -.00036175

------------------------------------------------------------------

            NAME                 O3       O3HAT

            ANSBACH              0.057    0.057000
            ANSBACH              0.061    0.061000
            ASCHAFFENBURG        .        .
            ASCHAFFENBURG        .        0.052702
            AUGSBURG             .        0.007923
            AUGSBURG             .       -0.008198
            BAD REICHENHALL      0.064    0.064000
            BAYREUTH             .        0.046161
            BAYREUTH             .        0.048551
            BURGHAUSEN           0.061    0.061000
            .
            .
            .
```

Abbildung 3.3.2. Kleinste-Quadrate-Schätzer für die Luftschadstoff-Daten und Schätzer für die missing values von Ozon.

```
***   Programm 3_3_2   ***;
TITLE1 'Schaetzungen fehlender Ozon-Werte';
TITLE2 'Luftschadstoff-Daten';
LIBNAME eins 'c:\daten';

PROC REG DATA=eins.luft OUTEST=reg1 NOPRINT;
   o3hat: MODEL o3=so2 no no2 co staub;
PROC PRINT DATA=reg1 NOOBS;
   TITLE1 'Schaetzungen der Parameter';
   VAR INTERCEP so2 no no2 co staub;
PROC SCORE DATA=eins.luft SCORE=reg1 TYPE=PARMS OUT=luft1;
   VAR so2 no no2 co staub;

DATA eins.luft1;
   SET luft1;
   IF o3 ^=. THEN o3hat=o3;   * '^=' bedeutet 'ungleich';
PROC SORT;
   BY name;
PROC PRINT DATA=eins.luft1;
   TITLE1 'Schaetzungen fehlender Ozon-Werte';
   VAR o3 o3hat;
   ID name;
RUN; QUIT;
```

Um fehlende Werte mittels einer linearen Regression zu schätzen, geht man in SAS in mehreren Schritten vor.

Im PROC REG-Statement gibt man die Option 'OUTEST=dateiname' (hier: OUTEST=reg1) an, so daß die geschätzten Parameter zu den Modellen in der angegebenen Datei abgespeichert werden. Durch die Angabe von 'label: MODEL ...' kann man jedem Modell einen Namen (hier: o3hat: MODEL ...) geben, der auch den zugehörigen Satz von Parametern bezeichnet. Man beachte, daß SAS die Regression nur für die Beobachtungen durchführt, die in keinem der im MODEL-Statement aufgeführten Variablen einen fehlenden Wert besitzen.

Mit der folgenden PRINT-Prozedur werden die geschätzten Parameter ausgegeben.

PROC SCORE berechnet nun die Linearkombinationen der Parameter aus der SCORE-Datei (hier: SCORE=reg1) mit den Daten aus DATA=eins.luft. Dabei berechnet PROC SCORE den geschätzten o3-Wert auch für die Beobachtungen, die für o3 einen fehlenden Wert besitzen. Falls die Parameter aus einer Regression stammen, muß die Option TYPE=PARMS angegeben werden. Die Originaldaten und die geschätzten Werte werden durch die Option OUT=luft1 in einer neuen SAS-Datei abgespeichert, wobei die geschätzten Werte automatisch als Variablennamen den Namen des Modells erhalten (hier: o3hat). Wurde in PROC REG dem Modell kein Label vorangestellt, wird die neue Variable mit 'MODEL1' bezeichnet.

Das IF-Statement in dem folgenden DATA-Step bewirkt, daß in der Variable o3hat der geschätzte Wert durch den Originalwert ersetzt wird, wenn der Originalwert vorhanden war. In den folgenden Programmen kann mit den Luft1-Daten mit der Variable o3hat gearbeitet werden.

Mittelwertsvektor, Kreuz-Kovarianzmatrix

3.3.5 Bezeichnung. Es seien $Y_1, \ldots, Y_n$ quadratintegrierbare Zufallsvariable. Setze $\boldsymbol{Y} = (Y_1, \ldots, Y_n)^T$. Dann bezeichnet der Vektor

$$\boldsymbol{\mu_Y} := E(\boldsymbol{Y}) := \begin{pmatrix} E(Y_1) \\ \vdots \\ E(Y_n) \end{pmatrix}$$

den Mittelwertsvektor von $\boldsymbol{Y}$ und die $n \times n$-Matrix

$$\boldsymbol{\Sigma_Y} := (Cov(Y_i, Y_j))$$

die Kovarianzmatrix von $\boldsymbol{Y}$.

3.3.6 Satz. *Es sei $\boldsymbol{Y} = (Y_1, \ldots, Y_n)^T$ ein n-dimensionaler Zufallsvektor, $\boldsymbol{c} \in \mathbb{R}^m$ und $\boldsymbol{A}$ eine $m \times n$-Matrix. Dann gilt für $\boldsymbol{Z} := \boldsymbol{c} + \boldsymbol{AY}$:*

$$E(\boldsymbol{Z}) = \boldsymbol{c} + \boldsymbol{A}\, E(\boldsymbol{Y}),$$

falls $E(Y_i)$ existiert, $i = 1, \ldots, n$.

Beweis: Mit $\boldsymbol{A} = (a_{ij})$ und $\boldsymbol{c} = (c_1, \ldots, c_m)^T$ ist die i-te Komponente von $\boldsymbol{Z}$

$$Z_i = c_i + \sum_{j=1}^{n} a_{ij} Y_j.$$

Damit folgt

$$E(Z_i) = c_i + \sum_{j=1}^{n} a_{ij}\, E(Y_j)$$

und hieraus die Behauptung. □

3.3.7 Satz. *Zusätzlich zu den Voraussetzungen von Satz 3.3.6 gelte $E(Y_i^2) < \infty$, $i = 1, \ldots, n$. Dann gilt für die Kovarianzmatrix $\boldsymbol{\Sigma_Z}$ von $\boldsymbol{Z} = \boldsymbol{c} + \boldsymbol{AY}$ die Darstellung*

$$\boldsymbol{\Sigma_Z} = \boldsymbol{A}\, \boldsymbol{\Sigma_Y}\, \boldsymbol{A}^T.$$

Beweis: Es gilt für $i, j = 1, \ldots, n$

$$Cov(Z_i, Z_j) = Cov\Big(\sum_{k=1}^{n} a_{ik} Y_k, \sum_{l=1}^{n} a_{jl} Y_l\Big) = \sum_{k=1}^{n} \sum_{l=1}^{n} a_{ik}\, Cov(Y_k, Y_l) a_{jl},$$

d.h. es gilt $\boldsymbol{\Sigma_Z} = \boldsymbol{A}\, \boldsymbol{\Sigma_Y}\, \boldsymbol{A}^T$. □

3.3.8 Beispiel. Der Zufallsvektor $\boldsymbol{Y} = (Y_1, \ldots, Y_n)^T$ habe die Kovarianzmatrix $\boldsymbol{\Sigma_Y} = \sigma^2 \boldsymbol{I}_n$, wobei $\boldsymbol{I}_n$ die $n \times n$-Einheitsmatrix ist und $\sigma^2 > 0$. Wählen wir eine Zahl $k \in \{0, 1, \ldots, n-1\}$ und setzen $Z_i := (Y_i + Y_{i+1} + \cdots + Y_{i+k})/(k+1)$, so ist $Z_1, \ldots, Z_{n-k}$ ein gleitender Mittelwert (*moving average*). Für $\boldsymbol{Z} = (Z_1, \ldots, Z_{n-k})^T$ gilt die Darstellung

$$\boldsymbol{Z} = \boldsymbol{A}\boldsymbol{Y},$$

wobei

$$\boldsymbol{A} = \frac{1}{k+1}\begin{pmatrix} 1 & \cdots & 1 & 0 & \cdots & & 0 \\ 0 & 1 & \cdots & 1 & 0 & \cdots & 0 \\ \vdots & & & \ddots & & & \vdots \\ 0 & \cdots & & 0 & \underbrace{1 & \cdots & 1}_{k+1} \end{pmatrix}.$$

eine $(n-k) \times n$-Matrix ist. Es folgt dann aus Satz 3.3.7 für die $(n-k) \times (n-k)$-Kovarianzmatrix $\boldsymbol{\Sigma_Z} = \sigma^2 \boldsymbol{A}\boldsymbol{I}_n\boldsymbol{A}^T$ von $\boldsymbol{Z}$:

$$\boldsymbol{\Sigma_Z} = \frac{\sigma^2}{(k+1)^2}\begin{pmatrix} k+1 & k & k-1 & \cdots & 1 & 0 & 0 & \cdots & 0 \\ k & k+1 & k & \cdots & 2 & 1 & 0 & \cdots & 0 \\ \vdots & & \ddots & & & & & & \vdots \\ 1 & 2 & 3 & \cdots & k+1 & k & k-1 & \cdots & 0 \\ 0 & 1 & 2 & \cdots & k & k+1 & k & \cdots & 0 \\ \vdots & & & & & & \ddots & & \vdots \\ 0 & & & \cdots & & & \cdots & k+1 & k \\ 0 & 0 & 0 & \cdots & & & \cdots & k & k+1 \end{pmatrix}.$$

3.3.9 Definition. Es sei $\boldsymbol{A} = (a_{ij})$ eine $n \times n$-Matrix. Die Abbildung

$$\mathbb{R}^n \ni \boldsymbol{x} = (x_1, \ldots, x_n)^T \longmapsto \boldsymbol{x}^T\boldsymbol{A}\boldsymbol{x} = \sum_{i=1}^{n}\sum_{j=1}^{n} x_i\, a_{ij}\, x_j$$

heißt *quadratische Form.*

Im folgenden Satz bestimmen wir den Erwartungswert einer *zufälligen* quadratischen Form $\boldsymbol{Z}^T\boldsymbol{A}\boldsymbol{Z}$, wobei $\boldsymbol{Z} = (Z_1, \ldots, Z_n)^T$ ein n-dimensionaler Zufallsvektor ist.

3.3.10 Satz. *Es sei $\boldsymbol{Z} = (Z_1, \ldots, Z_n)^T$ ein n-dimensionaler Zufallsvektor mit Mittelwertsvektor $\boldsymbol{\mu} = (\mu_1, \ldots, \mu_n)^T$ und $n \times n$-Kovarianzmatrix $\boldsymbol{\Sigma_Z} = (\sigma_{ij})$. Dann gilt für eine beliebige $n \times n$-Matrix $\boldsymbol{A}$*

$$E(\boldsymbol{Z}^T\boldsymbol{A}\boldsymbol{Z}) = \text{ Spur }(\boldsymbol{A}\boldsymbol{\Sigma_Z}) + \boldsymbol{\mu}^T\boldsymbol{A}\boldsymbol{\mu}.$$

Beweis: Die Spur einer quadratischen Matrix ist die Summe der Elemente ihrer Hauptdiagonalen. Aus der Darstellung

$$E(Z_iZ_j) = \sigma_{ij} + \mu_i\,\mu_j$$

folgt

$$\begin{aligned} E(\boldsymbol{Z}^T\boldsymbol{A}\boldsymbol{Z}) &= E\Big(\sum_{i=1}^n\sum_{j=1}^n Z_i\, a_{ij}\, Z_j\Big) \\ &= \sum_{i=1}^n\sum_{j=1}^n a_{ij}\,\sigma_{ij} + \sum_{i=1}^n\sum_{j=1}^n \mu_i\,\mu_j\,a_{ij} = \operatorname{Spur}(\boldsymbol{A}\boldsymbol{\Sigma}_{\boldsymbol{Z}}) + \boldsymbol{\mu}^T\boldsymbol{A}\boldsymbol{\mu}. \end{aligned}$$

Man beachte dabei, daß die Matrix $\boldsymbol{\Sigma}_{\boldsymbol{Z}}$ symmetrisch ist, d.h. es gilt $\sigma_{ij} = \sigma_{ji}$, $i, j = 1, \ldots, n$. □

3.3.11 Beispiel. Für einen Zufallsvektor $\boldsymbol{Z} = (Z_1, \ldots, Z_n)^T$ gilt

$$\bar{Z}_n := n^{-1}\sum_{i=1}^n Z_i = n^{-1}\boldsymbol{1}^T\boldsymbol{Z},$$

wobei $\boldsymbol{1} = (1, \ldots, 1)^T \in \mathbb{R}^n$. Setzen wir nun

$$\boldsymbol{A} := \boldsymbol{I}_n - n^{-1}\,\boldsymbol{1}\boldsymbol{1}^T = \begin{pmatrix} 1 & & 0 \\ & \ddots & \\ 0 & & 1 \end{pmatrix} - n^{-1}\begin{pmatrix} 1 & \cdots & 1 \\ \vdots & & \vdots \\ 1 & \cdots & 1 \end{pmatrix},$$

so gilt

$$\sum_{i=1}^n (Z_i - \bar{Z}_n)^2 = ||\boldsymbol{A}\boldsymbol{Z}||^2 = \boldsymbol{Z}^T\boldsymbol{A}^T\boldsymbol{A}\boldsymbol{Z}.$$

Die Matrix $\boldsymbol{A}$ ist symmetrisch und idempotent, d.h. es gilt $\boldsymbol{A}\boldsymbol{A} = \boldsymbol{A}$. Es folgt $\boldsymbol{A}^T\boldsymbol{A} = \boldsymbol{A}\boldsymbol{A} = \boldsymbol{A}$ und damit

$$\sum_{i=1}^n (Z_i - \bar{Z}_n)^2 = \boldsymbol{Z}^T\boldsymbol{A}\boldsymbol{Z}.$$

Die Stichprobenvarianz ist also eine zufällige quadratische Form. Somit folgt aus Satz 3.3.10 im Fall unkorrelierter Zufallsvariablen $Z_1, \ldots, Z_n$ mit identischem Erwartungswert μ und identischer Varianz σ^2

$$E\Big(\sum_{i=1}^n (Z_i - \bar{Z}_n)^2\Big) = E(\boldsymbol{Z}^T\boldsymbol{A}\boldsymbol{Z}) = \sigma^2\operatorname{Spur}(\boldsymbol{A}) + \boldsymbol{\mu}^T\boldsymbol{A}\boldsymbol{\mu} = \sigma^2(n-1),$$

da $\operatorname{Spur}(\boldsymbol{A}) = n - 1$ und $\boldsymbol{\mu}^T\boldsymbol{A}\boldsymbol{\mu} = \mu^2\boldsymbol{1}^T\boldsymbol{A}\boldsymbol{1} = 0$. Die Stichprobenvarianz $(n-1)^{-1}\sum_{i=1}^n (Z_i - \bar{Z}_n)^2$ ist also auch in diesem Fall ein erwartungstreuer Schätzer für σ^2 (vergleiche Aufgabe 7).

3.3.12 Definition. Es seien $\boldsymbol{Y} = (Y_1, \ldots, Y_p)^T$ und $\boldsymbol{W} = (W_1, \ldots, W_m)^T$ zufällige Vektoren der Dimension p bzw. m. Die $p \times m$-Matrix

$$\boldsymbol{\Sigma}_{\boldsymbol{Y}\boldsymbol{W}} := (Cov(Y_i, W_j))$$

heißt *Kreuz-Kovarianzmatrix von* $\boldsymbol{Y}$ *und* $\boldsymbol{W}$. Dabei setzen wir voraus, daß $E(Y_i^2) < \infty$ und $E(W_j^2) < \infty$ für $i = 1, \ldots, p$ und $j = 1, \ldots, m$.

3.3.13 Satz. *Es sei* $\boldsymbol{Z} = (Z_1, \ldots, Z_n)^T$ *ein zufälliger Vektor mit Kovarianzmatrix* $\boldsymbol{\Sigma_Z}$. *Ist* $\boldsymbol{A}$ *eine* $p \times n$*-Matrix und* $\boldsymbol{B}$ *eine* $m \times n$*-Matrix, so gilt für die Kreuz-Kovarianzmatrix* $\boldsymbol{\Sigma_{YW}}$ *von* $\boldsymbol{Y} := \boldsymbol{AZ}$ *und* $\boldsymbol{W} := \boldsymbol{BZ}$

$$\boldsymbol{\Sigma_{YW}} = \boldsymbol{A\Sigma_Z B}^T.$$

Beweis: Aufgabe 24. □

3.3.14 Beispiel. Es sei $\boldsymbol{Z} = (Z_1, \ldots, Z_n)^T$ ein zufälliger Vektor mit $E(\boldsymbol{Z}) = \mu\boldsymbol{1}$ und $\boldsymbol{\Sigma_Z} = \sigma^2\boldsymbol{I}_n$ für ein $\mu \in \mathbb{R}$ und ein $\sigma^2 > 0$, d.h. die Zufallsvariablen $Z_1, \ldots, Z_n$ besitzen identische Mittelwerte und Varianzen und sind unkorreliert. Mit $\boldsymbol{A} = \boldsymbol{I}_n - n^{-1}\boldsymbol{1}\,\boldsymbol{1}^T$ und $\boldsymbol{B} := n^{-1}\boldsymbol{1}^T$ gilt nach Beispiel 3.3.11

$$\boldsymbol{Y} := \boldsymbol{AZ} = (Z_1 - \bar{Z}_n, \ldots, Z_n - \bar{Z}_n)^T, \qquad \boldsymbol{W} := \boldsymbol{BZ} = \bar{Z}_n.$$

Aus Satz 3.3.13 folgt für die Kreuz-Kovarianzmatrix $\boldsymbol{\Sigma_{YW}}$ der Dimension $n \times 1$

$$\boldsymbol{\Sigma_{YW}} = (\boldsymbol{I}_n - n^{-1}\boldsymbol{1}\,\boldsymbol{1}^T)(\sigma^2\boldsymbol{I}_n)n^{-1}\boldsymbol{1} = \boldsymbol{0}.$$

Also sind unter obigen Bedingungen an $\boldsymbol{Z}$ der empirische Mittelwert $\bar{Z}_n$ und die Abweichungen $Z_i - \bar{Z}_n$ vom Mittelwert unkorreliert für jedes $i = 1, \ldots, n$.

Das multiple Standardmodell

In Verallgemeinerung der Untersuchungen des vorigen Abschnitts wollen wir im folgenden einige statistische Eigenschaften des Kleinste-Quadrate-Schätzers im Fall eines multiplen Regressionsansatzes herleiten. Wir gehen dabei von dem folgenden *multiplen Standardmodell* aus

$$Y_i = \beta_0 + \sum_{j=1}^{p-1} \beta_j\, x_{ij} + \varepsilon_i, \qquad i = 1, \ldots, n,$$

also in Matrixschreibweise

$$\boldsymbol{Y} = \boldsymbol{X\beta} + \boldsymbol{\varepsilon}. \tag{3.7}$$

Dabei sind die Fehlerterme ε_i unkorrelierte und zentrierte Zufallsvariable mit identischer Varianz, d.h.

$$\begin{aligned} &E(\varepsilon_i) = 0, \quad Var(\varepsilon_i) = \sigma^2, \qquad i = 1, \ldots, n, \\ &Cov(\varepsilon_i, \varepsilon_j) = 0, \qquad i \neq j, \end{aligned}$$

bzw. in Matrixschreibweise

$$E(\boldsymbol{\varepsilon}) = \boldsymbol{0}, \; \boldsymbol{\Sigma_\varepsilon} = \sigma^2\boldsymbol{I}_n.$$

Man beachte, daß wir nur die Unkorreliertheit der Fehlerterme ε_i fordern, nicht hingegen ihre Unabhängigkeit. Wir setzen ferner voraus, daß die Design-Matrix

$$\boldsymbol{X} = \begin{pmatrix} 1 & x_{11} & \cdots & x_{1p-1} \\ \vdots & \vdots & & \vdots \\ 1 & x_{n1} & \cdots & x_{np-1} \end{pmatrix}$$

den Rang p besitzt. In diesem Fall sind die Spalten von $\boldsymbol{X}$ linear unabhängige Vektoren im $\mathbb{R}^n$ und der Vektor $\boldsymbol{\beta}$ in (3.5) ist somit eindeutig bestimmt.

Momente des Kleinste-Quadrate-Schätzers

3.3.15 Satz. *Im Standardmodell (3.7) ist der Kleinste-Quadrate-Schätzer*

$$\hat{\boldsymbol{\beta}} = (\boldsymbol{X}^T\boldsymbol{X})^{-1}\boldsymbol{X}^T\boldsymbol{Y}$$

für $\boldsymbol{\beta}$ erwartungstreu, d.h. $E(\hat{\boldsymbol{\beta}}) = \boldsymbol{\beta}$.

Beweis: Aus der Darstellung $\boldsymbol{Y} = \boldsymbol{X}\boldsymbol{\beta} + \boldsymbol{\varepsilon}$ folgt

$$\begin{aligned} \hat{\boldsymbol{\beta}} = (\boldsymbol{X}^T\boldsymbol{X})^{-1}\boldsymbol{X}^T(\boldsymbol{X}\boldsymbol{\beta} + \boldsymbol{\varepsilon}) &= (\boldsymbol{X}^T\boldsymbol{X})^{-1}\boldsymbol{X}^T\boldsymbol{X}\boldsymbol{\beta} + (\boldsymbol{X}^T\boldsymbol{X})^{-1}\boldsymbol{X}^T\boldsymbol{\varepsilon} \\ &= \boldsymbol{\beta} + (\boldsymbol{X}^T\boldsymbol{X})^{-1}\boldsymbol{X}^T\boldsymbol{\varepsilon}, \end{aligned}$$

so daß sich die Behauptung unmittelbar aus Satz 3.3.6 ergibt. □

3.3.16 Satz. *Im Standardmodell (3.7) gilt für die Kovarianzmatrix $\boldsymbol{\Sigma}_{\hat{\boldsymbol{\beta}}}$ von $\hat{\boldsymbol{\beta}}$*

$$\boldsymbol{\Sigma}_{\hat{\boldsymbol{\beta}}} = \sigma^2(\boldsymbol{X}^T\boldsymbol{X})^{-1}.$$

Beweis: Da $\hat{\boldsymbol{\beta}} = \boldsymbol{\beta} + (\boldsymbol{X}^T\boldsymbol{X})^{-1}\boldsymbol{X}^T\boldsymbol{\varepsilon}$, folgt aus Satz 3.3.7 für die Kovarianzmatrix $\boldsymbol{\Sigma}_{\hat{\boldsymbol{\beta}}}$ die Darstellung

$$\begin{aligned} \boldsymbol{\Sigma}_{\hat{\boldsymbol{\beta}}} &= (\boldsymbol{X}^T\boldsymbol{X})^{-1}\boldsymbol{X}^T\boldsymbol{\Sigma}_{\boldsymbol{\varepsilon}}((\boldsymbol{X}^T\boldsymbol{X})^{-1}\boldsymbol{X}^T)^T \\ &= (\boldsymbol{X}^T\boldsymbol{X})^{-1}\boldsymbol{X}^T\boldsymbol{\Sigma}_{\boldsymbol{\varepsilon}}\boldsymbol{X}(\boldsymbol{X}^T\boldsymbol{X})^{-1} \\ &= (\boldsymbol{X}^T\boldsymbol{X})^{-1}\boldsymbol{X}^T(\sigma^2\boldsymbol{I}_n)\boldsymbol{X}(\boldsymbol{X}^T\boldsymbol{X})^{-1} = \sigma^2(\boldsymbol{X}^T\boldsymbol{X})^{-1}. \end{aligned}$$

Man beachte, daß $((\boldsymbol{X}^T\boldsymbol{X})^{-1})^T = ((\boldsymbol{X}^T\boldsymbol{X})^T)^{-1} = (\boldsymbol{X}^T\boldsymbol{X})^{-1}$. □

Die Voraussetzung der Unkorreliertheit der Zufallsvariablen ε_i genügte bereits zum Nachweis der Unverzerrtheit des Kleinste-Quadrate-Schätzers $(\hat{\beta}_0, \hat{\beta}_1)^T$ im vorigen Abschnitt sowie zur Berechnung seiner Kovarianzmatrix (siehe Satz 3.2.3 und Satz 3.2.4).

3.3.17 Beispiel. Im Fall $p = 2$, d.h. im Fall der einfachen linearen Regression

$$Y_i = \beta_0 + \beta_1 x_i + \varepsilon_i, \qquad i = 1, \ldots, n,$$

gilt

$$X = \begin{pmatrix} 1 & x_1 \\ \vdots & \vdots \\ 1 & x_n \end{pmatrix},$$

und damit

$$X^T X = \begin{pmatrix} 1 & \cdots & 1 \\ x_1 & \cdots & x_n \end{pmatrix} \begin{pmatrix} 1 & x_1 \\ \vdots & \vdots \\ 1 & x_n \end{pmatrix} = \begin{pmatrix} n & \sum_{i=1}^n x_i \\ \sum_{i=1}^n x_i & \sum_{i=1}^n x_i^2 \end{pmatrix}.$$

Der Kleinste-Quadrate-Schätzer $\hat{\boldsymbol{\beta}} = (\hat{\beta}_0, \hat{\beta}_1)^T$ besitzt nach Satz 3.3.16 die Kovarianzmatrix

$$\sigma^2 (X^T X)^{-1} = \frac{\sigma^2}{n \sum_{i=1}^n x_i^2 - (\sum_{i=1}^n x_i)^2} \begin{pmatrix} \sum_{i=1}^n x_i^2 & -\sum_{i=1}^n x_i \\ -\sum_{i=1}^n x_i & n \end{pmatrix}.$$

Dabei besitzt $\hat{\boldsymbol{\beta}}$ selbst nach (3.6) die Darstellung

$$\hat{\boldsymbol{\beta}} = (X^T X)^{-1} X^T Y = (X^T X)^{-1} \begin{pmatrix} \sum_{i=1}^n Y_i \\ \sum_{i=1}^n x_i Y_i \end{pmatrix}$$

$$= \frac{1}{n \sum_{i=1}^n x_i^2 - (\sum_{i=1}^n x_i)^2} \begin{pmatrix} (\sum_{i=1}^n x_i^2)(\sum_{i=1}^n Y_i) - (\sum_{i=1}^n x_i)(\sum_{i=1}^n x_i Y_i) \\ n \sum_{i=1}^n x_i Y_i - (\sum_{i=1}^n x_i)(\sum_{i=1}^n Y_i) \end{pmatrix},$$

die mit der in (3.2) gefundenen Lösung übereinstimmt.

Das Gauss-Markov-Theorem

Im Standardmodell (3.7) besitzt der Kleinste-Quadrate-Schätzer $\hat{\boldsymbol{\beta}} = (X^T X)^{-1} X^T Y$ unter allen erwartungstreuen linearen Schätzern für $\boldsymbol{\beta}$ die kleinste Varianz, d.h. $\hat{\boldsymbol{\beta}}$ ist ein *BLUE*-Schätzer (*best linear unbiased estimator*). Dies ist der Inhalt des folgenden *Gauß-Markov-Theorems*.

3.3.18 Satz. *Im Standardmodell (3.7) gilt für jeden erwartungstreuen Schätzer* $\tilde{\boldsymbol{\beta}} = (\tilde{\beta}_0, \ldots, \tilde{\beta}_{p-1})^T$ *von* $\boldsymbol{\beta}$ *der Form* $\tilde{\boldsymbol{\beta}} = \boldsymbol{A}\boldsymbol{Y}$ *mit einer* $p \times n$*-Matrix* $\boldsymbol{A}$

$$Var(\hat{\beta}_j) \leq Var(\tilde{\beta}_j), \qquad j = 0, 1, \ldots, p-1.$$

Beweis: Aus Satz 3.3.6 und der Erwartungstreue von $\tilde{\boldsymbol{\beta}}$ folgt bei zugrundeliegendem $\boldsymbol{\beta} \in \mathbb{R}^p$

$$\boldsymbol{\beta} = E(\tilde{\boldsymbol{\beta}}) = \boldsymbol{A}E(\boldsymbol{Y}) = \boldsymbol{A}\boldsymbol{X}\boldsymbol{\beta},$$

d.h. $(\boldsymbol{I}_p - \boldsymbol{A}\boldsymbol{X})\boldsymbol{\beta} = \boldsymbol{0}$. Da $\boldsymbol{\beta} \in \mathbb{R}^p$ beliebig ist, folgt hieraus $\boldsymbol{I}_p = \boldsymbol{A}\boldsymbol{X}$. Es sei weiter $\boldsymbol{v}$ ein beliebiger Vektor im $\mathbb{R}^p$. Wir zeigen, daß die Ungleichung

$$Var(\boldsymbol{v}^T \hat{\boldsymbol{\beta}}) \leq Var(\boldsymbol{v}^T \tilde{\boldsymbol{\beta}})$$

gilt, woraus die Behauptung des Satzes offenbar durch eine geeignete Wahl von $\boldsymbol{v}$ folgt. Aus Satz 3.3.7 und Satz 3.3.16 erhalten wir

$$Var(\boldsymbol{v}^T\hat{\boldsymbol{\beta}}) = \sigma^2\boldsymbol{v}^T(\boldsymbol{X}^T\boldsymbol{X})^{-1}\boldsymbol{v}$$

sowie

$$Var(\boldsymbol{v}^T\tilde{\boldsymbol{\beta}}) = Var(\boldsymbol{v}^T\boldsymbol{A}\boldsymbol{\varepsilon}) = \sigma^2\boldsymbol{v}^T\boldsymbol{A}\boldsymbol{A}^T\boldsymbol{v},$$

so daß obige Ungleichung folgt, falls

$$\boldsymbol{v}^T(\boldsymbol{A}\boldsymbol{A}^T - (\boldsymbol{X}^T\boldsymbol{X})^{-1})\boldsymbol{v} \geq 0.$$

Aus der Gleichung $\boldsymbol{A}\boldsymbol{X} = \boldsymbol{I}_p$ und der Symmetrie von $\boldsymbol{X}^T\boldsymbol{X}$ folgt die Darstellung

$$\boldsymbol{A}\boldsymbol{A}^T - (\boldsymbol{X}^T\boldsymbol{X})^{-1} = (\boldsymbol{A} - (\boldsymbol{X}^T\boldsymbol{X})^{-1}\boldsymbol{X}^T)(\boldsymbol{A} - (\boldsymbol{X}^T\boldsymbol{X})^{-1}\boldsymbol{X}^T)^T$$

und aus dieser wiederum sofort, daß $\boldsymbol{A}\boldsymbol{A}^T - (\boldsymbol{X}^T\boldsymbol{X})^{-1}$ positiv semidefinit ist: Ist nämlich $\boldsymbol{B}$ eine *beliebige* $p \times n$-Matrix, so gilt mit $\boldsymbol{w} := \boldsymbol{B}^T\boldsymbol{v} \in \mathbb{R}^n$

$$\boldsymbol{v}^T\boldsymbol{B}\boldsymbol{B}^T\boldsymbol{v} = \boldsymbol{w}^T\boldsymbol{w} \geq 0.$$

□

Die Hut-Matrix

Da der verbleibende unbekannte Modellparameter σ^2 in unserem Standardmodell (3.7) der Erwartungswert jedes Fehlerquadrates ε_i^2 ist und da die Residuen selbst Schätzer der Fehler ε_i sind, bietet sich wie im Fall der einfachen Regression als Schätzer für σ^2 das Mittel der Residuenquadrate an. Der Vektor der Residuen ist

$$\hat{\boldsymbol{\varepsilon}} = \boldsymbol{Y} - \boldsymbol{X}\hat{\boldsymbol{\beta}} = \boldsymbol{Y} - \boldsymbol{X}(\boldsymbol{X}^T\boldsymbol{X})^{-1}\boldsymbol{X}^T\boldsymbol{Y} = \boldsymbol{Y} - \boldsymbol{P}\boldsymbol{Y},$$

wobei $\boldsymbol{P} := \boldsymbol{X}(\boldsymbol{X}^T\boldsymbol{X})^{-1}\boldsymbol{X}^T$ eine $n \times n$-Matrix ist.

Die Matrix $\boldsymbol{P}$ ist eine *Projektionsmatrix*, d.h. sie ist symmetrisch und idempotent (siehe das nächste Lemma und die Aufgaben 27, 28). Wegen der Gleichung $\boldsymbol{P}\boldsymbol{Y} = \boldsymbol{X}\hat{\boldsymbol{\beta}}$ projiziert sie den Vektor $\boldsymbol{Y}$ in denjenigen p-dimensionalen Teilraum des $\mathbb{R}^n$, der von den Spalten der Matrix $\boldsymbol{X}$ aufgespannt wird. Aufgrund der Bezeichnung $\hat{\boldsymbol{Y}} := \boldsymbol{P}\boldsymbol{Y} = \boldsymbol{X}\hat{\boldsymbol{\beta}}$ für die Vorhersage ex post von $\boldsymbol{Y}$ durch $\boldsymbol{X}\hat{\boldsymbol{\beta}}$ wird $\boldsymbol{P}$ auch als *Hut-Matrix* (*hat matrix*) bezeichnet: Durch die Multiplikation von $\boldsymbol{Y}$ mit der Matrix $\boldsymbol{P}$ wird dem Vektor $\boldsymbol{Y}$ formelmäßig ein Hut aufgesetzt. Insbesondere wird man erwarten, daß $\boldsymbol{P}\hat{\boldsymbol{Y}} = \hat{\boldsymbol{Y}}$. Dies ist auch tatsächlich richtig, wie das folgende Lemma zeigt.

3.3.19 Lemma. *Die Hut-Matrix* $\boldsymbol{P} = \boldsymbol{X}(\boldsymbol{X}^T\boldsymbol{X})^{-1}\boldsymbol{X}^T$ *ist eine Projektionsmatrix, d.h. sie besitzt die Eigenschaft* $\boldsymbol{P} = \boldsymbol{P}^T = \boldsymbol{P}^2$.

Beweis: Aufgabe 25. □

Residual Sum of Squares

Für die Summe RSS der Residuenquadrate erhalten wir aus Lemma 3.3.19 mit $\hat{\boldsymbol{Y}} = \boldsymbol{X}\hat{\boldsymbol{\beta}} = (\hat{Y}_i)_{1\le i\le n} = \boldsymbol{PY}$ die Darstellung

$$\begin{aligned} RSS &:= \sum_{i=1}^{n}(Y_i - \hat{Y}_i)^2 = ||\boldsymbol{Y} - \boldsymbol{PY}||^2 = ||(\boldsymbol{I}_n - \boldsymbol{P})\boldsymbol{Y}||^2 \\ &= \boldsymbol{Y}^T(\boldsymbol{I}_n - \boldsymbol{P})^T(\boldsymbol{I}_n - \boldsymbol{P})\boldsymbol{Y} = \boldsymbol{Y}^T(\boldsymbol{I}_n - \boldsymbol{P})\boldsymbol{Y}, \end{aligned}$$

d.h. RSS ist eine quadratische Form. Mittels Satz 3.3.10 können wir somit den Erwartungswert von RSS recht einfach bestimmen.

3.3.20 Lemma. *Im Standardmodell (3.7) gilt für den Erwartungswert der Residuenquadratsumme*

$$E(RSS) = E(||\boldsymbol{Y} - \boldsymbol{PY}||^2) = (n-p)\sigma^2.$$

Beweis: Aus Satz 3.3.10 erhalten wir

$$\begin{aligned} E(RSS) &= E(\boldsymbol{Y}^T(\boldsymbol{I}_n - \boldsymbol{P})\boldsymbol{Y}) \\ &= \sigma^2\,\mathrm{Spur}(\boldsymbol{I}_n - \boldsymbol{P}) + E(\boldsymbol{Y})^T(\boldsymbol{I}_n - \boldsymbol{P})E(\boldsymbol{Y}), \end{aligned}$$

wobei $E(\boldsymbol{Y}) = \boldsymbol{X\beta}$, also

$$(\boldsymbol{I}_n - \boldsymbol{P})E(\boldsymbol{Y}) = (\boldsymbol{I}_n - \boldsymbol{X}(\boldsymbol{X}^T\boldsymbol{X})^{-1}\boldsymbol{X}^T)\boldsymbol{X\beta} = (\boldsymbol{X} - \boldsymbol{X})\boldsymbol{\beta} = \boldsymbol{0}.$$

Es bleibt somit zu zeigen, daß $\mathrm{Spur}(\boldsymbol{I}_n - \boldsymbol{P}) = n - p$. Zunächst gilt $\mathrm{Spur}(\boldsymbol{I}_n - \boldsymbol{P}) = \mathrm{Spur}(\boldsymbol{I}_n) - \mathrm{Spur}(\boldsymbol{P}) = n - \mathrm{Spur}(\boldsymbol{P})$. Aus der allgemein gültigen Identität $\mathrm{Spur}(\boldsymbol{AB}) = \mathrm{Spur}(\boldsymbol{BA})$ (Aufgabe 26), wobei $\boldsymbol{A}$ eine $m \times n$-Matrix und $\boldsymbol{B}$ eine $n \times m$-Matrix ist, erhalten wir ferner

$$\begin{aligned} \mathrm{Spur}(\boldsymbol{P}) &= \mathrm{Spur}\left(\underbrace{\boldsymbol{X}(\boldsymbol{X}^T\boldsymbol{X})^{-1}}_{n\times p}\underbrace{\boldsymbol{X}^T}_{p\times n}\right) = \mathrm{Spur}(\boldsymbol{X}^T\boldsymbol{X}(\boldsymbol{X}^T\boldsymbol{X})^{-1}) \\ &= \mathrm{Spur}(\boldsymbol{I}_p) = p \end{aligned}$$

und damit insgesamt die Behauptung. □

Aus Lemma 3.3.20 folgt unmittelbar, daß im Fall $n > p$

$$S^2 := \frac{RSS}{n-p} = \frac{||\boldsymbol{Y} - \boldsymbol{PY}||^2}{n-p} = \frac{||\boldsymbol{Y} - \hat{\boldsymbol{Y}}||^2}{n-p} = \frac{||\boldsymbol{Y} - \boldsymbol{X}\hat{\boldsymbol{\beta}}||^2}{n-p}$$

ein erwartungstreuer Schätzer für σ^2 im Standardmodell (3.7) ist.

3.3.21 Korollar. *Im Standardmodell (3.7) gilt im Fall* $n > p$

$$E(S^2) = \sigma^2.$$

Die Streuungszerlegung

Um ein Maß für die Güte unserer Vorhersage ex post $\hat{\boldsymbol{Y}}$ von $\boldsymbol{Y}$ herzuleiten, verwenden wir die folgende *Streuungszerlegung der Regressionsanalyse*

$$\begin{aligned}\sum_{i=1}^{n}(Y_i-\bar{Y}_n)^2 &= \sum_{i=1}^{n}\Big((Y_i-\hat{Y}_i)+(\hat{Y}_i-\bar{Y}_n)\Big)^2\\ &= \sum_{i=1}^{n}\hat{\varepsilon}_i^2+\sum_{i=1}^{n}(\hat{Y}_i-\bar{Y}_n)^2 = RSS+\sum_{i=1}^{n}(\hat{Y}_i-\bar{Y}_n)^2,\end{aligned}$$

wobei $\bar{Y}_n := n^{-1}\sum_{i=1}^{n} Y_i$ das arithmetische Mittel der Beobachtungen $Y_1,\dots,Y_n$ ist und $(\hat{Y}_1,\dots,\hat{Y}_n)^T = \hat{\boldsymbol{Y}} = \boldsymbol{X}\hat{\boldsymbol{\beta}}$ die Vorhersage von $\boldsymbol{Y}$ ex post ist. Also gilt

Gesamtstreuung = *Reststreuung* + *erklärte Streuung*,

(*total variation* = *error* + *model variation*),

da der gemischte Term $\sum_{i=1}^{n}(Y_i-\hat{Y}_i)(\hat{Y}_i-\bar{Y}_n)$ verschwindet: Aus den Normalgleichungen (3.5) folgt unmittelbar

$$\sum_{i=1}^{n}(Y_i-\hat{Y}_i)=0 \quad\text{und}\quad \sum_{i=1}^{n}(Y_i-\hat{Y}_i)x_{ik}=0, \qquad k=1,\dots,p-1,$$

und somit $\sum_{i=1}^{n}(Y_i-\hat{Y}_i)\bar{Y}_n = \bar{Y}_n\sum_{i=1}^{n}(Y_i-\hat{Y}_i)=0$ sowie

$$\sum_{i=1}^{n}(Y_i-\hat{Y}_i)\hat{Y}_i = \sum_{i=1}^{n}(Y_i-\hat{Y}_i)\Big(\sum_{k=0}^{p-1}x_{ik}\hat{\beta}_k\Big) = \sum_{k=0}^{p-1}\hat{\beta}_k\Big(\sum_{i=1}^{n}(Y_i-\hat{Y}_i)x_{ik}\Big)=0.$$

Das Bestimmtheitsmaß

Der Quotient

$$R^2 := \frac{\sum_{i=1}^{n}(\hat{Y}_i-\bar{Y}_n)^2}{\sum_{i=1}^{n}(Y_i-\bar{Y}_n)^2} \quad \in [0,1]$$

aus der durch die Regression erklärten Streuung und der Gesamtstreuung heißt *Bestimmtheitsmaß*. Falls dieser Wert nahe bei eins liegt, so ist der Quotient Reststreuung/Gesamtstreuung klein, die Vorhersage ex post $\hat{\boldsymbol{Y}}$ für $\boldsymbol{Y}$ also recht gut. Denn offenbar gilt die Beziehung

$$R^2 = 1-\frac{RSS}{\sum_{i=1}^{n}(Y_i-\bar{Y}_n)^2}$$

und damit

$$R^2=1 \Leftrightarrow RSS=0$$

sowie andererseits

$$R^2=0 \Leftrightarrow RSS=\sum_{i=1}^{n}(Y_i-\bar{Y}_n)^2,$$

d.h. ein Wert von R^2 nahe null zeigt eine weniger gute Vorhersage ex post $\hat{\boldsymbol{Y}}$ für $\boldsymbol{Y}$ an, da in diesem Fall die Reststreuung RSS annähernd so groß ist wie die Gesamtstreuung $\sum_{i=1}^n (Y_i - \bar{Y}_n)^2$. Schließlich gilt:

$$\sum_{i=1}^n (\hat{Y}_i - \bar{Y}_n)(Y_i - \bar{Y}_n) = \sum_{i=1}^n (\hat{Y}_i - \bar{Y}_n)\big((Y_i - \hat{Y}_i) + (\hat{Y}_i - \bar{Y}_n)\big) = \sum_{i=1}^n (\hat{Y}_i - \bar{Y}_n)^2,$$

da, wie oben überlegt, $\sum_{i=1}^n (\hat{Y}_i - \bar{Y}_n)(Y_i - \hat{Y}_i) = 0$. Daraus folgt die Darstellung

$$\frac{\sum_{i=1}^n (\hat{Y}_i - \bar{Y}_n)(Y_i - \bar{Y}_n)}{(\sum_{i=1}^n (\hat{Y}_i - \bar{Y}_n)^2)^{1/2} (\sum_{i=1}^n (Y_i - \bar{Y}_n)^2)^{1/2}} = \frac{(\sum_{i=1}^n (\hat{Y}_i - \bar{Y}_n)^2)^{1/2}}{(\sum_{i=1}^n (Y_i - \bar{Y}_n)^2)^{1/2}} = R.$$

Beachtet man noch, daß wegen $\sum_{i=1}^n (Y_i - \hat{Y}_i) = 0$ die arithmetischen Mittel $\bar{Y}_n = n^{-1} \sum_{i=1}^n Y_i$ und $n^{-1} \sum_{i=1}^n \hat{Y}_i$ übereinstimmen, so ist R aufgrund obiger Darstellung der empirische Korrelationskoeffizient von $\boldsymbol{Y}$ und $\hat{\boldsymbol{Y}} = \boldsymbol{PY} = \boldsymbol{X}\hat{\boldsymbol{\beta}}$. Daher heißt R^2 auch *quadratischer multipler Korrelationskoeffizient*.

Da die Residuenquadratsumme RSS i.a. allein aufgrund einer größeren Anzahl von erklärenden Variablen kleiner werden wird, wächst dementsprechend das Bestimmtheitsmaß R^2. Diesem Umstand trägt das *adjustierte Bestimmtheitsmaß* (*adjusted* R^2)

$$R_a^2 := 1 - \frac{n-1}{n-p}(1 - R^2)$$

Rechnung.

Für die Ozon-Vorhersage im Beispiel 3.3.4 der Lustschadstoff-Daten mittels der erklärenden Variablen SO_2, NO, NO_2, CO und $STAUB$ erhalten wir aufgrund der $n = 26$ vollständigen Datensätze die Werte

$$\begin{aligned} \bar{y}_{26} &= 0.0518, \; S = \sqrt{RSS/20} = 0.0057, CV = S/\bar{y} = 11.07\%, \\ R^2 &= 0.6442, \; R_a^2 = 0.5553. \end{aligned}$$

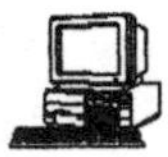

```
Model: MODEL1
Dependent Variable: 03

          Root MSE        0.00573      R-square       0.6442
          Dep Mean        0.05181      Adj R-sq       0.5553
          C.V.           11.06685
```

Abbildung 3.3.3. Mittelwert, S und R^2-Werte zur Ozon-Vorhersage aus Beispiel 3.3.4.

```
***  Programm 3_3_3  ***;
TITLE1 'Multiple Regression';
TITLE2 'Luftschadstoff-Daten';
LIBNAME eins 'c:\daten';

PROC REG DATA=eins.luft;
   MODEL o3=so2 no no2 co staub;
   OUTPUT OUT=eins.regdat R=resi STUDENT=stresi;
RUN; QUIT;
```

Durch die Option 'STUDENT=stresi' enthält die neue Datei 'regdat' die neue Variable 'stresi', die die studentisierten Residuen enthält. Diese Datei wird für das folgende Programm 3_3_4 benötigt.

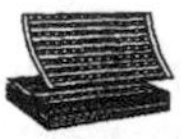

Häufig kann man das Phänomen beobachten, daß eine Regressionsanalyse im Rahmen des Modells (3.7) *ohne* Intercept, d.h. mit der Festsetzung $\beta_0 = 0$, zu einem höheren R^2-Wert führt als das geschätzte Modell *mit* Intercept, d.h. mit beliebigem $\beta_0 \in \mathbb{R}$. Dies läßt sich dadurch erklären, daß die Regressionshyperebene $y = \boldsymbol{x}^T\tilde{\boldsymbol{\beta}}$, $\boldsymbol{x} \in \mathbb{R}^{p-1}$, mit dem zugehörigen Kleinste-Quadrate-Schätzer $\tilde{\boldsymbol{\beta}} \in \mathbb{R}^{p-1}$ ohne Intercept durch den Nullpunkt verläuft und i.a. einen steileren An- bzw. Abstieg besitzt als im Fall der Regressionshyperebene $y = (1, \boldsymbol{x}^T)\hat{\boldsymbol{\beta}}$ mit Intercept. Hierdurch wächst die quadratische Abweichung $\sum_{i=1}^n (\tilde{Y}_i - \bar{Y}_n)^2$ der auf die Hyperebene projizierten Y_i-Werte $\tilde{Y}_i = \boldsymbol{x}_i^T\tilde{\boldsymbol{\beta}}$, was zu einem höheren R^2-Wert führt. Für eine diesbezügliche Diskussion von R^2 und weiterführende Literatur verweisen wir auf Anderson-Sprecher (1994). Die Beurteilung eines R^2-Wertes erfordert daher eine gewisse Erfahrung.

Korrelationen der Residuen

Nach Satz 3.3.7 und Lemma 3.3.19 besitzt die Kovarianzmatrix $\boldsymbol{\Sigma}_{\hat{\boldsymbol{\varepsilon}}}$ des Vektors $\hat{\boldsymbol{\varepsilon}} = \boldsymbol{Y} - \hat{\boldsymbol{Y}} = (\boldsymbol{I}_n - \boldsymbol{P})\boldsymbol{Y}$ der Residuen im Standardmodell (3.7) die Darstellung

$$\boldsymbol{\Sigma}_{\hat{\boldsymbol{\varepsilon}}} = (\boldsymbol{I}_n - \boldsymbol{P})(\sigma^2\boldsymbol{I}_n)(\boldsymbol{I}_n - \boldsymbol{P})^T = \sigma^2(\boldsymbol{I}_n - \boldsymbol{P}).$$

Also sind die Residuen $\hat{\varepsilon}_i$ nach Satz 3.3.6 zwar zentriert, d.h. $E(\hat{\boldsymbol{\varepsilon}}) = (\boldsymbol{I}_n - \boldsymbol{P})E(\boldsymbol{Y}) = \boldsymbol{0}$, aber üblicherweise korreliert mit unterschiedlichen Varianzen $E(\hat{\varepsilon}_i^2) = \sigma^2(1-p_{ii})$, wobei p_{ii}, $i = 1, \ldots, n$, die Elemente in der Hauptdiagonalen der $n \times n$-Projektionsmatrix $\boldsymbol{P} = (p_{ij})$ sind. Im Standardmodell (3.7) haben also erst die standardisierten Residuen $\hat{\varepsilon}_i/(\sigma(1-p_{ii})^{1/2})$, $i = 1, \ldots, n$, identische Varianzen. Eine Überprüfung der Homoskedastizität der ε_i kann daher durch eine Datenanalyse der studentisierten Residuen $\hat{\varepsilon}_i/(S(1-p_{ii})^{1/2})$ erfolgen. So zeigt etwa die folgende Abbildung keine die 2-3-σ-Regel verletzenden und daher ausreißerverdächtigen Residuen im Beispiel 3.3.4 der Ozon-Vorhersage auf.

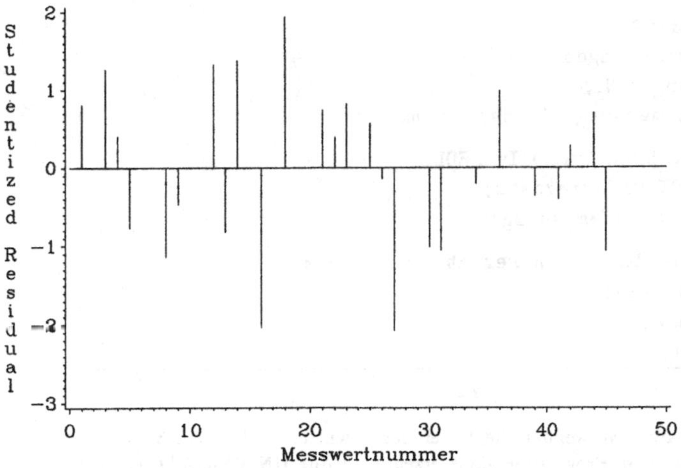

Abbildung 3.3.4. Studentisierter Residuenplot zur Ozon-Vorhersage aus Beispiel 3.3.4.

```
                         Univariate Procedure

Variable=STRESI          Studentized Residual

                              Extremes

             Lowest      ID         Highest     ID
           -2.08219(OBERAUDO) 0.980768(ANSBACH )
           -2.03549(NUERNBER) 1.263521(MUENCHEN)
           -1.13978(PASSAU  )  1.32015(HOF     )
             -1.0663(NEU-ULM ) 1.373226(ANSBACH )
           -1.05845(REGENSBU) 1.930866(SCHWEINF)
```

Abbildung 3.3.5. Extrema der studentisierten Residuen aus Beispiel 3.3.4.

```
***   Programm 3_3_4   ***;
TITLE1 'Plot der studentisierten Residuen';
TITLE2 'Luftschadstoff-Daten';
LIBNAME eins 'c:\daten';

DATA regdat2;
   SET eins.regdat;
   messung =_N_;
   LABEL messung ='Messwertnummer';

SYMBOL1 V=NONE C=RED I=NEEDLE;
PROC GPLOT DATA=regdat2;
   PLOT stresi*messung;

PROC UNIVARIATE DATA=regdat2;
   VAR stresi;
   ID name;
RUN; QUIT;
```

Dieses Programm verwendet die Datei 'regdat', die mit dem Programm 3_3_3 erzeugt wurde. Abbildung 3.3.5 wurde mit der Prozedur UNIVARIATE erzeugt.

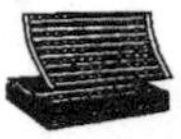

3.3.22 Satz. *Im Standardmodell (3.7) sind die Residuen $\hat{\varepsilon}$ und die ex post vorhergesagten Werte $\hat{\boldsymbol{Y}}$ unkorreliert, d.h. die Kreuzkovarianzmatrix $\boldsymbol{\Sigma}_{\hat{\varepsilon}\hat{\boldsymbol{Y}}}$ verschwindet.*

Beweis: Mit $\hat{\varepsilon} = (\boldsymbol{I}_n - \boldsymbol{P})\boldsymbol{Y}$ und $\hat{\boldsymbol{Y}} = \boldsymbol{P}\boldsymbol{Y}$ folgt aus Satz 3.3.13 und Lemma 3.3.19

$$\boldsymbol{\Sigma}_{\hat{\varepsilon}\hat{\boldsymbol{Y}}} = (\boldsymbol{I}_n - \boldsymbol{P})(\sigma^2\boldsymbol{I}_n)\boldsymbol{P}^T = \sigma^2(\boldsymbol{P}^T - \boldsymbol{P}\boldsymbol{P}^T) = \boldsymbol{0}. \qquad \square$$

Die Verteilung des Kleinste-Quadrate-Schätzers

Falls wir unser Modell (3.7) dahingehend einschränken, daß wir annehmen, die Fehler ε_i seien unabhängig und identisch normalverteilt, so folgt unmittelbar aus dem Faltungstheorem der Normalverteilung 2.1.5 sowie aus den Sätzen 3.3.15 und 3.3.16, daß jede Komponente $\hat{\beta}_{i-1}$ des Kleinste-Quadrate-Schätzers $\hat{\boldsymbol{\beta}}$ normalverteilt ist mit dem Mittelwert β_{i-1} und der Varianz $\sigma^2 c_{ii}$, $i = 1, \dots, p$, wobei $(\boldsymbol{X}^T\boldsymbol{X})^{-1} = (c_{ij})$. Schätzen wir σ^2 durch $S^2 = RSS/(n-p) = ||\boldsymbol{Y} - \hat{\boldsymbol{Y}}||^2/(n-p) = ||\boldsymbol{Y} - \boldsymbol{P}\boldsymbol{Y}||^2/(n-p)$, so werden wir erwarten, daß $(\hat{\beta}_i - \beta_i)/(S\sqrt{c_{ii}})$ annähernd standardnormalverteilt ist. Tatsächlich gilt der folgende Satz.

3.3.23 Satz. *Falls die Fehler ε_i im Standardmodell (3.7) unabhängige und identisch $N(0, \sigma^2)$-verteilte Zufallsvariablen sind, so gilt* *(i)* $\hat{\boldsymbol{\beta}}$ *ist* $\boldsymbol{N}(\boldsymbol{\beta}, \sigma^2(\boldsymbol{X}^T\boldsymbol{X})^{-1})$*-verteilt,*

(ii) $\hat{\boldsymbol{\beta}}$ *und* $\hat{\boldsymbol{Y}} = \boldsymbol{X}\hat{\boldsymbol{\beta}}$ *sind unabhängig von RSS,*

(iii) RSS/σ^2 *ist* χ^2_{n-p}*-verteilt,*

(iv) $(\hat{\beta}_{i-1} - \beta_{i-1})/(S\sqrt{c_{ii}})$ *ist* t_{n-p}*-verteilt,* $i = 1, \dots, p$.

Eine typische Anwendung von Satz 3.3.23 besteht darin, die Hypothese $H_0 : \beta_i = 0$ zu testen, die besagt, daß die unabhängige Variable x_i im Standardmodell (3.7) keinen Einfluß besitzt, also weggelassen werden kann. Falls $|\hat{\beta}_i|/(S\sqrt{c_{i+1i+1}})$ zu groß ist, d.h. falls der p-Wert $2(1-t_{n-p}(|\hat{\beta}_i|/(S\sqrt{c_{i+1i+1}})))$ zu klein ist, so wird diese Hypothese verworfen. Beachte, daß nach Satz 3.3.23 unter der Nullhypothese $|\hat{\beta}_i|/(S\sqrt{c_{i+1i+1}})$ die Verteilungsfunktion $P\{|\hat{\beta}_i|/(S\sqrt{c_{i+1i+1}}) \le x\} = t_{n-p}(x) - t_{n-p}(-x) = 2t_{n-p}(x) - 1$, $x \ge 0$, besitzt, woraus sich obiger p-Wert ergibt.

Im Beweis von Satz 3.3.23 benutzen wir das folgende Ergebnis.

3.3.24 Lemma. *Ist* $\boldsymbol{P}$ *eine (beliebige)* $n \times n$*-Projektionsmatrix mit Rang* $p \in \{1, \dots, n-1\}$, *d.h.* $\boldsymbol{P}^T = \boldsymbol{P} = \boldsymbol{P}^2$, *und ist* $\boldsymbol{Z}$ *ein* n*-dimensional standardnormalverteilter Vektor, so sind* $\boldsymbol{PZ}$ *und* $\boldsymbol{Z} - \boldsymbol{PZ}$ *stochastisch unabhängig. Ferner ist* $(\boldsymbol{Z} - \boldsymbol{PZ})^T(\boldsymbol{Z} - \boldsymbol{PZ})$ χ^2_{n-p}*-verteilt und* $(\boldsymbol{PZ})^T\boldsymbol{PZ}$ *ist* χ^2_p*-verteilt.*

Beweis: Wähle orthogonale Vektoren $\boldsymbol{a}_1, \dots, \boldsymbol{a}_n \in \mathbb{R}^n$ der Länge eins, d.h.

$$\boldsymbol{a}_i^T\boldsymbol{a}_j = \begin{cases} 1 & i = j \\ & \text{falls} \\ 0 & i \ne j \end{cases},$$

so daß $\boldsymbol{a}_1, \dots, \boldsymbol{a}_p$ den Bildraum $\{\boldsymbol{Px} : \boldsymbol{x} \in \mathbb{R}^n\}$ von $\boldsymbol{P}$ aufspannen. Dann ist die Matrix $\boldsymbol{A}$, deren Spalten die Vektoren $\boldsymbol{a}_1, \dots, \boldsymbol{a}_n$ bilden, eine Orthogonalmatrix, d.h. $\boldsymbol{A}^T\boldsymbol{A} = \boldsymbol{I}_n = \boldsymbol{A}\boldsymbol{A}^T$. Somit ist nach Korollar 2.1.4 auch $\boldsymbol{A\eta}$ n-dimensional standardnormalverteilt, falls $\boldsymbol{\eta} = (\eta_1, \dots, \eta_n)^T$ ein n-dimensional standardnormalverteilter Zufallsvektor ist. Wir können daher ohne Einschränkung annehmen, daß $\boldsymbol{Z} = \boldsymbol{A\eta}$. Da $\boldsymbol{P}$ eine Projektionsmatrix ist, folgt (siehe Aufgabe 28)

$$\boldsymbol{PZ} = \boldsymbol{P}(\boldsymbol{a}_1\eta_1 + \dots + \boldsymbol{a}_n\eta_n) = \boldsymbol{a}_1\eta_1 + \dots + \boldsymbol{a}_p\eta_p$$

und somit

$$\boldsymbol{Z} - \boldsymbol{PZ} = \boldsymbol{a}_{p+1}\eta_{p+1} + \dots + \boldsymbol{a}_n\eta_n.$$

Aus der Unabhängigkeit von $\eta_1, \dots, \eta_n$ folgt hieraus die Unabhängigkeit von $\boldsymbol{PZ}$ und $\boldsymbol{Z}-\boldsymbol{PZ}$. Da $(\boldsymbol{Z}-\boldsymbol{PZ})^T(\boldsymbol{Z}-\boldsymbol{PZ}) = (\boldsymbol{a}_{p+1}\eta_{p+1}+\dots+\boldsymbol{a}_n\eta_n)^T(\boldsymbol{a}_{p+1}\eta_{p+1}+\dots+\boldsymbol{a}_n\eta_n) = \eta^2_{p+1} + \dots + \eta^2_n$, ist $(\boldsymbol{Z} - \boldsymbol{PZ})^T(\boldsymbol{Z} - \boldsymbol{PZ})$ nach Definition 2.1.6 χ^2_{n-p}-verteilt. Ebenso folgt, daß $(\boldsymbol{PZ})^T\boldsymbol{PZ}$ χ^2_p-verteilt ist. □

Beweis von Satz 3.2.23: Der Vektor $\boldsymbol{\varepsilon}^* := \sigma^{-1}\boldsymbol{\varepsilon}$ ist n-dimensional standardnormalverteilt. Damit ist nach Definition 2.1.2

$$\hat{\boldsymbol{\beta}} = (\boldsymbol{X}^T\boldsymbol{X})^{-1}\boldsymbol{X}^T\boldsymbol{Y} = (\boldsymbol{X}^T\boldsymbol{X})^{-1}\boldsymbol{X}^T(\boldsymbol{X\beta} + \sigma\boldsymbol{\varepsilon}^*) = \boldsymbol{\beta} + \sigma(\boldsymbol{X}^T\boldsymbol{X})^{-1}\boldsymbol{X}^T\boldsymbol{\varepsilon}^*$$

$\boldsymbol{N}(\boldsymbol{\beta}, \sigma^2(\boldsymbol{X}^T\boldsymbol{X})^{-1})$-verteilt, d.h. es gilt (i).

Da $\hat{\boldsymbol{\beta}} = (\boldsymbol{X}^T\boldsymbol{X})^{-1}\boldsymbol{X}^T\hat{\boldsymbol{Y}}$ und $RSS = (\boldsymbol{Y}-\hat{\boldsymbol{Y}})^T(\boldsymbol{Y}-\hat{\boldsymbol{Y}}) = (\boldsymbol{Y}-\boldsymbol{P}\boldsymbol{Y})^T(\boldsymbol{Y}-\boldsymbol{P}\boldsymbol{Y})$, genügt es zum Nachweis von (ii) zu zeigen, daß $\hat{\boldsymbol{Y}} = \boldsymbol{P}\boldsymbol{Y}$ und $\boldsymbol{Y}-\boldsymbol{P}\boldsymbol{Y}$ unabhängig sind. Dies folgt aber aus Lemma 3.3.24. Ebenfalls aus Lemma 3.3.24 folgt, daß $RSS/\sigma^2 = \sigma^{-2}(\boldsymbol{Y}-\boldsymbol{P}\boldsymbol{Y})^T(\boldsymbol{Y}-\boldsymbol{P}\boldsymbol{Y}) = (\boldsymbol{\varepsilon}^* - \boldsymbol{P}\boldsymbol{\varepsilon}^*)^T(\boldsymbol{\varepsilon}^* - \boldsymbol{P}\boldsymbol{\varepsilon}^*)$ χ^2_{n-p}-verteilt ist. (iv) schließlich folgt aus (i)–(iii) und der Definition 2.1.11 der t-Verteilung. □

3.3.25 Korollar. *Unter den Voraussetzungen von Satz 3.3.23 gilt*

(i) $\sum_{i=1}^n(\hat{Y}_i - \bar{Y}_n)^2$ *und* $RSS = \sum_{i=1}^n(Y_i - \hat{Y}_i)$ *sind unabhängig.*

(ii) Gilt darüber hinaus $\beta_1 = \beta_2 = \cdots = \beta_{p-1} = 0$, *so ist* $\sigma^{-2}\sum_{i=1}^n(\hat{Y}_i - \bar{Y}_n)^2$ χ^2_{p-1}*-verteilt.*

Beweis: Aus den Normalgleichungen (3.5) folgt mit $\mathbf{1} = (1,\dots,1)^T \in \mathbb{R}^n$ die Darstellung $\bar{Y}_n = n^{-1}\sum_{i=1}^n \hat{Y}_i = n^{-1}\mathbf{1}^T\hat{\boldsymbol{Y}}$ und somit $\sum_{i=1}^n(\hat{Y}_i - \bar{Y}_n)^2 = (\hat{\boldsymbol{Y}} - n^{-1}\mathbf{1}^T\hat{\boldsymbol{Y}}\mathbf{1})^T(\hat{\boldsymbol{Y}} - n^{-1}\mathbf{1}^T\hat{\boldsymbol{Y}}\mathbf{1}) = ||\boldsymbol{X}\hat{\boldsymbol{\beta}} - n^{-1}\mathbf{1}^T\boldsymbol{X}\hat{\boldsymbol{\beta}}\mathbf{1}||^2$. Mit Satz 3.3.23 (ii) folgt hieraus (i).

Gilt $\beta_1 = \beta_2 = \cdots = \beta_{p-1} = 0$, so ist $\boldsymbol{Y}^* := \sigma^{-1}(\boldsymbol{Y} - \beta_0\mathbf{1})$ n-dimensional standardnormalverteilt. Beachte, daß die Gerade $G := \{s\mathbf{1} : s \in \mathbb{R}\} \subset \mathbb{R}^n$ im Bildraum $V := \{\boldsymbol{P}\boldsymbol{x} : \boldsymbol{x} \in \mathbb{R}^n\}$ von $\boldsymbol{P}$ liegt: Mit $\boldsymbol{x} := \boldsymbol{X}(s,0,\dots,0)^T$ gilt $\boldsymbol{P}\boldsymbol{x} = \boldsymbol{X}(s,0,\dots,0)^T = (s,\dots,s)^T$. Es folgt $\boldsymbol{P}s\mathbf{1} = s\mathbf{1}$, d.h. $G \subset V$, und daraus

$$\sigma^{-2}\sum_{i=1}^n(\hat{Y}_i - \bar{Y}_n)^2 = \sigma^{-2}\sum_{i=1}^n\Big(\hat{Y}_i - n^{-1}\sum_{j=1}^n\hat{Y}_j\Big)^2 = \sum_{i=1}^n\Big(\hat{Y}_i^* - n^{-1}\sum_{j=1}^n\hat{Y}_j^*\Big)^2$$
$$= \sum_{i=1}^n\hat{Y}_i^{*2} - n\Big(n^{-1}\sum_{j=1}^n\hat{Y}_j^*\Big)^2 = ||\boldsymbol{P}\boldsymbol{Y}^*||^2 - ||n^{-1}\mathbf{1}\,\mathbf{1}^T\boldsymbol{P}\boldsymbol{Y}^*||^2,$$

wobei $n^{-1}\mathbf{1}\,\mathbf{1}^T$ eine $n \times n$-Projektionsmatrix mit dem Bildraum G ist. Wählen wir nun orthogonale Vektoren $\boldsymbol{a}_1,\dots,\boldsymbol{a}_n \in \mathbb{R}^n$ der Länge 1 derart, daß $\boldsymbol{a}_1$ die Gerade G erzeugt und $\boldsymbol{a}_1,\dots,\boldsymbol{a}_p$ den Raum V aufspannen, so können wir wie im Beweis zu Lemma 3.3.24 annehmen, daß $\boldsymbol{Y}^* = \boldsymbol{a}_1\eta_1 + \cdots + \boldsymbol{a}_n\eta_n$, wobei $\boldsymbol{\eta} = (\eta_1,\dots,\eta_n)^T$ n-dimensional standardnormalverteilt ist. Es folgt (Aufgabe 28)

$$\boldsymbol{P}\boldsymbol{Y}^* = \boldsymbol{a}_1\eta_1 + \cdots + \boldsymbol{a}_p\eta_p, \quad n^{-1}\mathbf{1}\,\mathbf{1}^T\boldsymbol{P}\boldsymbol{Y}^* = \boldsymbol{a}_1\eta_1$$

und daraus

$$||\boldsymbol{P}\boldsymbol{Y}^*||^2 - ||n^{-1}\mathbf{1}\,\mathbf{1}^T\boldsymbol{P}\boldsymbol{Y}^*||^2 = \sum_{i=1}^p\eta_i^2 - \eta_1^2 = \sum_{i=2}^p\eta_i^2.$$

Aus der Definition 2.1.6 der χ^2-Verteilung ergibt sich daher (ii). □

Mittels Korollar 3.3.25 können wir den *globalen* F-Test zur Überprüfung der Hypothese $H_0 : \beta_1 = \cdots = \beta_{p-1} = 0$ definieren, da in diesem Fall die Teststatistik

$$F := \frac{\text{erklärte Streuung}/(p-1)}{RSS(n-p)} = \frac{\sum_{i=1}^n (\hat{Y}_i - \bar{Y}_n)^2/(p-1)}{\sum_{i=1}^n (Y_i - \hat{Y}_i)^2/(n-p)}$$

nach Definition 2.1.9 F-verteilt ist mit $(p-1, n-p)$-Freiheitsgraden. Ist F zu groß bzw. der zugehörige p-Wert $1 - F_{p-1,n-p}(F)$ zu klein, so wird H_0 in Zweifel gezogen werden.

Polynomiale Regression

Mit dem multiplen linearen Modell können wir insbesondere eine polynomiale Regression überprüfen. Betrachten wir nämlich im Standardmodell (3.7) den Spezialfall

$$x_{ij} = x_i^j, \qquad j = 1, \dots, p-1, \qquad i = 1, \dots, n,$$

so erhalten wir das Modell einer *polynomialen Regression*

$$Y_i = \beta_0 + \sum_{j=1}^{p-1} \beta_j x_i^j + \varepsilon_i, \qquad i = 1, \dots, n.$$

Der Grad $p-1$ in diesem Modell kann nun durch Testen der Hypothese $H_0 : \beta_{p-1} = 0$ überprüft werden. Eventuell verkleinert man dann den Grad im Modell oder erhöht ihn auch.

3.3.26 Beispiel. Betrachten wir im Beispiel 3.2.6 der Geographen-Daten ein polynomiales Modell dritten Grades, d.h. $p = 4$, für die Abhängigkeit der Studenzahlen Y_i vom *Jahr*, so erhalten wir folgendes Ergebnis.

Der R^2-Wert von 0.9760 ist in diesem Fall höher als derjenige des transformierten Modells $\sqrt{Y_i} = Jahr + \varepsilon$ in Abbildung 3.2.3, ebenso der die Anzahl der erklärenden Variablen berücksichtigende adjusted R_a^2-Wert 0.9616. Beide Werte sind so nahe bei eins, daß das Modell

$$Y = 971\,820 - 32\,538\, Jahr + 362.708916\, Jahr^2 - 1.34596\, Jahr^3 + \varepsilon$$

die Daten (scheinbar) gut erklärt. (Für die unten folgende Abbildung 3.3.7 mußte nämlich auf die in Programm 3_3_6 erzeugte OUTEST-Datei zurückgegriffen werden, in der die Parameterschätzungen mit bis zu neun Nachkommastellen gespeichert sind. Die im Ausdruck 3.3.6 angegebenen sechs Nachkommastellen genügen hierfür nicht!) Die globale F-Statistik besitzt den gerundeten Wert $F = 14\,973.89/220.78 = 67.82$ bei (3,5)-Freiheitsgraden und einem gerundeten p-Wert $1 - F_{3,4}(67.82) = 0.0002$, so daß unter der Normalverteilungsannahme die globale Hypothese $\beta_1 = \beta_2 = \beta_3 = 0$ verworfen werden wird. Ebenso werden die Einzelhypothesen $\beta_{i-1} = 0$ aufgrund der p-Werte von etwa 0.02 der Teststatistiken $|\hat{\beta}_{i-1}|/(S\sqrt{c_{ii}})$, $i = 1, \dots, 4$, in Zweifel gezogen, d.h. diese Ergebnisse sprechen für das *vollständige* obige Modell.

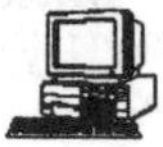

```
Model: MODEL1
Dependent Variable: ANZAHL

                          Analysis of Variance

                             Sum of          Mean
Source              DF      Squares        Square      F Value       Prob>F

Model                3  44921.65757   14973.88586       67.823       0.0002
Error                5   1103.89799     220.77960
C Total              8  46025.55556

    Root MSE        14.85865     R-square       0.9760
    Dep Mean        98.77778     Adj R-sq       0.9616
    C.V.            15.04251

                          Parameter Estimates

                       Parameter       Standard    T for H0:
 Variable  DF          Estimate          Error   Parameter=0     Prob > |T|

 INTERCEP   1            971820   286549.28379         3.391         0.0194
 JAHR1      1            -32538   9559.4121257        -3.404         0.0192
 JAHR2      1        362.708916   106.25715947         3.414         0.0190
 JAHR3      1         -1.345960     0.39353254        -3.420         0.0188
```

Abbildung 3.3.6. Polynomiale Regression der Geographen-Daten.

```
***   Programm 3_3_6   ***;
TITLE1 'Polynomiale Regression';
TITLE2 'Geographen-Daten';
LIBNAME eins 'c:\daten';

DATA geo1;
   SET eins.geo;
   jahr1=jahr;
   jahr2=jahr**2;
   jahr3=jahr**3;

PROC REG DATA=geo1 OUTEST=estimate;
   MODEL anzahl=jahr1 jahr2 jahr3;
RUN; QUIT;
```

Eine einfache Möglichkeit, eine polynomiale Regression durchzuführen, besteht darin, in einem DATA-Step die 2-ten bis k-ten Potenzen der unabhängigen Variablen als neue Variablen abzuspeichern (hier: jahr1, jahr2, jahr3) und diese wie im Fall der multiplen Regression in das Modell zu integrieren. In der OUTEST-Datei (hier estimate) werden u.a. die geschätzten Koeffizienten gespeichert.

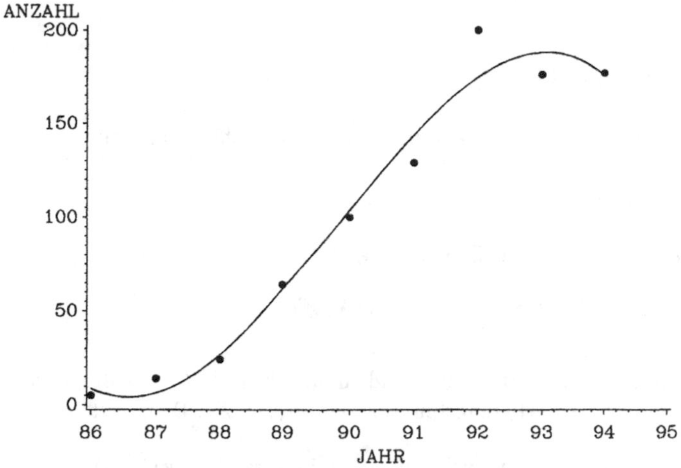

Abbildung 3.3.7. Regressionspolynom dritten Grades der Geographen-Daten.

```
***  Programm 3_3_7  ***;
TITLE1 'Regressionspolynom';
TITLE2 'Geographen-Daten';
LIBNAME eins 'c:\daten';

DATA neu1;
   SET estimate(KEEP=INTERCEP jahr1 jahr2 jahr3);
   DO j=86 TO 94 BY 0.1;
      pre=INTERCEP+jahr1*j+jahr2*j**2+jahr3*j**3;
   OUTPUT; END;
DATA neu2;
   MERGE eins.geo neu1;

AXIS1 MAJOR=(N=5);
SYMBOL1 V=DOT C=G I=NONE;
SYMBOL2 V=NONE C=G I=JOIN W=2;
PROC GPLOT DATA=neu2;
   PLOT anzahl*jahr=1 pre*j=2 / OVERLAY VAXIS=AXIS1;
RUN; QUIT;
```

Im ersten DATA-Step wird das Regressionspolynom analog zu der Dichte in Programm 2_1_1 erzeugt. Dabei sind in der Datei estimate, die in Programm 3_3_6 erzeugt wurde, u.a. die Schätzer der Koeffizienten des Regressionspolynoms (hier INTERCEP, jahr1, jahr2 und jahr3) enthalten. Mit dem KEEP-Statement werden diese aus der Datei estimate herausgeschrieben. Im zweiten DATA-Step werden die Originaldaten und die Werte für das Regressionspolynom mit dem Statement MERGE in eine gemeinsame Datei (hier neu2) geschrieben.

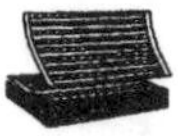

Aufgaben zu Kapitel 3

1. Es seien X und Y quadratintegrierbare Zufallsvariable. Dann gilt

(i) $Cov(X+a, Y+b) = Cov(X,Y),\ a,b \in \mathbb{R}.$

(ii) $Cov(cX, dY) = cd\, Cov(X,Y),\ c,d \in \mathbb{R}.$

(iii) $Cov(X, Y+Z) = Cov(X,Y) + Cov(X,Z).$

2. Es seien $X_1, \dots, X_n$ unabhängige und identisch nach F verteilte Zufallsvariable und F_n die empirische Verteilungsfunktion zu $X_1, \dots, X_n$. Dann gilt

$$Cov(F_n(u), F_n(v)) = n^{-1}(F(\min(u,v)) - F(u)F(v)).$$

Hinweis: Aufgabe 1.

3. Man zeige: $Var(X \pm Y) = Var(X) + Var(Y) \pm 2Cov(X,Y)$.

4. Es seien X und Y quadratintegrierbare Zufallsvariable. Dann sind $X+Y$ und $X-Y$ unkorreliert genau dann, wenn X und Y die gleiche Varianz besitzen.

5. Es seien X_1, X_2 quadratintegrierbare Zufallsvariable mit Verteilungsfunktion F_1 bzw. F_2. Man beweise die folgende Integraldarstellung der Kovarianz

$$Cov(X_1, X_2) = \int (F(u,v) - F_1(u)\, F_2(v))\, du\, dv.$$

Dabei ist $F(u,v) := P\{X_1 \le u,\ X_2 \le v\}$, $u, v \in \mathbb{R}$, die gemeinsame Verteilungsfunktion von X_1, X_2. Hinweis: Aufgabe 13, Kapitel 1 und Satz von Fubini.

6. Es seien $X_1, \dots, X_n$ Zufallsvariable mit $E(X_i) = \mu$, $Var(X_i) = \sigma^2$, $i = 1, \dots, n$, und $\varrho(X_i, X_j) = \varrho$ für $1 \le i \ne j \le n$. Man bestimme $Var(\bar{X})$ und folgere die Abschätzung $-(n-1)^{-1} \le \varrho \le 1$.

7. Sind $X_1, \dots, X_n$ Zufallsvariable mit $E(X_i) = \mu$, $Var(X_i) = \sigma^2$, $i = 1, \dots, n$, und $Cov(X_i, X_j) = \varrho\sigma^2$, $\varrho \in (-1, 1)$, $1 \le i \ne j \le n$, so ist $(1-\varrho)^{-1} S_n^2$ ein erwartungstreuer Schätzer für σ^2. (Für $\varrho = 0$ folgt die Erwartungstreue der Stichprobenvarianz S_n^2 für unkorrelierte Zufallsvariable in Verallgemeinerung zu Aufgabe 16, Kapitel 1.)

8. Es seien $X_1, \ldots, X_n$ quadratintegrierbare Zufallsvariable mit $E(X_i) = \mu$, $i = 1, \ldots, n$, und $Cov(X_i, X_j) = 0$ für $j > i + 1$. Dann gilt mit

$$Q_1 = \sum_{i=1}^{n} (X_i - \bar{X}_n)^2$$

und

$$Q_2 = (X_n - X_1)^2 + \sum_{i=1}^{n-1} (X_i - X_{i+1})^2$$

die Beziehung

$$E\Big(\frac{3Q_2 - Q_1}{n(n-3)}\Big) = Var(\bar{X}_n), \quad n > 3.$$

9. Es sei (X, Y) zweidimensional normalverteilt. Dann gilt:

(i) Der Vektor $(X, Y)^T$ besitzt die in Beispiel 3.1.2 angegebene Dichte. Hinweis: Aufgabe 1, Kapitel 2.

(ii) X, Y unabhängig $\Leftrightarrow \varrho = 0$.

10. Man zeige anhand eines Gegenbeispiels, daß die folgende Implikation im allgemeinen *nicht* richtig ist:

$$X, Y \text{ unkorreliert und normalverteilt } \Rightarrow X, Y \text{ unabhängig.}$$

Hinweis: Sei X $N(0,1)$-verteilt. Man betrachte $Y := ZX$, wobei X, Z unabhängig und $P\{Z = -1\} = 1/2 = P\{Z = 1\}$ oder die (stetige!) Funktion $f(c) = Cov(X, Y_c)$, wobei $Y_c := X$, falls $|X| \leq c$ und $Y_c := -X$ sonst, $c \geq 0$.

11. Sind X und Y unabhängige, standardnormalverteilte Zufallsvariablen, so ist mit $\varrho \in (-1, 1)$ der Zufallsvektor $(X, \varrho X + \sqrt{1 - \varrho^2} Y)^T$ zweidimensional normalverteilt mit Korrelationskoeffizient ϱ.

12. Es seien X, Y quadratintegrierbare Zufallsvariable und $p : \mathbb{R}^2 \to \mathbb{R}$ das Polynom

$$p(a, b) = E((Y - aX - b)^2).$$

Dann besitzt p in

$$(a^*, b^*) = (Cov(X, Y)/\sigma^2(X), E(Y) - a^* E(X))$$

ein Minimium.

13. Man zeige Satz 3.1.5 (i).

14. Sei $R(\beta_0, \beta_1) = \sum_{i=1}^n (y_i - \beta_0 - \beta_1 x_i)^2$. Falls $\sum_{i=1}^n (x_i - \bar{x}_n)^2 > 0$, so ist die Bedingung $(\partial R/\partial\beta_0)(b_0, b_1) = 0 = (\partial R/\partial\beta_1)(b_0, b_1)$ notwendig und hinreichend für das Vorliegen eines Minimums der Funktion R an der Stelle (b_0, b_1).

15. Man beweise Satz 3.2.2.

16. Gegeben sei das Standardmodell $Y_i = \beta_0 + \beta_1 x_i + \varepsilon_i$, $i = 1, \ldots, n$, wobei $\varepsilon_1, \ldots, \varepsilon_n$ unabhängig sind mit Varianz σ^2. Dabei soll $x_i \in [-1, 1]$ gelten, $i = 1, \ldots, n$. Wie hat man die n Punkte x_i zu wählen, damit die Varianz des Schätzers $\hat{\beta}_1$ minimal wird?

17. Man beweise Satz 3.2.5.

18. (Yoga-Daten) Man untersuche, ob der Effekt der Yoga-Übung (Differenz der systolischen Werte) von dem Ausgangswert (systolischer Wert vorher) abhängt. Man führe dabei folgende Punkte aus:

- Erstellung eines Scatterplots,
- Durchführung einer Regression,
- Überprüfung der Residuen auf Normalverteilung,
- Erstellung eines Residuenplots.

Falls Ausreißer zu erkennen sind, führe man die gesamte Analyse ohne Ausreißer durch und vergleiche!

19. Es seien $X_1, \ldots, X_n, Y_1, \ldots, Y_n$ quadratintegrierbare Zufallsvariable. Ferner seien $\boldsymbol{X} = (X_1, \ldots, X_n)^T$ und $\boldsymbol{Y} = (Y_1, \ldots, Y_n)^T$ unkorreliert, d.h. X_i, Y_j unkorreliert für $i, j = 1, \ldots, n$. Dann gilt $Cov(\boldsymbol{X} + \boldsymbol{Y}) = Cov(\boldsymbol{X}) + Cov(\boldsymbol{Y})$.

20. Es seien $X_1, \ldots, X_n$ quadratintegrierbare Zufallsvariable und $\boldsymbol{X} := (X_1, \ldots, X_n)$. Dann ist die Kovarianzmatrix $\boldsymbol{\Sigma_X}$ positiv semidefinit, d.h. für die symmetrische Matrix $\boldsymbol{\Sigma_X}$ gilt $\boldsymbol{x}^T \boldsymbol{\Sigma_X} \boldsymbol{x} \geq 0$ für $\boldsymbol{x} \in \mathbb{R}^n$.

21. Es sei $\boldsymbol{A}$ eine $n \times n$-Matrix und $Q_{\boldsymbol{A}}(\boldsymbol{x}) := \boldsymbol{x}^T \boldsymbol{A} \boldsymbol{x}$, $\boldsymbol{x} \in \mathbb{R}^n$, eine quadratische Form. Dann gilt:

(i) $\left(\frac{\partial Q_{\boldsymbol{A}}}{\partial x_1}(\boldsymbol{x}), \ldots, \frac{\partial Q_{\boldsymbol{A}}}{\partial x_n}(\boldsymbol{x})\right)^T = 2\boldsymbol{A}\boldsymbol{x}$.

(ii) $Q_{\boldsymbol{A}}(\lambda \boldsymbol{x}) = \lambda^2 Q_{\boldsymbol{A}}(x)$, $\lambda \in \mathbb{R}$ (Homogenität).

(iii) $|Q_{\boldsymbol{A}}(\boldsymbol{x})| \leq ||\boldsymbol{A}||\,||\boldsymbol{x}||^2$, wobei $||\boldsymbol{x}||$ die euklidische Norm von $\boldsymbol{x}$ ist und $||\boldsymbol{A}|| := \sup\{||\boldsymbol{A}\boldsymbol{x}|| : ||\boldsymbol{x}|| \leq 1\}$.

22. Sei $\boldsymbol{A}$ eine symmetrische $n \times n$-Matrix. $\boldsymbol{A}$ ist idempotent und besitzt den Rang $r \in \{0, \ldots, n\}$ genau dann, wenn r Eigenwerte von $\boldsymbol{A}$ gleich 1 und $n - r$ Eigenwerte von $\boldsymbol{A}$ gleich 0 sind.

23. $\boldsymbol{X} = (X_1, \ldots, X_n)$ sei n-dimensional standardnormalverteilt und $\boldsymbol{A}$ eine symmetrische, idempotente $n \times n$-Matrix vom Rang p. Dann besitzt die (zufällige) quadratische Form $\boldsymbol{X}^T \boldsymbol{A} \boldsymbol{X}$ eine χ^2-Verteilung mit p Freiheitsgraden.

24. Man zeige Satz 3.3.13.

25. Man beweise Lemma 3.3.19.

26. Es sei $\boldsymbol{A}$ eine $m \times n$-Matrix und $\boldsymbol{B}$ eine $n \times m$-Matrix. Dann gilt Spur$(\boldsymbol{AB}) =$ Spur$(\boldsymbol{BA})$. Insbesondere gilt Spur$(\boldsymbol{\Lambda}) =$ Spur$(\boldsymbol{R}^T\boldsymbol{\Lambda}\boldsymbol{R})$ für eine Diagonalmatrix $\boldsymbol{\Lambda}$ und eine orthogonale Matrix $\boldsymbol{R}$.

27. Sei $\boldsymbol{P}$ eine beliebige $n \times n$-Projektionsmatrix, d.h. $\boldsymbol{P}$ ist symmetrisch und idempotent. Dann gilt:

(i) Spur$(\boldsymbol{P}) =$ Rang$(\boldsymbol{P})$, Hinweis: Aufgabe 22 und 26,

(ii) $\boldsymbol{I}_n - \boldsymbol{P}$ ist eine Projektionsmatrix,

(iii) $\boldsymbol{P}$ ist positiv semidefinit.

28. Es sei $\boldsymbol{a}_1, \ldots, \boldsymbol{a}_n$ eine Orthonomalbasis des $\mathbb{R}^n$ und $\boldsymbol{P}$ eine Projektionsmatrix vom Rang $p \in \{1, \ldots, n-1\}$. Der Bildraum von $\boldsymbol{P}$ werde durch die Vektoren $\boldsymbol{a}_1, \ldots, \boldsymbol{a}_p$ aufgespannt. Man zeige:

$$\boldsymbol{x} = \sum_{i=1}^{n} c_i \boldsymbol{a}_i \Rightarrow \boldsymbol{P}\boldsymbol{x} = \sum_{i=1}^{p} c_i \boldsymbol{a}_i.$$

29. (Wirtschaftsdaten; siehe Beispiel 3.3.1) (i) Welches lineare Modell erklärt die Arbeitslosenquote am besten? (ii) Betrachten Sie mittels polynomialer Regression die Abhängigkeit der Inflationsrate (*infla*) vom Bruttoinlandsprodukt (*bip*). Man wähle dabei Polynome vom Grad 3, 4 und 5 und achte dabei besonders auf die Güte der Anpassung und den Einfluß der einzelnen Koeffizienten. Man stelle eines der Polynome gemeinsam mit den empirischen Daten in einer Graphik dar.

30. Eine Folge $Z_0, Z_1, \ldots, Z_n$ von Zufallsvariablen mit $E(Z_i) = \mu$, $i = 0, 1, \ldots, n$, heißt *autoregressiver Prozeß der Ordnung p*, kurz AR(p)-Prozeß, falls Konstanten $\beta_1, \ldots, \beta_p$ existieren, so daß für $t = p, p+1, \ldots, n$ gilt

$$Z_t - \mu = \beta_1(Z_{t-1} - \mu) + \beta_2(Z_{t-2} - \mu) + \cdots + \beta_p(Z_{t-p} - \mu) + \varepsilon_t.$$

Dabei sind $\varepsilon_p, \ldots, \varepsilon_n$ unkorrelierte Zufallsvariable mit identischer Varianz. Derartige Prozesse werden häufig zur Modellierung von Zeitreihen herangezogen (siehe Beispiel 1.5.1).

Fassen wir obiges Modell als multiples lineares Regressionsmodell (mit zufälligem Design) auf, so können wir den unbekannten Parametervektor $\boldsymbol{\beta} = (\beta_1, \ldots, \beta_p)^T$ und μ mit Hilfe des Kleinste-Quadrate-Schätzers $\hat{\boldsymbol{\beta}} = (\hat{\beta}_0, \hat{\beta}_1, \ldots, \hat{\beta}_p)^T$ approximieren. Man führe dies für die Sonnen-Daten aus Beispiel 1.5.1 durch, indem man versuchsweise die Jahresdurchschnittswerte für die Anzahl von Sonnenflecken je Tag als AR(10)-Prozeß modelliert.

Kapitel 4

Kategoriale Daten

In diesem Kapitel liegen unseren Überlegungen Daten zugrunde, die als *Häufigkeiten* von Beobachtungen in verschiedenen *Kategorien* oder *Merkmalsausprägungen* vorliegen. Eine typische Frage ist dabei, ob es einen Zusammenhang zwischen den unterschiedlichen Merkmalsausprägungen gibt oder ob diese unabhängig voneinander auftreten. Diese Fragestellung wird im Rahmen der Kontingenztafeln behandelt. Liegt ein Zusammenhang vor, so werden wir diesen zunächst durch ein lineares Modell im Rahmen der kategorialen Regression zu beschreiben versuchen. Einen nichtlinearen Zusammenhang werden wir durch ein verallgemeinertes lineares Modell approximieren; dies führt im Spezialfall zu Logit- und Probit-Modellen.

4.1 Kontingenztafeln

Gehen wir beispielsweise von der Frage aus, ob es einen Zusammenhang zwischen dem Einkommen eines Menschen (hoch/niedrig) und seinem Lebensraum (Stadt/Land) gibt, so erstellen wir nach einer entsprechenden Befragung einer Reihe von Menschen eine Tafel, deren Zeilen die Einkommenshöhen hoch/niedrig und deren Spalten die Lebensräume Land/Stadt darstellen. In die Zellen dieser Tafel tragen wir dann die entsprechenden Häufigkeiten aus unserer Befragung ein. Eine Antwort auf unsere Frage soll dann aus einer Analyse der Häufigkeiten in dieser Tafel abgeleitet werden (siehe Beispiel 4.1.2). In diesem Abschnitt werden wir einige statistische Instrumente für die Analyse derartiger *Kontingenztafeln* erläutern, wie den exakten Test von Fisher und Pearsons χ^2-Statistik.

Fishers exakter Test auf Unabhängigkeit

Für den exakten Test von Fisher benötigen wir die folgende Aussage über Wahrscheinlichkeitsverteilungen in speziellen Urnen-Modellen.

4.1.1 Lemma. *Eine Urne enthalte K Kugeln, darunter W weiße und $K - W$ schwarze. Werden nun n Kugeln zufällig und ohne Zurücklegen aus der Urne entnommen, so beträgt die Wahrscheinlichkeit $P\{N = k\}$, $k \in \{0, 1, \dots, n\}$, dafür, daß die Anzahl N der weißen Kugeln in der Stichprobe k ist,*

$$P\{N = k\} = \binom{W}{k}\binom{K-W}{n-k}\bigg/\binom{K}{n} =: H(K, W, n)(\{k\}).$$

Die Wahrscheinlichkeitsverteilung $H(K, W, n)$ heißt *hypergeometrische Verteilung* zu den Parametern K, W, n.

Beweis: Die Behauptung folgt durch elementare kombinatorische Überlegungen aus der Tatsache, daß eine m-elementige Menge $\binom{m}{r} = m!/(r!(m-r)!)$ r-elementige Teilmengen besitzt (siehe etwa Satz 3.13 in Bandelow (1989)). □

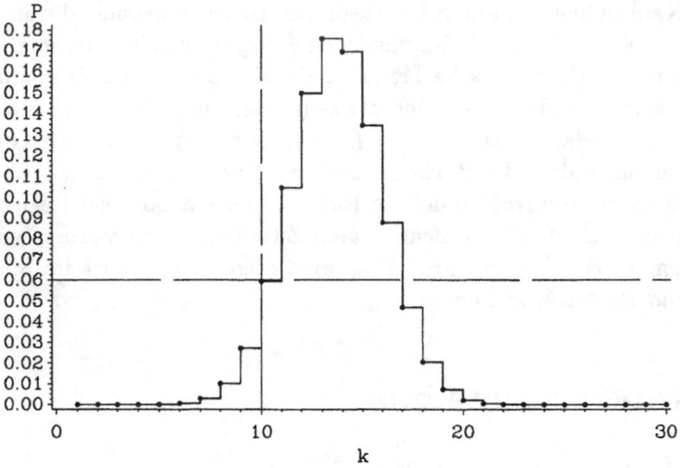

Abbildung 4.1.1. Hypergeometrische Verteilung mit den Parametern $K = 90, W = 40, n = 30$; Referenzlinien zum p-Wert von $N = 10$.

```
***  Programm 4_1_1  ***;
TITLE1 'Hypergeometrische Verteilung';
TITLE2 'mit K=90, W=40 und n=30';
LIBNAME eins 'c:\daten';

DATA hyperg;
   K=90; W=40; n=30;                   * Angabe der Parameter;
   DO j=1 TO 30;
      p=PROBHYPR(K,W,n,j) - PROBHYPR(K,W,n,j-1);
      OUTPUT;
   END;

AXIS1 LABEL=('k');
SYMBOL1 V=DOT H=0.6 WIDTH=2 I=STEPLJ;
PROC GPLOT DATA=hyperg;
   PLOT p*j / HREF=10 LHREF=5 VREF=0.06 LVREF=5 HAXIS=AXIS1;
RUN; QUIT;
```

Hier wird der Wert der Dichte an einer Stelle j=1,...,30 durch die Differenz der Verteilungsfunktion an den Stellen j und j-1 berechnet. Die Referenzlinien werden mit den Optionen 'VREF=' und 'HREF=' im PLOT-Statement erzeugt, mit 'LHREF=' und 'LVREF=' werden die Linien-Typen festgelegt.

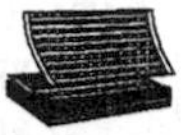

Mit dem folgenden Beispiel wollen wir den exakten Test von Fisher zur Beantwortung der eingangs aufgeworfenen Frage nach einem möglichen Zusammenhang zwischen dem Einkommen eines Menschen und seinem Lebensraum beschreiben.

4.1.2 Beispiel (NHANES II-Daten). Eine Erhebung im Rahmen des Second National Health and Nutrition Examination Survey (NHANES II) des National Center for Health Statistics (USA) aus den Jahren 1976-1980 ergab bei einer Befragung von $n = 16\,547$ Personen folgendes Ergebnis (die Angaben in der jeweils zweiten Zahlenreihe sind Prozentzahlen; eine Analyse dieser Tafel wird in Little und Wu (1991) durchgeführt):

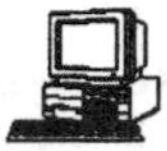

```
              TABLE OF LRAUM BY EINKOM

   LRAUM(Lebensraum)      EINKOM(Einkommen)


   Frequency|
   Percent  |hoch    |niedrig | Total

   ---------+--------+--------+
   land     |   2548 |   3235 |   5783
            |  15.40 |  19.55 |  34.95
   ---------+--------+--------+
   stadt    |   5295 |   5469 |  10764
            |  32.00 |  33.05 |  65.05
   ---------+--------+--------+
   Total        7843     8704    16547
               47.40    52.60   100.00
```

Abbildung 4.1.2. Vierfeldertafel Lebensraum/Einkommen.

```
*** Programm 4_1_2 ***;
TITLE1 'Vierfeldertafel';
TITLE2 'NHANES II-Daten';
LIBNAME eins 'c:\daten';

DATA tabelle;
   INPUT lraum $6. einkom $8. anzahl;
   LABEL lraum='Lebensraum' einkom='Einkommen';
   CARDS;
stadt niedrig 5469
stadt hoch    5295
land  niedrig 3235
land  hoch    2548
;

PROC FREQ DATA=tabelle;
   TABLES lraum*einkom / NOCOL NOROW;
   WEIGHT anzahl;
RUN; QUIT;
```

Kontingenztafeln lassen sich in SAS mit verschiedenen Prozeduren erstellen (FREQ, TABULATE, SQL).

Wir verwenden im folgenden die Prozedur FREQ, die als wichtigstes Statement TABLES enthalten muß. Die Tabelle wird in der Form Zeilenvariable * Spaltenvariable (hier: lraum*einkom) definiert. Per Voreinstellung gibt SAS in jeder Zelle der Tabelle die absolute Häufigkeit, den Gesamt-, Zeilen- und Spalten- Prozentwert an. Mit den Optionen NOROW NOCOL werden die Zeilen- und Spalten-Prozente unterdrückt.

Im vorliegenden Programm liegen die Daten schon als ausgezählte Häufigkeiten vor. In diesem Fall muß die Variable, die die Häufigkeiten enthält (hier: anzahl) in einem WEIGHT-Statement angegeben werden.

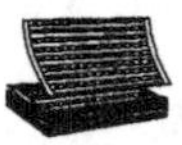

Während also in obigem Beispiel 47.40 % der insgesamt Befragten über ein hohes Einkommen verfügten, haben unter den Landbewohnern 2548/5783 = 44.06 % ein hohes Einkommen. Dieses Ergebnis deutet daraufhin, daß das Einkommen vom Lebensraum Stadt/Land unabhängig ist. Um jedoch zu einer quantitativen Aussage zu kommen, berechnen wir die Wahrscheinlichkeit dafür, daß dieses Ergebnis zustande kommt, wenn Einkommen und Lebensraum unabhängige Zufallselemente wären. Unter dieser Annahme erhalten wir das folgende Modell: Unter den 16 547 Befragten sind 7 843 mit einem hohen Einkommen. Wählen wir nun 5 783 aus den 16 547 insgesamt Befragten zufällig und „ohne Zurücklegen" aus, so ist die Anzahl N derjenigen Befragten darunter mit hohem Einkommen hypergeometrisch $H(16\,547, 7\,843, 5\,783)$-verteilt, d.h.

$$P\{N=k\}=\frac{\binom{7\,843}{k}\binom{8\,704}{5\,783-k}}{\binom{16\,547}{5\,783}},\qquad k=0,1,\ldots,5\,783.$$

Sind nun Lebensraum und Einkommen unabhängig, so wird man erwarten, daß wir auch speziell die 5 783 Landbewohner auswählen können. Diese Vorgehensweise entspricht einem *Randomisieren* nach dem Lebensraum und hat daher unter der Nullhypothese H_0: „Lebensraum und Einkommen sind unabhängig" keinen Einfluß auf die Verteilung von N, d.h. auch unter dieser Auswahlregel ist N hypergeometrisch $H(16\,547, 7\,843, 5\,783)$-verteilt. Demnach werden wir die Hypothese H_0 verwerfen, falls N zu klein oder zu groß ist; dies ist der 2-Tail-Fall. In unserem speziellen Fall ist $N = 2\,548$ mit dem p-Wert $2.92 \cdot 10^{-10}$, was zu einem Verwerfen der Nullhypothese H_0 führt!

```
                STATISTICS FOR TABLE OF LRAUM BY EINKOM

Statistic                        DF       Value        Prob
------------------------------------------------------------
Chi-Square                        1      39.733       0.000
Likelihood Ratio Chi-Square       1      39.798       0.000
Continuity Adj. Chi-Square        1      39.527       0.000
Mantel-Haenszel Chi-Square        1      39.730       0.000
Fisher's Exact Test (Left)                         1.57E-10
                    (Right)                           1.000
                    (2-Tail)                       2.92E-10
Phi Coefficient                          -0.049
Contingency Coefficient                   0.049
Cramer's V                               -0.049

Sample Size = 16547
```

Abbildung 4.1.3. Fishers exakter Test zu Beispiel 4.1.2.

Programm 4_1_3 stimmt nahezu mit Programm 4_1_2 überein. Die Ausgabe der Tabelle wird jedoch durch die Option NOPRINT im TABLES-Statement unterdrückt. Mit der Option EXACT wird Fishers exakter Test angefordert. SAS druckt in diesem Fall immer eine Reihe möglicher Tests, inklusive Fishers exaktem Test, aus (siehe SAS/STAT User's Guide (1990)).

Die im obigen Beispiel durchgeführte Überprüfung der Unabhängigkeit *kategorialer Daten* heißt *exakter Test von Fisher*. Allgemein geht man bei diesem

Test wie folgt vor. Aufgrund unabhängiger Beobachtungen $(X_1, Y_1), \ldots, (X_n, Y_n)$ von Ausprägungen zweier Merkmale X und Y erstellt man eine *Vierfeldertafel*

		Y-Merkmal in Klasse		
		J_1	J_2	
X-Merkmal in Klasse	I_1	n_{11}	n_{12}	$\Sigma = n_{1.}$
	I_2	n_{21}	n_{22}	$\Sigma = n_{2.}$
		$\Sigma = n_{.1}$	$\Sigma = n_{.2}$	$\Sigma = n$

(4.1)

Die Hypothese H_0 der Unabhängigkeit von X und Y wird daher in Zweifel gezogen, falls n_{11} sehr klein oder sehr groß ist, d.h. falls der aus der hypergeometrischen Verteilung abgeleitete p-Wert nahe bei Null liegt. Der p-Wert einer hypergeometrisch verteilten Zufallsvariablen N wird in diesem 2-Tail-Fall definiert durch

$$p := \sum_{\substack{k \in \{0,1,\ldots,n\}: \\ P\{N=k\} \le P\{N=n_{11}\}}} P\{N = k\}.$$

Es werden also diejenigen Wahrscheinlichkeiten $P\{N = k\}$ aufsummiert, die höchstens so groß sind wie $P\{N = n_{11}\}$. Da die Funktion $g(k) := P\{N = k\}$, $k = 0, \ldots, n$, zunächst monoton wächst und dann fällt (Aufgabe 1), bedeutet ein kleiner p-Wert, daß N einen auffallend kleinen oder großen Wert angenommen hat. In der Abbildung 4.1.1 einer hypergeometrischen Verteilung ist dies für den Fall einer Realisation $N = 10$ eingezeichnet.

4.1.3 Satz. *Gegeben die Randhäufigkeiten $\sum_{i=1}^n 1_{I_1}(X_i) = n_{1.}$, $\sum_{i=1}^n 1_{J_1}(Y_i) = n_{.1}$, so ist unter der Hypothese der Unabhängigkeit von X und Y die Besetzungszahl $N_{11} = \sum_{i=1}^n 1_{I_1}(X_i) 1_{J_1}(Y_i)$ hypergeometrisch verteilt mit den Parametern $n, n_{.1}, n_{1.}$, d.h.*

$$\begin{aligned} P\Big(N_{11} = k \Big| \sum_{i=1}^n 1_{I_1}(X_i) = n_{1.}, \sum_{i=1}^n 1_{J_1}(Y_i) = n_{.1}\Big) \\ = H(n, n_{.1}, n_{1.})(\{k\}) = \frac{\binom{n_{.1}}{k}\binom{n-n_{.1}}{n_{1.}-k}}{\binom{n}{n_{1.}}}, \qquad k = 0, 1, \ldots \end{aligned}$$

Beweis: Aufgrund der Unabhängigkeitsannahmen gilt

$$\begin{aligned} & P\Big(N_{11} = k \Big| \sum_{i=1}^n 1_{I_1}(X_i) = n_{1.}, \sum_{i=1}^n 1_{J_1}(Y_i) = n_{.1}\Big) \\ &= \frac{P\{\sum_{i=1}^n 1_{I_1}(X_i) 1_{J_1}(Y_i) = k,\ \sum_{i=1}^n 1_{I_1}(X_i) = n_{1.},\ \sum_{i=1}^n 1_{J_1}(Y_i) = n_{.1}\}}{P\{\sum_{i=1}^n 1_{I_1}(X_i) = n_{1.}\} P\{\sum_{i=1}^n 1_{J_1}(Y_i) = n_{.1}\}} \\ &= \frac{P\{\sum_{i=1}^{n_{.1}} 1_{I_1}(X_i) = k,\ \sum_{i=1}^n 1_{I_1}(X_i) = n_{1.}\}}{P\{\sum_{i=1}^n 1_{I_1}(X_i) = n_{1.}\}} \end{aligned}$$

$$= \frac{P\{\sum_{i=1}^{n_{.1}} 1_{I_1}(X_i) = k,\ \sum_{j=n_{.1}+1}^{n} 1_{I_1}(X_j) = n_{1.} - k\}}{P\{\sum_{i=1}^{n} 1_{I_1}(X_i) = n_{1.}\}}$$

$$= \frac{P\{\sum_{i=1}^{n_{.1}} 1_{I_1}(X_i) = k\}\ P\{\sum_{j=n_{.1}+1}^{n} 1_{I_1}(X_j) = n_{1.} - k\}}{P\{\sum_{i=1}^{n} 1_{I_1}(X_i) = n_{1.}\}}$$

$$= \frac{B(n_{.1}, p)(\{n_{1.} - k\})B(n - n_{.1}, p)(\{n_{1.} - k\})}{B(n, p)(\{n_{1.}\})}$$

$$= \frac{\binom{n_{.1}}{k}\binom{n-n_{.1}}{n_{1.}-k}}{\binom{n}{n_{1.}}}, \qquad k = 0, 1, \ldots,$$

wobei $p = P\{X \in I_1\}$ und $B(m,p)(\{k\}) = \binom{m}{k}p^k(1-p)^{m-k}$, $k = 0, 1, \ldots, m$, die Binomialverteilung mit den Parametern $m \in \mathbb{N}$ und $p \in [0,1]$ ist (siehe Aufgabc 23, Kapitel 1). □

Fishers exakter Test auf Homogenität

Fishers exakten Test auf Unabhängigkeit von Merkmalen können wir auch zum Vergleich der Eintrittswahrscheinlichkeiten von Merkmalen heranziehen. Eine dafür typische Problemstellung ist die Frage, ob ein neuentwickeltes Medikament M_1 eine größere Heilungswahrscheinlichkeit p_1 besitzt als ein bereits eingeführtes Medikament M_2 mit Heilungswahrscheinlichkeit p_2. Um diese Frage zu entscheiden, erhalten unabhängig voneinander 13 Patienten Medikament M_2 (Gruppe 2) und 18 Patienten Medikament M_1 (Gruppe 1). Die Heilungserfolge werden durch die folgende Vierfeldertafel beschrieben.

TABLE OF HLG BY MED

HLG(Heilung) MED(Medikament)

Frequency / Percent	M1	M2	Total
erfolg	6	4	10
	19.35	12.90	32.26
misserfolg	12	9	21
	38.71	29.03	67.74
Total	18	13	31
	58.06	41.94	100.00

```
              STATISTICS FOR TABLE OF HLG BY MED

Statistic                     DF      Value        Prob
-------------------------------------------------------
Chi-Square                     1      0.023       0.880
Likelihood Ratio Chi-Square    1      0.023       0.880
Continuity Adj. Chi-Square     1      0.000       1.000
Mantel-Haenszel Chi-Square     1      0.022       0.882
Fisher's Exact Test (Left)                        0.703
                    (Right)                       0.597
                    (2-Tail)                      1.000
Phi Coefficient                       0.027
Contingency Coefficient               0.027
Cramer's V                            0.027

Sample Size = 31
WARNING:  25% of the cells have expected counts less
            than 5. Chi-Square may not be a valid test.
```

Abbildung 4.1.4. Fishers exakter Test auf Homogenität; Heilung/Medikament.

Das Programm 4_1_4 zu Abbildung 4.1.4 ist eine Kombination aus den Programmen 4_1_2 und 4_1_3. Die Optionen im TABLES-Statement sind NOROW NOCOL EXACT.

Die Warnung am Ende des Outputs bezieht sich auf die χ^2-Tests und ist für Fishers exakten Test ohne Bedeutung.

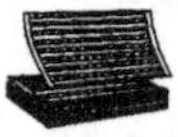

Unter den insgesamt 31 Patienten sind 18 aus Gruppe 1. Wählen wir nun 10 Patienten zufällig aus, so ist die Anzahl N derjenigen Patienten, die aus Gruppe 1 stammen, hypergeometrisch $H(31, 18, 10)$-verteilt. Stimmen die Heilungswahrscheinlichkeiten von M_1 und M_2 überein, d.h. gilt $p_1 = p_2$, so erfolgt die Heilung eines Patienten unabhängig von seiner Gruppenzugehörigkeit. Wir können also nach dem Heilungserfolg randomisieren und speziell die 10 geheilten Patienten auswählen, da der Heilerfolg bei den 10 geheilten Patienten keinen Einfluß auf deren Gruppenzugehörigkeit hat und daher die hypergeometrische Verteilung $H(31, 18, 10)$ von N unverändert läßt. Wir verwerfen also die Hypothese $H_0 : p_1 = p_2$ und erst recht $H_0 : p_1 \leq p_2$, falls der Eintrag N im Feld Erfolg/M_1 zu groß ist. Im vorliegenden Fall ist $N = 6$ und $p = \sum_{k=6}^{10} H(31, 18, 10)(\{k\}) = 0.597$ (dies ist der Right-Tail-Fall), so daß die Hypothese $H_0 : p_1 \leq p_2$ nicht abgelehnt wird.

Das oben benutzte Argument über die Unabhängigkeit von Heilung und Gruppenzugehörigkeit im Fall identischer Erfolgswahrscheinlichkeiten p_1, p_2 in jeder Gruppe läßt sich durch das folgende mathematische Resultat präzisieren, indem X = Heilerfolg und Y = Medikamentennummer gesetzt wird.

4.1.4 Lemma. *Es seien X und Y Zufallsvariable, die jeweils nur die Werte a, b bzw. c, d annehmen. Falls für die bedingten Wahrscheinlichkeiten die Gleichung*

$$P(X = a|Y = c) = P(X = a|Y = d)$$

gilt, so sind X und Y unabhängig.

Beweis: Aufgrund der Formel von der totalen Wahrscheinlichkeit gilt mit $p := P(X = a|Y = c)$

$$\begin{aligned} P\{X = a\} &= P(X = a|Y = c)P\{Y = c\} + P(X = a|Y = d)P\{Y = d\} \\ &= p(P\{Y = c\} + P\{Y = d\}) = p \end{aligned}$$

und damit

$$\begin{aligned} P\{X = a, Y = c\} &= P(X = a|Y = c)P\{Y = c\} \\ &= pP\{Y = c\} = P\{X = a\}P\{Y = c\}. \end{aligned}$$

Hieraus folgt die Behauptung (Aufgabe 5). □

Der folgende Satz, der dem exakten Test von Fisher auf Homogenität zugrundeliegt, ist nun eine unmittelbare Folgerung aus obigem Lemma und Satz 4.1.3. Wir gehen dabei wiederum von der Vierfeldertafel (4.1) aus.

4.1.5 Satz. *Gegeben die Randhäufigkeiten $\sum_{i=1}^{n} 1_{I_1}(X_i) = n_{1.}$, $\sum_{i=1}^{n} 1_{J_1}(Y_i) = n_{.1}$, so sind unter der Hypothese $p_1 := P(X \in I_1|Y = J_1) = P(X \in I_1|Y \in J_2) =: p_2$ die Zufallsgrößen X und Y unabhängig, und es gilt somit die Schlußfolgerung über die bedingte hypergeometrische Verteilung der Besetzungszahl $N_{11} = \sum_{i=1}^{n} 1_{I_1}(X_i)1_{J_1}(Y_i)$ aus Satz 4.1.3.*

Die Hypothese $H_0 : p_1 = p_2$ der Homogenität wird demnach in Zweifel gezogen, falls n_{11} zu groß bzw. zu klein ist, also etwa der wie oben beschriebene aus der hypergeometrischen Verteilung abgeleitete zugehörige p-Wert zu klein ist.

Der exakte Test von Fisher ist ein *bedingter* Test, bei dem der kritische Bereich für die Verwerfung der Nullhypothese H_0 von den Daten abhängt, also selbst zufällig ist.

Der χ^2-Homogenitätstest

Im folgenden übertragen wir obige Problemstellungen auf größere Tafeln.

4.1.6 Lemma. *Als Ergebnis eines Versuches sei genau eines von I verschiedenen Ereignissen $A_1, \ldots, A_I$ möglich, und zwar mit den Einzelwahrscheinlichkeiten $p_1, \ldots, p_I$, $\sum_{i=1}^{I} p_i = 1$. Wird dieser Versuch n-mal unabhängig durchgeführt,* *so ist die Wahrscheinlichkeit dafür, daß dabei genau n_1-mal das Ergebnis A_1, n_2-mal das Ereignis $A_2, \ldots, n_I$-mal das Ereignis A_I eintritt, wobei $\sum_{i=1}^{I} n_i = n$, gegeben durch*

$$\begin{aligned} B(n, p_1, \ldots, p_I)\left(\{(n_1, \ldots, n_I)\}\right) &:= \binom{n}{n_1, \ldots, n_I} p_1^{n_1} \cdots p_I^{n_I} \\ &:= \frac{n!}{n_1! \cdots n_I!} p_1^{n_1} \cdots p_I^{n_I}. \end{aligned}$$

Beweis: Aufgabe 7. □

Die Verteilung $B(n, p_1, \ldots, p_I)$ heißt *Multinomial-* oder *Polynomialverteilung* mit I Zellen und *Zellwahrscheinlichkeiten* $p_1, \ldots, p_I$. Sie ist offenbar eine Verallgemeinerung der Binomialverteilung $B(n,p) = B(n, p, 1-p)$, die den Fall $I = 2$ von nur zwei Zellen beschreibt. Die Größen

$$\binom{n}{n_1, \ldots, n_I} = \frac{n!}{n_1! \cdots n_I!}$$

mit $\sum_{i=1}^{I} n_i = n$ heißen *Polynomialkoeffizienten.*

Es seien nun $\boldsymbol{X}_1, \ldots, \boldsymbol{X}_J$ unabhängige, multinomialverteilte Zufallsvektoren mit identischer Zellenanzahl I, aber möglicherweise unterschiedlichen Versuchsanzahlen $n_{\cdot j}$, $j = 1, \ldots, J$, d.h.

$$P\left\{\boldsymbol{X}_j = (n_1, \ldots, n_I)^T\right\} = B\left(n_{\cdot j}, p_{1j}, \ldots, p_{Ij}\right)\left(\{(n_1, \ldots, n_I)\}\right), \quad j = 1, \ldots, J.$$

Wir wollen aufgrund einer Realisation von $(\boldsymbol{X}_1, \ldots, \boldsymbol{X}_J)$, die wir mittels der folgenden Tafel zusammenfassen, die Nullhypothese testen, daß die Zellwahrscheinlichkeiten der J Multinomialverteilungen übereinstimmen:

$$H_0 : p_{i1} = p_{i2} = \ldots = p_{iJ} =: p_i, \qquad i = 1, \ldots, I. \tag{4.2}$$

Unter dieser Nullhypothese H_0 ist ein naheliegender Schätzer für die Wahrscheinlichkeit p_i der i-ten Zelle (oder Kategorie) in der Tafel

		Vektoren						
		1	2	$\cdots$	j	$\cdots$	J	
Kategorien	1							
	2							
	$\vdots$							
	i				n_{ij}			$\Sigma = n_{i\cdot}$
	$\vdots$							
	I							
					$\Sigma = n_{\cdot j}$			$\Sigma = n_{\cdot\cdot}$

die relative Häufigkeit der i-ten Zelle

$$\hat{p}_i := \frac{\sum_{j=1}^J n_{ij}}{\sum_{i=1}^I \sum_{j=1}^J n_{ij}} =: \frac{n_{i.}}{n_{..}}.$$

Dabei gibt die j-te Spalte $(n_{1j}, \dots, n_{Ij})^T$ in obiger Tafel die Realisierung des Zufallsvektors $\boldsymbol{X}_j$ an, $j = 1, \dots, J$. Tatsächlich ist unter (4.2) $(\hat{p}_1, \dots, \hat{p}_I)$ der *Maximum-Likelihood-Schätzer* (ML-Schätzer) für den wahren Parameter $(p_1, \dots, p_I)$, d.h. für die spezielle Wahl $(\hat{p}_1, \dots, \hat{p}_I)$ der Parameter besitzt die eingetretene Realisation des gemeinsamen Vektors $(\boldsymbol{X}_1, \dots, \boldsymbol{X}_J)$ die unter der Hypothese (4.2) maximal mögliche Wahrscheinlichkeit. Der Schätzer $(\hat{p}_1, \dots, \hat{p}_I)$ stellt damit eine Anwendung des Maximum-Likelihood-Prinzips dar.

4.1.7 Satz. *Unter der Unabhängigkeitsannahme von $\boldsymbol{X}_1, \dots, \boldsymbol{X}_J$ und der Nullhypothese (4.2) gilt*

$$\begin{aligned}
&\max_{0 \le p_1, \dots, p_I \le 1, \sum_{i=1}^I p_i = 1} P\{\boldsymbol{X}_j = (n_{1j}, \dots, n_{Ij})^T,\ j = 1, \dots, J\} \\
&= \max_{0 \le p_1, \dots, p_I \le 1, \sum_{i=1}^I p_i = 1} \prod_{j=1}^J B(n_{.j},\ p_1, \dots, p_I)(\{(n_{1j}, \dots, n_{Ij})\}) \\
&= \prod_{j=1}^J B(n_{.j},\ \hat{p}_1, \dots, \hat{p}_I)(\{(n_{1j}, \dots, n_{Ij})\}).
\end{aligned}$$

Beweis: Aufgrund der strengen Monotonie der Logarithmus-Funktion ist das obige Maximierungsproblem äquivalent zu dem Maximierungsproblem

$$\sum_{j=1}^J \log\left\{\binom{n_{.j}}{n_{1j}, \dots, n_{Ij}} p_1^{n_{1j}} \dots p_I^{n_{Ij}}\right\} \longrightarrow \max_{0 \le p_i \le 1,\ 1 \le i \le I}$$

unter der Nebenbedingung $\sum_{i=1}^I p_i = 1$. Ohne Einschränkung sei im folgenden $n_{i.} = \sum_{j=1}^J n_{ij} > 0, i = 1, \dots, I$. Da $p_1 + \dots + p_I = 1$ bzw. $p_I = 1 - (p_1 + \dots + p_{I-1})$, ist obiges Maximierungsproblem äquivalent dazu, die Funktion

$$\begin{aligned}
&l(p_1, \dots, p_{I-1}) \\
&:= \sum_{j=1}^J \log\left\{\binom{n_{.j}}{n_{1j}, \dots, n_{IJ}} p_1^{n_{1j}} \cdots p_{I-1}^{n_{I-1j}} (1 - (p_1 + \dots + p_{I-1}))^{n_{Ij}}\right\} \\
&= \sum_{j=1}^J \log\binom{n_{.j}}{n_{1j}, \dots, n_{Ij}} + \sum_{i=1}^{I-1} n_{i.} \log(p_i) + n_{I.} \log(1 - (p_1 + \dots + p_{I-1}))
\end{aligned}$$

auf der Menge $M := \{(p_1, \dots, p_{I-1})^T \in [0,1]^{I-1} : p_1 + \dots + p_{I-1} \le 1\}$ zu maximieren. Da $n_{i.} > 0$, $i = 1, \dots, I$, nimmt die Funktion l ihr Maximum im Inneren der Menge M, auf $\{(p_1, \dots, p_{I-1})^T \in (0,1)^{I-1} : p_1 + \dots + p_{I-1} < 1\}$ an.

Die Bildung der partiellen Ableitungen von l und Nullsetzen liefert dann die notwendige Bedingung an die Maximalstelle $(p_1^0, \dots, p_{I-1}^0)^T$:

$$0 = \frac{\partial l}{\partial p_i}(p_1^0, \dots, p_{I-1}^0) = \frac{n_{i.}}{p_i^0} - \frac{n_{I.}}{1 - (p_1^0 + \dots + p_{I-1}^0)}, \qquad i = 1, \dots, I-1,$$

d.h.

$$\frac{n_{i.}}{n_{I.}}(1 - (p_1^0 + \dots + p_{I-1}^0)) = p_i^0, \qquad i = 1, \dots, I-1,$$

bzw.

$$p_i^0 = c\frac{n_{i.}}{n_{I.}}, \qquad i = 1, \dots, I-1,$$

mit $c = 1 - (p_1^0 + \dots + p_{I-1}^0) \in (0,1)$. Setzen wir diese Darstellung von p_i^0 wiederum in obige Gleichung ein, so erhalten wir

$$1 - c\frac{n_{1.} + \dots + n_{I-1.}}{n_{I.}} = c$$

bzw. $c = n_{I.}/(n_{1.} + \dots + n_{I.}) = n_{I.}/n_{..}$, woraus

$$p_i^0 = \frac{n_{i.}}{n_{..}} = \hat{p}_i, \qquad i = 1, \dots, I-1,$$

und damit die Behauptung folgt. □

Für ein besseres Verständnis der weiteren Vorgehensweise sind die folgenden Resultate über Zusammenhänge zwischen multinomialverteilten Zufallsvektoren und der χ^2-Verteilung nützlich. Aus einer geeigneten Version des zentralen Grenzwertsatzes, genauer dem multivariaten zentralen Grenzwertsatz, ergibt sich das folgende Resultat (siehe etwa Serfling (1980), Abschnitt 2.7).

4.1.8 Satz. *Es sei* $\boldsymbol{X} := (n_1, \dots, n_I)^T$ *ein multinomialverteilter Zufallsvektor mit den Parametern* n *und* $p_1, \dots, p_I$*, wobei* $p_i > 0$ *für* $i = 1, \dots, I$ *gilt. Dann folgt für* $n \to \infty$

$$\boldsymbol{X}_n := n^{1/2}\left(\frac{n_1}{n} - p_1, \dots, \frac{n_I}{n} - p_I\right)^T \underset{\mathcal{D}}{\to} \boldsymbol{N}(\boldsymbol{0}, \boldsymbol{\Sigma}),$$

wobei $\boldsymbol{\Sigma} = (\sigma_{ij})$ *die* $I \times I$*-Matrix ist mit*

$$\sigma_{ij} = \begin{cases} p_i(1-p_i) & \text{für } i = j \\ -p_i p_j & \text{für } i \neq j. \end{cases}$$

Eine häufig angewendete Statistik zur Hypothesenüberprüfung der Zellwahrscheinlichkeiten p_i ist dann die χ^2-*Statistik*

$$X_n^2 := \sum_{i=1}^{I} \frac{(n_i - np_i)^2}{np_i} = n \sum_{i=1}^{I} \frac{1}{p_i}\left(\frac{n_i}{n} - p_i\right)^2,$$

wobei $np_i = E(n_i)$ die erwartete Zellhäufigkeit von Zelle i ist, $i = 1, \dots, I$ (siehe Aufgabe 8). Die Statistik X_n^2 kann offenbar als quadratische Form in $\boldsymbol{X}_n$ dargestellt werden

$$X_n^2 = \boldsymbol{X}_n^T \boldsymbol{C} \boldsymbol{X}_n,$$

wobei

$$\boldsymbol{C} := \begin{pmatrix} 1/p_1 & & 0 \\ & \ddots & \\ 0 & & 1/p_I \end{pmatrix}.$$

Aus dieser Darstellung, der asymptotischen Normalität von $\boldsymbol{X}_n$ sowie der Gleichung $\boldsymbol{C\Sigma C\Sigma} = \boldsymbol{C\Sigma}$ kann dann abgeleitet werden, daß X_n^2 für $n \to \infty$ χ^2-verteilt ist, genauer

$$X_n^2 \xrightarrow[\mathcal{D}]{} \chi_{I-1}^2. \tag{4.3}$$

(siehe Aufgabe 23, 27, Kapitel 3 und Aufgabe 18 in Kapitel 6). Diese Konvergenz rechtfertigt die Bezeichnung χ^2-Statistik für X_n^2. Als Faustregel gilt, daß X_n^2 hinreichend genau χ_{I-1}^2-verteilt ist, wenn der Stichprobenumfang n so groß ist, daß für jede Zellwahrscheinlichkeit p_i die Beziehung $np_i > 5$ gilt, siehe etwa die SAS-Warnung in Abbildung 4.1.4. Man beachte, daß die Anzahl $I - 1$ der Freiheitsgrade mit der Anzahl der *freien* Parameter in $p_1, \dots, p_I$ übereinstimmt. Denn wegen der Gleichung $p_1 + \dots + p_I = 1$ legen stets $I - 1$ der Paramenter $p_1, \dots, p_I$ auch den übrigen fest.

Um die Hypothese zu überprüfen, daß unabhängigen und identisch verteilten Zufallsvariablen $X_1, \dots, X_n$ eine bestimmte theoretische Verteilung F zugrundeliegt, können wir die reelle Achse in disjunkte Intervalle $A_1, \dots, A_I$ zerlegen und die empirischen Häufigkeiten $n_i/n = \sum_{j=1}^n 1_{A_i}(X_j)/n$ mit den theoretischen Eintrittswahrscheinlichkeiten $p_i := F(A_i)$, $i = 1, \dots, I$, vergleichen. Ist n hinreichend groß und gilt tatsächlich $p_i = P\{X_1 \in A_i\}$, so ist die Teststatistik X_n^2 näherungsweise χ_{I-1}^2-verteilt. Ist hingegen $p_i \neq P\{X_1 \in A_i\}$ für wenigstens einen Index i, so besitzt X_n^2 die Tendenz, große Werte anzunehmen. In diesem Fall ist der p-Wert $p = 1 - \chi_{I-1}^2(X_n^2)$ tendenziell klein und wird somit gegen die Hypothese einer zugrundeliegenden Verteilung F sprechen. Dies ist der *χ^2-Anpassungstest*.

4.1.9 Beispiel (Schadens-Daten). Das folgende Histogramm gibt die gruppierten Schadensmeldungen mit einer Höhe von wenigstens 30 Tsd DM bei einer Haftpflichtversicherung aus dem Jahr 1983 wieder (Falk et al. (1994), Abschnitt 6.2).

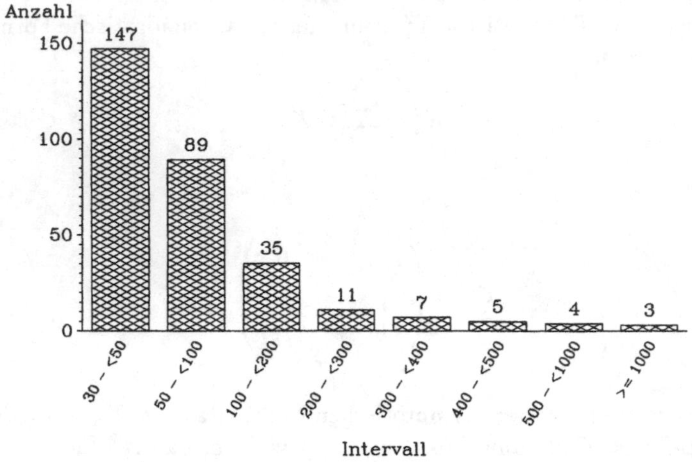

Abbildung 4.1.5. Histogramm der Schadensmeldungen.

```
***  Programm 4_1_5  ***;
TITLE1 'Histogramm';
TITLE2 'Schadens-Daten';
LIBNAME eins 'c:\daten';

AXIS1 LABEL=('Anzahl') MAJOR=(N=4);
AXIS2 LABEL=('Intervall') VALUE=(H=1.6 A=60);
PROC GCHART DATA=eins.schaden;
    VBAR interv / FREQ=anzahl FREQ DESCENDING
                  RAXIS=AXIS1 MAXIS=AXIS2;
RUN; QUIT;
```

Diese Anwendung von PROC GCHART weist folgende Besonderheiten auf:

Die Beschriftung unterhalb der horizontalen Achse ist schräg gestellt, was durch die Angabe von 'A=60' (A=Angle) im AXIS2-Statement erreicht wird.

Durch die Option FREQ im VBAR-Statement werden oberhalb der Balken die Häufigkeiten dargestellt.

Die Option DESCENDING bewirkt, daß die Häufigkeiten in absteigender Reihenfolge dargestellt werden.

Da die Daten schon als Häufigkeitstabelle vorliegen, muß mit der Option 'FREQ=anzahl' die Variable angegeben werden, die die Häufigkeiten enthält.

Man beachte, daß in diesem Histogramm die Breite der Balken nicht der Intervallbreite entspricht.

Modelliert man die Schadensmeldungen als Realisationen von $n = 301$ unabhängigen und identisch *Pareto-verteilten* Zufallsvariablen $X_1, \dots, X_n$, d.h.

$$P\{X_i \leq x\} = 1 - (x/\sigma)^{-\alpha}, \qquad x \geq \sigma,$$

mit dem Skalenparameter $\sigma = 30$ und einem Strukturparameter $\alpha > 0$, so kann man mit dem χ^2-Anpassungstest aufgrund obiger Tafel den theoretischen Wert $\alpha = 1.5$ überprüfen. Mit diesen Parametern betragen die theoretischen Wahrscheinlichkeiten obiger Intervalle $A_i = [s_i, s_{i+1})$

$$p_i = (s_i/\sigma)^{-\alpha} - (s_{i+1}/\sigma)^{-\alpha} = \sigma^\alpha(s_i^{-\alpha} - s_{i+1}^{-\alpha}), \qquad i = 1, \ldots, 8.$$

Die χ^2-Statistik besitzt in diesem Fall den Wert $X^2_{301} = 14.4697$, was bei 7 Freiheitsgraden zu dem p-Wert $1 - \chi^2_7(14.4697) = 0.0434$ führt. Die Hypothese H_0 einer Pareto-Verteilung der Schadensmeldungen mit $\sigma = 30$ und $\alpha = 1.5$ würde demnach bei einem Fehlerniveau von 5 % abgelehnt.

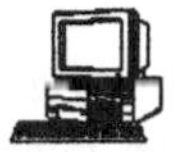

INT	ANZAHL	ERWARTET	DIFF	P_I	X2_N	P
1	147	161.108	-14.1078	0.53524	1.2354	.
2	89	90.433	-1.4328	0.30044	1.2581	.
3	35	31.973	3.0272	0.10622	1.5447	.
4	11	7.968	3.0319	0.02647	2.6984	.
5	7	3.336	3.6640	0.01108	6.7225	.
6	5	1.759	3.2414	0.00584	12.6967	.
7	4	2.860	1.1403	0.00950	13.1513	.
8	3	1.515	1.4854	0.00520	14.4697	0.043431

Abbildung 4.1.6. χ^2-Anpassungstest für die Schadens-Daten; Hypothese: Pareto-verteilt mit $\sigma = 30$ und $\alpha = 1.5$.

```
***  Programm 4_1_6  ***;
TITLE1 'Chi2-Anpassungstest';
TITLE2 'Schadens-Daten';
LIBNAME eins 'c:\daten';

DATA data1;
   sigma=30; alpha=1.5;
   SET eins.schaden;
   p_i=(ug/sigma)**(-alpha) - (og/sigma)**(-alpha);
   erwartet=p_i*301;
   diff=anzahl-erwartet;
   x2_n+(diff**2/(301*p_i));                     * Summation(!);
   IF _N_=8 THEN p=1-PROBCHI(x2_n,7);            * p-Wert;

PROC PRINT DATA=data1 NOOBS;
   VAR int anzahl erwartet diff p_i x2_n p;
RUN; QUIT;
```

Zur Berechnung der theoretischen Häufigkeiten einer Pareto-Verteilung benötigt man die Parameter σ (hier sigma=30), α (alpha=1.5) und die unteren (ug) und oberen (og) Intervallgrenzen.

Man beachte, daß der DATA-Step automatisch so häufig ausgeführt wird, bis alle (acht) Werte von ug bzw. og der Datei schaden abgearbeitet sind.

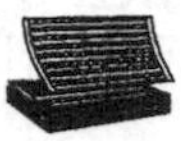

Das Resultat (4.3) legt die Teststatistik

$$X^2 := \sum_{j=1}^{J} \sum_{i=1}^{I} \frac{(n_{ij} - n_{\bullet j}\hat{p}_i)^2}{n_{\bullet j}\hat{p}_i},$$

zur Überprüfung der Hypothese $H_0 : p_{i1} = \ldots = p_{iJ}$ aus (4.2) nahe. Dabei gehen wir von J unabhängigen, multinomialverteilten Zufallsvektoren aus und $(\hat{p}_1, \ldots, \hat{p}_I)$ mit $\hat{p}_i = n_{i\bullet}/n_{\bullet\bullet}$, $i = 1, \ldots, I$, bezeichnet wiederum den ML-Schätzer für $(p_1, \ldots, p_I)$. Die Teststatistik X^2 heißt *Pearsons χ^2-Statistik*, die Auswertung dieser Statistik heißt *χ^2-Homogenitätstest*. Wegen der Konvergenzaussage (4.3) und dem Faltungstheorem der χ^2-Verteilung wird man erwarten, daß X^2 im Fall nicht zu kleiner Stichprobenumfänge $n_{\bullet j}$, $j = 1, \ldots, J$, unter der Hypothese H_0 aus (4.2) wiederum in etwa χ^2-verteilt ist, wobei die Anzahl *df* der Freiheitsgrade (*degrees of freedom*) gegeben ist durch $J(I-1)$ minus die Anzahl der unabhängigen geschätzten Parameter, d.h.

$$df = J(I-1) - (I-1) = (I-1)(J-1).$$

Dies ist tatsächlich richtig, wie der folgende Satz zeigt.

4.1.10 Satz. *Ist $p_i > 0$, $i = 1, \ldots, I$, so gilt unter der Nullhypothese (4.2)*

$$X^2 \xrightarrow[\mathcal{D}]{} \chi^2_{(I-1)(J-1)},$$

falls $n_{\bullet j} \to \infty$, $j = 1, \ldots, J$.

Beweis: Siehe etwa Pruscha (1989), Kapitel VIII.2, (2.2). □

4.1.11 Beispiel (Selbstmord-Daten). Heuer (1979) untersuchte Selbstmorde in Westdeutschland. Das folgende Blockdiagramm gibt Selbstmord-Gesamthäufigkeiten an für die Altersstufen 10–20, 25–35, 40–50, 55–60 Jahre, getrennt nach Geschlecht und $I = 6$ verschiedenen Methoden. Überprüft werden soll, ob das Geschlecht einen Einfluß auf die Selbstmordart besitzt, d.h. ob die Hypothese (4.2) identischer Neigungen $p_{i1} = p_{i2}$ zur i-ten Selbstmordmethode, $i = 1, \ldots, 6$, für die beiden Geschlechter männlich/weiblich zu verwerfen ist. Eine Analyse der Daten findet sich in Friendly (1994).

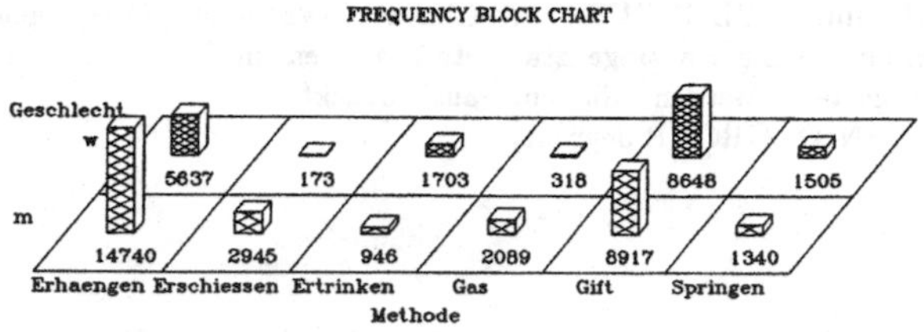

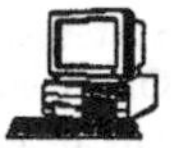

Abbildung 4.1.7. Blockdiagramm der Selbstmord-Daten.

```
***  Programm 4_1_7  ***;
TITLE1 'Block-Diagramm';
TITLE2 'Selbstmord-Daten';
LIBNAME eins 'c:\daten';

DATA eins.suizid;
   LENGTH meth $12.;
   LABEL sex='Geschlecht' meth='Methode';
   sex=' m';  INPUT meth anzahl @@;  OUTPUT;
   sex=' w';  INPUT anzahl @@;  OUTPUT;
   CARDS;
 Gift          8917  8648
 Gas           2089   318
 Erhaengen    14740  5637
 Ertrinken      946  1703
 Erschiessen   2945   173
 Springen      1340  1505
 ;

GOPTION HTEXT=2 HPOS=120 VPOS=75;
PROC GCHART DATA=eins.suizid;
   BLOCK meth / GROUP=sex FREQ=anzahl FREQ PATTERNID=GROUP;
RUN; QUIT;
```

Im DATA-Step des vorliegenden Programms sind das LENGTH-Statement und die zwei INPUT-Statements besonders bemerkenswert. Mit dem LENGTH-Statement wird die maximale Länge von Variablenausprägungen in Bytes festgelegt. Bei Character-Variablen entspricht dies der Anzahl der Zeichen, die zur Verfügung stehen. Bei numerischen Variablen sollte man die SAS-Voreinstellung i.a. nicht verändern.

Im DATA-Step wird zunächst die Variable 'sex' auf 'm' gesetzt. Im ersten INPUT-Statement wird dann die Methode (meth) und die Anzahl der zugehörigen männlichen Selbstmörder eingelesen. Die Angabe @@ unterdrückt den automatischen Sprung in eine neue Datenzeile.

Mit OUTPUT werden die Werte für 'sex' 'meth' und 'anzahl' in der Datei eins.suizid gespeichert. Dann wird 'sex' auf 'w' gesetzt. Im zweiten INPUT-Statement wird der entsprechende Wert der weiblichen Selbstmörder eingelesen und wieder mit den Werten von 'sex' und 'meth' abgespeichert.

Die Prozedur GCHART bietet in den Statements VBAR, HBAR und BLOCK die Optionen GROUP und SUBGROUP an, mit denen mehrdimensionale Kontingenztafeln graphisch dargestellt werden können. Die Option PATTERNID=GROUP bewirkt, daß sich die Schraffur der Säulen über der Gruppenvariablen (hier 'sex') ändert. Die Character-Variablen (Erhängen, Erschießen etc.) werden in lexikographischer Ordnung ausgedruckt.

Der χ^2-Homogenitätstest für die Hypothese H_0, daß die Neigungen zu einer Selbstmordart für Männer und Frauen übereinstimmen, liefert folgendes Ergebnis:

```
                STATISTICS FOR TABLE OF METH BY SEX

Statistic                        DF       Value        Prob
------------------------------------------------------------
Chi-Square                        5    4965.730       0.000
Likelihood Ratio Chi-Square       5    5400.575       0.000
Mantel-Haenszel Chi-Square        1    2294.935       0.000
Phi Coefficient                           0.318
Contingency Coefficient                   0.303
Cramer's V                                0.318

Sample Size = 48961
```

Abbildung 4.1.8. χ^2-Homogenitätstest zu den Selbstmord-Daten.

Das Programm 4_1_8 zu diesem Ergebnis bezieht sich auf die Daten eins.suizid aus Programm 4_1_7 und ist ansonsten analog zu Programm 4_1_2. Die Optionen im TABLES-Statement lauten NOPRINT CHISQ.

Pearsons χ^2-Statistik hat in diesem Fall den Wert $X^2 = 4\,965.73$ bei $(I-1)(J-1) = 5 \cdot 1 = 5$ Freiheitsgraden. Der zugehörige p-Wert ist nahezu null, so daß die Hypothese identischer Neigungen $p_{i1} = p_{i2}$, $i = 1, \ldots, 6$, zu einer Selbstmordart für die beiden Geschlechter männlich/weiblich verworfen wird.

Der χ^2-Unabhängigkeitstest

Als nächstes leiten wir den *χ^2-Unabhängigkeitstest* her, der in seiner Anwendungsweise dem oben beschriebenen χ^2-Test auf Homogenität sehr verwandt ist, aber auf eine andere Problemstellung zielt.

Wir gehen von *einer* multinomialverteilten Zufallsgröße mit IJ Zellen aus, die in Form einer $I \times J$-dimensionalen Zufallsmatrix (n_{ij}), $\sum_{i=1}^{I}\sum_{j=1}^{J} n_{ij} = n$, gegeben ist. Eine solche Zufallsmatrix heißt *Kontingenztafel*. Mit p_{ij} bezeichnen wir die Eintrittswahrscheinlichkeit der Zelle im Schnitt der i-ten Zeile mit der j-ten Spalte. Weiter ist

$$p_{i.} := \sum_{j=1}^{J} p_{ij}, \quad p_{.j} := \sum_{i=1}^{I} p_{ij}$$

die Wahrscheinlichkeit dafür, daß eine Beobachtung in die i-te Zeile bzw. j-te Spalte fällt. Falls diese Ereignisse unabhängig sind, so gilt:

$$p_{ij} = p_{i.}\, p_{.j}.$$

Wir wollen genau diese Hypothese der Unabhängigkeit testen, d.h. unsere Nullhypothese lautet

$$H_0 : p_{ij} = p_{i.}p_{.j}, \qquad i = 1, \ldots, I, \quad j = 1, \ldots, J. \tag{4.4}$$

Unter H_0 ist der Maximum-Likelihood-Schätzer für p_{ij}

$$\hat{p}_{ij} = \frac{n_{i.}}{n}\frac{n_{.j}}{n} =: \hat{p}_{i.}\hat{p}_{.j}$$

(Aufgabe 12). Im allgemeinen Fall, d.h. ohne die Unabhängigkeitsannahme, ist der Maximum-Likelihood-Schätzer für p_{ij} gegeben durch

$$\tilde{p}_{ij} := \frac{n_{ij}}{n}$$

(Aufgabe 12). Mit diesen beiden Schätzern für die Matrix (p_{ij}) der Zellwahrscheinlichkeiten können wir die Hypothese H_0 mittels des Likelihood-Quotienten

$$L_n := \prod_{i \le I, j \le J} (\tilde{p}_{ij}/\hat{p}_{ij})^{n_{ij}}$$

überprüfen, der im Nenner auf $\hat{p}_{ij}$, dem ML-Schätzer unter H_0 basiert, und im Zähler auf $\tilde{p}_{ij}$, dem ML-Schätzer im allgemeinen Fall. Der Likelihood-Quotient L_n ist dann stets größer oder gleich eins und ein Wert wesentlich größer als eins führt zum Verwerfen der Nullhypothese H_0. Dies ist eine Version des *Likelihood-Quotienten-Tests* (*likelihood ratio test*), dessen Testgröße

$$2 \log L_n = 2 \sum_{i=1}^{I} \sum_{j=1}^{J} n_{ij} \log(\tilde{p}_{ij}/\hat{p}_{ij})$$

in diesem Fall für $n \to \infty$ ebenfalls χ^2-verteilt ist mit $(I-1)(J-1)$ Freiheitsgraden, falls $p_{ij} > 0$, (siehe etwa Pruscha (1989), Kapitel VIII.4, (4.2)).

Aus der Taylor-Approximation $\log(1+\varepsilon) \sim \varepsilon - \varepsilon^2/2$ für ε nahe Null erhalten wir bei Gültigkeit von H_0 die Näherung

$$\begin{aligned}
2\log L_n &= -2\sum_{i=1}^{I}\sum_{j=1}^{J} n_{ij}\log\Big(1+\Big(\frac{\hat{p}_{ij}}{\tilde{p}_{ij}}-1\Big)\Big)\\
&\sim -2\sum_{i=1}^{I}\sum_{j=1}^{J} n_{ij}\Big(\frac{\hat{p}_{ij}}{\tilde{p}_{ij}}-1-\Big(\frac{\hat{p}_{ij}}{\tilde{p}_{ij}}-1\Big)^2/2\Big)\\
&= \sum_{i=1}^{I}\sum_{j=1}^{J} n_{ij}\frac{(\hat{p}_{ij}-\tilde{p}_{ij})^2}{\tilde{p}_{ij}^2}\\
&\sim \sum_{i=1}^{I}\sum_{j=1}^{J}\frac{(n_{ij}-n\tilde{p}_{ij})^2}{n\tilde{p}_{ij}} = \sum_{i=1}^{I}\sum_{j=1}^{J}\frac{(n_{ij}-n_{.j}n_{i.}/n)^2}{n_{.j}n_{i.}/n} = X^2.
\end{aligned}$$

Man wird daher unter (4.4) auch für die Verteilung von X^2 bei großem n eine Approximation durch die χ^2-Verteilung mit $(I-1)(J-1)$ Freiheitsgraden erwarten. Dies ist tatsächlich richtig, d.h. Satz 4.1.10 überträgt sich entsprechend mit $n = n_{..} \to \infty$ (siehe etwa Pruscha (1989), Kapitel VIII.1, (1.3)).

4.1.12 Satz. *Ist $p_{ij} > 0$ für $i = 1, \ldots, I$ und $j = 1, \ldots, J$, so gilt unter der Nullhypothese (4.4), falls $n \to \infty$,*

$$X^2 \xrightarrow[\mathcal{D}]{} \chi^2_{(I-1)(J-1)}.$$

4.1.13 Beispiel (Haarfarben-Daten). Um die Frage zu beantworten, ob es einen Zusammenhang gibt zwischen der Haarfarbe eines Menschen und seiner Augenfarbe, erhob Snee (1974) diese Daten bei den 592 Studenten eines Statistikkurses. Die folgende Tabelle faßt diese Erhebung zusammen; für eine Diskussion dieser Tabelle verweisen wir auf Friendly (1994).

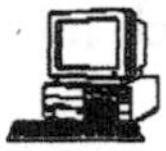

TABLE OF AUGEN BY HAARE

AUGEN HAARE

Frequency	blond	braun	rot	schwarz	Total
blau	94	84	17	20	215
braun	7	119	26	68	220
gruen	16	29	14	5	64
haselnuss	10	54	14	15	93
Total	127	286	71	108	592

```
              STATISTICS FOR TABLE OF AUGEN BY HAARE

        Statistic                     DF       Value        Prob
        ------------------------------------------------------
        Chi-Square                     9     138.290       0.000
        Likelihood Ratio Chi-Square    9     146.444       0.000
        Mantel-Haenszel Chi-Square     1      16.640       0.000
        Phi Coefficient                        0.483
        Contingency Coefficient                0.435
        Cramer's V                             0.279
```

Abbildung 4.1.9. Tabelle und Pearsons χ^2-Test; Augenfarbe/Haarfarbe.

```
***  Programm 4_1_9  ***;
TITLE1 'Chi2-Unabhaengigkeitstest';
TITLE2 'Haarfarben-Daten';
LIBNAME eins 'c:\daten';

DATA data1;
   LENGTH augen $12.;
   INPUT augen @@;
   DO haare='schwarz', 'braun', 'rot', 'blond';
     INPUT anzahl @@; OUTPUT;
   END;
   CARDS;
 braun        68   119   26    7
 blau         20    84   17   94
 haselnuss    15    54   14   10
 gruen         5    29   14   16
 ;
PROC FREQ DATA=data1;
   TABLES augen*haare / NOROW NOCOL NOPERCENT CHISQ;
   WEIGHT anzahl;
RUN; QUIT;
```

In diesem Programm ist wieder der DATA-Step von besonderem Interesse, da er das Prinzip der Dateneingabe aus Programm 4_1_7 erweitert.

Im ersten INPUT-Statement wird die Augenfarbe eingelesen. Dann folgt eine DO-Schleife, die sich nicht über Zahlen (z.B. DO i=1 TO 4;), sondern über Worte erstreckt. Zuerst wird 'haare' auf 'schwarz' gesetzt und mit INPUT die Anzahl eingelesen, dann wird 'haare' auf 'braun' gesetzt usw.

Die FREQ-Prozedur ist analog zu den vorhergehenden Programmen.

In diesem Fall ist $J = 4$ und $I = 4$. Pearsons χ^2-Statistik hat für diese Daten den Wert 138.29 bei $(I-1)(J-1) = 9$ Freiheitsgraden, die Likelihood-Quotienten-Testgröße besitzt den Wert $2\log L_n = 146.444$ bei ebenfalls 9 Freiheitsgraden. Die zugehörigen p-Werte sind nahezu Null, so daß die Hypothese der Unabhängigkeit von Haarfarbe und Augenfarbe verworfen werden wird.

4.2 Kategoriale Regression

Im folgenden betrachten wir den einfachsten Fall einer *kategorialen Regression*. Dabei gehen wir von einer Zufallsgröße Z aus, die nur zwei Ausprägungen besitzt; also etwa die Kreditwürdigkeit eines Bankkunden, die gegeben oder nicht gegeben ist. Eine derartige Zufallsgröße heißt *dichotom* oder *binär* und wir kodieren die beiden möglichen Ausprägungen mit 0 und 1, d.h. $Z \in \{0,1\}$. Wir stellen im folgenden einige Modelle vor, die davon ausgehen, daß sich die Wahrscheinlichkeit dafür, daß Z den Wert 1 annimmt, durch eine Reihe von Effekten erklären läßt.

4.2.1 Beispiel (Scheidungs-Daten). Die folgende Tabelle stammt aus einer Studie von Thornes und Collard (1979) über Scheidungshintergründe. Etwa 500 Personen, die sich hatten scheiden lassen, und einer ähnlichen Anzahl von Verheirateten wurden zwei Fragen nach ihrer voreheIichen und ausserehelichen Sexualerfahrung gestellt: (1) Hatten Sie vor Ihrer Ehe Geschlechtsverkehr mit einer anderen Person als Ihrem späteren Ehepartner? (2) Hatten Sie während Ihrer Ehe außerehelichen Geschlechtsverkehr?

Läßt sich die Scheidungswahrscheinlichkeit in dieser Stichprobe auf das Geschlecht, voreheliche und außereheliche Sexualerfahrung zurückführen? Eine Analyse dieser Daten findet sich in Friendly (1994)).

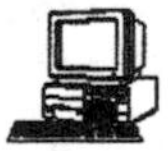

Familien-stand	Geschlecht	vorehelicher Geschlechtsverkehr	ausserehelicher Geschlechtsverkehr	ANZAHL
gesch.	maennl.	Ja	Ja	28
gesch.	maennl.	Ja	Nein	60
gesch.	maennl.	Nein	Ja	17
gesch.	maennl.	Nein	Nein	68
gesch.	weibl.	Ja	Ja	17
gesch.	weibl.	Ja	Nein	54
gesch.	weibl.	Nein	Ja	36
gesch.	weibl.	Nein	Nein	214
verh.	maennl.	Ja	Ja	11
verh.	maennl.	Ja	Nein	42
verh.	maennl.	Nein	Ja	4
verh.	maennl.	Nein	Nein	130

verh.	weibl.	Ja	Ja	4
verh.	weibl.	Ja	Nein	25
verh.	weibl.	Nein	Ja	4
verh.	weibl.	Nein	Nein	322

Abbildung 4.2.1. Scheidungs-Daten.

```
***  Programm 4_2_1  ***;
TITLE 'Scheidungs-Daten';
LIBNAME eins 'c:\daten';
DATA eins.scheidg;
    DO fstand='gesch.', 'verh.';
       DO sex='maennl.', 'weibl.';
          DO vgv='Ja  ', 'Nein';
             DO agv='Ja  ', 'Nein';
             INPUT anzahl @@; OUTPUT;
       END; END; END; END;
       LABEL fstand='Familien-*stand' sex='Geschlecht'
             vgv='vorehelicher*Geschlechtsverkehr'
             agv='ausserehelicher*Geschlechtsverkehr';
       CARDS;
 28  60  17   68  17  54  36  214
 11  42   4  130   4  25   4  322
 ;
PROC PRINT DATA=eins.scheidg NOOBS SPLIT='*';
RUN; QUIT;
```

Diese recht ungewöhnliche Art, Daten in einem DATA-Step einzulesen, ist wiederum eine Erweiterung der Programme 4_1_7 und 4_1_9. Mit dieser Technik, die häufig in (Agrar-) Feldversuchen (Split-Plot-Design, vergleiche auch Programm 5_2_5) Verwendung findet, kann die Datenerfassung erheblich verkürzt werden.

Die Option SPLIT='*' im PROC PRINT-Statement definiert das Trennsymbol, bei dem die Variablen-Labels im Output getrennt werden sollen.

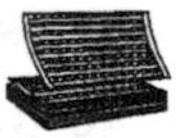

Dummy- und Effekt-Kodierung

Wir nehmen den speziellen Fall an, daß die Wahrscheinlichkeit, daß Z den Wert 1 annimmt, eine lineare Funktion von (zum Teil) kategorialen erklärenden Variablen $x_1, \ldots, x_{p-1}$ ist:

$$P(Z = 1|\boldsymbol{x}) = \beta_0 + x_1\beta_1 + \cdots + x_{p-1}\beta_{p-1} = (1, \boldsymbol{x}^T)\boldsymbol{\beta},$$

wobei $\boldsymbol{x} = (x_1, \ldots, x_{p-1})^T$, $\boldsymbol{\beta} = (\beta_0, \beta_1, \ldots, \beta_{p-1})^T$. Kategoriale Variable wie etwa das Geschlecht, außer- oder voreheliche Sexualerfahrung im eingangs erwähnten Beispiel 4.2.1 der Scheidungs-Daten, erfassen wir durch *Dummy-Variable*: Besitzt ein Merkmal A insgesamt p *Ausprägungen* (*Kategorien, Faktorstufen*), von denen stets genau eine auftritt, so können wir das Vorliegen bzw. Nicht-Vorliegen der j-ten Ausprägung mittels der *Dummy-Kodierung*

$$x_j^A = \begin{cases} 1 & \text{, falls } j\text{-te Kategorie von } A \text{ vorliegt} \\ 0 & \text{sonst,} \end{cases}$$

$j = 1, \ldots, p-1$, erfassen. Das Vorliegen der p-ten Kategorie wird dabei implizit erfaßt durch die Kodierung $x_j^A = 0,\ j = 1, \ldots, p-1$. Mit dem Merkmalsvektor $\boldsymbol{x}^A = (x_1^A, \ldots, x_{p-1}^A)^T$ lassen sich somit sämtliche Kategorien des Merkmals A kodieren. Ein einfaches Modell, welches nur den Einfluß von A beschreibt, ist dann

$$P(Z = 1|\boldsymbol{x}^A) = \beta_0 + x_1^A \beta_1 + \cdots + x_{p-1}^A \beta_{p-1},$$

wobei bei Vorliegen von Kategorie $j \in \{1, \ldots, p-1\}$

$$P(Z = 1|\boldsymbol{x}^A) = \beta_0 + \beta_j$$

gilt und bei Vorliegen von Kategorie p

$$P(Z = 1|\boldsymbol{x}^A) = \beta_0.$$

Die Kodierung

$$x_j^A = \begin{cases} 1 & \text{, falls die } j\text{-te Kategorie von } A \text{ vorliegt} \\ -1 & \text{, falls die Kategorie } p \text{ von } A \text{ vorliegt,} \\ 0 & \text{sonst,} \end{cases}$$

$j = 1, \ldots, p-1$, heißt *Effekt-Kodierung*. In diesem Fall erhalten wir also

$$P(Z = 1|\boldsymbol{x}^A) = \beta_0 + \beta_j$$

für die Kategorien $j = 1, \ldots, p-1$ und für $j = p$

$$P(Z = 1|\boldsymbol{x}^A) = \beta_0 - \beta_1 - \cdots - \beta_{p-1}.$$

Das lineare Haupteffekt-Modell

Werden in die Analyse mehrere Einflußgrößen einbezogen, etwa die Merkmale A, B, C mit p_A, p_B bzw. p_C verschiedenen Kategorien, so erhalten wir mit den Dummy-Variablen $x_i^A,\ x_j^B,\ x_k^C,\ i = 1, \ldots, p_A - 1,\ j = 1, \ldots, p_B - 1,\ k = 1, \ldots, p_C - 1$, den Merkmalsvektor

$$\boldsymbol{x} = \left(x_1^A, \ldots, x_{p_A-1}^A,\ x_1^B, \ldots, x_{p_B-1}^B,\ x_1^C, \ldots, x_{p_C-1}^C\right)^T.$$

Mit dem Vektor

$$\boldsymbol{\beta} = \left(\beta_0,\ \beta_1^A, \ldots, \beta_{p_A-1}^A,\ \beta_1^B, \ldots, \beta_{p_B-1}^B,\ \beta_1^C, \ldots, \beta_{p_C-1}^C\right)^T$$

der *Haupteffekte* lautet das *lineare Haupteffekt-Modell* nun

$$P(Z = 1|\boldsymbol{x}) = (1, \boldsymbol{x}^T)\boldsymbol{\beta}.$$

Als Einflußgrößen im Rahmen eines linearen Modells können auch *Interaktionswirkungen* auftreten. Diese messen den Einfluß, den das gemeinsame Auftreten von zwei oder mehreren unabhängigen Merkmalen besitzt (*Synergieeffekt*). Formal können sie durch Produkte von Dummy-Variablen, etwa der Form $x_i^A \cdot x_j^B \cdot x_k^C$ in den Regressionsansatz einbezogen werden.

Das lineare Modell

Bezeichnen wir die möglichen Ausprägungen des Merkmalsvektors $\boldsymbol{x}$ durch $\boldsymbol{x}_1, \ldots, \boldsymbol{x}_I$, den Vektor der abhängigen Größe $P(Z = 1|\cdot)$ dementsprechend mit

$$\boldsymbol{\alpha} := \left(P(Z = 1|\boldsymbol{x}_1), \ldots, P(Z = 1|\boldsymbol{x}_I)\right)^T$$

und mit

$$\boldsymbol{X} := \begin{pmatrix} 1 & \boldsymbol{x}_1^T \\ \vdots & \vdots \\ 1 & \boldsymbol{x}_I^T \end{pmatrix}$$

die Design-Matrix, so lautet unser *lineares Modell* der kategorialen Regression

$$\boldsymbol{\alpha} = \boldsymbol{X}\boldsymbol{\beta}. \tag{4.5}$$

Wir setzen im folgenden stets voraus, daß die Design-Matrix $\boldsymbol{X}$ den vollen Spaltenrang besitzt. Werden neben β_0 noch $p - 1$ weitere erklärende Variable berücksichtigt, so soll also gelten

$$\mathit{Rang}\,(\boldsymbol{X}) = p.$$

Verallgemeinertes lineares Modell

In allgemeineren Ansätzen als dem linearen Modell

$$\alpha_i = (1, \boldsymbol{x}_i^T)\boldsymbol{\beta}, \qquad i = 1, \ldots, I,$$

wird die Auftretenswahrscheinlichkeit α_i und die Linearkombination $(1, \boldsymbol{x}_i^T)\boldsymbol{\beta}$ durch eine umkehrbare und hinreichend oft differenzierbare *Response-* oder *Linkfunktion* $g : (0,1) \to \mathbb{R}$ gemäß

$$g(\alpha_i) = (1, \boldsymbol{x}_i^T)\boldsymbol{\beta}$$

bzw.

$$\alpha_i = g^{-1}((1, \boldsymbol{x}_i^T)\boldsymbol{\beta})$$

verknüpft. Mit $\boldsymbol{g}(\boldsymbol{\alpha}) := (g(\alpha_1), \ldots, g(\alpha_I))^T$ erhalten wir ein *verallgemeinertes lineares Modell (generalized linear model (GLIM))*

$$\boldsymbol{g}(\boldsymbol{\alpha}) = \boldsymbol{X}\boldsymbol{\beta}. \tag{4.6}$$

Auch bei Kenntnis der Linkfunktion g sind die Einzelwahrscheinlichkeiten α_i üblicherweise unbekannt und müssen aus den vorliegenden Beobachtungen geschätzt werden.

Schätzer für α_i

Liegen für die durch den Vektor $\boldsymbol{x}_i$ kodierte Merkmalskombination $n_i > 0$ unabhängige Realisationen $Z_1^{(i)}, \ldots, Z_{n_i}^{(i)}$ von Z vor, so ist

$$\hat{\alpha}_i := \frac{1}{n_i}\sum_{j=1}^{n_i} Z_j^{(i)} = \frac{\text{Anzahl derjenigen } Z_1^{(i)}, \ldots, Z_{n_i}^{(i)} \text{ mit Wert 1}}{n_i}$$

ein natürlicher Schätzer für $\alpha_i = P(Z = 1|\boldsymbol{x}_i)$. Offenbar ist $n_i\hat{\alpha}_i$ bei festem n_i binomialverteilt mit den Parametern n_i und α_i. Wir formulieren nun den nach (4.6) naheliegenden Modellansatz

$$g(\hat{\alpha}_i) = (1, \boldsymbol{x}_i^T)\boldsymbol{\beta} + \varepsilon_i, \qquad i = 1, \ldots, I, \tag{4.7}$$

bzw.

$$\boldsymbol{g}(\hat{\boldsymbol{\alpha}}) = \boldsymbol{X}\boldsymbol{\beta} + \boldsymbol{\varepsilon}$$

mit $\hat{\boldsymbol{\alpha}} = (\hat{\alpha}_1, \ldots, \hat{\alpha}_I)^T$ und einem Fehlervektor $\boldsymbol{\varepsilon} = (\varepsilon_1, \ldots, \varepsilon_I)^T$. Die Fehlervariablen ε_i nehmen dabei die Schätzfehler auf.

Als Beispiel stellen wir mit der Tabelle aus Abbildung 4.2.1 das Modell (4.7) für die geschätzte Scheidungswahrscheinlichkeit $\hat{\alpha}_i$ in Abhängigkeit von den drei dichotomen Faktoren (A) Geschlecht (m/w), (B) voreheliche (j/n) und (C) außereheliche Sexualerfahrung (j/n) in Beispiel 4.2.1 auf. Bei Effekt-Kodierung dieser drei Faktoren und unter Einbeziehung der Interaktionswirkung BC von vorehelichem und außerehelichem Geschlechtsverkehr erhalten wir das Modell

$$\boldsymbol{g}\begin{pmatrix}\hat{\alpha}_1\\ \hat{\alpha}_2\\ \hat{\alpha}_3\\ \hat{\alpha}_4\\ \hat{\alpha}_5\\ \hat{\alpha}_6\\ \hat{\alpha}_7\\ \hat{\alpha}_8\end{pmatrix} = \begin{pmatrix}1 & 1 & 1 & 1 & 1\\ 1 & 1 & 1 & -1 & -1\\ 1 & 1 & -1 & 1 & -1\\ 1 & 1 & -1 & -1 & 1\\ 1 & -1 & 1 & 1 & 1\\ 1 & -1 & 1 & -1 & -1\\ 1 & -1 & -1 & 1 & -1\\ 1 & -1 & -1 & -1 & 1\end{pmatrix}\begin{pmatrix}\beta_0\\ \beta_A\\ \beta_B\\ \beta_C\\ \beta_{BC}\end{pmatrix} + \begin{pmatrix}\varepsilon_1\\ \varepsilon_2\\ \varepsilon_3\\ \varepsilon_4\\ \varepsilon_5\\ \varepsilon_6\\ \varepsilon_7\\ \varepsilon_8\end{pmatrix}$$

Aus obiger Tabelle erhalten wir den Vektor der geschätzten Scheidungswahrscheinlichkeiten

$$\begin{pmatrix} \hat{\alpha}_1 \\ \hat{\alpha}_2 \\ \hat{\alpha}_3 \\ \hat{\alpha}_4 \\ \hat{\alpha}_5 \\ \hat{\alpha}_6 \\ \hat{\alpha}_7 \\ \hat{\alpha}_8 \end{pmatrix} = \begin{pmatrix} 28/39 \\ 60/102 \\ 17/21 \\ 68/198 \\ 17/21 \\ 54/79 \\ 36/40 \\ 214/536 \end{pmatrix} \sim \begin{pmatrix} 0.72 \\ 0.59 \\ 0.81 \\ 0.34 \\ 0.81 \\ 0.68 \\ 0.9 \\ 0.4 \end{pmatrix}.$$

Am größten ist demnach die Scheidungswahrscheinlichkeit, nämlich geschätzte $\hat{\alpha}_7 = 0.9$, bei Frauen, die vor ihrer Ehe keine sexuellen Erfahrungen mit einem anderen Partner als ihrem späteren Ehemann hatten, wohl aber während ihrer Ehe.

Zur Schätzung des unbekannten Parameters $\boldsymbol{\beta}$ im allgemeinen Modell (4.7) verwenden wir eine verallgemeinerte Kleinste-Quadrate-Schätzung. Dabei ist $\boldsymbol{X}$ nun die $(I \times p)$-Designmatrix, $p \le I$, und $\boldsymbol{\beta}$ ein p-dimensionaler Vektor. Für die Kovarianzmatrix $\boldsymbol{\Sigma}_{\hat{\boldsymbol{\alpha}}}$ von $\hat{\boldsymbol{\alpha}}$ gilt

$$\boldsymbol{\Sigma}_{\hat{\boldsymbol{\alpha}}} = \begin{pmatrix} \frac{\alpha_1(1-\alpha_1)}{n_1} & & 0 \\ & \ddots & \\ 0 & & \frac{\alpha_I(1-\alpha_I)}{n_I} \end{pmatrix},$$

wenn wir wie oben voraussetzen, daß für die durch den Vektor $\boldsymbol{x}_i$ kodierte Merkmalskombination n_i unabhängige Realisationen von Z vorliegen, die auch in ihrer Gesamtheit, d.h. für $i = 1, \dots, I$, unabhängig sind.

4.2.2 Satz. *Ist die Linkfunktion $g : (0,1) \to \mathbb{R}$ stetig differenzierbar, so gilt mit $n := \sum_{i=1}^{I} n_i$, falls $n \to \infty$ und $n/n_i \to \lambda_i \in [1, \infty)$, $i = 1, \dots, I$,*

$$n^{1/2}\left(\boldsymbol{g}(\hat{\boldsymbol{\alpha}}) - \boldsymbol{g}(\boldsymbol{\alpha})\right) \underset{\mathcal{D}}{\rightarrow} \boldsymbol{N}(\boldsymbol{0}, \boldsymbol{\Sigma}),$$

wobei

$$\boldsymbol{\Sigma} = \begin{pmatrix} \lambda_1 g'(\alpha_1)^2 \alpha_1(1-\alpha_1) & & 0 \\ & \ddots & \\ 0 & & \lambda_I g'(\alpha_I)^2 \alpha_I(1-\alpha_I) \end{pmatrix}.$$

Beweis: Mittels Taylor-Entwicklung folgt für $i = 1, \dots, I$

$$\begin{aligned} g(\hat{\alpha}_i) - g(\alpha_i) &= g'(\alpha_i)(\hat{\alpha}_i - \alpha_i) + (g'(\xi_i) - g'(\alpha_i))(\hat{\alpha}_i - \alpha_i) \\ &= g'(\alpha_i)(\hat{\alpha}_i - \alpha_i) + r_{n_i}, \end{aligned}$$

wobei ξ_i zwischen $\hat{\alpha}_i$ und α_i liegt und $n_i^{1/2} r_{n_i}$ stochastisch gegen Null konvergiert. Die Behauptung folgt nun unmittelbar aus der Unabhängigkeit der $\hat{\alpha}_i$, deren asymptotischer Normalität $n_i^{1/2}(\hat{\alpha}_i - \alpha_i) \xrightarrow[\mathcal{D}]{} N(0, \alpha_i(1-\alpha_i))$ und dem Lemma von Slutzky (Aufgabe 15). □

Gewichtete Kleinste-Quadrate-Schätzer

Ein naheliegender Schätzer $\hat{\boldsymbol{\beta}}$ für den Koeffizientenvektor $\boldsymbol{\beta}$ ist aufgrund des vorigen Resultates derjenige Vektor, der eine Lösung des *verallgemeinerten* oder *gewichteten Kleinste-Quadrate-Prinzips* darstellt:

$$
\begin{aligned}
R_g(\boldsymbol{\beta}) &:= \sum_{i=1}^{I} \frac{(g(\hat{\alpha}_i) - (1, \boldsymbol{x}_i^T)\boldsymbol{\beta})^2}{\hat{\sigma}_{ii}^2} \\
&= (\boldsymbol{g}(\hat{\boldsymbol{\alpha}}) - \boldsymbol{X}\boldsymbol{\beta})^T \hat{\boldsymbol{\Sigma}}^{-1} (\boldsymbol{g}(\hat{\boldsymbol{\alpha}}) - \boldsymbol{X}\boldsymbol{\beta}) = \min ! \qquad (4.8)
\end{aligned}
$$

Dabei ist die $I \times I$-Matrix

$$
\hat{\boldsymbol{\Sigma}} := (\hat{\sigma}_{ij}) := \begin{pmatrix} (n/n_1)g'(\hat{\alpha}_1)^2\hat{\alpha}_1(1-\hat{\alpha}_1) & & 0 \\ & \ddots & \\ 0 & & (n/n_I)g'(\hat{\alpha}_I)^2\hat{\alpha}_I(1-\hat{\alpha}_I) \end{pmatrix}
$$

ein naheliegender Schätzer für die in Satz 4.2.2 definierte Matrix $\boldsymbol{\Sigma}$. Wir nehmen im folgenden $\hat{\sigma}_{ii} > 0$ für $i = 1, \dots, I$ an. Durch die Standardisierung, d.h. Gewichtung mit $1/\hat{\sigma}_{ii}^2$ in $R_g(\boldsymbol{\beta})$, wird die Gleichgewichtigkeit der Summanden angestrebt. Das gewichtete Kleinste-Quadrate-Problem (4.8) führt zu den Normalgleichungen

$$
\boldsymbol{X}^T \hat{\boldsymbol{\Sigma}}^{-1} \boldsymbol{X} \hat{\boldsymbol{\beta}} = \boldsymbol{X}^T \hat{\boldsymbol{\Sigma}}^{-1} \boldsymbol{g}(\hat{\boldsymbol{\alpha}}). \qquad (4.9)
$$

Besitzt die Matrix $\boldsymbol{X}$ vollen Spaltenrang p, so erhalten wir daraus den *verallgemeinerten Kleinste-Quadrate-Schätzer* (*weighted-least-squares estimator*)

$$
\hat{\boldsymbol{\beta}} := \left(\boldsymbol{X}^T \hat{\boldsymbol{\Sigma}}^{-1} \boldsymbol{X}\right)^{-1} \boldsymbol{X}^T \hat{\boldsymbol{\Sigma}}^{-1} \boldsymbol{g}(\hat{\boldsymbol{\alpha}}) \qquad (4.10)
$$

(vergleiche Abschnitt 3.3). Es gilt nun der folgende Satz.

4.2.3 Satz. *Falls* $n = \sum_{i=1}^{I} n_i \to \infty$, $n/n_i \to \lambda_i \in [1, \infty)$, $i = 1, \dots, I$, *so gilt für den in (4.10) definierten Schätzer* $\hat{\boldsymbol{\beta}}$ *bei Gültigkeit des Modells* $\boldsymbol{g}(\boldsymbol{\alpha}) = \boldsymbol{X}\boldsymbol{\beta}$ *und stetig differenzierbarer Responsefunktion* $g : (0,1) \to \mathbb{R}$ *mit* $g'(\alpha_i) \neq 0$, $\alpha_i(1-\alpha_i) \neq 0$, $i = 1, \dots, I$,

$$
n^{1/2}(\hat{\boldsymbol{\beta}} - \boldsymbol{\beta}) \xrightarrow[\mathcal{D}]{} \boldsymbol{N}\left(\boldsymbol{0}, (\boldsymbol{X}^T \boldsymbol{\Sigma}^{-1} \boldsymbol{X})^{-1}\right),
$$

mit $\boldsymbol{\Sigma}$ *wie in Satz 4.2.2.*

Beweis: Nach Satz 4.2.2 gilt $n^{1/2}(\boldsymbol{g}(\hat{\boldsymbol{\alpha}}) - \boldsymbol{g}(\boldsymbol{\alpha})) \xrightarrow[\mathcal{D}]{} \boldsymbol{N}(\boldsymbol{0}, \boldsymbol{\Sigma})$, so daß aus der Gleichung $\boldsymbol{g}(\boldsymbol{\alpha}) = \boldsymbol{X}\boldsymbol{\beta}$ folgt

$$
\begin{aligned}
& n^{1/2}(\boldsymbol{X}^T\boldsymbol{\Sigma}^{-1}\boldsymbol{X})^{-1}\boldsymbol{X}^T\boldsymbol{\Sigma}^{-1}(\boldsymbol{g}(\hat{\boldsymbol{\alpha}}) - \boldsymbol{g}(\boldsymbol{\alpha})) \\
&= n^{1/2}(\boldsymbol{X}^T\boldsymbol{\Sigma}^{-1}\boldsymbol{X})^{-1}\boldsymbol{X}^T\boldsymbol{\Sigma}^{-1}(\boldsymbol{g}(\hat{\boldsymbol{\alpha}}) - \boldsymbol{X}\boldsymbol{\beta}) \\
&= n^{1/2}\left\{(\boldsymbol{X}^T\boldsymbol{\Sigma}^{-1}\boldsymbol{X})^{-1}\boldsymbol{X}^T\boldsymbol{\Sigma}^{-1}\boldsymbol{g}(\hat{\boldsymbol{\alpha}}) - \boldsymbol{\beta}\right\} \\
&\xrightarrow[\mathcal{D}]{} \boldsymbol{N}\left(\boldsymbol{0}, (\boldsymbol{X}^T\boldsymbol{\Sigma}^{-1}\boldsymbol{X})^{-1}\boldsymbol{X}^T\boldsymbol{\Sigma}^{-1}\boldsymbol{\Sigma}\boldsymbol{\Sigma}^{-1}\boldsymbol{X}(\boldsymbol{X}^T\boldsymbol{\Sigma}^{-1}\boldsymbol{X})^{-1}\right) \\
&= \boldsymbol{N}(\boldsymbol{0}, (\boldsymbol{X}^T\boldsymbol{\Sigma}^{-1}\boldsymbol{X})^{-1})
\end{aligned}
$$

(siehe Satz 3.3.7 und Definition 2.1.2). Da die Elemente $\hat{\sigma}_{ij}$ der Matrix $\hat{\boldsymbol{\Sigma}}$ offenbar stochastisch gegen die Elemente σ_{ij} der Matrix $\boldsymbol{\Sigma}$ konvergieren, können wir aufgrund des Lemmas von Slutzky (Aufgabe 15) in obiger Konvergenzaussage den Faktor $(\boldsymbol{X}^T\boldsymbol{\Sigma}^{-1}\boldsymbol{X})^{-1}\boldsymbol{X}^T\ \boldsymbol{\Sigma}^{-1}$ durch $(\boldsymbol{X}^T\hat{\boldsymbol{\Sigma}}^{-1}\boldsymbol{X})^{-1}\boldsymbol{X}^T\hat{\boldsymbol{\Sigma}}^{-1}$ ersetzen, woraus sich dann mit der Definition von $\hat{\boldsymbol{\beta}}$ in (4.10) unmittelbar die Behauptung ergibt. □

Für praktische Anwendungen, etwa zur Prüfung von Hypothesen bezüglich $\boldsymbol{\beta}$, bedeutet Satz 4.2.3, daß für große Stichprobenumfänge die Schätzungen $\hat{\boldsymbol{\beta}}$ approximativ normalverteilt sind mit der (angenäherten) Kovarianzmatrix $n^{-1}\boldsymbol{X}^T\hat{\boldsymbol{\Sigma}}^{-1}\boldsymbol{X}$. Insbesondere erhalten wir mit den Hauptdiagonalelementen s_i^2 Schätzer für die Varianzen der einzelnen Komponenten $\hat{\beta}_i$ von $\hat{\boldsymbol{\beta}}$, woraus sich wie zu Ende von Abschnitt 3.3 Tests zur Überprüfung der Hypothese $H_0 : \beta_i = 0$ unmittelbar ableiten lassen.

Generell besteht ein grundlegendes Problem in der Spezifikation der Design-Matrix $\boldsymbol{X}$, da i.a. ein möglichst einfaches Modell für das gemeinsame Einwirken der unabhängigen Faktoren gesucht wird, welches das vorliegende Datenmaterial aber angemessen beschreibt. Dazu läßt sich aufgrund von Satz 4.2.3 der folgende Anpassungstest zur Überprüfung der Design-Matrix $\boldsymbol{X}$ herleiten.

4.2.4 Satz. *Es gelte das Modell $\boldsymbol{g}(\boldsymbol{\alpha}) = \boldsymbol{X}\boldsymbol{\beta}$. Dann folgt unter den Voraussetzungen von Satz 4.2.3*

$$n\,R_g(\hat{\boldsymbol{\beta}}) = n(\boldsymbol{g}(\hat{\boldsymbol{\alpha}}) - \boldsymbol{X}\hat{\boldsymbol{\beta}})^T\hat{\boldsymbol{\Sigma}}^{-1}(\boldsymbol{g}(\hat{\boldsymbol{\alpha}}) - \boldsymbol{X}\hat{\boldsymbol{\beta}}) \xrightarrow[\mathcal{D}]{} \chi^2_{I-p}.$$

Beweis: Aufgabe 17. □

Logit-, Probit- und Log-Lineare Modelle

Im folgenden wollen wir einige populäre Beispiele für Linkfunktionen $g : (0,1) \to \mathbb{R}$ im Modell (4.7) angeben, d.h.

$$g(\alpha) = \beta_0 + x_1\beta_1 + \cdots + x_{p-1}\beta_{p-1} = (1, \boldsymbol{x}^T)\boldsymbol{\beta}, \qquad \boldsymbol{x}^T = (x_1, \ldots, x_{p-1}).$$

Ein Standardmodell ist der Ansatz

$$\alpha = F((1, \boldsymbol{x}^T)\boldsymbol{\beta}), \tag{4.11}$$

wobei F eine vorgegebene Verteilungsfunktion ist. In diesem Fall erhalten wir unter geeigneten Regularitätseigenschaften von F als Linkfunktion die (verallgemeinerte) Inverse zu F, d.h. $g(z) = F^{-1}(z)$, $z \in (0,1)$, (siehe Abschnitt 1.6).

Für die Verteilungsfunktion

$$F(t) = 1/(1 + \exp(-t)), \qquad t \in \mathbb{R},$$

der *logistischen Verteilung*, die bei der Beschreibung von Wachstumsverhalten etwa in der Biometrie oder der Demographie häufig verwendet wird, erhalten wir als Linkfunktion $g(z) = F^{-1}(z) = \log(z/(1-z))$, $z \in (0,1)$. Der zugehörige Modellansatz $g(\alpha) = (1, \boldsymbol{x}^T)\boldsymbol{\beta}$ lautet also für $\alpha \in (0,1)$

$$\log\Big(\frac{\alpha}{1-\alpha}\Big) = (1, \boldsymbol{x}^T)\boldsymbol{\beta} \tag{4.12}$$

bzw.

$$\alpha = \frac{1}{1+\exp(-(1, \boldsymbol{x}^T)\boldsymbol{\beta})} = \frac{\exp((1, \boldsymbol{x}^T)\boldsymbol{\beta})}{1+\exp((1, \boldsymbol{x}^T)\boldsymbol{\beta})}$$

und heißt *Logitregression* oder *Logit-Modell.*

Wählen wir hingegen für F die Verteilungsfunktion der Standardnormalverteilung $F(t) = \Phi(t)$, $t \in \mathbb{R}$, so erhalten wir die Linkfunktion $g(z) = \Phi^{-1}(z)$ und damit den Modellansatz

$$\Phi^{-1}(\alpha) = (1, \boldsymbol{x}^T)\boldsymbol{\beta}$$

bzw.

$$\alpha = \Phi((1, \boldsymbol{x}^T)\boldsymbol{\beta}) = (2\pi)^{-\frac{1}{2}} \int_{-\infty}^{(1,\boldsymbol{x}^T)\boldsymbol{\beta}} \exp(-t^2/2)\, dt. \tag{4.13}$$

Dieser Modellansatz heißt *Probit-Modell* und wird überwiegend in der Biometrie verwendet. Bei den Faktorstufen x_i handelt es sich in vielen Fällen um vorgegebene Dosierungen bestimmter Präparate, die Versuchstieren verabreicht werden. Die Wahrscheinlichkeit α ist dann etwa die Überlebenswahrscheinlichkeit eines Versuchstieres mit einer bestimmten Dosierung dieses Präparates.

Schließlich führt die Verteilungsfunktion der *negativen Exponentialverteilung* $F(t) = \exp(t)$, $t \le 0$, zur Linkfunktion $g(z) = \log(z)$, $z \in (0,1)$, und damit zum *log-linearen Modell*

$$\log(\alpha) = (1, \boldsymbol{x}^T)\boldsymbol{\beta}, \tag{4.14}$$

bzw.

$$\alpha = \exp((1, \boldsymbol{x}^T)\boldsymbol{\beta}),$$

welches vielfältig verwendet wird. Ist etwa $\alpha = \alpha(i)$ die Wahrscheinlichkeit dafür, daß ein Individuum, welches zum Zeitpunkt i lebt, im Zeitintervall $(i, i+1]$ stirbt, so ist das log-lineare Modell

$$\alpha(i) = \lambda(i)\exp((1, \boldsymbol{x}^T)\boldsymbol{\beta}), \qquad i = 0, 1, 2, \ldots$$

mit einem vom Zeitpunkt i abhängigen multiplikativen Effekt $\lambda(\cdot) > 0$ und einer Kovariablen $\boldsymbol{x}$ eine diskrete Version des in der Biometrie häufig benutzten *Cox-Modells* zur Beschreibung von Langzeituntersuchungen (siehe Cox (1972)).

4.2.5 Beispiel. Wählen wir für die Scheidungs-Daten aus Beispiel 4.2.1 das log-lineare Modell (4.14) mit Effekt-Kodierung und einem Interaktionseffekt von vorehelichem und außerehelichem Geschlechtsverkehr, so erhalten wir für den verallgemeinerten Kleinste-Quadrate-Schätzer $\hat{\boldsymbol{\beta}}$ aus (4.10) die Werte

$$\hat{\boldsymbol{\beta}} = \begin{pmatrix} \hat{\beta}_0 \\ \hat{\beta}_A \\ \hat{\beta}_B \\ \hat{\beta}_C \\ \hat{\beta}_{BC} \end{pmatrix} = \begin{pmatrix} \hat{\beta}_0 \\ \hat{\beta}_1 \\ \hat{\beta}_2 \\ \hat{\beta}_3 \\ \hat{\beta}_4 \end{pmatrix} = \begin{pmatrix} -0.4704 \\ -0.0669 \\ 0.1074 \\ 0.2515 \\ -0.1595 \end{pmatrix}.$$

Die gewichtete Residuenquadratsumme besitzt den Wert $nR_g(\hat{\boldsymbol{\beta}}) = 0.11$ bei $8 - 5 = 3$ Freiheitsgraden und ist damit ausgesprochen nahe bei Null, da $1 - \chi^2_3(0.11) = 0.9909$. Das Modell

$$\log(\hat{\boldsymbol{\alpha}}) = \boldsymbol{X}\hat{\boldsymbol{\beta}} + \boldsymbol{\varepsilon}$$

erklärt also die Daten recht gut. Da die χ^2-Teststatistiken β_i^2/s_i^2 für die Hypothese $\beta_i = 0$ bis auf $i = 1$ mit $p = 0.0259$ alle p-Werte von nahezu Null besitzen, wird keiner der Effekte und auch nicht der Intercept β_0 aus obigem Modell herausgenommen.

Wir können nun die Parameterschätzungen wie folgt interpretieren: Den größten Einfluß auf die Scheidungswahrscheinlichkeit besitzt unter $\hat{\beta}_1, \ldots, \hat{\beta}_4$ der Wert $\hat{\beta}_3 = 0.2515$, d.h. ein außerehelicher Geschlechtsverkehr. Tritt dieser *ohne* vorehelichen Geschlechtsverkehr mit einem anderen Partner als dem späteren Ehepartner auf, so wird dieser Einfluß durch den Interaktionseffekt $-\hat{\beta}_4 = 0.1595$ trotz $-\hat{\beta}_2 = -0.1074$ verstärkt. *Mit* vorehelichem Geschlechtsverkehr, d.h. $+\hat{\beta}_2 = 0.1074$, wird jedoch der Einfluß eines außerehelichen Geschlechtsverkehrs $\hat{\beta}_3 = 0.2515$ durch den Interaktionseffekt $\hat{\beta}_4 = -0.1595$ verringert, ein „Seitensprung" wird in diesem Fall wohl eher verziehen. Mit $\hat{\beta}_1 = -0.0669$ scheint das Geschlecht keinen besonderen Einfluß auf diese Verhaltensweise auszuüben. Die Scheidungswahrscheinlichkeiten sind am kleinsten ohne vorehelichen *und* außerehelichen Geschlechtsverkehr.

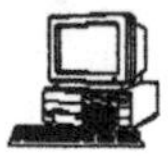

```
                              CATMOD PROCEDURE

Response: FSTAND                          Response Levels (R)=      2
Weight Variable: ANZAHL                   Populations     (S)=      8
Data Set: SCHEIDG                         Total Frequency (N)=   1036
Frequency Missing: 0                      Observations  (Obs)=     16
```

POPULATION PROFILES

Sample	SEX	VGV	AGV	Sample Size
1	maennl.	Ja	Ja	39
2	maennl.	Ja	Nein	102
3	maennl.	Nein	Ja	21
4	maennl.	Nein	Nein	198
5	weibl.	Ja	Ja	21
6	weibl.	Ja	Nein	79
7	weibl.	Nein	Ja	40
8	weibl.	Nein	Nein	536

RESPONSE PROFILES

Response	FSTAND
1	gesch.
2	verh.

ANALYSIS-OF-VARIANCE TABLE

Source	DF	Chi-Square	Prob
INTERCEPT	1	250.75	0.0000
SEX	1	4.96	0.0259
VGV	1	13.18	0.0003
AGV	1	78.63	0.0000
VGV*AGV	1	31.58	0.0000
RESIDUAL	3	0.11	0.9909

ANALYSIS OF WEIGHTED-LEAST-SQUARES ESTIMATES

Effect	Parameter	Estimate	Standard Error	Chi-Square	Prob
INTERCEPT	1	-0.4704	0.0297	250.75	0.0000
SEX	2	-0.0669	0.0300	4.96	0.0259
VGV	3	0.1074	0.0296	13.18	0.0003
AGV	4	0.2515	0.0284	78.63	0.0000
VGV*AGV	5	-0.1595	0.0284	31.58	0.0000

```
                 PREDICTED VALUES FOR RESPONSE FUNCTIONS

                     -----Observed-----  -----Predicted----

        Function             Standard            Standard
 Sample  Number  Function     Error    Function    Error   Residual
 -------------------------------------------------------------------

    1       1    -0.33136  0.100366  -0.33786  0.078182  0.006504
    2       1    -0.53063  0.082842  -0.52179  0.064885  -0.00883
    3       1    -0.21131  0.105851  -0.23362  0.067388  0.022307
    4       1    -1.06876  0.098262  -1.05573  0.065871  -0.01303
    5       1    -0.21131  0.105851  -0.20407  0.079399  -0.00723
    6       1    -0.38046  0.076553  -0.38801  0.062657  0.007544
    7       1    -0.10536  0.052705  -0.09983  0.048664  -0.00553
    8       1    -0.91816  0.052983  -0.92195  0.048557  0.003788
```

Abbildung 4.2.2. Gewichtete Kleinste-Quadrate-Schätzung für die Scheidungs-Daten aus Abbildung 4.2.1.

```
***  Programm 4_2_2  ***;
TITLE1 'Gewichtete Kleinste-Quadrate-Schaetzung';
TITLE2 'Scheidungs-Daten';
LIBNAME eins 'c:\daten';

PROC CATMOD DATA=eins.scheidg;
   WEIGHT anzahl;
   RESPONSE 1 0 LOG;
   MODEL fstand=sex vgv|agv / WLS NODESIGN PRED=PROB;
RUN; QUIT;
```

Zur Analyse verschiedener kategorialer Modelle stellt SAS die Prozedur CATMOD bereit. Der Aufbau ist vergleichbar mit PROC REG, da auch hier ein MODEL-Statement angegeben wird. Im vorliegenden MODEL-Statement wird 'fstand' als abhängige Variable definiert. Das WEIGHT-Statement ist (wie bei der FREQ-Prozedur) erforderlich, da die Variable 'anzahl' bereits die Häufigkeiten enthält. Das Statement RESPONSE 1 0 LOG codiert die Response- oder Linkfunktion $(1,0)(\log(\alpha),\log(1-\alpha))^T = \log(\alpha)$ (vgl. die Erläuterungen zu Programm 4_2_4). Die Schreibweise 'sex vgv|agv' bewirkt, daß alle Haupteffekte und die Interaktion von vgv und agv berechnet werden (vgl. Programm 5_2_4).

Die Option 'WLS' (=Weighted Least Squares) fordert die gewichtete Kleinste-Quadrate-Schätzung an.

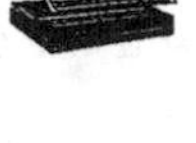

ML-Schätzer in Logit-Modellen

4.2.6 Beispiel (O-Ring-Daten). Am 28. Januar 1986 explodierte die amerikanische Raumfähre Challenger aufgrund einer Materialermüdung eines Dichtungsringes an den beiden Raketentriebwerken. Von diesen Dichtungsringen, den sogenannten O-Ringen, besitzen die beiden Triebwerke zusammen sechs Stück. In der Nacht zum 28. Januar fand eine dreistündige Telefonkonferenz statt zwischen Experten von Morton Thiokol, dem Hersteller der Triebwerke, vom Marshall Space Flight Center der NASA und dem Kennedy Space Center, dem Raumflughafen. Die Diskussion konzentrierte sich auf die Wettervorhersage von *geringen* 31° Fahrenheit Außentemperatur für die Startzeit der Raumfähre am nächsten Morgen und den Effekt einer niedrigen Außentemperatur auf die Zuverlässigkeit der O-Ringe. Die folgenden Daten spielten eine wichtige Rolle in dieser Diskussion. Sie geben die Flüge an, bei denen eine nachträgliche Untersuchung Materialermüdung an wenigstens einem der sechs O-Ringe ergab zusammen mit den Außentemperaturen in Fahrenheit zur jeweiligen Startzeit:

Flug-Nr.	Datum	Temperatur
STS-2	12.11.81	70°
41-B	03.02.84	57°
41-C	06.04.84	63°
41-D	30.08.84	70°
51-C	24.01.85	53°
61-A	30.10.85	75°
61-C	12.01.86	58°

Man kam zu dem Schluß, daß aufgrund der Daten kein Einfluß der Temperatur auf die Zuverlässigkeit der O-Ringe nachzuweisen wäre. Trotz einiger Widersprüche empfahl Morton Thiokol der NASA den planmäßigen Start des Space Shuttle zusammen mit der Feststellung "Temperature data [are] not conclusive on predicting primary O-ring blowby".

Nach der Katastrophe setzte Präsident Ronald Reagan eine Untersuchungskommission ein mit dem Auftrag, die Ursache für die Explosion herauszufinden. Diese Rogers-Kommission befand als Ursache das eingangs erwähnte Versagen eines O-Rings. Sie stellte weiter fest, daß es ein Fehler in der Analyse der Materialermüdungsdaten war, daß die Flüge ohne diese technischen Probleme aus dem Datensatz herausgenommen worden waren; man hatte gedacht, daß Flüge ohne Materialermüdungserscheinungen an O-Ringen keine Informationen über deren Zuverlässigkeit beisteuern könnten. Der folgende Scatterplot sämtlicher Daten, bei dem die Temperatur gegen $Z \in \{0,1\}$ ($0 \hat{=}$ keine Materialermüdung, $1 \hat{=}$ wenigstens an einem O-Ring Materialermüdung) abgetragen wurde, zeigt, daß dies ein verhängnisvoller Fehler war. Für eine Analyse dieser Daten verweisen wir auf Siddharta et al. (1989).

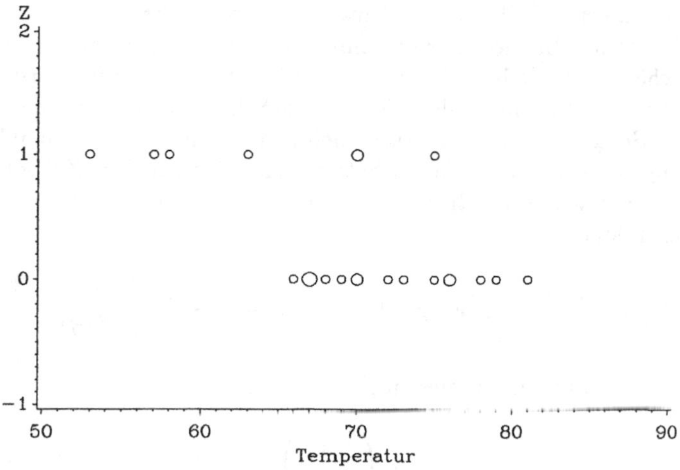

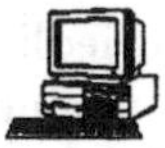

Abbildung 4.2.3. Scatterplot der O-Ring-Daten; größere „Bubbles" bedeuten zwei bzw. drei identische Beobachtungen.

```
***  Programm 4_2_3  ***;
TITLE1 'Scatterplot';
TITLE2 'O-Ring-Daten';
LIBNAME eins 'c:\daten';

AXIS1 ORDER=(-1 TO 2) LABEL=('Z');
AXIS2 LABEL=('Temperatur');
SYMBOL1 V=DOT C=G H=1 I=NONE;
PROC GPLOT DATA=eins.oring(OBS=23);
   BUBBLE erosion*temp=h / VAXIS=AXIS1 HAXIS=AXIS2;
RUN; QUIT;
```

Im obigen Programm wurden mit der ORDER-Option im AXIS-Statement die Punkte etwas mehr in die Abbildungsmitte gelegt. Mit der Option '(OBS=23)' wird die 24. Beobachtung (Challenger Katastrophe) ausgeschlossen. Mit dem BUBBLE-Statement wird die Größe der Kreise durch den Wert der Variablen 'h' (Häufigkeit identischer Beobachtungen) bestimmt.

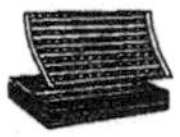

Wir wählen im Beispiel der Challenger-Katastrophe für die Wahrscheinlichkeit $\alpha = \alpha(x)$, daß in Abhängigkeit von der Außentemperatur x wenigstens ein Dichtungsring versagt, ein Logit-Modell, d.h.

$$\log\left(\frac{\alpha}{1-\alpha}\right) = \beta_0 + \beta_1 x \quad \text{bzw.} \quad \alpha = \frac{\exp(\beta_0 + x\beta_1)}{1 + \exp(\beta_0 + x\beta_1)}.$$

Die Außentemperaturen sind jedoch in der Regel von Start zu Start unterschiedlich, so daß eine Reihe von Außentemperaturen x_i bei den $I = 23$ Flügen nur einmal auftritt. In diesem Fall können wir keinen gewichteten Kleinste-Quadrate-Schätzer $\hat{\boldsymbol{\beta}}$ wie in (4.10) bzw. (4.8) bilden, da $\hat{\sigma}_{ii} = 0$ auftritt.

Wir wenden daher im folgenden die Maximum-Likelihood-Methode zur Herleitung eines Schätzers für $\boldsymbol{\beta}$ an. Dazu nehmen wir an, daß wir unabhängige Wiederholungen $Z_1, \ldots, Z_I$ einer dichotomen Zufallsvariablen Z beobachten, wobei die Eintrittswahrscheinlichkeit $\alpha = \alpha(\boldsymbol{x}) = P(Z = 1|\boldsymbol{x})$, $\boldsymbol{x} \in \mathbb{R}^{p-1}$, ein Logit-Modell bildet

$$\log\Big(\frac{\alpha}{1-\alpha}\Big) = (1, \boldsymbol{x}^T)\boldsymbol{\beta} \quad \text{bzw.} \quad \alpha = \frac{\exp((1, \boldsymbol{x}^T)\boldsymbol{\beta})}{1 + \exp((1, \boldsymbol{x}^T)\boldsymbol{\beta})}.$$

Die $I \times p$-Designmatrix ist in diesem Fall

$$\boldsymbol{X} = \begin{pmatrix} 1 & \boldsymbol{x}_1^T \\ \vdots & \vdots \\ 1 & \boldsymbol{x}_I^T \end{pmatrix}$$

mit einem unbekannten p-dimensionalen Vektor

$$\boldsymbol{\beta} = \begin{pmatrix} \beta_0 \\ \vdots \\ \beta_{p-1} \end{pmatrix}$$

und den Kovariaten $\boldsymbol{x}_1, \ldots, \boldsymbol{x}_I$. Sehr nützlich für unsere weiteren Überlegungen ist die Darstellung

$$\begin{aligned} P(Z = z|\boldsymbol{x}) &= \exp\Big(\log\Big(\frac{\alpha}{1-\alpha}\Big)z + \log(1-\alpha)\Big) \\ &= \exp\Big((1, \boldsymbol{x}^T)\boldsymbol{\beta}z - \log(1 + \exp((1, \boldsymbol{x}^T)\boldsymbol{\beta}))\Big), \qquad z \in \{0, 1\}. \end{aligned}$$

Sind $z_1, \ldots, z_I$ Realisationen der unabhängigen Wiederholungen $Z_1, \ldots, Z_I$ der Zufallsvariablen Z zu den Kovariaten $\boldsymbol{x}_1, \ldots, \boldsymbol{x}_I$, so gilt für die Loglikelihood-Funktion die Darstellung

$$\begin{aligned} l(\boldsymbol{\beta}) &:= \log\Big(\prod_{i=1}^{I} P(Z_i = z_i|\boldsymbol{x}_i)\Big) \\ &= \sum_{i=1}^{I} \log(P(Z_i = z_i|\boldsymbol{x}_i)) \\ &= \sum_{i=1}^{I} \Big((1, \boldsymbol{x}_i^T)\boldsymbol{\beta}z_i - \log(1 + \exp((1, \boldsymbol{x}_i^T)\boldsymbol{\beta}))\Big). \end{aligned}$$

4.2.7 Lemma. *Der Gradient der Loglikelihood-Funktion $l(\boldsymbol{\beta})$, $\boldsymbol{\beta} \in \mathbb{R}^p$, besitzt die Darstellung*

$$\operatorname{grad} l(\boldsymbol{\beta}) = \begin{pmatrix} \dfrac{\partial l}{\partial \beta_0}(\boldsymbol{\beta}) \\ \vdots \\ \dfrac{\partial l}{\partial \beta_{p-1}}(\boldsymbol{\beta}) \end{pmatrix} = \boldsymbol{X}^T(\boldsymbol{z} - \boldsymbol{\alpha}). \tag{4.15}$$

Dabei ist $\boldsymbol{z} = (z_1, \ldots, z_I)^T$ der Vektor der Realisationen und $\boldsymbol{\alpha} = (\alpha_1, \ldots, \alpha_I)^T$ der Vektor der Logit-Eintrittswahrscheinlichkeiten bzw. der Erwartungswerte von $Z_1, \ldots, Z_I$ zu den Kovariaten $\boldsymbol{x}_1, \ldots, \boldsymbol{x}_I$.

Beweis: (Aufgabe 18). □

Eine Lösung $\hat{\boldsymbol{\beta}}$ der Gleichung

$$\operatorname{grad} l(\boldsymbol{\beta}) = \mathbf{0} \quad \text{bzw.} \quad \boldsymbol{X}^T(\boldsymbol{z} - \boldsymbol{\alpha}) = \mathbf{0}$$

ist dann ein ML-Schätzer für den zugrundeliegenden Vektor $\boldsymbol{\beta}$. Man beachte, daß (4.15) keine lineare Gleichung in $\boldsymbol{\beta}$ ist, da $\boldsymbol{\alpha}$ und $\boldsymbol{\beta}$ über ein Logit-Modell zusammenhängen. Eine explizite Angabe einer Lösung ist daher im allgemeinen nicht möglich ist, sondern nur eine auf iterativem Weg gewonnene approximative Lösung. Für hinreichend großes I ist der ML-Schätzer $\hat{\boldsymbol{\beta}}$ unter geeigneten Modellannahmen approximativ normalverteilt mit dem Mittelwertsvektor $\boldsymbol{\beta}$ und der Kovarianzmatrix

$$\boldsymbol{\Sigma}_{\hat{\boldsymbol{\beta}}} = \left(\boldsymbol{X}^T \begin{pmatrix} \alpha_1(1-\alpha_1) & & 0 \\ & \ddots & \\ 0 & & \alpha_I(1-\alpha_I) \end{pmatrix} \boldsymbol{X} \right)^{-1}.$$

Einen für $I \to \infty$ schwach konsistenten Schätzer $\hat{\boldsymbol{\Sigma}}_{\hat{\boldsymbol{\beta}}}$ für $\boldsymbol{\Sigma}_{\hat{\boldsymbol{\beta}}}$ erhalten wir, wenn wir die Wahrscheinlichkeiten α_i durch $\hat{\alpha}_i = \exp((1, \boldsymbol{x}_i^T)\hat{\boldsymbol{\beta}})/(1 + \exp((1, \boldsymbol{x}_i^T)\hat{\boldsymbol{\beta}}))$ ersetzen (siehe Satz 2.2 in Kapitel 7 in Fahrmeir und Hamerle (1984)):

$$\hat{\boldsymbol{\Sigma}}_{\hat{\boldsymbol{\beta}}} = \left(\boldsymbol{X}^T \begin{pmatrix} \hat{\alpha}_1(1-\hat{\alpha}_1) & & 0 \\ & \ddots & \\ 0 & & \hat{\alpha}_I(1-\hat{\alpha}_I) \end{pmatrix} \boldsymbol{X} \right)^{-1}.$$

4.2.8 Beispiel. Wählen wir in Beispiel 4.2.6 über die Challenger-Katastrophe ein Logit-Modell für die Wahrscheinlichkeit $\alpha = \alpha(x)$, daß in Abhängigkeit von der Außentemperatur x wenigstens ein Dichtungsring versagt, d.h.

$$\log\left(\frac{\alpha}{1-\alpha}\right) = \beta_0 + x\beta_1 \quad \text{bzw.} \quad \alpha = \frac{\exp(\beta_0 + x\beta_1)}{1 + \exp(\beta_0 + x\beta_1)},$$

so erhalten wir den ML-Schätzer

$$\hat{\boldsymbol{\beta}}^T = (\hat{\beta}_0,\ \hat{\beta}_1) = (15.0429,\ -0.2322)$$

mit den geschätzten Standardabweichungen 7.3784 und 0.1082. Die geschätzte Wahrscheinlichkeit für den Ausfall wenigstens eines Dichtungsringes bei einer Außentemperatur von $x = 31°$ Fahrenheit beträgt demnach

$$\hat{\alpha}(31) = \frac{\exp(\hat{\beta}_0 + 31\hat{\beta}_1)}{1 + \exp(\hat{\beta}_0 + 31\hat{\beta}_1)} = 0.9996.$$

Würde hingegen erst ab einer Außentemperatur von wenigstens 70° Fahrenheit gestartet, so betrüge diese (geschätzte) Wahrscheinlichkeit höchstens 0.23. Allerdings sind aufgrund der (geschätzten) Werte der Standardabweichungen von $\hat{\beta}_0$ und $\hat{\beta}_1$ erhebliche Ungenauigkeiten der Schätzwerte $\hat{\alpha}$ möglich (siehe Aufgabe 19).

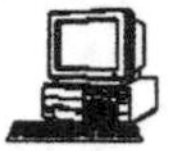

ANALYSIS OF MAXIMUM-LIKELIHOOD ESTIMATES

Effect	Parameter	Estimate	Standard Error	Chi-Square	Prob
INTERCEPT	1	15.0429	7.3784	4.16	0.0415
TEMP	2	-0.2322	0.1082	4.60	0.0320

Abbildung 4.2.4. ML-Schätzer im Logit-Modell für die O-Ring-Daten.

```
***   Programm 4_2_4   ***;
TITLE1 'ML-Schaetzer in Logit-Modellen';
TITLE2 'O-Ring-Daten';
LIBNAME eins 'c:\daten';
PROC CATMOD DATA=eins.oring(OBS=23);
   RESPONSE CLOGITS;
   DIRECT temp;
   MODEL erosion=temp /
      ML NOITER NODESIGN NOPROFILE NORESPONSE;
RUN; QUIT;
```

Nimmt die abhängige Variable Z die Werte a, b mit $a < b$ an, so setzt SAS per Voreinstellung $\alpha(\boldsymbol{x}) = P(Z = a|\boldsymbol{x})$. Im Beispiel ist $a = 0$, $b = 1$. Mit der Option RESPONSE CLOGITS wird hier $\alpha(\boldsymbol{x}) = P(Z = b|\boldsymbol{x})$ gesetzt, so wie es im Beispiel verlangt wird. Mit dem DIRECT-Statement wird die unabhängige Variable 'temp' als kontinuierliche Größe behandelt.

Aufgaben zu Kapitel 4

1. Die Funktion $g(k) := H(K, W, n)(\{k\})$ ist zunächst monoton wachsend, dann monoton fallend.

2. (i) Die Zufallsvariable X sei $H(K, W, n)$-verteilt. Dann gilt

$$E(X) = n\frac{W}{K}, \quad Var(X) = n\frac{W}{K}\Big(1 - \frac{W}{K}\Big)\frac{K-n}{K-1}.$$

Man vergleiche mit dem Erwartungswert bzw. der Varianz einer $B(n, W/K)$-verteilten Zufallsvariablen. Was fällt auf?

(ii) Falls $W = W(K)$ mit $\lim_{n\to\infty} W(K)/K = p \in [0,1]$, so gilt

$$\lim_{K\to\infty} H(K, W, n)\{k\} = B(n,p)(\{k\}), \quad k \in \{0, \dots, n\}.$$

Man interpretiere dieses Ergebnis!

3. In praktischen Fragestellungen ist der Parameter W der hypergeometrischen Verteilung $H(K, W, n)$ in der Regel unbekannt und muß geschätzt werden. Man denke etwa an die Qualitätskontrolle, wo ein Los aus K Stücken besteht, von denen W defekt sind, und W aufgrund von k defekten Stücken einer Stichprobe vom Umfang n geschätzt werden muß. Man bestimme den ML-Schätzer $\hat{W}$ für die hypergeometrische Verteilung, d.h.

$$\max_W H(K, W, n)(\{k\}) = H(K, \hat{W}, n)(\{k\}).$$

4. (Formel von der totalen Wahrscheinlichkeit) Sei $(\Omega, \mathcal{A}, P)$ ein Wahrscheinlichkeitsraum und $(B_i)_{i\in I}$, $I = \{1, \dots, n\}$ oder $I = \mathbb{N}$, eine Partition von Ω mit $P(B_i) > 0$, $i \in I$. Dann gilt

$$P(A) = \sum_{i\in I} P(B_i)P(A|B_i), \quad A \in \mathcal{A}.$$

Dabei bezeichnet $P(A|B) = P(A \cap B)/P(B)$ die elementare bedingte Verteilung von A gegeben B.

5. Man vervollständige den Beweis zu Lemma 4.1.4.

6. Es seien $X_{11}, \dots, X_{1n_1}$, $X_{21}, \dots, X_{2n_2}$ unabhängige und $B(1,p)$-verteilte Zufallsvariable. Dann gilt mit $S := \sum_{i=1}^{n_1} X_{1i} + \sum_{j=1}^{n_2} X_{2j}$ und $S \in \{0, \dots, n_1 + n_2\}$

$$P(X_{11} + \cdots + X_{1n_1} \in \cdot | S = s) = H(n_1 + n_2, n_1, s)(\cdot).$$

7. (i) Es gibt

$$\binom{n}{n_1, \dots, n_I} := \frac{n!}{n_1! \dots n_I!}$$

verschiedene Möglichkeiten, n unterscheidbare Kugeln so auf k Urnen zu verteilen, daß die i-te Urne n_i Kugeln enthält, $i = 1, \dots, k$, $n_1 + \cdots + n_I = n$. (ii) Man beweise Lemma 4.1.6.

8. Der Zufallsvektor $\boldsymbol{N} := (N_1, \ldots, N_I)^T$ sei $B(n, p_1, \ldots, p_I)$-verteilt. Man bestimme (i) die Verteilung von N_i und $(N_i, N_j)^T$, $i \neq j$, (ii) die erwartete Zellhäufigkeit $E(N_i)$, (iii) die Kovarianzmatrix $Cov(\boldsymbol{N})$ und deren Rang.
Hinweis zum Rang: Mit Satz 3.3.7 genügt es (!), den Rang der Matrix $\boldsymbol{\Sigma} := n^{-1} Cov(\boldsymbol{DN})$ zu bestimmen, wobei $\boldsymbol{D}$ die Diagonalmatrix mit den Elementen $\sqrt{p_i}, i = 1, \ldots, I$, ist. Dazu überlege man sich, daß $\boldsymbol{x}^T\boldsymbol{\Sigma}\boldsymbol{x} = 0$ genau dann gilt, wenn $\boldsymbol{x}$ ein Vielfaches von $(\sqrt{p_1}, \ldots, \sqrt{p_I})^T$ ist und beachte $\boldsymbol{x}^T\boldsymbol{\Sigma}\boldsymbol{x} = 0$ genau dann, wenn $\boldsymbol{\Sigma}\boldsymbol{x} = \boldsymbol{0}$ (da $\boldsymbol{\Sigma}$ positiv semidefinit nach Aufgabe 20, Kapitel 3; siehe Aufgabe 18, Kapitel 6).

9. (Zusammenhang zwischen der Poisson- und der Multinomialverteilung) Es seien $X_1, \ldots, X_n$ unabhängige und zum Parameter $\lambda_i > 0$ Poisson-verteilte Zufallsvariable. Mit $S_n := \sum_{i=1}^n X_i$ und $\lambda := \sum_{i=1}^n \lambda_i$ gilt

$$P((X_1, \ldots, X_n) \in \cdot | S_n = k) = B(k, \lambda_1/\lambda, \ldots, \lambda_n/\lambda)(\cdot).$$

Dabei bezeichnet $P(B|A)$ die elementare bedingte Wahrscheinlichkeit von B gegeben A (siehe Aufgabe 4).

10. (Faltungstheorem der Multinomialverteilung) Es seien N_1 und N_2 unabhängige und $B(n_k, p_1, \ldots, p_I)$-verteilte Zufallsvariable, $k = 1, 2$. Dann ist $N_1 + N_2$ $B(n_1 + n_2, p_1, \ldots, p_I)$-verteilt.

11. (Wirtschafts-Daten) Man erstelle eine Vier-Feldertafel mit den Merkmalen *alq*-Klasse ("low", falls *alq* < 8, "high" sonst) und *akw*-Klasse ("nein", falls *akw* = 0, "ja" sonst). Sind diese beiden Merkmale unabhängig? Man stelle die Häufigkeiten graphisch dar.

12. Unter der Nullhypothese (4.4) lautet der ML-Schätzer für p_{ij}

$$\hat{p}_{ij} = \frac{n_{i\cdot}}{n} \frac{n_{\cdot j}}{n}.$$

Im allgemeinen Fall ist der ML-Schätzer für p_{ij} gegeben durch $\tilde{p}_{ij} = n_{ij}/n$.

13. (Ethno-Daten) Dowdall untersuchte 1974 den Effekt von ethnischer Herkunft auf die Rollenstellung der Frau. Es wurden Personen in Rhode Island im Alter zwischen 15 und 64 Jahren befragt, ob sie es für richtig hielten, daß bei Ehepaaren die Frau arbeitet und der Mann den Haushalt führt und die Kinder betreut. Die Daten sind Rice (1988), Seite 448, entnommen, eine Diskussion findet sich in Haberman (1978). Es ergaben sich die folgenden Antworten:

Herkunft	Ja	Nein
Italiener	78	47
Nordeuropäer	56	29
Andere Europäer	43	29
Engländer	53	32
Iren	43	30
Franz. Kanadier	36	22
Franzosen	42	23
Portugiesen	29	7

Man berechne zunächst die erwarteten Häufigkeiten für jede Zelle. Gibt es eine Beziehung zwischen Herkunft und Beurteilung über die Rollenstellung der Frau? Wenn ja, beschreibe man diese.

14. Aufgrund der Tabelle in Beispiel 4.1.13 versuche man, von der Haarfarbe eines Menschen auf seine Augenfarbe zu schließen.

15. (Lemma von Slutzky) Es sei $(X_n)_n$ eine Folge von Zufallsvariablen, die in Verteilung gegen eine Zufallsvariable X konvergiert (im Zeichen $X_n \to_\mathcal{D} X$), d.h. es gilt $\lim_{n\to\infty} F_{X_n}(t) = F_X(t)$ für alle Stetigkeitspunkte t von F_X, wobei F_{X_n}, F_X die Verteilungsfunktion von X_n bzw. X bezeichnet, $n \in \mathbb{N}$. Ferner sei $(Y_n)_n$ eine Folge, die stochastisch gegen eine Konstante $c \in \mathbb{R}$ konvergiert, d.h. $\lim_{n\to\infty} P\{|Y_n - c| > \varepsilon\} = 0$, $\varepsilon > 0$. Dann gelten die folgenden Aussagen:

(i) $X_n + Y_n \to_\mathcal{D} X + c$,

(ii) $X_n Y_n \to_\mathcal{D} cX$,

(iii) $X_n/Y_n \to_\mathcal{D} X/c$, falls $c \neq 0$.

Als Korollar erhält man die bekannte Aussage, daß die stochastische Konvergenz einer Folge $(Z_n)_n$ gegen Z die Verteilungskonvergenz von $(Z_n)_n$ gegen Z impliziert (die Umkehrung gilt im allgemeinen nicht (Gegenbeispiel!)).

16. Die Folge X_n konvergiere stochastisch gegen $c \in \mathbb{R}$. Sei $f : \mathbb{R} \to \mathbb{R}$ eine stetige Funktion auf $\mathbb{R}$ und differenzierbar in c.

(i) Es gilt die stochastische Entwicklung

$$f(X_n) = f(c) + f'(c)(X_n - c) + (X_n - c)r_n,$$

wobei r_n stochastisch gegen Null konvergiert.

(ii) Gilt $\sqrt{n}(X_n - c) \to_\mathcal{D} X$, wobei X $N(0, \sigma^2)$-verteilt ist, so folgt $\sqrt{n}(f(X_n) - f(c)) \to_\mathcal{D} f'(c)X$.

Hinweis zu (i): Man überlege sich zunächst, daß aufgrund der Stetigkeit von f gilt: $f(Z_n) \to f(Z)$ stochastisch, falls $Z_n \to Z$ stochastisch.

17. Man beweise Satz 4.2.4. Hinweis: Man setze (4.10) in die quadratische Form (4.8) ein und ersetze $\hat{\mathbf{\Sigma}}^{-1}$ durch $\mathbf{\Sigma}^{-1}$ (vgl. Beweis zu Satz 4.2.3). Diese quadratische Form besitzt dann eine Darstellung derart, daß Aufgabe 23, Kapitel 3, anwendbar ist.

18. Man beweise Lemma 4.2.7.

19. Man plotte im Rahmen einer Risiko-Analyse die Funktion $\hat{\alpha}(x)$ aus Beispiel 4.2.8 für $x \in [20, 100]$ sowie Konfidenzkurven für $\alpha(x)$.

Kapitel 5

Varianzanalyse

Während bei der kategorialen Regression im vorigen Kapitel vorausgesetzt wurde, daß die *abhängigen* Variablen kategorial sind, geht die Varianzanalyse von Modellen aus, in denen die *unabhängigen* Variablen (*Faktoren*) kategorial sind. Ein Ziel der Varianzanalyse ist es nun zu testen, ob die Faktoren einzeln oder in Kombination Einfluß auf die abhängigen Variablen haben. Dies geschieht durch mehrfache Mittelwertsvergleiche.

5.1 Die einfaktorielle Varianzanalyse

Bei der einfaktoriellen Varianzanalyse liegt ein Faktor in mehreren Stufen (levels, treatments) vor.

5.1.1 Beispiel (Lehre-Daten; Fahrmeir und Hamerle (1984), Beispiel 1.1, Kapitel 5). Es sollen vier verschiedene Unterrichtsmethoden I–IV für einen Lehrgang verglichen werden. Zu diesem Zweck werden 32 Teilnehmer zufällig in vier Gruppen aufgeteilt, so daß jede Gruppe acht Personen enthält. Jede Gruppe wird nach einer anderen Methode unterrichtet. Nach Beendigung des Lehrgangs unterziehen sich alle Teilnehmer demselben Abschlußtest, wobei folgende Punktzahlen erzielt werden:

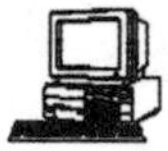

I	II	III	IV
16	16	2	5
18	12	10	8
20	10	9	8
15	14	10	11
20	18	11	1
15	15	9	9
23	12	10	5
19	13	9	9

Abbildung 5.1.1. Tabellarischer Ausdruck der Punktzahlen je Unterrichtsmethode.

```
***   Programm 5_1_1   ***;
TITLE1 'Tabellarischer Ausdruck';
TITLE2 'Lehre-Daten';
LIBNAME eins 'c:\daten';

PROC TRANSPOSE DATA=eins.lehre OUT=druck;
   BY meth;
PROC TRANSPOSE DATA=druck OUT=druck(KEEP= i ii iii iv);
   ID meth;
PROC PRINT DATA=druck NOOBS;
RUN; QUIT;
```

Die obige Darstellungsform der Daten entspricht nicht der Datenstruktur in SAS, da die Spaltenüberschriften (I–IV) in der SAS-Datei selbst Variablenausprägungen sind. Die Originaldaten enthalten zwei Variablen, die Methode und die Punktzahl, und (4 · 8=) 32 Beobachtungen.

Durch den dargestellten Trick (zweimal TRANSPOSE) können die Daten mit PROC PRINT in dieser Form ausgegeben werden.

Aufgrund dieser Daten soll nun entschieden werden, ob die Unterrichtsmethoden gleich oder unterschiedlich effektiv sind. In diesem Beispiel liegt ein Faktor, nämlich *Unterrichtsmethode*, mit vier Faktorstufen vor. Ein visueller Vergleich der zugehörigen Boxplots ist bereits recht aufschlußreich.

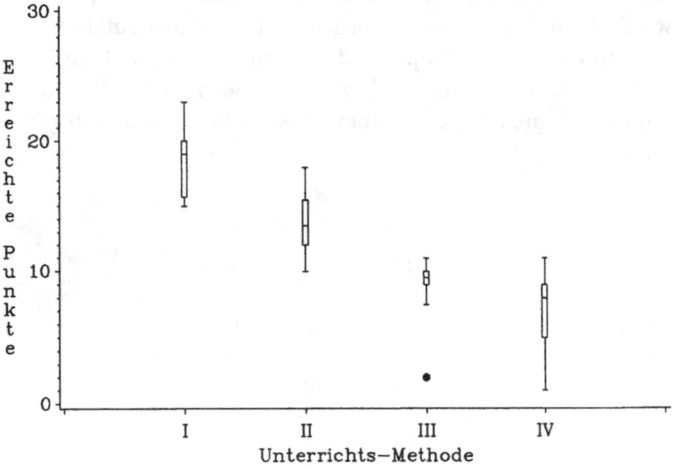

Abbildung 5.1.2. Boxplots der Lehre-Daten aus Abbildung 5.1.1.

```
***  Programm 5_1_2  ***;
TITLE1 'Boxplots';
TITLE2 'Lehre-Daten';
LIBNAME eins 'c:\daten';

AXIS1 ORDER=(' ' 'I' 'II' 'III' 'IV' ' ');
SYMBOL1 V=DOT C=GREEN I=BOXT;
PROC GPLOT DATA=eins.lehre;
   PLOT punkte*meth=1 / HAXIS=AXIS1;
RUN; QUIT;
```

Durch die ORDER-Option im AXIS-Statement werden die vier Boxplots ein wenig mehr in die Mitte der Abbildung gerückt.

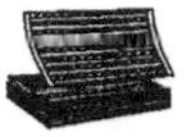

Das Modell

Wir nehmen an, daß für $I(\geq 2)$ *Faktorstufen* (oder *Ausprägungen, Gruppen*) eines Faktors A jeweils $J \geq 2$ Beobachtungen Y_{ij} vorliegen gemäß dem Modell der *einfaktoriellen Varianzanalyse*

$$Y_{ij} = \mu_i + \varepsilon_{ij}, \qquad i = 1, \dots, I, \quad j = 1, \dots, J, \tag{5.1}$$

wobei $\mu_i \in \mathbb{R}$ die eigentlich interessanten Mittelwerte der I Faktorstufen sind und die *Versuchsfehler* ε_{ij} sämtlich unabhängige, $N(0, \sigma^2)$-verteilte Zufallsvariablen sind. Getestet werden soll die Nullhypothese, daß sämtliche Mittelwerte übereinstimmen, d.h. $H_0 : \mu_1 = \dots = \mu_I$.

Das obige Modell (5.1) wird häufig durch eine Zerlegung der Mittelwerte μ_i weiter präzisiert. Dazu definieren wir das *allgemeine Mittel* durch

$$\mu := E\Big(\frac{1}{IJ}\sum_{i=1}^{I}\sum_{j=1}^{J} Y_{ij}\Big) = \frac{1}{I}\sum_{i=1}^{I}\Big(\frac{1}{J}\sum_{j=1}^{J} E(Y_{ij})\Big) = \frac{1}{I}\sum_{i=1}^{I}\mu_i$$

und mit

$$\alpha_i := \mu_i - \mu, \qquad i = 1, \dots, n,$$

den *Effekt* der i-ten Faktorstufe. Offenbar gilt dann $\sum_{i=1}^{I} \alpha_i = 0$ und wir können Modell (5.1) in der äquivalenten *Effektdarstellung*

$$Y_{ij} = \mu + \alpha_i + \varepsilon_{ij} \tag{5.2}$$

formulieren, mit dem allgemeinen Mittel μ, dem Effekt α_i der i-ten Faktorstufe und den unabhängigen und $N(0, \sigma^2)$-verteilten Versuchsfehlern ε_{ij}. Dabei erfüllen die Effekte α_i die Nebenbedingung $\sum_{i=1}^{I} \alpha_i = 0$.

Nullhypothese und Teststatistik

Die Nullhypothese der einfaktoriellen Varianzanalyse lautet nun

$$H_0 : \alpha_1 = \alpha_2 = \cdots = \alpha_I = 0.$$

Offenbar ist das empirische Gesamtmittel

$$\hat{\mu} := \frac{1}{IJ} \sum_{i=1}^{I} \sum_{j=1}^{J} Y_{ij} =: \bar{Y}_{..}$$

ein erwartungstreuer Schätzer für μ im Modell (5.2). Bezeichnen wir mit

$$\hat{\mu}_i := \frac{1}{J} \sum_{j=1}^{J} Y_{ij} =: \bar{Y}_{i.}, \qquad i = 1, \ldots, I,$$

das empirische i-te Gesamtmittel, so ist ferner im Modell (5.2)

$$\hat{\alpha}_i := \hat{\mu}_i - \hat{\mu} = \bar{Y}_{i.} - \bar{Y}_{..}, \qquad i = 1, \ldots, I,$$

ein erwartungstreuer Schätzer für α_i. Die grundlegende Idee der Varianzanalyse beruht nun auf dem Vergleich der *Variation zwischen den Gruppen*

$$SS_A := J \sum_{i=1}^{I} \hat{\alpha}_i^2 = J \sum_{i=1}^{I} (\bar{Y}_{i.} - \bar{Y}_{..})^2$$

mit der *Variation innerhalb der Gruppen*

$$SS_R := \sum_{i=1}^{I} \sum_{j=1}^{J} (Y_{ij} - \hat{\mu}_i)^2 = \sum_{i=1}^{I} \sum_{j=1}^{J} (Y_{ij} - \bar{Y}_{i.})^2.$$

Der folgende Satz zeigt nun insbesondere, daß $SS_A/(I-1)$ (nur) unter der Nullhypothese ein erwartungstreuer Schätzer für σ^2 ist (siehe die Bemerkung über die Erwartungswerte von SS_A und SS_R im Anschluß an den Beweis), während $SS_R/(I(J-1))$ im allgemeinen Modell (5.1) bzw. (5.2) ein erwartungstreuer Schätzer für σ^2 ist. Auf dieser Erkenntnis basiert die Teststatistik

$$F := \frac{SS_A/(I-1)}{SS_R/(I(J-1))}, \tag{5.3}$$

und man wird die Hypothese identischer Mittelwerte verwerfen, falls F zu sehr von 1 abweicht, genauer, zu groß wird.

5.1.2 Satz. *Zugrunde liege das Modell (5.2). Dann gilt:*

(i) SS_R/σ^2 *ist* $\chi^2_{I(J-1)}$*-verteilt.*

(ii) Unter $H_0 : \alpha_1 = \alpha_2 = \cdots = \alpha_I = 0$ *ist* SS_A/σ^2 χ^2_{I-1}*-verteilt.*

(iii) SS_R *und* SS_A *sind unabhängig.*

Beweis: (i) Die Zufallsvariablen

$$Z_i := \frac{1}{\sigma^2}\sum_{j=1}^{J}(Y_{ij} - \bar{Y}_{i.})^2, \qquad i = 1, \dots, I,$$

sind offenbar unabhängig und nach Satz 2.2.1 (ii) χ^2-verteilt mit $J-1$ Freiheitsgraden. Die Behauptung folgt nun aus der Darstellung

$$\frac{SS_R}{\sigma^2} = \sum_{i=1}^{I} Z_i$$

und dem Faltungstheorem der χ^2-Verteilung (siehe Bemerkung 2.1.8).

(ii) Die Zufallsvariablen

$$W_i := J^{1/2}\bar{Y}_{i.}/\sigma = J^{-1/2}\sum_{j=1}^{J} Y_{ij}/\sigma, \qquad i = 1, \dots, I,$$

sind unabhängig und unter der Nullhypothese $N(J^{1/2}\mu/\sigma, 1)$-verteilt. Damit ist wiederum nach Satz 2.2.1 (ii) mit $\bar{W} := \sum_{i=1}^{I} W_i/I$

$$\frac{SS_A}{\sigma^2} = \frac{1}{\sigma^2}\sum_{i=1}^{I} J(\bar{Y}_{i.} - \bar{Y}_{..})^2 = \sum_{i=1}^{I}(W_i - \bar{W})^2$$

χ^2-verteilt mit $I-1$ Freiheitsgraden. Die Unabhängigkeit von SS_R und SS_A läßt sich wie folgt begründen: SS_R ist die Summe der Zufallsvariablen $\sigma^2 Z_i$, $i = 1, \dots, n$, und SS_A ist eine Funktion der Variablen $\bar{Y}_{i.} = \sigma W_i/J^{1/2}$, $i = 1, \dots, n$. Ferner sind die Zufallsvektoren $(\sigma^2 Z_i, \bar{Y}_{i.})$, $i = 1, \dots, n$, offenbar unabhängig. Da nach Satz 2.2.1 (i) auch $\sigma^2 Z_i$ und $\bar{Y}_{i.}$ unabhängige Variable sind, sind SS_R, SS_A Funktionen der unabhängigen Vektoren $(Z_1, \dots, Z_I)$ bzw. $(W_1, \dots, W_I)$. □

Für *beliebige* Effekte $\alpha_i \in \mathbb{R}$ gilt für die Erwartungswerte von SS_R und SS_A $E(SS_R) = I(J-1)\sigma^2$ und $E(SS_A) = J\sum_{i=1}^{I}\alpha_i^2 + (I-1)\sigma^2$ (siehe Aufgabe 2). Hieraus folgt die Ungleichung

$$E(SS_A/(I-1)) \geq E(SS_R/(I(J-1))) = \sigma^2.$$

Dabei gilt Gleichheit genau dann, wenn $\alpha_i = 0$ für alle Indizes $i = 1, \dots, I$, also genau dann, wenn H_0 gilt. Zum Testen dieser Nullhypothese H_0 ist es daher naheliegend, die F-Statistik

$$F = \frac{SS_A/(I-1)}{SS_R/(I(J-1))} \tag{5.4}$$

zu verwenden. Unter H_0 ist diese Statistik nach Definition 2.1.9 der F-Verteilung $F_{I-1,I(J-1)}$ verteilt und man wird die Hypothese verwerfen, falls F zu groß wird, d.h. falls der zugehörige p-Wert

$$p = 1 - F_{I-1,I(J-1)}(F)$$

zu klein wird, etwa falls $p \leq 0.05$.

Die ANOVA-Tabelle

Die zu berechnenden Größen der einfaktoriellen Varianzanalyse werden in einer sogenannten ANOVA (analysis of variance)-Tabelle zusammengefaßt:

	Freiheits-grade (df)	Summe der Abweichungsquadrate	F-Statistik
zwischen den Gruppen (SS_A)	$I-1$	$J\sum_{i=1}^{I}(\bar{Y}_{i.} - \bar{Y}_{..})^2$	$\dfrac{SS_A/(I-1)}{SS_R/(I(J-1))}$
Residualstreuung (SS_R)	$I(J-1)$	$\sum_{i=1}^{I}\sum_{j=1}^{J}(Y_{ij} - \bar{Y}_{i.})^2$	
Gesamtvariation (SS_T)	$IJ-1$	$\sum_{i=1}^{I}\sum_{j=1}^{J}(Y_{ij} - \bar{Y}_{..})^2$	

Die *Streuungszerlegung* der einfaktoriellen Varianzanalyse

$$SS_T = SS_A + SS_R$$
$$(\textit{corrected total} = \textit{model} + \textit{error sum of squares})$$

folgt dabei unmittelbar aus der Gleichung $\sum_{j=1}^{J}(Y_{ij} - \bar{Y}_{i.}) = 0,\ i = 1, \ldots, I$:

$$\begin{aligned}
SS_T &:= \sum_{i=1}^{I}\sum_{j=1}^{J}(Y_{ij} - \bar{Y}_{..})^2 = \sum_{i=1}^{I}\sum_{j=1}^{J}((Y_{ij} - \bar{Y}_{i.}) + (\bar{Y}_{i.} - \bar{Y}_{..}))^2 \\
&= \sum_{i=1}^{I}\sum_{j=1}^{J}\left((Y_{ij} - \bar{Y}_{i.})^2 + (\bar{Y}_{i.} - \bar{Y}_{..})^2 + 2(Y_{ij} - \bar{Y}_{i.})(\bar{Y}_{i.} - \bar{Y}_{..})\right) \\
&= SS_R + SS_A + 2\sum_{i=1}^{I}(\bar{Y}_{i.} - \bar{Y}_{..})\sum_{j=1}^{J}(Y_{ij} - \bar{Y}_{i.}) \\
&= SS_A + SS_R.
\end{aligned}$$

Aus Satz 5.1.2 und dem Faltungstheorem der χ^2-Verteilung folgt damit ferner, daß SS_T/σ^2 unter der Nullhypothese $H_0 : \alpha_1 = \cdots = \alpha_I = 0$ χ^2_{IJ-1}-verteilt ist. Das Beispiel 5.1.1 liefert folgende ANOVA-Tabelle:

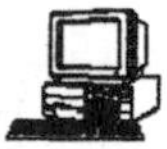

```
                 Analysis of Variance Procedure
                    Class Level Information

                 Class     Levels    Values
                 METH           4    I II III IV

            Number of observations in data set = 32


Dependent Variable: PUNKTE     Erreichte Punkte

Source                   DF     Sum of Squares      F Value       Pr > F

Model                     3       621.37500000        25.60       0.0001
Error                    28       226.50000000
Corrected Total          31       847.87500000

                   R-Square               C.V.               PUNKTE Mean
                   0.732862           23.82548                11.9375000
```

Abbildung 5.1.3. ANOVA-Tabelle zu den Lehre-Daten in Beispiel 5.1.1.

```
***   Programm 5_1_3   ***;
TITLE1 'ANOVA-Tabelle';
TITLE2 'Lehre-Daten';
LIBNAME eins 'c:\daten';

PROC ANOVA DATA=eins.lehre;
    CLASS meth;
    MODEL punkte=meth;
RUN; QUIT;
```

Die wichtigsten Statements in PROC ANOVA sind das CLASS- und das MODEL-Statement. Im CLASS-Statement müssen die klassifizierenden oder kategorialen Variablen aufgeführt werden. Das Modell wird in der Form 'abhängige Variable = unabhängige Variable' angegeben. Man beachte, daß ANOVA nur im balancierten Fall, in welchem alle Gruppen gleich groß sind, angewendet werden darf.

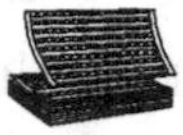

Da $p = 1 - F_{3,28}(25.60) = 0.0001$, wird die Hypothese H_0, daß die Unterrichtsmethoden identische Mittelwerte besitzen, also gleich effektiv sind, abgelehnt.

Unbalancierte Daten

Wir sind bei der einfaktoriellen Varianzanalyse von *einem* Faktor mit I verschiedenen Faktorstufen ausgegangen, wobei für jede Faktorstufe *dieselbe* Anzahl J von Beobachtungen vorlag. In diesem Fall spricht man von *balancierten* Daten. Im Fall *unbalancierter* Daten definieren wir die folgenden, durch die obigen Überlegungen naheliegenden Verallgemeinerungen von SS_R und SS_A.

Liegen für die Faktorstufe i nun $J_i \geq 2$ Beobachtungen vor, so setzen wir

$$SS_R = \sum_{i=1}^{I}\sum_{j=1}^{J_i}(Y_{ij} - \bar{Y}_{i.})^2$$

und

$$SS_A = \sum_{i=1}^{I} J_i(\bar{Y}_{i.} - \bar{Y}_{..})^2,$$

wobei wiederum

$$\bar{Y}_{i.} = \frac{1}{J_i}\sum_{j=1}^{J_i} Y_{ij}$$

das i-te Gruppenmittel ist und

$$\bar{Y}_{..} = \frac{1}{\sum_{i=1}^{I} J_i}\sum_{i=1}^{I}\sum_{j=1}^{J_i} Y_{ij}$$

das Gesamtmittel. Dann bleibt Satz 5.1.2 gültig, nur die Anzahl der Freiheitsgrade der χ^2-Verteilung von SS_R/σ^2 ändert sich zu $\sum_{i=1}^{I} J_i - I$ (Aufgabe 3). Für beliebige Effekte $\alpha_i \in \mathbb{R}$ gilt (Aufgabe 2)

$$E(SS_R) = \Big(\sum_{i=1}^{I} J_i - I\Big)\sigma^2, \qquad E(SS_A) = (I-1)\sigma^2 + \sum_{i=1}^{I} J_i\alpha_i^2.$$

Die Teststatistik

$$F = \frac{SS_A/(I-1)}{SS_R/(\sum_{i=1}^{I} J_i - I)}$$

ist unter der Nullhypothese: $\alpha_i = 0, i = 1, \ldots, I$, dann $F_{I-1,\sum_{i=1}^{I} J_i - I}$-verteilt. Diese Nullhypothese wird verworfen, falls F zu groß ist, d.h. falls der zugehörige p-Wert $1 - F_{I-1,\sum_{i=1}^{I} J_i - I}(F)$ zu klein ist.

Der Tukey-Test

Eine Alternative zur F-Statistik aus (5.3) zur Überprüfung der Hypothese $H_0 : \alpha_1 = \cdots = \alpha_I = 0$ im Modell (5.2) mit balancierten Daten stellt der *Tukey-Test* dar. Mit diesem überprüfen wir die Nullhypothese

$$H_0 : \alpha_i = \alpha_j, \qquad i, j = 1, \ldots, I,$$

identischer Effekte jeder Faktorstufe, welche aufgrund der Nebenbedingung $\sum_{i=1}^{I} \alpha_i = 0$ im Modell (5.2) mit der Hypothese $\alpha_i = 0$, $i = 1, \dots, I$, übereinstimmt. Darüber hinaus zeigt dieser Test Effektpaare $\alpha_{i_1}, \alpha_{i_2}$ an, die im Verdacht stehen, voneinander abzuweichen.

5.1.3 Definition. Sind $X_1, \dots, X_m$ unabhängige $N(0,1)$-verteilte Zufallsvariable, $m \geq 2$, und ist Z eine davon unabhängige χ^2-verteilte Zufallsvariable mit n Freiheitsgraden, so heißt die Verteilung der Zufallsvariablen

$$T = \frac{\max_{1 \leq i,j \leq m} |X_i - X_j|}{\sqrt{Z/n}} = \frac{X_{m:m} - X_{1:m}}{\sqrt{Z/n}}$$

studentisierte Spannweitenverteilung mit den Parametern m, n. Ihre Verteilungsfunktion bezeichnen wir mit $T_{m,n}$.

Die Verteilungsfunktion $T_{m,n}$ der studentisierten Spannweitenverteilung sowie eine Tabelle der Quantile $T_{m,n}^{-1}(q)$ ist in Miller (1981), Seite 37 ff, 234 ff angegeben. Man beachte, daß im Fall $m = 2$ die Teststatistik T sehr eng verwandt ist mit der Teststatistik des Zweistichproben t-Tests aus Satz 2.3.5, wenn X_1, X_2 die standardisierten Mittelwerte in den beiden Stichproben darstellen und Z/n die gepoolte Stichprobenvarianz ist. Daher kann der Tukey-Test als Verallgemeinerung des t-Tests zur Überprüfung der Hypothese identischer Mittelwerte in mehr als zwei (unabhängigen) Stichproben angesehen werden. Die Teststatistik T wenden wir auf das Modell (5.2) zur Überprüfung von $H_0 : \alpha_1 = \dots = \alpha_I$, wie folgt an. Die Gruppenmittelwerte

$$\bar{Y}_{i\cdot} = \frac{1}{J} \sum_{j=1}^{J} Y_{ij}, \qquad i = 1, \dots, I,$$

sind unabhängige, jeweils $N(\alpha_i + \mu, \sigma^2/J)$-verteilte Zufallsvariable. Nach Satz 2.2.1 (i) sind diese wiederum unabhängig von dem Varianzschätzer

$$S^2 := \frac{1}{I(J-1)} \sum_{i=1}^{I} \sum_{j=1}^{J} (Y_{ij} - \bar{Y}_{i\cdot})^2,$$

für den nach Satz 5.1.2 im Modell (5.2) gilt, daß $I(J-1)S^2/\sigma^2$ χ^2-verteilt ist mit $I(J-1)$ Freiheitsgraden. Die studentisierte Spannweite

$$T = \frac{\max_{1 \leq i_1, i_2 \leq I} |\bar{Y}_{i_1\cdot} - \bar{Y}_{i_2\cdot}|}{S/\sqrt{J}}$$

ist damit unter der Nullhypothese identischer Effekte $T_{I,I(J-1)}$-verteilt. Der Tukey-Test besteht nun darin, diese Nullhypothese abzulehnen, falls der zugehörige p-Wert

$$p = 1 - T_{I,I(J-1)}(T)$$

zu klein wird. Dies bedeutet, daß es wenigstens ein Effektpaar $\alpha_{i_1}, \alpha_{i_2}$ gibt, so daß der Schätzwert $|\bar{Y}_{i_1\cdot} - \bar{Y}_{i_2\cdot}|$ für die absolute Differenz $|\alpha_{i_1} - \alpha_{i_2}|$ auffällig groß ist. Dabei sind bei vorgegebenem Fehlerniveau erster Art α alle Effektpaare $\alpha_{i_1}, \alpha_{i_2}$ auffällig, für die gilt

$$|\bar{Y}_{i_1\cdot} - \bar{Y}_{i_2\cdot}| > \frac{S}{\sqrt{J}} T^{-1}_{I,I(J-1)}(1-\alpha).$$

Dies ist gleichbedeutend mit der Aussage, daß die Null *nicht* in dem Intervall liegt mit den Endpunkten

$$\bar{Y}_{i_1\cdot} - \bar{Y}_{i_2\cdot} \mp \frac{S}{\sqrt{J}} T^{-1}_{I,I(J-1)}(1-\alpha).$$

5.1.4 Beispiel (SO_2-Daten). Für jeden der sieben bayerischen Regierungsbezirke wurden an verschiedenen Meßstellen insgesamt zwölf Meßwerte aus den Monaten Juli 1993 und April 1994 für Schwefeldioxid (SO_2) in mg/m^3 Luft ermittelt. Hat der Faktor *Regierungsbezirk* einen Einfluß auf den SO_2-Gehalt der Luft? Und in welchen Regierungsbezirken ist der SO_2-Gehalt auffällig hoch? Die folgende Abbildung gibt die Mittelwerte der zwölf Messungen je Regierungsbezirk in Form einer *thematischen (chorographischen) Karte* wieder. Da dabei der *Kreisradius* dem Mittelwert der Messungen entspricht, ist die *Kreisfläche* eine *quadratische* Funktion des Mittelwertes, sie wächst also überproportional. Dies ist *eine* Möglichkeit, mit einer Graphik einen Sachverhalt zu verzerren (siehe Huff (1973), Krämer (1991)).

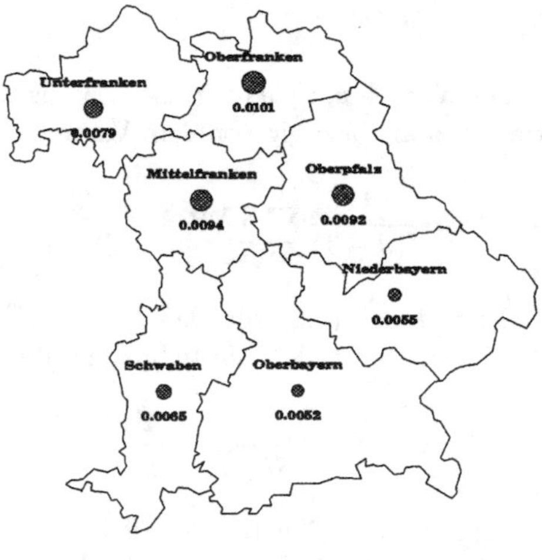

Abbildung 5.1.4. Thematische Karte der SO_2-Mittelwerte. Der Kreisradius entspricht dem Mittelwert.

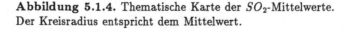

```
***  Programm 5_1_4  ***;
TITLE1 'Thematische Karte';
TITLE2 'SO2-Daten';
LIBNAME eins 'c:\daten';

DATA bayanno;
   LENGTH TEXT $40 FUNCTION $8 mtext $6;
   SET eins.so2means;
   XSYS='2'; YSYS='2'; POSITION='5'; WHEN='A';
   FUNCTION='PIE'; ANGLE=0; ROTATE=360; STYLE='P5X45';
     SIZE=so2mean*100; OUTPUT;
   Y=Y+200; FUNCTION='TEXT'; TEXT=regbez;
     SIZE=1; STYLE='CENTB'; OUTPUT;
   Y=Y-350; FUNCTION='TEXT'; mtext=LEFT(so2mean);
     TEXT=mtext; OUTPUT;
RUN;

PATTERN1 V=MEMPTY C=G REPEAT=7;
PROC GMAP DATA=eins.so2means MAP=eins.bayreg;
   CHORO reg / ANNOTATE=bayanno LEVELS=7 NOLEGEND;
   ID reg;
RUN; QUIT;
```

SAS besitzt die Möglichkeit, mit der Prozedur GMAP Daten auf Landkarten darzustellen, die in digitalisierter Form vorliegen. Im vorliegenden Programm wird mit dem CHORO-Statement ein Flächendiagramm erzeugt. Alternativen hierzu sind das BLOCK-, SURFACE- und PRISM-Statement. Die Option LEVELS legt den Grad der Unterteilung fest. Mit dem ID-Statement werden die Daten aus der DATA-Datei (hier eins.so2means) und der MAP-Datei (eins.bayreg) verbunden. Die zugewiesene Variable reg muß in beiden Dateien vorhanden sein. Farben und Muster der Flächen werden im PATTERN-Statement definiert. Durch V=MEMPTY wird kein Muster in der Karte verwendet. Die Darstellung der Werte und die Beschriftungen erfolgen durch die ANNOTATE-Option und den zugehörigen DATA-Step.

```
                 General Linear Models Procedure
                     Class Level Information

Class     Levels    Values

REGBEZ         7    Mittelfranken Niederbayern Oberbayern
                    Oberfranken Oberpfalz Schwaben Unterfranken


               Number of observations in data set = 84
```

```
                    General Linear Models Procedure

Dependent Variable: SO2

Source                  DF    Sum of Squares       F Value       Pr > F

Model                    6        0.00028514          2.80       0.0161

Error                   77        0.00130600

Corrected Total         83        0.00159114

                  R-Square              C.V.                   SO2 Mean

                  0.179206          53.38638                 0.00771429

-----------------------------------------------------------------------

                    General Linear Models Procedure

          Tukey's Studentized Range (HSD) Test for variable: SO2

                  Alpha= 0.1  df= 77  MSE= 0.000017
              Critical Value of Studentized Range= 3.888
                Minimum Significant Difference= 0.0046

        Means with the same letter are not significantly different.

              Tukey Grouping              Mean      N  REGBEZ

                            A         0.010167     12  Oberfranken
                            A
                     B      A         0.009417     12  Mittelfranken
                     B      A
                     B      A         0.009250     12  Oberpfalz
                     B      A
                     B      A         0.007917     12  Unterfranken
                     B      A
                     B      A         0.006500     12  Schwaben
                     B
                     B                0.005500     12  Niederbayern
                     B
                     B                0.005250     12  Oberbayern
```

Abbildung 5.1.5. Tukey-Test für die SO_2-Mittelwerte.

```
***   Programm 5_1_5   ***;
TITLE1 'Tukey-Test';
TITLE2 'SO2-Daten';
LIBNAME eins 'c:\daten';

PROC GLM DATA=eins.so2;
    CLASS regbez;
    MODEL so2=regbez;
    MEANS regbez / TUKEY ALPHA=0.1 LINES;
RUN; QUIT;
```

Im unbalancierten Fall der Varanzanalyse muß die Prozedur GLM angewandt werden, die analog zu den anderen Prozeduren wieder die Statements CLASS und MODEL besitzt. Zusätzlich kann im MEANS-Statement mit den Optionen TUKEY und ALPHA der Tukey-Test angefordert werden. Die Option LINES wählt nur eine spezielle Form der Ergebnisdarstellung aus. Alternativ zu LINES kann CLDIF angegeben werden, wodurch die Konfidenzgrenzen zu den Mittelwertsdifferenzen ausgegeben werden.

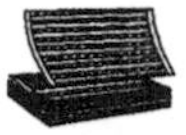

Nehmen wir für diese SO_2-Messungen das Modell (5.2) an, so liegen für den Faktor *Regierungsbezirk* $I = 7$ Faktorstufen vor mit jeweils $J = 12$ unabhängigen Messungen. Die Mittelwerte $\bar{Y}_{i.}$ haben die Erwartungswerte $\mu + \alpha_i$, $i = 1, \dots, 7$, und jeder Mittelwert ist der Durchschnitt von $J = 12$ unabhängigen Beobachtungen. Damit können wir zur Überprüfung der Nullhypothese identischer Effekte $\alpha_{i_1} = \alpha_{i_2}$, $1 \leq i_1, i_2 \leq 7$ die studentisierte Spannweite

$$T = \frac{\max_{1 \leq i_1, i_2 \leq 6} |\bar{Y}_{i_1.} - \bar{Y}_{i_2.}|}{S/\sqrt{12}}$$

heranziehen, die unter der Nullhypothese $T_{7,77}$-verteilt ist. Wir erhalten in diesem Fall $S^2 = 0.000017$ und mit dem Fehlerniveau $\alpha = 0.1$ für die Teststatistik T den kritischen Wert $T_{7,77}^{-1}(1 - \alpha) = 3.888$. Dieser Wert wird erreicht, wenn zwei Mittelwerte $\bar{Y}_{i_1.}, \bar{Y}_{i_2.}$ wenigstens um den Wert $T_{7,77}^{-1}(1 - 0.1)\, S/\sqrt{12} = 0.0046$ voneinander abweichen. Im obigen Ausdruck sind die sieben Mittelwerte der Größe nach absteigend geordnet und in Gruppen (A, B) zusammengefaßt. Nur Mittelwerte, die in verschiedenen Gruppen liegen, weichen *signifikant*, d.h. um wenigstens 0.0046 voneinander ab. Im vorliegenden Fall ist also nur der Mittelwert der SO_2-Messungen von Oberfranken im Vergleich zum entsprechenden Mittelwert von Niederbayern bzw. Oberbayern signifikant größer.

Während der p-Wert von 0.0161 der (globalen) F-Statistik aus (5.4) also nur die Hypothese identischer Effekte bzw. Mittelwerte in den sieben Regierungsbezirken in Zweifel zieht, weist der Tukey-Test auf signifikant voneinander abweichende Mittelwertpaare hin.

Der Kruskal-Wallis-Test

So wie der Wilcoxon-Test eine nichtparametrische Alternative zum t-Test beim Vergleich der Mittelwerte zweier unabhängiger Stichproben darstellt (siehe Abschnitt 2.4), ist der Kruskal-Wallis-Test eine nichtparametrische Alternative zur Überprüfung der Übereinstimmung der Mittelwerte von $I \geq 2$ unabhängigen Stichproben. Insbesondere können wir damit die Nullhypothese $H_0 : \alpha_1 = \ldots = \alpha_I = 0$ identischer Effekte im Modell (5.2) der einfaktoriellen Varianzanalyse im unbalancierten Fall testen, *ohne* die Voraussetzung normalverteilter Zufallsvariablen ε_{ij}.

Dazu werden sämtliche Größen $Y_{i1}, \ldots, Y_{iJ_i}$, $i = 1, \ldots, I$, zu einer einzigen Stichprobe zusammengefaßt und bezüglich dieser gemeinsamen Stichprobe bezeichne nun R_{ij} den Rang von Y_{ij}. Bindungen zwischen den Beobachtungen können, wie in Abschnitt 2.4 beschrieben, durch die Bildung von Durchschnittsrängen berücksichtigt werden. An die Stelle des arithmetischen Mittels $\bar{Y}_{i.}$ der i-ten Faktorstufe tritt nun das arithmetische Mittel der entsprechenden Ränge

$$\bar{R}_{i.} := \frac{1}{J_i} \sum_{j=1}^{J_i} R_{ij}, \qquad i = 1, \ldots, I.$$

Das Gegenstück zum empirischen Gesamtmittel $\bar{Y}_{..}$ ist mit $N := \sum_{i=1}^{I} J_i$

$$\bar{R}_{..} := \frac{1}{N} \sum_{i=1}^{I} \sum_{j=1}^{J} R_{ij} = \frac{N+1}{2}$$

und SS_A wird ersetzt durch

$$SRS_A := \sum_{i=1}^{I} J_i (\bar{R}_{i.} - \bar{R}_{..})^2.$$

5.1.5 Satz. *Sind die Zufallsvariablen Y_{ij}, $j = 1, \ldots, J_i$, $i = 1, \ldots, I$, sämtlich unabhängig und identisch nach einer stetigen Verteilungsfunktion verteilt, so gilt mit $N = \sum_{i=1}^{I} J_i$, falls $J_i \to \infty$, $i = 1, \ldots, I$:*

$$\frac{12}{N(N+1)} SRS_A \underset{\mathcal{D}}{\longrightarrow} \chi^2_{I-1}.$$

Beweis: Siehe Lehmann (1975), Abschnitt 5.2. □

Da die Verteilung von SRS_A im Fall einer stetigen Verteilungsfunktion F der Y_{ij} nicht von F abhängt (siehe die Argumente in Abschnitt 2.4), läßt sie sich in diesem Fall zumindest theoretisch exakt bestimmen. Für $I = 3$ und $J_i \geq 5$ oder $I > 3$ und $J_i \geq 4$ ist aber die obige χ^2-Approximation für praktische Zwecke bereits hinreichend genau (siehe Lehmann (1975), Seite 207). Sind im Modell (5.2)

$$Y_{ij} = \mu + \alpha_i + \varepsilon_{ij}, \qquad j = 1, \dots, J_i, \quad i = 1, \dots, I,$$

die Zufallsvariablen ε_{ij} identisch verteilt nach einer stetigen Verteilungsfunktion, so wird die Hypothese $H_0 : \alpha_1 = \ldots = \alpha_I = 0$ abgelehnt, falls die Teststatistik $(12/(N(N+1)))SRS_A$ zu groß wird. Wird die χ^2-Approximation aus Satz 5.1.5 herangezogen, so wird H_0 abgelehnt, falls der p-Wert

$$p = 1 - \chi^2_{I-1}\Big(\frac{12}{N(N+1)} SRS_A\Big)$$

zu klein ist. Dies ist der *Kruskal-Wallis-Test.*

Im Fall $I = 2$ ist $(12/(N(N+1)))SRS_A$ das Quadrat der Wilcoxon-Teststatistik Z aus Abschnitt 2.4 mit $m = J_1$ und $n = J_2$: Mit $\sum_{j=1}^{J_2} R_{2j} = N(N+1)/2 - \sum_{j=1}^{J_1} R_{1j}$ folgt

$$\begin{aligned}
SRS_A &= J_1\Big(\frac{1}{J_1}\sum_{j=1}^{J_1} R_{1j} - \frac{N+1}{2}\Big)^2 + J_2\Big(\frac{1}{J_2}\sum_{j=1}^{J_2} R_{2j} - \frac{N+1}{2}\Big)^2 \\
&= J_1\Big(\frac{1}{J_1}\sum_{j=1}^{J_1} R_{1j} - \frac{N+1}{2}\Big)^2 + J_2\left(\frac{1}{J_2}\Big(\frac{N(N+1)}{2} - \sum_{j=1}^{J_1} R_{1j}\Big) - \frac{N+1}{2}\right)^2 \\
&= \frac{1}{J_1}\Big(\sum_{j=1}^{J_1} R_{1j} - \frac{J_1(N+1)}{2}\Big)^2 + \frac{1}{J_2}\Big(\frac{J_1(N+1)}{2} - \sum_{j=1}^{J_1} R_{1j}\Big)^2 \\
&= \Big(\sum_{j=1}^{J_1} R_{1j} - \frac{J_1(N+1)}{2}\Big)^2\Big(\frac{1}{J_1} + \frac{1}{J_2}\Big) \\
&= \frac{N(N+1)}{12} Z^2.
\end{aligned}$$

Wenden wir den Kruskal-Wallis-Test auf die Problemstellung aus Beispiel 5.1.4 an, ob der Faktor *Regierungsbezirk* einen Einfluß auf den SO_2-Gehalt der Luft besitzt, so wird die Hypothese H_0 identischer Mittelwerte mit dem Wert 15.283 der Teststatistik $(12/(84 \cdot 85))SRS_A$ und dem p-Wert $1 - \chi^2_6(15.283) = 0.0182$ in Frage gestellt.

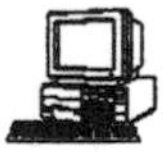

```
                N P A R 1 W A Y   P R O C E D U R E

          Wilcoxon Scores (Rank Sums) for Variable SO2
                  Classified by Variable REGBEZ
```

```
                       Sum of      Expected       Std Dev          Mean
REGBEZ        N        Scores      Under H0      Under H0         Score

Oberbaye     12    323.000000         510.0    77.6827920    26.9166667
Niederba     12    365.500000         510.0    77.6827920    30.4583333
Oberpfal     12    589.000000         510.0    77.6827920    49.0833333
Oberfran     12    641.500000         510.0    77.6827920    53.4583333
Mittelfr     12    621.000000         510.0    77.6827920    51.7500000
Unterfra     12    604.000000         510.0    77.6827920    50.3333333
Schwaben     12    426.000000         510.0    77.6827920    35.5000000
                Average Scores were used for Ties

       Kruskal-Wallis Test (Chi-Square Approximation)
       CHISQ=  15.283    DF=  6    Prob > CHISQ=      0.0182
```

Abbildung 5.1.6. Kruskal-Wallis-Test
zu den SO_2-Daten aus Beispiel 5.1.4.

```
***   Programm 5_1_6   ***;
TITLE1 'Kruskal-Wallis-Test';
TITLE2 'SO2-Daten';
LIBNAME eins 'c:\daten';

PROC NPAR1WAY DATA=eins.so2 WILCOXON;
   CLASS regbez;
   VAR so2;
RUN; QUIT;
```

Das vorliegende Programm ist völlig analog zu Programm 2_4_1. SAS berechnet automatisch einen Kruskal-Wallis-Test, wenn die Option WILCOXON angegeben wird und die CLASS-Variable mehr als zwei verschiedene Ausprägungen besitzt.

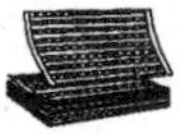

5.2 Die zweifaktorielle Varianzanalyse

Wir betrachten nun den Fall *zweier* Faktoren, wobei der Faktor A in $I \geq 2$ Stufen und der Faktor B in $K \geq 2$ Stufen gegeben ist. Wir nehmen an, daß für jede der $I \times K$ möglichen Kombinationen dieselbe Anzahl $J \geq 1$ unabhängiger Beobachtungen vorliegt. Man spricht dann von einem *balancierten* $I \times K$-*Versuchsplan* mit J Meßwerten.

5.2.1 Beispiel. (pH-Daten; Schierl und Göttlein (1987)). In einer Studie der Forstwissenschaftlichen Fakultät der Ludwig-Maximilians-Universität München sollte u.a. die Wirkung von Beregnung und Kalkung auf den pH-Wert des Waldbodens untersucht werden. Es wurden sechs Parzellen gebildet gemäß den Kombinationsmöglichkeiten von drei Beregnungsarten A, B, C und zwei Kalkungen O, M. Die Daten sind in Aufgabe 1, Kapitel 1, aufgeführt. Eine Analyse findet sich in Pruscha (1989), (2.17) in Abschnitt IV.2. Haben die beiden Faktoren *Beregnung* und *Kalkung* einen Effekt auf die gemessenen pH-Werte?

Die folgende Tabelle gibt die Mittelwerte der $J = 16$ pH-Messungen für jede Kombinationsmöglichkeit wieder. Die Mittelwerte weichen zum Teil erheblich voneinander ab. Aber sind diese Abweichungen bereits signifikant, d.h. auffällig?

	KALK	
	M	O
	MEAN	MEAN
BEREG		
A	6.46	4.02
B	6.95	3.95
C	7.26	4.12

Abbildung 5.2.1. Tabelle der Mittelwerte *Beregnung/Kalkung*; pH-Daten.

```
***  Programm 5_2_1  ***;
TITLE1 'Tabelle der Mittelwerte';
TITLE2 'pH-Daten';
LIBNAME eins 'c:\daten';

PROC TABULATE DATA=eins.ph FORMAT=8.2 NOSEPS;
   CLASS bereg kalk;
   VAR ph;
   TABLE bereg, kalk*(MEAN*ph=' ');
RUN; QUIT;
```

Die Datei eins.ph enthält die drei Variablen pH-Wert, Beregnung (mit den Ausprägungen A, B und C) und Kalkung (mit den Ausprägungen M (=mit) und O (=ohne)). Die Prozedur TABULATE besitzt eine sehr komplexe Syntax. Auf diese Prozedur kann daher hier nicht näher eingegangen werden (siehe SAS Procedures-Guide (1992), Kapitel 37).

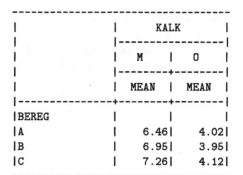

Das Modell

In völliger Analogie zum Modell (5.1) der einfaktoriellen Varianzanalyse nehmen wir bei der balancierten *zweifaktoriellen Varianzanalyse* an, daß die Daten Y_{ikj} der i-ten Faktorstufe von A und der k-ten Faktorstufe von B sich linear zusammensetzen aus dem Mittelwert μ_{ik} dieser Faktorkombination und homoskedastischen Meßfehlern bzw. Abweichungen ε_{ikj} von dem Mittelwert. Wir setzen also das Modell

$$Y_{ikj} = \mu_{ik} + \varepsilon_{ikj}, \qquad i = 1, \ldots, I, \quad k = 1, \ldots, K, \quad j = 1, \ldots, J, \tag{5.5}$$

voraus, wobei $\mu_{ik} \in \mathbb{R}$ und ε_{ikj} sämtlich unabhängige und identisch $N(0, \sigma^2)$-verteilte Zufallsvariable sind.

Wir überführen dieses Modell (5.5) wiederum wie in (5.2) in eine Effektdarstellung, indem wir den Mittelwert μ_{ik} zerlegen in das Gesamtmittel μ und die Effekte $\alpha_i, \beta_k, \gamma_{ik}$, die jeweils von den Faktorstufen i und k herrühren sowie von dem gemeinsamen Auftreten dieser beiden Faktorstufen. Dazu definieren wir

$$\mu := \frac{1}{IK} \sum_{i=1}^{I} \sum_{k=1}^{K} \mu_{ik}, \qquad \alpha_i := \frac{1}{K} \sum_{k=1}^{K} \mu_{ik} - \mu,$$

$$\beta_k := \frac{1}{I} \sum_{i=1}^{I} \mu_{ik} - \mu, \qquad \gamma_{ik} := \mu_{ik} - \alpha_i - \beta_k - \mu.$$

Es gilt dann

$$\begin{aligned} \sum_{i=1}^{I} \alpha_i &= 0 = \sum_{k=1}^{K} \beta_k \\ \sum_{i=1}^{I} \gamma_{ik} &= 0 = \sum_{k=1}^{K} \gamma_{ik}, \qquad k = 1, \ldots, K, \quad i = 1, \ldots, I. \end{aligned} \tag{5.6}$$

Die Effektdarstellung der zweifaktoriellen Varianzanalyse lautet nun

$$Y_{ikj} = \mu + \alpha_i + \beta_k + \gamma_{ik} + \varepsilon_{ikj}, \tag{5.7}$$

wobei die Effekte α_i, β_k und γ_{ik} die obigen Nebenbedingungen (5.6) erfüllen.

Die Größe α_i hängt nur von der Stufe i des Faktors A ab und repräsentiert den *Haupteffekt* dieser Faktorstufe. Der Term β_k hängt nur von der k-ten Faktorstufe von B ab und repräsentiert entsprechend den Haupteffekt dieser Faktorstufe. Dies ist völlig analog zu der einfaktoriellen Varianzanalyse. Zusätzlich hat man jedoch hier den sogenannten *Interaktionseffekt* oder *Synergieeffekt* γ_{ik} zu berücksichtigen, der dadurch zustande kommt, daß i-te und k-te Faktorstufe von A bzw. B interagieren.

Die Hypothesen

In der zweifaktoriellen Varianzanalyse wird zunächst die Hypothese

$$H_{0,\gamma} : \gamma_{ik} = 0, \qquad i = 1, \ldots, I, \quad k = 1, \ldots, K, \quad \text{(keine Interaktionswirkung)}$$

überprüft. Interagieren die beiden Faktoren A und B in ihrem Einfluß auf die unabhängige Variable nicht, so können die Einflüsse der beiden Faktoren separat untersucht werden. Die zu überprüfenden Nullhypothesen lauten dann

$$H_{0,\alpha} : \alpha_i = 0, \qquad i = 1, \ldots, I, \quad \text{(Faktor } A \text{ unwirksam)},$$

bzw.

$$H_{0,\beta} : \beta_k = 0, \qquad k = 1, \ldots, K, \quad \text{(Faktor } B \text{ unwirksam)}.$$

Mit

$$\bar{Y}_{\ldots} := \frac{1}{IKJ} \sum_{i=1}^{I} \sum_{k=1}^{K} \sum_{j=1}^{J} Y_{ikj}$$

bezeichnen wir das empirische Gesamtmittel und mit

$$\bar{Y}_{i..} := \frac{1}{KJ} \sum_{k=1}^{K} \sum_{j=1}^{J} Y_{ikj}, \quad \bar{Y}_{.k.} := \frac{1}{IJ} \sum_{i=1}^{I} \sum_{j=1}^{J} Y_{ikj},$$

$$\bar{Y}_{ik.} := \frac{1}{J} \sum_{j=1}^{J} Y_{ikj}$$

die empirischen Mittel der i-ten Faktorstufe von A, der k-ten Faktorstufe von B und das empirische Mittel innerhalb des Schnittes dieser beiden.

Schätzer der Parameter

Mit diesen Mittelwerten definieren wir erwartungstreue Schätzer für μ, α_i, β_k und γ_{ik}. Offenbar ist

$$\hat{\mu}_{ik} := \frac{1}{J} \sum_{j=1}^{J} Y_{ikj} = \bar{Y}_{ik.}$$

ein erwartungstreuer Schätzer für μ_{ik} im Modell (5.5). Dann ist auch

$$\hat{\mu} := \frac{1}{IK} \sum_{i=1}^{I} \sum_{k=1}^{K} \hat{\mu}_{ik} = \bar{Y}_{\ldots}$$

ein erwartungstreuer Schätzer für μ, und somit auch

$$\hat{\alpha}_i := \frac{1}{K} \sum_{k=1}^{K} \hat{\mu}_{ik} - \hat{\mu} = \bar{Y}_{i..} - \bar{Y}_{\ldots}$$

für α_i,

$$\hat{\beta}_k := \frac{1}{I} \sum_{i=1}^{I} \hat{\mu}_{ik} - \hat{\mu} = \bar{Y}_{.k.} - \bar{Y}_{\ldots}$$

für β_k und

$$\hat{\gamma}_{ik} := \hat{\mu}_{ik} - \hat{\alpha}_i - \hat{\beta}_k - \hat{\mu} = \bar{Y}_{ik.} - \bar{Y}_{i..} - \bar{Y}_{.k.} + \bar{Y}_{...}$$

für γ_{ik}. Tatsächlich sind die Schätzer $\hat{\mu}, \hat{\alpha}_i, \hat{\beta}_k, \hat{\gamma}_{ik}$ Maximum-Likelihood-Schätzer für $\mu, \alpha_i, \beta_k, \gamma_{ik}$ im Modell (5.7) (Aufgabe 10).

Ein graphischer Test für $H_{0,\gamma}$

Eine graphische Hilfestellung bei der Beantwortung der Frage, ob $H_{0,\gamma}$ zutrifft, d.h. ob sämtliche Interaktionswirkungen γ_{ik} gleich Null sind, bieten die I Streckenzüge $s_1, \dots, s_I$ mit den Stützstellen

$$(k, \hat{\mu}_{ik}), \qquad k = 1, \dots, K,$$

für den i-ten Streckenzug s_i. Falls nämlich sämtliche γ_{ik} gleich Null sind, so erhalten wir aus (5.7) die Darstellung

$$\mu_{ik} = \mu + \alpha_i + \beta_k.$$

In diesem Fall sind die Streckenzüge s_i näherungsweise parallel, da die Abstände $s_{i_1}(k) - s_{i_2}(k)$, $k = 1, \dots, K$, an den Stützstellen zwischen zwei Streckenzügen s_{i_1}, s_{i_2} in etwa konstant sein werden:

$$s_{i_1}(k) - s_{i_2}(k) = \hat{\mu}_{i_1 k} - \hat{\mu}_{i_2 k} \approx \mu_{i_1 k} - \mu_{i_2 k} = \alpha_{i_1} - \alpha_{i_2}.$$

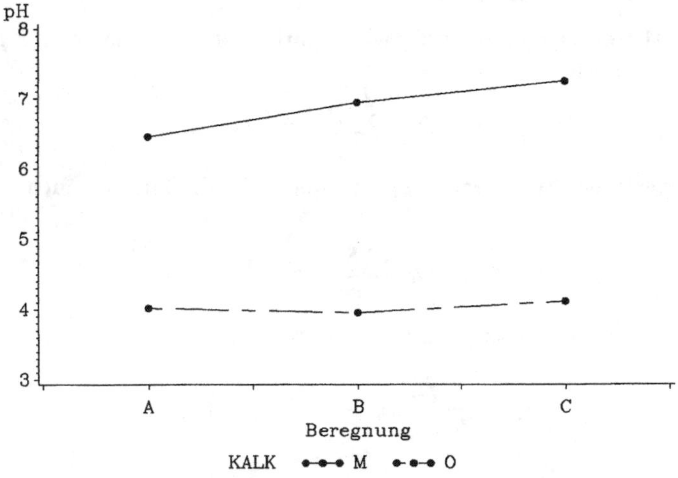

Abbildung 5.2.2. Annähernd parallele Streckenzüge zu den pH-Daten aus Beispiel 5.2.1 ? Faktoren *Beregnung/Kalkung*.

```
***   Programm 5_2_2   ***;
TITLE1 'Graphischer Test';
TITLE2 'pH-Daten';
LIBNAME eins 'c:\daten';

PROC MEANS DATA=eins.ph NOPRINT;
   VAR  ph;
   CLASS kalk bereg;
   OUTPUT OUT=phmit MEAN=ph;

AXIS1 ORDER=(' ' 'A' ' ' 'B' ' ' 'C' ' ')
   LABEL=('Beregnung');
   AXIS2 LABEL=('pH');
SYMBOL1 V=DOT C=G I=JOIN L=1;
SYMBOL2 V=DOT C=G I=JOIN L=8;
PROC GPLOT DATA=phmit(WHERE=(_TYPE_=3));
   PLOT ph*bereg=kalk / HAXIS=AXIS1 VAXIS=AXIS2;
RUN; QUIT;
```

Das PLOT-Statement ist analog zu den Programmen 2_1_1–2_1_3 aufgebaut und bewirkt, daß für jede Ausprägung der Variablen kalk ('mit', 'ohne') ein eigener Streckenzug für 'ph*bereg' erzeugt wird.

Sind die Streckenzüge deutlich nicht parallel wie in der folgenden Abbildung, der die Mittelwerte der SO_2-Messungen aus Beispiel 5.1.4 in den sieben bayerischen Regierungsbezirken der Monate Juli 93 und April 94 zugrundeliegen, so spricht dies eher gegen die Hypothese $H_{0,\gamma}$.

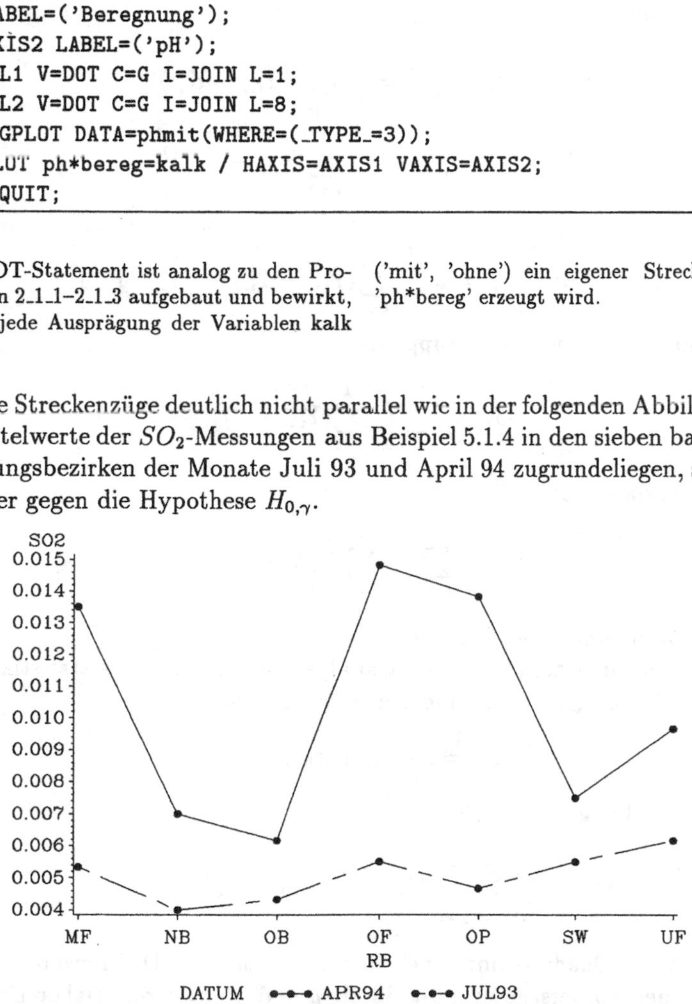

Abbildung 5.2.3. Nichtparallele Streckenzüge zu den SO_2-Daten aus Beispiel 5.1.4; Faktoren *Erhebungsmonat/Regierungsbezirk*.

Dieselben Überlegungen gelten für die K Streckenzüge mit den Stützstellen

$$(i, \hat{\mu}_{ik}), \qquad i = 1, \ldots, I.$$

Man beachte, daß wir für die obige graphische Argumentation nicht die spezielle Verteilung der Y_{ikj} benötigen, sondern nur die Darstellung $E(Y_{ikj}) = \mu_{ik} = \mu + \alpha_i + \beta_k + \gamma_{ik}$ mit den Nebenbedingungen (5.6).

Die Quadratsummen

Weiter bezeichnen

$$SS_A := KJ \sum_{i=1}^{I} \hat{\alpha}_i^2 = KJ \sum_{i=1}^{I} (\bar{Y}_{i..} - \bar{Y}_{...})^2,$$
$$SS_B := IJ \sum_{k=1}^{K} \hat{\beta}_k^2 = IJ \sum_{k=1}^{K} (\bar{Y}_{.k.} - \bar{Y}_{...})^2$$

und

$$SS_{AB} := J \sum_{k=1}^{K} \hat{\gamma}_{ik}^2 = J \sum_{i=1}^{I} \sum_{k=1}^{K} (\bar{Y}_{ik.} - \bar{Y}_{i..} - \bar{Y}_{.k.} + \bar{Y}_{...})^2$$

die Variationen zwischen den Gruppen,

$$SS_T := \sum_{i=1}^{I} \sum_{k=1}^{K} \sum_{j=1}^{J} (Y_{ikj} - \hat{\mu})^2$$

die Gesamtvariation und

$$SS_R = \sum_{i=1}^{I} \sum_{k=1}^{K} \sum_{j=1}^{J} (Y_{ikj} - \hat{\mu}_{ik})^2$$

die Variation innerhalb der Gruppen.

Wie bei der einfaktoriellen Varianzanalyse beruhen die Teststatistiken auf dem Vergleich von Quadratsummen. Aus der Gleichung

$$\hat{\mu}_{ik} = \hat{\mu} + \hat{\alpha}_i + \hat{\beta}_k + \hat{\gamma}_{ik},$$

folgt die Darstellung

$$SS_R = \sum_{i=1}^{I} \sum_{k=1}^{K} \sum_{j=1}^{J} (Y_{ikj} - (\hat{\mu} + \hat{\alpha}_i + \hat{\beta}_k + \hat{\gamma}_{ik}))^2,$$

d.h. SS_R ist die Quadratsumme der Residuen, also der Differenzen zwischen Y_{ikj} und seiner Vorhersage ex post durch $\hat{\mu} + \hat{\alpha}_i + \hat{\beta}_k + \hat{\gamma}_{ik}$. Daher heißt die Quadratsumme SS_R auch ***Residualstreuung***.

Einfache Rechnungen zeigen die Gültigkeit der ***Streuungszerlegung***

$$SS_T = SS_A + SS_B + SS_{AB} + SS_R$$

(Aufgabe 11). Die Erwartungswerte dieser Größen halten wir im folgenden Resultat fest.

5.2.2 Satz. *Im Modell (5.7) der zweifaktoriellen Varianzanalyse gilt für die Erwartungswerte der oben definierten Quadratsummen*

$$E(SS_A) = (I-1)\sigma^2 + KJ\sum_{i=1}^{I}\alpha_i^2, \qquad E(SS_B) = (K-1)\sigma^2 + IJ\sum_{k=1}^{K}\beta_k^2,$$

$$E(SS_{AB}) = (I-1)(K-1)\sigma^2 + J\sum_{i=1}^{I}\sum_{k=1}^{K}\gamma_{ik}^2, \qquad E(SS_R) = IK(J-1)\sigma^2.$$

Beweis: Aufgabe 12. □

Die Teststatistiken

Obiger Satz zeigt, daß $SS_A/(I-1), SS_B/(K-1)$ und $SS_{AB}/((I-1)(K-1))$ nur unter den Nullhypothesen $H_{0,\alpha} : \alpha_i = 0$, $H_{0,\beta} : \beta_k = 0$ bzw. $H_{0,\gamma} : \gamma_{ik} = 0$ erwartungstreue Schätzer für σ^2 sind, während $SS_R/(IK(J-1))$ im allgemeinen Modell (5.7) den Parameter σ^2 erwartungstreu schätzt. Es liegt daher nahe, zur Überprüfung dieser Hypothesen jeweils geeignete Quotienten dieser Quadratsummen zu bilden, d.h.

$$\begin{aligned} F_\alpha &:= \frac{SS_A/(I-1)}{SS_R/(IK(J-1))} & & H_{0,\alpha} \\ F_\beta &:= \frac{SS_B/(K-1)}{SS_R/(IK(J-1))} & \text{zur Überprüfung von} \quad & H_{0,\beta} \\ F_\gamma &:= \frac{SS_{AB}/((I-1)(K-1))}{SS_R/(IK(J-1))} & & H_{0,\gamma} \end{aligned}$$

und die entsprechende Nullhypothese zu verwerfen, falls die zugehörige F-Statistik zu groß, d.h. der p-Wert zu klein wird. Um den p-Wert bestimmen zu können, müssen wir die Verteilungen obiger Statistiken kennen. Darüber gibt der folgende Satz Auskunft. Man beachte, daß wir die Voraussetzung $J > 1$ nur für den Teil (i) benötigen.

5.2.3 Satz. *Zugrunde liege die Effektdarstellung (5.7) der zweifaktoriellen Varianzanalyse. Dann gilt:*

(i) SS_R/σ^2 *ist* $\chi^2_{IK(J-1)}$*-verteilt, falls* $J \geq 2$.

(ii) Unter der Nullhypothese $H_{0,\alpha} : \alpha_i = 0$, $i = 1, \ldots, I$, *ist* SS_A/σ^2 χ^2_{I-1}*-verteilt.*

(iii) Unter der Nullhypothese $H_{0,\beta} : \beta_k = 0$, $k = 1, \ldots, K$, *ist* SS_B/σ^2 χ^2_{K-1}*-verteilt.*

(iv) SS_A, SS_B *und* $SS_A + SS_B$ *sind von* SS_{AB} *unabhängig. Unter der Nullhypothese* $H_{0,\gamma}: \gamma_{ik} = 0,\ i = 1,\dots,I,\ k = 1,\dots,K$, *ist* SS_{AB}/σ^2 $\chi^2_{(I-1)(K-1)}$-*verteilt. Gelten sowohl* $H_{0,\alpha}, H_{0,\beta}$ *und* $H_{0,\gamma}$, *so ist* $(SS_A + SS_B)/\sigma^2$ χ^2_{I+K-2}-*verteilt.*

(v) SS_A, SS_B *und* SS_{AB} *sind von* SS_R *unabhängig.*

(vi) Gelten sowohl $H_{0,\alpha}, H_{0,\beta}$ *und* $H_{0,\gamma}$, *so ist* SS_T/σ^2 χ^2_{IKJ-1}-*verteilt.*

Aus obigem Satz und der Definition der F-Verteilung in 2.1.9 folgt für die Verteilung der Teststatistiken $F_\alpha, F_\beta, F_\gamma$ im Modell (5.7):

F_α ist unter $H_{0,\alpha}$ $F_{I-1,IKJ-1}$-verteilt,
F_β ist unter $H_{0,\beta}$ $F_{K-1,IKJ-1}$-verteilt,
F_γ ist unter $H_{0,\gamma}$ $F_{(I-1)(K-1),IKJ-1}$-verteilt.

Beweis von Satz 5.2.3: Teil (vi) folgt unmittelbar aus Satz 2.2.1 (ii). Die Aussagen (i)–(iii) und (v) können wie Satz 5.1.2. bewiesen werden. Dabei beachte man, daß SS_A, SS_B und SS_{AB} Funktionen von $\bar{Y}_{ik.}$ sind, so daß (v) aus Satz 2.2.1 (i) folgt. Der Beweis von (iv) benötigt hingegen andere Argumente: Wir wollen auf SS_{AB}, SS_A und SS_B die Aussagen aus Lemma 3.3.24 über die Unabhängigkeit und die Verteilung projizierter Normalverteilungen anwenden. Definiere dazu die $(IK \times I)$-Matrix

$$\boldsymbol{A}^T := \begin{pmatrix} \boldsymbol{1}_K & & \\ & \ddots & \\ & & \boldsymbol{1}_K \end{pmatrix}, \quad \boldsymbol{1}_K = (1,\dots,1)^T \in I\!R^K,$$

die $(IK \times K)$-Matrix

$$\boldsymbol{B}^T := \begin{pmatrix} \boldsymbol{I}_K \\ \vdots \\ \boldsymbol{I}_K \end{pmatrix}$$

und die symmetrische $IK \times IK$-Matrix

$$\boldsymbol{C} := \boldsymbol{I}_{IK} - \frac{1}{K}\boldsymbol{A}^T\boldsymbol{A} - \frac{1}{I}\boldsymbol{B}^T\boldsymbol{B} + \frac{1}{IK}\boldsymbol{1}_{IK}\boldsymbol{1}_{IK}^T.$$

Man beachte, daß

$$\boldsymbol{A}^T\boldsymbol{A} = \begin{pmatrix} \boldsymbol{1}_K\boldsymbol{1}_K^T & & \\ & \ddots & \\ & & \boldsymbol{1}_K\boldsymbol{1}_K^T \end{pmatrix}$$

und

$$\boldsymbol{B}^T\boldsymbol{B} = \begin{pmatrix} \boldsymbol{I}_K & \cdots & \boldsymbol{I}_K \\ \vdots & & \vdots \\ \boldsymbol{I}_K & \cdots & \boldsymbol{I}_K \end{pmatrix}$$

gilt. Wir zeigen nun, daß $\boldsymbol{C}$ eine idempotente Matrix ist mit Rang($\boldsymbol{C}$) $= (I-1)(K-1)$. Aufgrund der Beziehungen

$$\begin{aligned}(\boldsymbol{A}^T\boldsymbol{A})(\boldsymbol{A}^T\boldsymbol{A}) &= K\boldsymbol{A}^T\boldsymbol{A},\ (\boldsymbol{B}^T\boldsymbol{B})(\boldsymbol{B}^T\boldsymbol{B}) = I\boldsymbol{B}^T\boldsymbol{B}\\ (\boldsymbol{A}^T\boldsymbol{A})(\boldsymbol{B}^T\boldsymbol{B}) &= \mathbf{1}_{IK}\mathbf{1}_{IK}^T = (\boldsymbol{B}^T\boldsymbol{B})(\boldsymbol{A}^T\boldsymbol{A})\\ (\boldsymbol{A}^T\boldsymbol{A})(\mathbf{1}_{IK}\mathbf{1}_{IK}^T) &= K\mathbf{1}_{IK}\mathbf{1}_{IK}^T = (\mathbf{1}_{IK}\mathbf{1}_{IK}^T)(\boldsymbol{A}^T\boldsymbol{A})\\ (\boldsymbol{B}^T\boldsymbol{B})(\mathbf{1}_{IK}\mathbf{1}_{IK}^T) &= I\mathbf{1}_{IK}\mathbf{1}_{IK}^T = (\mathbf{1}_{IK}\mathbf{1}_{IK}^T)(\boldsymbol{B}^T\boldsymbol{B})\end{aligned}$$

folgt zunächst die Idempotenz durch einfaches Nachrechnen. Da in der Hauptdiagonale von $\boldsymbol{C}$ die Zahlen $1-K^{-1}-I^{-1}+(IK)^{-1}$ stehen, folgt aus Aufgabe 27 in Kapitel 3

$$\text{Rang}(\boldsymbol{C}) = \text{Spur}(\boldsymbol{C}) = IK\Big(1-\frac{1}{K}-\frac{1}{I}+\frac{1}{IK}\Big) = (I-1)(K-1).$$

Somit ist $\boldsymbol{C}$ eine symmetrische und idempotente Matrix, also eine Projektionsmatrix vom Rang $(I-1)(K-1)$ (siehe Aufgabe 27 und 28 in Kapitel 3). Für den IK-dimensionalen Zufallsvektor

$$\boldsymbol{Z} := \sqrt{J}(\bar{Y}_{11.},\bar{Y}_{12.},\ldots,\bar{Y}_{IK.},\bar{Y}_{21.},\ldots,\bar{Y}_{IK.})^T = \sqrt{J}(\bar{Y}_{ik.})^T$$

gilt

$$\boldsymbol{C}\boldsymbol{Z} = \sqrt{J}(\bar{Y}_{ik.}-\bar{Y}_{i..}-\bar{Y}_{.k.}+\bar{Y}_{...})$$

und damit

$$SS_{AB} = J\sum_{i=1}^{K}\sum_{k=1}^{K}(\bar{Y}_{ik.}-\bar{Y}_{i..}-\bar{Y}_{.k.}+\bar{Y}_{...})^2 = ||\boldsymbol{C}\boldsymbol{Z}||^2 = (\boldsymbol{C}\boldsymbol{Z})^T(\boldsymbol{C}\boldsymbol{Z}).$$

Bezeichnen wir mit $\boldsymbol{\mu} := (\mu_{ik}) = (\mu+\alpha_i+\beta_k+\gamma_{ik})$ den Mittelwertsvektor von $(\bar{Y}_{ik.}) = \boldsymbol{Z}/\sqrt{J}$, so ist aufgrund des Faltungstheorems 2.1.5 der Normalverteilung der Vektor $\tilde{\boldsymbol{Z}} := (\boldsymbol{Z}-\sqrt{J}\boldsymbol{\mu})/\sigma$ im Modell (5.7) IK-dimensional standardnormalverteilt. Nach Lemma 3.3.24 sind somit

$$\boldsymbol{C}\tilde{\boldsymbol{Z}} = \sqrt{J}(\bar{Y}_{ik.}-\bar{Y}_{i..}-\bar{Y}_{.k.}+\bar{Y}_{...})/\sigma - \sqrt{J}\boldsymbol{C}\boldsymbol{\mu}/\sigma$$

und

$$\tilde{\boldsymbol{Z}}-\boldsymbol{C}\tilde{\boldsymbol{Z}} = \sqrt{J}(\bar{Y}_{i..}+\bar{Y}_{.k.}-\bar{Y}_{...})/\sigma + \sqrt{J}(\boldsymbol{C}\boldsymbol{\mu}-\boldsymbol{\mu})/\sigma$$

stochastisch unabhängig, und damit ist auch SS_{AB} unabhängig von

$$\begin{aligned}&\sum_{i=1}^{I}(\bar{Y}_{i..}+\bar{Y}_{.1.}-\bar{Y}_{...})^2 - \frac{1}{I}\Big(\sum_{i=1}^{I}(\bar{Y}_{i..}+\bar{Y}_{.1.}-\bar{Y}_{...})\Big)^2\\ &= \sum_{i=1}^{I}(\bar{Y}_{i..}-\bar{Y}_{...})^2 + 2\bar{Y}_{.1.}\sum_{i=1}^{I}(\bar{Y}_{i..}-\bar{Y}_{...}) + I\bar{Y}_{.1.}^2 - I\bar{Y}_{.1.}^2\\ &= \sum_{i=1}^{I}(\bar{Y}_{i..}-\bar{Y}_{...})^2 = SS_A/(KJ)\end{aligned}$$

sowie von

$$\sum_{k=1}^{K}(\bar{Y}_{1..} + \bar{Y}_{.k.} - \bar{Y}_{...})^2 - \frac{1}{K}\Big(\sum_{k=1}^{K}(\bar{Y}_{1..} + \bar{Y}_{.k.} - \bar{Y}_{...})\Big)^2 = SS_B/(IJ)$$

und von $SS_A + SS_B$. Somit haben wir die Unabhängigkeit von SS_{AB} von SS_A, SS_B und $SS_A + SS_B$ bewiesen.

Unter der Nullhypothese $H_{0,\gamma} : \gamma_{ik} = 0$ gilt aufgrund der Nebenbedingungen (5.6) $\boldsymbol{C\mu} = \boldsymbol{0}$ und damit

$$SS_{AB}/\sigma^2 = (\boldsymbol{CZ})^T(\boldsymbol{CZ})/\sigma^2 = (\boldsymbol{C\tilde{Z}})^T(\boldsymbol{C\tilde{Z}}).$$

Da Rang($\boldsymbol{C}$) $= (I-1)(K-1)$, folgt aus Lemma 3.3.24 schließlich, daß unter $H_{0,\gamma}$ die Quadratsumme SS_{AB}/σ^2 $\chi^2_{(I-1)(K-1)}$-verteilt ist.

Ferner sind die $IK \times IK$-Matrizen

$$\boldsymbol{C}_1 := \frac{1}{K}\boldsymbol{A}^T\boldsymbol{A} - \frac{1}{IK}\boldsymbol{1}_{IK}\boldsymbol{1}_{IK}^T, \qquad \boldsymbol{C}_2 := \frac{1}{I}\boldsymbol{B}^T\boldsymbol{B} - \frac{1}{IK}\boldsymbol{1}_{IK}\boldsymbol{1}_{IK}^T$$

Projektionsmatrizen mit der Eigenschaft $\boldsymbol{C}_1\boldsymbol{C}_2 = \boldsymbol{C}_2\boldsymbol{C}_1 = \boldsymbol{0}$, d.h. auch $\boldsymbol{C}_1 + \boldsymbol{C}_2$ ist eine Projektionsmatrix mit Rang($\boldsymbol{C}_1 + \boldsymbol{C}_2$) $=$ Spur($\boldsymbol{C}_1 + \boldsymbol{C}_2$) $= I + K - 2$. Falls $H_{0,\alpha}$, $H_{0,\beta}$ und $H_{0,\gamma}$ gleichzeitig gelten, so ist $\boldsymbol{\mu} = (\mu)$ und es gilt $(\boldsymbol{C}_1 + \boldsymbol{C}_2)\boldsymbol{\mu} = \boldsymbol{0}$. Nach Lemma 3.3.24 ist $||(\boldsymbol{C}_1 + \boldsymbol{C}_2)\boldsymbol{\tilde{Z}}||^2$ χ^2_{I+K-2}-verteilt, d.h.

$$\begin{aligned}||(\boldsymbol{C}_1 + \boldsymbol{C}_2)\boldsymbol{\tilde{Z}}||^2 &= ||(\boldsymbol{C}_1 + \boldsymbol{C}_2)\boldsymbol{Z}||^2/\sigma^2 = ||\boldsymbol{C}_1\boldsymbol{Z}||^2/\sigma^2 + ||\boldsymbol{C}_2\boldsymbol{Z}||^2/\sigma^2 \\ &= J||\boldsymbol{C}_1(\bar{Y}_{ik.})||^2/\sigma^2 + J||\boldsymbol{C}_2(\bar{Y}_{ik.})||^2/\sigma^2 = SS_A/\sigma^2 + SS_B/\sigma^2\end{aligned}$$

ist χ^2_{I+K-2}-verteilt. □

In der ANOVA-Tabelle der zweifaktoriellen Varianzanalyse werden die zu berechnenden Größen für das Testen der Nullhypothesen $H_{0,\alpha}$, $H_{0,\beta}$ und $H_{0,\gamma}$ wie folgt übersichtlich dargestellt:

	Freiheitsgrade (df)	Quadratsummen	Teststatistik
Haupteffekt des Faktors A	$I-1$	SS_A	$F_\alpha = \dfrac{SS_A/(I-1)}{SS_R/(IK(J-1))}$
Haupteffekt des Faktors B	$K-1$	SS_B	$F_\beta = \dfrac{SS_B/(K-1)}{SS_R/(IK(J-1))}$
Interaktionseffekt	$(I-1) \times (K-1)$	SS_{AB}	$F_\gamma = \dfrac{SS_{AB}/((I-1)(K-1))}{SS_R/(IK(J-1))}$
Residualstreuung	$IK(J-1)$	SS_R	

Für das zu Beginn dieses Abschnitts vorgestellte Beispiel 5.2.1 der pH-Daten erhält man folgende Werte:

```
                 Analysis of Variance Procedure
                    Class Level Information

                   Class     Levels    Values
                   KALK           2    M O
                   BEREG          3    A B C

           Number of observations in data set = 96


Dependent Variable: PH

Source                 DF    Sum of Squares      F Value       Pr > F
Model                   5      201.64119688       241.08       0.0001
Error                  90       15.05541875
Corrected Total        95      216.69661563

                 R-Square              C.V.                   PH Mean
                 0.930523          7.492161                5.45906250


Source                 DF          Anova SS      F Value       Pr > F

KALK                    1      196.28180104      1173.36       0.0001
BEREG                   2        3.17533125         9.49       0.0002
KALK*BEREG              2        2.18406458         6.53       0.0023
```

Abbildung 5.2.4. Zweifaktorielle ANOVA-Tabelle zu den pH-Daten aus Beispiel 5.2.1; Faktoren *Beregnung/Kalkung*.

```
***  Programm 5_2_4  ***;
TITLE1 'Zweifaktorielle ANOVA-Tabelle';
TITLE2 'pH-Daten';
LIBNAME eins 'c:\daten';

PROC ANOVA DATA=eins.ph;
   CLASS  kalk bereg;
   MODEL  ph=kalk|bereg;
RUN; QUIT;
```

Da bei den pH-Daten alle Gruppen gleich groß sind (balancierter Fall), kann die Prozedur ANOVA verwendet werden. Der senkrechte Strich im MODEL-Statement bewirkt, daß auch der Interaktionseffekt berechnet wird.

Zunächst wird getestet, ob die insgesamt sechs verschiedenen Kombinationen *Beregnung/Kalkung* überhaupt einen Einfluß auf den pH-Wert des Bodens besitzen. Dies wird im Rahmen der einfaktoriellen Varianzanalyse für den Faktor (*Beregnung/Kalkung*) mit sechs verschiedenen Faktorstufen (*A/O, B/O, C/O, A/M, B/M, C/M*) und jeweils 16 Beobachtungen, wie in Abschnitt 5.1 beschrieben, durchgeführt. Die Hypothese, daß die pH-Mittelwerte in den sechs Faktorstufen identisch sind, wird aufgrund des Wertes 241.08 der F-Statistik mit dem p-Wert $1 - F_{5,90}(241.08) = 0.0001$ abgelehnt (vergleiche Abbildung 5.1.3).

Eine detailliertere Analyse erfolgt dann im Rahmen der zweifaktoriellen Varianzanalyse. Hierbei werden sämtliche Hypothesen $H_{0,\gamma}$ (keine Interaktionswirkung), $H_{0,\beta}$ (Faktor *Beregnung* ist unwirksam) sowie $H_{0,\alpha}$ (Faktor *Kalkung* ist unwirksam) aufgrund der p-Werte 0.0023, 0.0002 und 0.0001 der Teststatistiken F_γ, F_β und F_α abgelehnt (vergleiche Abbildung 5.2.2).

Der Fall $J = 1$

Liegt bei der zweifaktoriellen Varianzanalyse in jeder Zelle (i, k) jeweils nur eine Beobachtung vor, d.h. gilt $J = 1$, so ist $Y_{ikj} = \bar{Y}_{ik\cdot}$, somit

$$SS_R = 0$$

und die obigen F-Teststatistiken zur Überprüfung der Hypothesen $H_{0,\alpha}, H_{0,\beta}$ und $H_{0,\gamma}$ können *nicht* verwendet werden. In diesem Fall reduziert man üblicherweise Modell (5.7), indem man Interaktionseffekte γ_{ik} von vornherein ausschließt bzw. gleich Null annimmt, und statt dessen von dem Modell

$$Y_{ik} = \mu + \alpha_i + \beta_k + \varepsilon_{ik}, \qquad i = 1, \ldots, I, \quad k = 1, \ldots, K, \tag{5.8}$$

ausgeht. Dabei erfüllen die (Haupt-)Effekte α_i, β_k wiederum die Nebenbedingung

$$\sum_{i=1}^{I} \alpha_i = 0 = \sum_{k=1}^{K} \beta_k$$

und die ε_{ik} sind unabhängige und $N(0, \sigma^2)$-verteilte Meßfehler.

5.2.4 Beispiel (Weizen-Daten; Rohatgi (1976), Seite 522). Vier Düngemittel (Faktor A) werden an drei Weizensorten (Faktor B) erprobt. Jedes Düngemittel wird mit einer Weizensorte kombiniert. Die abhängige Variable ist der Ertrag der Parzelle. Eine Diskussion findet sich in Fahrmeir und Hamerle (1984), Seite 180. Die Daten sind in der folgenden Tabelle wiedergegeben:

	WEIZEN		
	1	2	3
DUENGER			
1	8.00	3.00	7.00
2	10.00	4.00	8.00
3	6.00	5.00	6.00
4	8.00	4.00	7.00

Abbildung 5.2.5. Tabelle der Weizenerträge.

```
***  Programm 5_2_5  ***;
TITLE1 'Tabelle der Ertraege';
TITLE2 'Weizen-Daten';
LIBNAME eins 'c:\daten';
DATA eins.weizen;
    DO duenger=1 TO 4;
       DO weizen=1 TO 3;
          INPUT ertrag @@;
          OUTPUT;
    END; END;
    CARDS;
 8 3 7  10 4 8  6 5 6  8 4 7
    ;
PROC TABULATE DATA=eins.weizen;
    CLASS  duenger weizen;
    VAR    ertrag;
    TABLE  duenger, weizen*(SUM*ertrag=' ');
    KEYLABEL SUM=' ';
RUN; QUIT;
```

Auf die in diesem DATA-Step angewandte Technik, Daten einzulesen, wurde schon in den Programmen 4_1_7, 4_1_9 und 4_2_1 eingegangen. Sie ist typisch für land- und forstwirtschaftliche Versuche.

Die Darstellung erfolgt mit PROC TABULATE, worauf hier nicht näher eingegangen wird (siehe SAS Procedures Guide (1992), Kapitel 37).

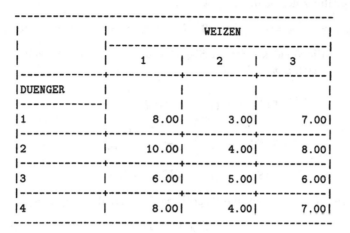

Zur Überprüfung der beiden Hypothesen

$$H_{0,\alpha} : \alpha_1 = \alpha_2 = \cdots = \alpha_I = 0, \quad H_{0,\beta} : \beta_1 = \beta_2 = \cdots = \beta_K = 0$$

können wir auf die Quadratsummen SS_A, SS_B und SS_{AB} zurückgreifen, für die im Modell (5.8) nach Satz 5.2.2 gilt

$$\begin{aligned} E(SS_A) &= (I-1)\sigma^2 + K\sum_{i=1}^{I} \alpha_i^2, \\ E(SS_B) &= (K-1)\sigma^2 + I\sum_{k=1}^{K} \beta_k^2, \\ E(SS_{AB}) &= (I-1)(K-1)\sigma^2, \end{aligned}$$

so daß es vernünftig erscheint, die Hypothese $H_{0,\alpha}$ abzulehnen, falls

$$\tilde{F}_\alpha := \frac{SS_A/(I-1)}{SS_{AB}/((I-1)(K-1))}$$

zu groß wird, und die Hypothese $H_{0,\beta}$ abzulehnen, falls

$$\tilde{F}_\beta := \frac{SS_B/(K-1)}{SS_{AB}/((I-1)(K-1))}$$

zu groß wird. Die Verteilung dieser F-Statistiken unter den Nullhypothesen ergibt sich aus Satz 5.2.3 und der Definition 2.1.9 der F-Verteilung. Danach ist unter $H_{0,\alpha}$ die Quadratsumme SS_A/σ^2 χ^2_{I-1}-verteilt, SS_B/σ^2 ist unter $H_{0,\beta}$ χ^2_{K-1}-verteilt und SS_{AB}/σ^2 ist für beliebiges α_i, β_k, also im allgemeinen Modell (5.8) $\chi^2_{(I-1)(K-1)}$-verteilt. Denn das Modell (5.8) entspricht dem Modell (5.7) unter der Nullhypothese $\gamma_{ik} = 0$. Also ist unter $H_{0,\alpha}$

$$\tilde{F}_\alpha \quad F_{I-1,(I-1)(K-1)}\text{-verteilt},$$

und unter $H_{0,\beta}$ ist

$$\tilde{F}_\beta \quad F_{K-1,(I-1)(K-1)}\text{-verteilt}.$$

Die p-Werte sind $p_\alpha = 1 - F_{I-1,(I-1)(K-1)}(\tilde{F}_\alpha)$, $p_\beta = 1 - F_{K-1,(I-1)(K-1)}(\tilde{F}_\beta)$. Die ANOVA-Tabelle im Fall $J = 1$ lautet nun

	Freiheitsgrade (df)	Quadratsummen	Teststatistik
Haupteffekt des Faktors A	$I-1$	SS_A	$\tilde{F}_\alpha = \dfrac{SS_A/(I-1)}{SS_{AB}/((I-1)(K-1))}$
Haupteffekt des Faktors B	$K-1$	SS_B	$\tilde{F}_\beta = \dfrac{SS_B/(K-1)}{SS_{AB}/((I-1)(K-1))}$
Interaktionseffekt	$(I-1) \times (K-1)$	SS_{AB}	

Das Beispiel 5.2.4 liefert folgende ANOVA-Tabelle.

```
                Analysis of Variance Procedure
                   Class Level Information

                 Class      Levels     Values
                 DUENGER         4     1 2 3 4
                 WEIZEN          3     1 2 3

            Number of observations in data set = 12

Dependent Variable: ERTRAG

Source                 DF    Sum of Squares     F Value       Pr > F
Model                   5       39.33333333        6.44       0.0211
Error                   6        7.33333333
Corrected Total        11       46.66666667

                 R-Square              C.V.              ERTRAG Mean
                 0.842857          17.45592               6.33333333

Source                 DF          Anova SS     F Value       Pr > F
DUENGER                 3        4.66666667        1.27       0.3654
WEIZEN                  2       34.66666667       14.18       0.0053
```

Abbildung 5.2.6. ANOVA-Tabelle der Weizenerträge aus Beispiel 5.2.4; Faktoren *Düngemittel/Weizensorte*.

```
***  Programm 5_2_6  ***;
TITLE1 'ANOVA-Tabelle';
TITLE2 'Weizen-Daten';
LIBNAME eins 'c:\daten';

PROC ANOVA DATA=eins.weizen;
   CLASS  duenger weizen;
   MODEL  ertrag=duenger weizen;
RUN; QUIT;
```

Dieses Programm ist analog zu Programm 5_2_4 aufgebaut, bis auf die Tatsache, daß im Fall von nur einer Beobachtung je Faktorkombination keine Interaktion berechnet wird.

Zunächst wird mit der globalen F-Statistik

$$F_{\alpha,\beta} := \frac{(SS_A + SS_B)/(I + K - 2)}{SS_{AB}/(I-1)(K-1)}$$

das *gleichzeitige* Vorliegen von $H_{0,\alpha}$ und $H_{0,\beta}$ überprüft. Nach Satz 5.2.3 (iv) ist $F_{\alpha,\beta}$ in diesem Fall im Modell (5.8) $F_{I+K-2,(I-1)(K-1)}$-verteilt. Im vorliegenden Beispiel ist mit $I = 4$, $K = 3$

$$SS_A + SS_B = 39.3333, \quad SS_{AB} = 7.3333, \quad F_{\alpha,\beta} = 6.44$$

mit dem p-Wert $1 - F_{5,6}(6.44) = 0.0211$. Damit wird das gleichzeitige Vorliegen der Hypothesen $H_{0,\alpha}$ und $H_{0,\beta}$, daß also weder Dünger- noch Weizensorte einen Einfluß auf den Ertrag ausüben, erheblich in Zweifel gezogen.

Die einzelnen F-Statistiken $\tilde{F}_\alpha = 1.27$ und $\tilde{F}_\beta = 14.18$ mit den p-Werten $p_\alpha = 0.3654$ und $p_\beta = 0.0053$ deuten darauf hin, daß die Düngemittel alle gleich effektiv sind, die einzelnen Weizensorten jedoch unterschiedliche Erträge bringen. Um eine ertragreichste Weizensorte zu bestimmen, können deren Erträge nun etwa mit dem Tukey-Test paarweise verglichen werden, der ja im Gegensatz zur Varianzanalyse auffällige Mittelwerte angibt (siehe Abbildung 5.1.5). Die Tabelle der Erträge in Abbildung 5.2.5 zeigt aber bereits an, daß die Weizensorte Nr. 1 die (signifikant) ertragreichste sein wird.

Aufgaben zu Kapitel 5

1. (Erwartungswert von Quadratsummen) Es seien X_i, $i = 1, \ldots, n$, unabhängige und quadratintegrierbare Zufallsvariable mit $E(X_i) = \mu_i$ und $Var(X_i) = \sigma^2$. Dann gilt:

$$E(X_i - \bar{X})^2 = (\mu_i - \bar{\mu})^2 + \frac{n-1}{n}\sigma^2,$$

wobei

$$\bar{X} = \frac{1}{n}\sum_{i=1}^{n} X_i, \; \bar{\mu} = \frac{1}{n}\sum_{i=1}^{n} \mu_i.$$

2. Zugrunde liege das Modell der einfaktoriellen Varianzanalyse (5.2) mit unbalancierten Daten. Setze

$$\bar{Y}_{i\cdot} := \frac{1}{J_i}\sum_{j=1}^{J_i} Y_{ij}, \quad \bar{Y}_{\cdot\cdot} := \frac{1}{\sum_{i=1}^{I} J_i}\sum_{i=1}^{I}\sum_{j=1}^{J_i} Y_{ij}$$

$$SS_R := \sum_{i=1}^{I}\sum_{j=1}^{J_i}(Y_{ij} - \bar{Y}_{i\cdot})^2, \quad SS_A := \sum_{i=1}^{I} J_i(\bar{Y}_{i\cdot} - \bar{Y}_{\cdot\cdot})^2.$$

Dann gilt:

(i) $SS_R / \Big(\sum_{i=1}^{I} J_i - I\Big)$ ist ein erwartungstreuer Schätzer für σ^2.

(ii) $E(SS_A) = \sum_{i=1}^{I} J_i\alpha_i^2 + (I-1)\sigma^2$, d.h. unter der Nullhypothese H_0 ist $SS_A/(I-1)$ ein erwartungstreuer Schätzer für σ^2.

Hinweis: Aufgabe 1. (Die Normalverteilungsannahme der ε_{ij} ist hier unwesentlich; es genügt, im Modell (5.2) zu fordern, daß die Meßfehler ε_{ij} unabhängig sind und identische Mittelwerte 0 und Varianz σ^2 besitzen).

3. (Verallgemeinerung von Satz 5.1.2 auf den unbalancierten Fall) Zugrunde liege das Modell (5.2). Es seien SS_R und SS_A wie in Aufgabe 2 definiert. Dann gilt:

(i) SS_R/σ^2 ist χ^2-verteilt mit $\sum_{i=1}^{I} J_i - I$ Freiheitsgraden.

(ii) Unter der Nullhypothese H_0 ist SS_A/σ^2 χ^2_{I-1}-verteilt. Ferner sind SS_R und SS_A unabhängig.

Hinweis zu (ii): Ohne Einschränkung gelte $E(Y_{ij}) = 0$, $E(Y_{ij}^2) = 1$. Dann sind $W_i := J_i^{1/2}\bar{Y}_{i\cdot}$, $i = 1, \ldots, I$, $N(0,1)$-verteilt. Es sei $\boldsymbol{A}$ eine orthogonale $I \times I$-Matrix, deren erste Zeile $(J_1^{1/2}/(\sum_{i=1}^{I} J_i)^{1/2}, \ldots, J_I^{1/2}/(\sum_{i=1}^{I} J_i)^{1/2})$ ist. Man setze $(X_1, \ldots, X_I)^T := \boldsymbol{A}(W_1, \ldots, W_I)^T$, zeige die Gleichung $X_2^2 + \cdots + X_I^2 = SS_A$ und schließe dann wie im Beweis zu Satz 2.2.1.)

4. (Weizen-Daten) Um die ertragreichste Weizensorte zu bestimmen, führe man einen Tukey-Test durch.

5. Man stelle die Verteilungsfunktion von $T_{m,n}$ bzw. die Dichte der studentisierten Spannweitenverteilung graphisch dar.

6. Es gilt die Darstellung (siehe Abschnitt 5.1)

$$\frac{12}{N(N+1)} SRS_A = \frac{12}{N(N+1)}\Big(\sum_{i=1}^{I} \frac{\bar{R}_{i\cdot}^2}{J_i}\Big) - 3(N+1).$$

7. (Lehre-Daten) Mittels des Kruskal-Wallis-Tests untersuche man, ob die Unterrichtsmethode einen signifikanten Einfluß auf den Lernerfolg besitzt.

8. (i) Im Modell der einfaktoriellen Varianzanalyse (5.1) ist das i-te Gruppenmittel $\bar{Y}_{i\cdot}$ der Kleinste-Quadrate-Schätzer für μ_i, $i = 1, \ldots, I$. (ii) Im Modell der zweifaktoriellen Varianzanalyse (5.5) ist $\bar{Y}_{ik\cdot}$ der Kleinste-Quadrate-Schätzer für μ_{ik}. Hinweis: (5.1) bzw. (5.5) lassen sich in eine Matrixdarstellung der Form $\boldsymbol{Y} = \boldsymbol{X}\boldsymbol{\mu} + \boldsymbol{\varepsilon}$ bringen, $\boldsymbol{\mu} = (\mu_1, \ldots, \mu_I)^T$. Nach Abschnitt 5.3 ist dann $(\boldsymbol{X}^T\boldsymbol{X})^{-1}\boldsymbol{X}^T\boldsymbol{Y}$ der Kleinste-Quadrate-Schätzer für $\boldsymbol{\mu}$.

9. Im Modell (5.7) sind die Quadratsummen SS_A und SS_B unabhängig. Hinweis: Man verwende die Projektionsmatrizen $\boldsymbol{C}_1, \boldsymbol{C}_2$ im Beweis zu Satz 5.2.3 (iv).

10. Man zeige, daß im Modell der zweifaktoriellen Varianzanalyse (5.7) der ML-Schätzer $\hat{\boldsymbol{\Theta}} = (\hat{\mu}, \hat{\boldsymbol{\alpha}}, \hat{\boldsymbol{\beta}}, \hat{\boldsymbol{\gamma}})$, $\hat{\boldsymbol{\alpha}} = (\hat{\alpha}_i)_{1\le i\le I}$, $\hat{\boldsymbol{\beta}} = (\hat{\beta}_k)_{1\le k\le K}$, $\hat{\boldsymbol{\gamma}} = (\hat{\gamma}_{ik})_{1\le i\le I, 1\le k\le K}$, die in Abschnitt 5.2 angegebene Darstellung besitzt.

11. Man beweise die Gleichung

$$SS_T = SS_A + SS_B + SS_{AB} + SS_R.$$

Hinweis:

$$Y_{ikj} - \bar{Y}_{...} = (Y_{ikj} - \bar{Y}_{ik.}) + (\bar{Y}_{i..} - \bar{Y}_{...}) + (\bar{Y}_{.k.} - \bar{Y}_{...}) + (\bar{Y}_{ik.} - \bar{Y}_{i..} - \bar{Y}_{.k.} + \bar{Y}_{...}).$$

12. Man beweise Satz 5.2.2.

13. (Luftschadstoff-Daten) Man führe eine Varianzanalyse zu den Ozon-Werten (O_3) mit den beiden Faktoren *Erhebungsmonat* und *Regierungsbezirk* durch. Dabei sollen die mittels der Regression geschätzten Ozon-Werte berücksichtigt werden (SAS-Datei eins.luft1 im Programm 3_3_2). Man untersuche das Vorliegen von Interaktionseffekten mittels des graphischen Tests wie in Abschnitt 5.2 beschrieben.

Kapitel 6

Diskriminanzanalyse

Die Diskriminanzanalyse hat die Zuordnung von Objekten zu einer Klasse zum Inhalt: Gegeben ist ein Objekt, an dem ein Merkmalsvektor $\boldsymbol{x}$ beobachtbar ist, dessen Klassenzugehörigkeit aber unbekannt ist. Aufgrund der Ausprägungen des Merkmalsvektors $\boldsymbol{x}$ soll nun entschieden werden, zu welcher Klasse dieses Objekt gehört. Problemstellungen dieser Art treten in sehr verschiedenen Bereichen auf, etwa in der medizinischen Diagnostik von Krankheiten aufgrund von Symptomen, in der Archäologie bei der Klassifizierung prähistorischer Funde oder bei der Identifizierung von Schriftzeichen. Man spricht in diesem Zusammenhang auch von *Mustererkennung* (*pattern recognition*). Dabei unterliegen die erfaßbaren Merkmale der Objekte, aufgrund deren klassifiziert werden soll, zufälligen Schwankungen, wodurch die Klassifikation von Objekten ein statistisches Problem wird. So war etwa in den 70er Jahren das Auffinden von des Terrorismus verdächtiger Personen in der Bundesrepublik Deutschland eine typische Anwendung der Mustererkennung beim Bundeskriminalamt: Anhand einiger charakteristischer Merkmale, wie etwa der Barzahlung von Telefonrechnungen, Stromrechnungen etc. wurde im Rahmen von Rasterfahndungen versucht, verdächtige Personen in gewissen Grundgesamtheiten zu finden.

6.1 Der Bayes'sche Ansatz

Unseren Ausgangspunkt bildet eine Grundgesamtheit Ω bestehend aus $K \geq 2$ disjunkten Teilmengen $\Omega_1, \ldots, \Omega_K$, die wir im folgenden *Klassen* nennen. Es sei $\omega \in \Omega$ ein Objekt, dessen Klassenzugehörigkeit wir nicht kennen. Wir beobachten an ω die Ausprägungen von p verschiedenen Merkmalen, die wir in einem zugehörigen p-dimensionalen *Merkmalsvektor* $\boldsymbol{x} \in S \subset \mathbb{R}^p$ festhalten. Die Menge S ist dabei die Gesamtheit aller möglichen Merkmalsvektoren in dieser Situation. Aufgrund des Merkmalsvektors $\boldsymbol{x} \in S$ soll $\omega \in \Omega$ nun genau einer der K disjunkten Klassen $\Omega_1, \ldots, \Omega_K$ zugeordnet werden. Die Anzahl K ist bekannt.

6.1.1 Beispiel. Im Beispiel 1.1.3 der ZNS-Daten sollen morphologische Abweichungen am zentralen Nervensystem im Vergleich zu psychisch Gesunden aufgrund der Anzahlen verschiedener Zellarten aufgedeckt werden.

Die folgende Tabelle enthält die Mittelwerte und die Standardabweichungen der drei gemessenen Zellarten *A/N, O/N* und *M/N*, getrennt für Gesunde und Kranke. Lassen diese Mittelwerte bereits Rückschlüsse auf die Zuordnung *gesund/krank* aufgrund dieser Merkmale zu?

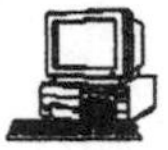

STATUS	N Obs	Variable	Mean	Std Dev
G	40	AN	2.3660000	0.2906033
		ON	1.0715000	0.2137282
		MN	0.2162500	0.0392028
K	58	AN	2.3256897	1.2596632
		ON	1.1470690	0.8233628
		MN	0.1884483	0.0582433

Abbildung 6.1.1. Tabelle der Mittelwerte und Standardabweichungen der ZNS-Daten, Merkmale *A/N, O/N, M/N*.

```
*** Programm 6_1_1 ***;
TITLE1 'Mittelwerte und Streuungen';
TITLE2 'ZNS-Daten';
LIBNAME eins 'c:\daten';

PROC MEANS DATA=eins.zns MEAN STD;
   CLASS status;
   VAR an on mn;
RUN; QUIT;
```

Die MEANS-Prozedur (vgl. Programm 1_2_1) kann Mittelwerte und weitere deskriptive Maßzahlen auch für gruppierte Daten berechnen. Dazu stehen die Statements CLASS und BY zur Verfügung. Das CLASS-Statement erzeugt obige Darstellung, die sich von der Darstellung mit BY unterscheidet, siehe A.4.4.

Die beiden Statements sind dann besonders hilfreich, wenn sie im Zusammenhang mit dem OUTPUT-Statement verwendet werden. Damit können deskriptive Kennzahlen für gruppierte Daten, wie sie z.B. in obiger Tabelle zu sehen sind, in einer SAS-Datei abgespeichert und dann weiterverarbeitet werden.

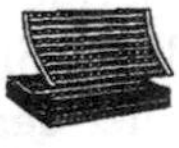

Um einen Eindruck zu erhalten, ob sich die Beobachtungen aufgrund *mehrerer* Variablen in Klassen einteilen lassen, können wir zunächst im Rahmen der graphischen Datenanalyse Scatterplots von *Lernstichproben* (*training samples*)

erstellen, bei denen die Klassenzugehörigkeit der Objekte *bekannt* ist. Eine klare räumliche Trennung der Merkmalsvektoren dieser Stichprobe in die Klassen, zum Ausdruck gebracht im folgenden Beispiel durch die unterschiedlichen Symbole Stern/Pyramide, würde auf gute Trennungseigenschaften der verwendeten Merkmale hindeuten.

Die folgende Graphik zeigt die Merkmalsvektoren (*A/N, O/N, M/N*) für die 98 Datensätze von Gesunden und Kranken der ZNS-Daten aus Beispiel 1.1.3. Anschaulich umringen die Kranken die Gesunden, d.h. die Merkmalsvektoren (*A/N, O/N, M/N*) scheinen gewisse Trennungseigenschaften zu besitzen. Die Zuordnung eines Objektes zur Klasse der Gesunden bzw. der Kranken könnte daher mit einiger Aussicht auf eine *richtige* Zuordnung aufgrund dieses Merkmalsvektors erfolgen. Wie aber soll diese Zuordnungsregel lauten?

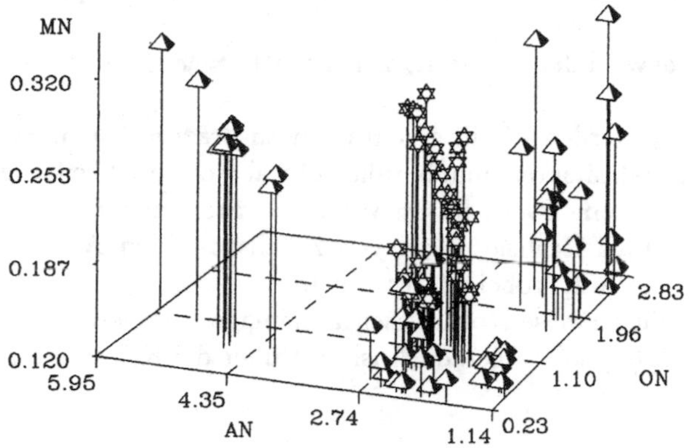

Abbildung 6.1.2. Vierdimensionaler Scatterplot der ZNS-Daten aus Abbildung 6.1.1; gesund/krank entspricht Stern/Pyramide.

```
***  Programm 6_1_2  ***;
TITLE1 'Vierdimensionaler Scatterplot';
TITLE2 'ZNS-Daten';
LIBNAME eins 'c:\daten';

DATA data1;
   LENGTH shapev $10;
   SET eins.zns;
   IF status='K' THEN shapev='PYRAMID';
   ELSE shapev='STAR';
PROC G3D DATA=data1;
   SCATTER an*on=mn / SHAPE=shapev;
RUN; QUIT;
```

Die Prozedur G3D ermöglicht zwei Arten der Darstellung: zum einen die vorliegende Darstellung von Punkten im dreidimensionalen Raum und zum anderen die Darstellung einer Fläche im Raum, vgl. Programm 6_4_2.

Die Auswahl der Darstellungsform erfolgt durch die Statements SCATTER (Punkte-Darstellung) und PLOT (Flächen-Darstellung). Die Koordinaten (x,y,z) im Raum werden in der Form y*x=z angegeben. Um verschiedene Symbole erzeugen zu können, muß in der Datei eine Variable enthalten sein, die als Ausprägungen die Namen der entsprechenden Plotsymbole enthält. Diese Variable wird in SAS als "SHAPE-Variable" bezeichnet. In unserem Fall wird im DATA-Step die Shapevariable "shapev" erstellt. Diese enthält die beiden Ausprägungen "STAR" und "PYRAMID" (zahlreiche weitere Symbole sind möglich). Durch die Option SHAPE=shapev werden den Punkten im Raum dann die entsprechenden Symbole zugeordnet.

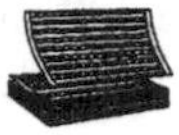

Wir zerlegen den Stichprobenraum S in disjunkte *Klassengebiete* $G_1, \dots, G_K$ und schätzen den Klassenindex von ω mittels der Entscheidungsregel

$$\omega \text{ wird der Klasse } \Omega_k \text{ zugeordnet } \Leftrightarrow \boldsymbol{x} \in G_k. \tag{6.1}$$

Die Klassengebiete werden wir in einem noch zu präzisierenden Sinn optimal wählen. Das Optimalitätskriterium beruht auf wahrscheinlichkeitstheoretischen Argumenten. Zu diesem Zweck fassen wir $\boldsymbol{x} = \boldsymbol{x}(\omega)$ und den *wahren* Klassenindex $k = k(\omega)$ als Realisierungen von Zufallsvariablen $\boldsymbol{X} : \Omega \to S$ bzw. $\kappa : \Omega \to \{1, \dots, K\}$ auf, wobei $\kappa(\omega) := k$ für $\omega \in \Omega_k$, $k = 1, \dots, K$. Dabei sind $\boldsymbol{X}$ und κ üblicherweise stochastisch abhängige Zufallsvariable, denn der Merkmalsvektor $\boldsymbol{X}(\omega)$ soll ja gerade Auskunft über die Klasse $\kappa(\omega)$ geben.

Das Modell

Wir nehmen an, daß auf der Grundgesamtheit Ω eine Wahrscheinlichkeitsverteilung P gegeben ist, die sogenannte *a priori-Verteilung*. Es bezeichne $p(k) = P(\Omega_k)$ die *a priori-Wahrscheinlichkeit* für das Ereignis $\Omega_k = \{\kappa = k\}$, daß κ der Wert k annimmt, wobei wir $p(k) > 0, k = 1, \dots, K$, voraussetzen. Weiter nehmen wir an, daß die elementare bedingte Verteilung von $\boldsymbol{X}$, gegeben $\kappa = k$,

$$P(\boldsymbol{X} \in \cdot | \kappa = k) := P\{\boldsymbol{X} \in \cdot, \kappa = k\}/p(k)$$

eine p-dimensionale Dichte $f(\boldsymbol{x}|k)$ besitzt, $k = 1, \dots, K$, d.h.

$$P(\boldsymbol{X} \in G | \kappa = k) = \int_G f(\boldsymbol{x}|k)\, d\boldsymbol{x} = \int_G f(x_1, \dots, x_p|k)\, dx_1 \dots dx_p$$

für jede (Borel-meßbare) Teilmenge G von $S \subset \mathbb{R}^p$ und $k = 1, \dots, K$. Den Stichprobenraum S setzen wir dabei auch als Borel-meßbar voraus. Diese bedingte Verteilung $P(\boldsymbol{X} \in \cdot | \kappa = k)$ ist die *Klassenverteilung* von $\boldsymbol{X}$ auf Ω_k. Die unbedingte Verteilung von $\boldsymbol{X}$ besitzt dann die Dichte

$$f(\boldsymbol{x}) := \sum_{k=1}^{K} p(k) f(\boldsymbol{x}|k), \qquad \boldsymbol{x} \in S,$$

(siehe Aufgabe 2). Von besonderer Bedeutung für unser Klassifikationsproblem, das ja durch die Beobachtung $\boldsymbol{x}$ entschieden werden soll, ist die bedingte Verteilung von κ, gegeben $\boldsymbol{X} = \boldsymbol{x}$,

$$P(\kappa \in \cdot | \boldsymbol{X} = \boldsymbol{x}).$$

Dies ist die *a posteriori-Wahrscheinlichkeitsverteilung* (von κ) auf Ω. Da die Abbildung $(\boldsymbol{x}, k) \mapsto p(k) f(\boldsymbol{x}|k)$ die (gemeinsame) Dichte von $(\boldsymbol{X}, \kappa)$ ist, besitzt $P(\kappa \in \cdot | \boldsymbol{X} = \boldsymbol{x})$ bezüglich des Zählmaßes auf $\{1, \ldots, K\}$ die Dichte

$$p(k|\boldsymbol{x}) = \begin{cases} p(k) f(\boldsymbol{x}|k) / f(\boldsymbol{x}) & \text{, falls } f(\boldsymbol{x}) > 0, \\ g(k) & \text{sonst,} \end{cases}$$

wobei $g \geq 0$ eine beliebige Wahrscheinlichkeitsdichte ist, d.h. $g(1) + \cdots + g(K) = 1$ (Aufgabe 3). Insbesondere können wir im folgenden $g(1) = 1$, $g(k) = 0$, $k \geq 2$, wählen (siehe (6.3)). Üblicherweise sind die a priori-Klassenverteilung $p(k)$ und die bedingte Dichte $f(\boldsymbol{x}|k)$ von $\boldsymbol{X}$ gänzlich unbekannt oder enthalten unbekannte Parameter. Diese müssen dann zunächst aus einer *Lernstichprobe* geschätzt werden. Darunter wird eine Stichprobe von Objekten ω_i, $i = 1, \ldots, n$ verstanden, für die zusätzlich zum beobachteten Merkmalsvektor $\boldsymbol{x}_i$ auch die Klassenzugehörigkeit k_i bestimmbar ist. Im folgenden setzen wir der Einfachheit halber zunächst $p(k)$ und $f(\boldsymbol{x}|k)$ als bekannt voraus.

Es sei $\{G_1, \ldots, G_K\}$ eine Partition, d.h. eine disjunkte Zerlegung von S. Falls $j \neq i$, so erfolgt bei Vorlage des Ereignisses $\{\boldsymbol{X} \in G_j, \kappa = i\}$ nach unserer Entscheidungsregel (6.1) eine *Fehlklassifikation*. Wir nehmen an, daß die *Kosten* für eine derartige Fehlklassifikation den Wert $C(j|i) > 0$ betragen. Dabei ist

$$C(\cdot|\cdot) : \{1, \ldots, K\} \times \{1, \ldots, K\} \to [0, \infty)$$

eine *Kostenfunktion* mit $C(k|k) = 0$, $k = 1, \ldots, K$; im Fall einer richtigen Klassifikation, d.h. im Fall $\{\boldsymbol{X} \in G_k, \kappa = k\}$ sollen also keine Kosten anfallen. Eine unterschiedliche Bewertung von Fehlklassifikationen wird durch deren Gewichtung mittels der Kostenfunktion berücksichtigt. Dies kann etwa bei medizinischen Fragestellungen erforderlich sein.

Die Wahrscheinlichkeit, ein Objekt, das zur Klasse i gehört, der Klasse j zuzuordnen, ist

$$P(\boldsymbol{X} \in G_j | \kappa = i) = \int_{G_j} f(\boldsymbol{x}|i)\, d\boldsymbol{x}.$$

Die *Gesamtfehlerrate* beträgt damit

$$P\{\text{ein Objekt wird fehlklassifiziert}\} = \sum_{i=1}^{K}\sum_{\substack{j=1\\ j\neq i}}^{K} P\{\boldsymbol{X}\in G_j,\ \kappa = i\}$$
$$= \sum_{i=1}^{K}\sum_{\substack{j=1\\ j\neq i}}^{K} p(i)\int_{G_j} f(\boldsymbol{x}|i)\,d\boldsymbol{x}.$$

Der *erwartete Verlust* oder das (Bayes-)*Risiko* R beträgt somit

$$R := R(G_1,\dots,G_K) := \sum_{j=1}^{K}\sum_{i=1}^{K} p(i)\,C(j|i)\int_{G_j} f(\boldsymbol{x}|i)\,d\boldsymbol{x}.$$

Unser Ziel ist es, eine Partition $\{G_1^*,\dots,G_K^*\}$ mit minimalem Risiko zu finden:

$$R(G_1^*,\dots,G_K^*) = \min_{\{G_1,\dots,G_K\}} R(G_1,\dots,G_K).$$

Eine derartige Partition führt dann zur *optimalen* Entscheidungsregel

$$\omega \text{ wird der Klasse } \Omega_k \text{ zugeordnet } \Leftrightarrow \boldsymbol{x}\in G_k^*.$$

Optimale Klassen

Eine explizite Darstellung der optimalen Klassen gibt der folgende Satz, welcher auf der Idee beruht, die Integranden $\sum_{i=1}^{K} p(i)C(j|i)f(\boldsymbol{x}|i)$ von R in j zu minimieren.

6.1.2 Satz. *Setze für $\boldsymbol{x}\in S$ und $k = 1,\dots,K$*

$$d_k(\boldsymbol{x}) := \sum_{i=1}^{K} p(i)C(k|i)f(\boldsymbol{x}|i).$$

Das Risiko R wird dann minimiert für die Partition

$$G_1^* = \{\boldsymbol{y}\in S : d_1(\boldsymbol{y}) = \min_{1\le k\le K} d_k(\boldsymbol{y})\},$$
$$G_j^* = \{\boldsymbol{y}\in S : d_j(\boldsymbol{y}) = \min_{1\le k\le K} d_k(\boldsymbol{y})\}\setminus\bigcup_{i=1}^{j-1} G_i^*, \qquad j = 2,\dots,K.$$

Die Funktionen $d_k : S \to [0,\infty)$ heißen Diskriminanzfunktionen.

Beweis. Es sei $\{G_1,\dots,G_K\}$ eine beliebige Zerlegung des Stichprobenraums S in K disjunkte Teilmengen. Dann gilt:

$$R(G_1,\dots,G_K) = \sum_{j=1}^{K}\sum_{i=1}^{K} p(i)\,C(j|i)\int_{G_j} f(\boldsymbol{x}|i)\,d\boldsymbol{x}$$
$$= \int \sum_{j=1}^{K} d_j(\boldsymbol{x})1_{G_j}(\boldsymbol{x})\,d\boldsymbol{x}.$$

Dabei ist $1_G(\boldsymbol{x})$ wiederum die Indikatorfunktion einer Menge G, d.h. $1_G(\boldsymbol{x}) = 1$, falls $\boldsymbol{x} \in G$ und $1_G(\boldsymbol{x}) = 0$, falls $\boldsymbol{x} \notin G$. Aus der Definition von G_j^* folgt

$$\sum_{j=1}^{K} d_j(\boldsymbol{x}) 1_{G_j^*}(\boldsymbol{x}) = \min_{1 \le k \le K} d_k(\boldsymbol{x})$$

und wir erhalten daher

$$\begin{aligned} R(G_1, \ldots, G_K) &- R(G_1^*, \ldots, G_K^*) \\ &= \int \Big\{ \sum_{j=1}^{K} d_j(\boldsymbol{x}) 1_{G_j}(\boldsymbol{x}) - \sum_{j=1}^{K} d_j(\boldsymbol{x}) 1_{G_j^*}(\boldsymbol{x}) \Big\} \, d\boldsymbol{x} \\ &= \int \underbrace{\Big\{ \sum_{j=1}^{K} d_j(\boldsymbol{x}) 1_{G_j}(\boldsymbol{x}) - \min_{1 \le k \le K} d_k(\boldsymbol{x}) \Big\}}_{\ge 0} \, d\boldsymbol{x} \ge 0. \end{aligned}$$ □

Die obige Definition optimaler Klassen G_k^* bedeutet die Klassifizierung einer Beobachtung $\boldsymbol{x} \in S$ nach der Vorschrift:

$$\begin{aligned} &\text{Bestimme die } \textit{kleinste} \text{ Zahl } \hat{k} \in \{1, \ldots, K\} \text{ mit } d_{\hat{k}}(\boldsymbol{x}) = \min_{1 \le j \le K} d_j(\boldsymbol{x}), \\ &\text{ordne das zu } \boldsymbol{x} \text{ gehörende Objekt } \omega \text{ zur Klasse mit dem Index } \hat{k}. \end{aligned} \tag{6.2}$$

Damit ist $\hat{k} = \hat{k}(\boldsymbol{x}) = \hat{k}(\boldsymbol{X}(\omega))$ nach Satz 6.1.2 ein Schätzer für den Klassenindex $\kappa(\omega)$, der das Gesamtrisiko R minimiert. Man beachte, daß die Klassengebiete G_k^* offenbar invariant sind unter einer streng monotonen Transformation der Diskriminanzfunktionen d_k, etwa $\log(d_k)$, $k = 1, \ldots, K$.

Die Bayes-Entscheidungsregel

Für die *einfache symmetrische* Kostenfunktion

$$C(j|i) = \begin{cases} 0 & \text{, falls } i = j, \\ C & \quad \text{sonst} \end{cases}$$

mit einer Konstanten $C > 0$ ist (6.2) die *Bayes-Entscheidungsregel*: Wähle den kleinsten Klassenindex $\hat{k}$, für den bei gegebenem Beobachtungsvektor $\boldsymbol{x}$ die a posteriori-Wahrscheinlichkeit maximal wird:

$$p(\hat{k}|\boldsymbol{x}) = \max_{1 \le k \le K} p(k|\boldsymbol{x}), \tag{6.3}$$

oder, falls $f(\boldsymbol{x}) > 0$, äquivalent dazu,

$$p(\hat{k}) f(\boldsymbol{x}|\hat{k}) = \max_{1 \le k \le K} p(k) f(\boldsymbol{x}|k). \tag{6.4}$$

Denn, falls $f(\boldsymbol{x}) > 0$ gilt, so erhalten wir die Darstellung

$$\begin{aligned} d_k(\boldsymbol{x}) &= C \sum_{\substack{i=1 \\ i \neq k}}^{K} p(i) f(\boldsymbol{x}|i) \\ &= C f(\boldsymbol{x}) \sum_{\substack{i=1 \\ i \neq k}}^{K} p(i|\boldsymbol{x}) = C f(\boldsymbol{x})(1 - p(k|\boldsymbol{x})) \end{aligned}$$

und Minimieren der Funktion $d_k(\boldsymbol{x})$ in k ist gleichbedeutend mit dem Maximieren der Funktion $p(k|\boldsymbol{x})$ in k:

$$d_{\hat{k}}(\boldsymbol{x}) = \min_{1 \leq k \leq K} d_k(\boldsymbol{x}) \Leftrightarrow p(\hat{k}|\boldsymbol{x}) = \max_{1 \leq k \leq K} p(k|\boldsymbol{x}).$$

Da ferner $0 = f(\boldsymbol{x}) = \sum_{k=1}^{K} p(k) f(\boldsymbol{x}|k)$ äquivalent ist zu $f(\boldsymbol{x}|k) = 0$, $k = 1, \ldots, K$, ist in diesem Fall $d_1(\boldsymbol{x}) = 0 = p(k|\boldsymbol{x})$, $k = 2, \ldots, K$, d.h. $\hat{k} = 1$. Die Bayes-Regel minimiert also die Gesamtfehlerrate im Fall einer einfachen symmetrischen Kostenfunktion.

Im Fall identischer a priori-Wahrscheinlichkeiten $p_k = 1/K$, $k = 1, \ldots, K$, erhalten wir als Spezialfall der Bayes-Entscheidungsregel (6.4) die *Maximum-Likelihood-Entscheidungsregel*: Wähle den kleinsten Klassenindex $\hat{k}$, der für den Beobachtungsvektor $\boldsymbol{x}$ die Dichte der Klassenverteilung maximiert:

$$f(\boldsymbol{x}|\hat{k}) = \max_{1 \leq k \leq K} f(\boldsymbol{x}|k). \tag{6.5}$$

Für den Zwei-Klassen-Fall wie im Beispiel 6.1.1, d.h. $K = 2$, erhalten wir aus Satz 6.1.2 die beiden Diskriminanzfunktionen

$$d_1(\boldsymbol{x}) = p(2)C(1|2)f(\boldsymbol{x}|2), \; d_2(\boldsymbol{x}) = p(1)C(2|1)f(\boldsymbol{x}|1) \tag{6.6}$$

und damit die optimalen Klassengebiete (mit der Konvention $a/0 := \infty$, $a \geq 0$)

$$G_1^* = \{\boldsymbol{y} \in S : d_1(\boldsymbol{y}) \leq d_2(\boldsymbol{y})\} = \left\{\boldsymbol{y} \in S : \frac{f(\boldsymbol{y}|1)}{f(\boldsymbol{y}|2)} \geq \frac{p(2)C(1|2)}{p(1)C(2|1)}\right\}$$

und

$$G_2^* = \{\boldsymbol{y} \in S : d_2(\boldsymbol{y}) < d_1(\boldsymbol{y})\} = \left\{\boldsymbol{y} \in S : \frac{f(\boldsymbol{y}|1)}{f(\boldsymbol{y}|2)} < \frac{p(2)C(1|2)}{p(1)C(2|1)}\right\}. \tag{6.7}$$

Lernstichproben

Bisher wurden die auftretenden Dichten $p(k), f(\boldsymbol{x}|k)$ bzw. $p(k|\boldsymbol{x})$ als bekannt vorausgesetzt. In der Praxis sind diese Dichten üblicherweise nicht bekannt und müssen daher geschätzt werden. Dies geschieht *parametrisch*, indem eine Verteilungsannahme getroffen wird, zum Beispiel über die Klassenverteilungsdichte $f(\boldsymbol{x}|k) = f(\boldsymbol{x}|\Theta_k)$ mit bekanntem f aber unbekanntem Parameter Θ_k (siehe Abschnitt 6.2), oder *nichtparametrisch*, wenn keine speziellen Annahmen über die Verteilungen gemacht werden (siehe Abschnitt 6.3–6.5). In jedem Fall ist zur Schätzung eine Lernstichprobe erforderlich.

6.2 Parametrische Diskriminanzanalyse: Normalverteilte Merkmale

Die klassische parametrische Diskriminanzanalyse geht von der Annahme aus, daß die Klassenverteilungen der Merkmale Normalverteilungen mit klassenweise identischen Kovarianzmatrizen sind, d.h. für $\boldsymbol{x} \in S = \mathbb{R}^p$ und $k = 1, \ldots, K$ gilt

$$f(\boldsymbol{x}|k) = f(\boldsymbol{x}|\boldsymbol{\Theta}_k) = \frac{1}{(2\pi)^{p/2}(\det \boldsymbol{\Sigma})^{1/2}} \exp\Big(-\frac{1}{2}(\boldsymbol{x}-\boldsymbol{\mu}_k)^T\boldsymbol{\Sigma}^{-1}(\boldsymbol{x}-\boldsymbol{\mu}_k)\Big).$$

Der Parametervektor $\boldsymbol{\Theta}_k$ besteht aus dem Mittelwertsvektor $\boldsymbol{\mu}_k \in \mathbb{R}^p$ des Merkmalsvektors $\boldsymbol{X}$ auf der k-ten Klasse und einheitlicher $p \times p$-Kovarianzmatrix $\boldsymbol{\Sigma}$, d.h. $\boldsymbol{\Theta}_k = (\boldsymbol{\mu}_k, \boldsymbol{\Sigma})$ (siehe Satz 2.1.3).

Lineare Diskriminanzfunktionen

Wir behandeln im folgenden den Fall $K = 2$ von nur zwei Klassen. Mittels der streng monotonen Transformation $x \mapsto \log(x)$, $x > 0$, und durch Vernachlässigung der von $\boldsymbol{x}$ und k unabhängigen additiven Terme $-(p\log(2\pi) + \log(\det\boldsymbol{\Sigma}))/2$ erhalten wir aus (6.6) die quadratischen Diskriminanzfunktionen

$$\begin{aligned} d_1(\boldsymbol{x}) &= -\frac{1}{2}(\boldsymbol{x}-\boldsymbol{\mu}_2)^T\boldsymbol{\Sigma}^{-1}(\boldsymbol{x}-\boldsymbol{\mu}_2) + \log(p(2)C(1|2)), \\ d_2(\boldsymbol{x}) &= -\frac{1}{2}(\boldsymbol{x}-\boldsymbol{\mu}_1)^T\boldsymbol{\Sigma}^{-1}(\boldsymbol{x}-\boldsymbol{\mu}_1) + \log(p(1)C(2|1)). \end{aligned} \tag{6.8}$$

Quadrieren wir in (6.8) aus, so können wir den von k unabhängigen Term $(-1/2)\boldsymbol{x}^T\boldsymbol{\Sigma}^{-1}\boldsymbol{x}$ unterdrücken und erhalten so die *linearen Diskriminanzfunktionen*

$$\begin{aligned} \tilde{d}_1(\boldsymbol{x}) &= \boldsymbol{\mu}_2^T\boldsymbol{\Sigma}^{-1}\boldsymbol{x} - \frac{1}{2}\boldsymbol{\mu}_2^T\boldsymbol{\Sigma}^{-1}\boldsymbol{\mu}_2 + \log(p(2)C(1|2)), \\ \tilde{d}_2(\boldsymbol{x}) &= \boldsymbol{\mu}_1^T\boldsymbol{\Sigma}^{-1}\boldsymbol{x} - \frac{1}{2}\boldsymbol{\mu}_1^T\boldsymbol{\Sigma}^{-1}\boldsymbol{\mu}_1 + \log(p(1)C(2|1)). \end{aligned} \tag{6.9}$$

Diese Diskriminanzfunktionen bilden die Grundlage der diskriminanzanalytischen Verfahren, die von gängigen Programmpaketen angeboten werden. Ein Objekt ω mit Merkmalsvektor $\boldsymbol{x} = \boldsymbol{X}(\omega)$ wird nach (6.2) dann Ω_1 zugeordnet, falls

$$\tilde{d}_2(\boldsymbol{x}) - \tilde{d}_1(\boldsymbol{x}) \geq 0, \tag{6.10}$$

andernfalls wird ω der Klasse Ω_2 zugeordnet. Die Klassengrenze $\{\tilde{d}_1 = \tilde{d}_2\}$ ist eine Hyperebene im $\mathbb{R}^p$, im Fall $p = 2$ also eine Gerade (siehe Aufgabe 8). Für die Maximum-Likelihood-Entscheidungsregel, bei der der kleinste Klassenindex $\hat{k}$ gewählt wird mit

$$f(x|\hat{k}) = \max_{k=1,2} f(x|k),$$

fallen in (6.8)–(6.10) die Logarithmusterme weg, da $p(2) = p(1) = 1/2$ und $C(1|2) = C(2|1) = C > 0$ vorausgesetzt wird. In diesem Fall lautet die Maximum-Likelihood-Entscheidungsregel also: Das Objekt ω mit Merkmalsvektor $\boldsymbol{x} = \boldsymbol{X}(\omega)$ wird Ω_1 zugeordnet, falls

$$(\boldsymbol{\mu}_1 - \boldsymbol{\mu}_2)^T \boldsymbol{\Sigma}^{-1} \boldsymbol{x} \geq \frac{1}{2} (\boldsymbol{\mu}_1^T \boldsymbol{\Sigma}^{-1} \boldsymbol{\mu}_1 - \boldsymbol{\mu}_2^T \boldsymbol{\Sigma}^{-1} \boldsymbol{\mu}_2). \tag{6.11}$$

Geschätzte Diskriminanzfunktionen

Die Entscheidungsregeln (6.10) bzw. (6.11) sind aber nur dann anwendbar, wenn die Parameter $\boldsymbol{\mu}_1, \boldsymbol{\mu}_2, \boldsymbol{\Sigma}$ und die a priori-Wahrscheinlichkeiten $p(1), p(2)$ bekannt sind. Die Parameter $\boldsymbol{\mu}_1, \boldsymbol{\mu}_2$ und $\boldsymbol{\Sigma}$ lassen sich mittels einer bezüglich der Klassenzugehörigkeit geschichteten Lernstichprobe erwartungsgetreu schätzen. Es seien dazu $\boldsymbol{x}_{ki} \in \mathbb{R}^p$, $i = 1, \ldots, n_k$, die Beobachtungen aus der k-ten Klasse, $k = 1, 2$. Dann sind die arithmetischen Mittel

$$\bar{\boldsymbol{x}}_k = \frac{1}{n_k} \sum_{i=1}^{n_k} \boldsymbol{x}_{ki}, \qquad k = 1, 2,$$

und die gepoolte empirische Kovarianzmatrix

$$\boldsymbol{S}_p = \frac{1}{n_1 + n_2 - 2} \sum_{k=1}^{2} \sum_{i=1}^{n_k} (\boldsymbol{x}_{ki} - \bar{\boldsymbol{x}}_k)(\boldsymbol{x}_{ki} - \bar{\boldsymbol{x}}_k)^T$$

erwartungstreue Schätzungen für $\boldsymbol{\mu}_k$, $k = 1, 2$, bzw. $\boldsymbol{\Sigma}$ (Aufgabe 11). Setzt man diese Schätzungen in (6.9) ein, so erhalten wir die geschätzten Diskriminanzfunktionen

$$\begin{aligned} \hat{d}_1(\boldsymbol{x}) &= \bar{\boldsymbol{x}}_2^T \boldsymbol{S}_p^{-1} \boldsymbol{x} - \frac{1}{2} \bar{\boldsymbol{x}}_2^T \boldsymbol{S}_p^{-1} \bar{\boldsymbol{x}}_2 + \log(p(2)C(1|2)) \\ \hat{d}_2(\boldsymbol{x}) &= \bar{\boldsymbol{x}}_1^T \boldsymbol{S}_p^{-1} \boldsymbol{x} - \frac{1}{2} \bar{\boldsymbol{x}}_1^T \boldsymbol{S}_p^{-1} \bar{\boldsymbol{x}}_1 + \log(p(1)C(2|1)), \end{aligned}$$

wobei wir die Invertierbarkeit der Matrix $\boldsymbol{S}_p$ stets voraussetzen. Diese Regel führt nun zur folgenden Entscheidungsregel, falls die a priori-Wahrscheinlichkeiten *bekannt* sind: Wähle die Klasse Ω_1, falls der Merkmalsvektor $\boldsymbol{x}$ die Ungleichung $\hat{d}_2(\boldsymbol{x}) - \hat{d}_1(\boldsymbol{x}) \geq 0$ bzw.

$$\left(\boldsymbol{x} - \frac{\bar{\boldsymbol{x}}_1 + \bar{\boldsymbol{x}}_2}{2} \right)^T \boldsymbol{a} \geq \log \left(\frac{p(2)C(1|2)}{p(1)C(2|1)} \right) \tag{6.12}$$

mit

$$\boldsymbol{a} := \boldsymbol{S}_p^{-1} (\bar{\boldsymbol{x}}_1 - \bar{\boldsymbol{x}}_2)$$

erfüllt. Beachte dabei, daß die Matrix $\boldsymbol{S}_p^{-1}$ symmetrisch ist, da $\boldsymbol{S}_p$ symmetrisch ist (Aufgabe 12), und daher $\bar{\boldsymbol{x}}_k^T \boldsymbol{S}_p^{-1} \boldsymbol{x} = \boldsymbol{x}^T \boldsymbol{S}_p^{-1} \bar{\boldsymbol{x}}_k$ gilt für $k = 1, 2$. Für die

Maximum-Likelihood-Entscheidungsregel mit geschätzten Parametern sind in (6.12) wiederum nur die Logarithmusterme auf der rechten Seite der Ungleichung gleich Null zu setzen. Im Vergleich zur Maximum-Likelihood-Regel klassifiziert die Bayes-Entscheidungsregel mit $C(1|2) = C(2|1) = C > 0$ demnach eher in Klasse 2, falls $p(2)/p(1) > 1$ gilt. Wir werden im nächsten Abschnitt ein nichtparametrisches Verfahren von Fisher kennenlernen, welches im Falle gleicher Kosten und gleicher a priori-Wahrscheinlichkeiten ebenfalls zur Entscheidungsregel (6.12) kommt.

6.2.1 Beispiel. Im Beispiel 6.1.1 der ZNS-Daten haben wir ein Zwei-Klassen-Problem vorliegen, mit den beiden Klassen gesund/krank und einer nach der Klassenzugehörigkeit geschichteten Lernstichprobe. Um zukünftige Patienten aufgrund ihres speziellen Merkmalsvektors $(x_1, x_2, x_3) = (A/N, O/N, M/N)$ als krank bzw. gesund zu diagnostizieren, schätzen wir aus der Lernstichprobe die Diskriminanzfunktion. Die arithmetischen Mittel $\bar{\boldsymbol{x}}_1$ in der Gruppe der Gesunden bzw. $\bar{\boldsymbol{x}}_2$ der Kranken sind in Abbildung 6.1.1 angegeben, die gepoolte Kovarianzmatrix $\boldsymbol{S}_p$ erhalten wir im folgenden Ausdruck:

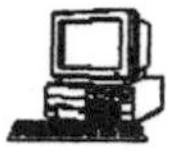

```
                     Discriminant Analysis

           98 Observations            97 DF Total
            3 Variables               96 DF Within Classes
            2 Classes                  1 DF Between Classes


                    Class Level Information

                                                               Prior
STATUS      Frequency        Weight      Proportion      Probability

G                  40       40.0000        0.408163         0.408163
K                  58       58.0000        0.591837         0.591837

--------------------------------------------------------------------

                      Discriminant Analysis

        Pooled Within-Class Covariance Matrix      DF = 96

  Variable                 AN                 ON                 MN

  AN             0.9764414835       -.1911676329       0.0287532507
  ON             -.1911676329       0.4210761638       0.0118079292
  MN             0.0287532507       0.0118079292       0.0026385192
```

Discriminant Analysis Pooled Covariance Matrix Information

Covariance Matrix Rank	Natural Log of the Determinant of the Covariance Matrix
3	-7.8903388

Discriminant Analysis Linear Discriminant Function

$$\text{Constant} = -.5\ \bar{X}_j'\ COV^{-1}\ \bar{X}_j + \ln PRIOR_j$$

$$\text{Coefficient Vector} = COV^{-1}\ \bar{X}_j$$

	STATUS	
	G	K
CONSTANT	-9.78535	-7.75213
AN	0.25830	1.39087
ON	0.50607	2.03291
MN	76.87924	47.16725

Discriminant Analysis

Classification Summary for Calibration Data: EINS.ZNS

Resubstitution Summary using Linear Discriminant Function

Number of Observations and Percent Classified into STATUS:

From STATUS	G	K	Total
G	21	19	40
	52.50	47.50	100.00
K	9	49	58
	15.52	84.48	100.00

Total	30	68	98
Percent	30.61	69.39	100.00
Priors	0.4082	0.5918	

Error Count Estimates for STATUS:

	G	K	Total
Rate	0.4750	0.1552	0.2857
Priors	0.4082	0.5918	

Abbildung 6.2.1. Lineare Diskriminanzanalyse mit Bayes-Entscheidungsregel zu den ZNS-Daten aus Beispiel 6.1.1; Merkmale *A/N, O/N, M/N*.

```
***  Programm 6_2_1  ***;
TITLE1 'Diskriminanzanalyse';
TITLE2 'ZNS-Daten';
LIBNAME eins 'c:\daten';
PROC DISCRIM DATA=eins.zns METHOD=NORMAL POOL=YES PCOV;
   CLASS status;
   VAR  an on mn;
   PRIORS PROP;
RUN; QUIT;
```

In diesem Programm wird die Prozedur DISCRIM mit den Optionen METHOD=NORMAL POOL=YES PCOV und dem Statement PRIORS PROP aufgerufen, die eine Bayessche Diskriminanzanalyse mit normalverteilten Merkmalen, gepoolter Kovarianzmatrix und geschätzten a priori-Wahrscheinlichkeiten durchführt und ausdruckt. Ohne das Statement PRIORS PROP wird die ML-Regel mit den a priori-Wahrscheinlichkeiten p(1) = p(2) = 1/2 ausgeführt.

Im CLASS-Statement wird die Variable angegeben, die die Klassenzugehörigkeit enthält, in unserem Fall 'status'. Im VAR-Statement werden die Variablen angegeben, die die Diskriminanzfunktion erzeugen sollen, hier 'an', 'on' und 'mn'. Neben der Datei in 'DATA=datei1' (hier 'eins.zns') kann noch eine weitere Datei mit 'TESTDATA=datei2' angegeben werden. Daraufhin wird mit den Beobachtungen aus datei1 (Lernstichprobe) eine Diskriminanzfunktion erzeugt und auf die Beobachtungen aus datei2 angewendet.

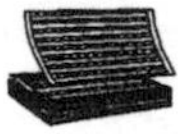

Des weiteren können wir die a priori-Wahrscheinlichkeiten $p(1), p(2)$ in diesem Fall aus der Gesamtstichprobe schätzen:

$$\hat{p}(1) := 40/98 = 0.408163, \ \hat{p}(2) := 58/98 = 0.591837.$$

Damit erhalten wir die auf Schätzungen basierende Bayes-Entscheidungsregel, bei der wir $C(1|2) = C(2|1) = C > 0$ und $C(1|1) = C(2|2) = 0$ setzen: Ein Patient mit dem Merkmalsvektor $\boldsymbol{x} = (x_1, x_2, x_3)^T = (A/N, O/N, M/N)^T$, wird als gesund diagnostiziert, falls

$$\begin{aligned}
&(\boldsymbol{x} - (\bar{\boldsymbol{x}}_1 + \bar{\boldsymbol{x}}_2)/2)^T \boldsymbol{S}_p^{-1}(\bar{\boldsymbol{x}}_1 - \bar{\boldsymbol{x}}_2) \geq \log(\hat{p}(2)/\hat{p}(1)) \\
&\Leftrightarrow \boldsymbol{x}^T \boldsymbol{S}_p^{-1}(\bar{\boldsymbol{x}}_1 - \bar{\boldsymbol{x}}_2) \geq 0.5(\bar{\boldsymbol{x}}_1 + \bar{\boldsymbol{x}}_2)^T \boldsymbol{S}_p^{-1}(\bar{\boldsymbol{x}}_1 - \bar{\boldsymbol{x}}_2) + \log(\hat{p}(2)/\hat{p}(1)) \\
&\Leftrightarrow \boldsymbol{x}^T \left(\boldsymbol{S}_p^{-1}\bar{\boldsymbol{x}}_1 - \boldsymbol{S}_p^{-1}\bar{\boldsymbol{x}}_2\right) \\
&\qquad \geq 0.5\bar{\boldsymbol{x}}_1^T \boldsymbol{S}_p^{-1}\bar{\boldsymbol{x}}_1 - \log(\hat{p}(1)) - \left(0.5\bar{\boldsymbol{x}}_2 \boldsymbol{S}_p^{-1}\bar{\boldsymbol{x}}_2 - \log(\hat{p}(2))\right),
\end{aligned}$$

bzw. falls

$$\begin{aligned}
&\begin{pmatrix} x_1 \\ x_2 \\ x_3 \end{pmatrix}^T \begin{pmatrix} 0.25830 - 1.39087 \\ 0.50607 - 2.03291 \\ 76.87924 - 47.16725 \end{pmatrix} \geq 9.78535 - 7.75213 \\
&\Leftrightarrow \ -1.13257x_1 - 1.52684x_2 + 29.71199x_3 \geq 2.03322.
\end{aligned}$$

Um einen Eindruck von der Güte dieser mit Schätzfehlern behafteten Entscheidungsregel zu erhalten, ist es sinnvoll, sie im Rahmen einer ex post-Analyse auf die Lernstichprobe am Ende der Untersuchung anzuwenden. In diesem Fall stellt es sich heraus, daß von den 40 Gesunden 19 als krank klassifiziert werden und von den 58 Kranken 9 als gesund eingestuft werden. Die Gesamtfehlerrate wird mit dem Wert 0.2857 geschätzt.

Wenden wir hingegen die Maximum-Likelihood-Entscheidungsregel an, so werden von den 40 Gesunden 14 als krank klassifiziert und von den 58 Kranken 20 als gesund. Die Gesamtfehlerrate beträgt 0.3474. Da in diesem Fall der Quotient $\hat{p}(2)/\hat{p}(1) = 58/40 = 1.45 > 1$ ist, klassifiziert die Bayes-Entscheidungsregel im Vergleich zur Maximum-Likelihood-Regel eine Beobachtung eher in die Klasse 2 der Kranken. Diese relativ hohen Gesamtfehlerraten sind dadurch zu erklären, daß eine *lineare* Diskriminanzfunktion, im $\mathbb{R}^3$ also eine die Merkmalsvektoren trennende Fläche, die in Abbildung 6.1.2 deutlich werdenden Klassen nicht zu trennen vermag.

Quadratische Diskriminanzfunktionen

Besitzen die Merkmale klassenweise verschiedene Kovarianzmatrizen $\boldsymbol{\Sigma}_k$, so hängt das quadratische Glied in (6.8) von k ab, und wir erhalten die *quadratischen Diskriminanzfunktionen*

$$\begin{aligned}
d_1(\boldsymbol{x}) &= \boldsymbol{x}^T \boldsymbol{A}_2 \boldsymbol{x} + \boldsymbol{a}_2^T \boldsymbol{x} + c_1 \\
d_2(\boldsymbol{x}) &= \boldsymbol{x}^T \boldsymbol{A}_1 \boldsymbol{x} + \boldsymbol{a}_1^T \boldsymbol{x} + c_2
\end{aligned}$$

mit

$$A_k = \frac{1}{2}\Sigma_k^{-1}, \; a_k = \Sigma_k^{-1}\mu_k$$

und

$$\begin{aligned} c_1 &= -\frac{1}{2}\mu_2^T\Sigma_2^{-1}\mu_2 - \frac{1}{2}\log(\det\Sigma_2) + \log(p(2)C(1|2)) \\ c_2 &= -\frac{1}{2}\mu_1^T\Sigma_1^{-1}\mu_1 - \frac{1}{2}\log(\det\Sigma_1) + \log(p(1)C(2|1)). \end{aligned}$$

6.3 Der Ansatz von Fisher (Projection Pursuit)

In diesem und im folgenden Abschnitt werden wir einige nichtparametrische Verfahren der Diskriminanzanalyse vorstellen.

Orthogonale Projektion auf eine Gerade

Ausgangspunkt ist das Zwei-Klassen-Modell mit einer Lernstichprobe $x_{11}, \ldots, x_{1n_1}, x_{21}, \ldots, x_{2n_2}$ von Daten im $\mathbb{R}^p$, die bezüglich der Klassenzugehörigkeit geschichtet ist. Der Ansatz von Fisher besteht darin, das Klassifikationsproblem mit p-dimensionalen Datensätzen auf ein eindimensionales Problem zu reduzieren, indem wir vom Beobachtungsvektor x_{kj} zu einer Linearkombination

$$y_{kj} = a^T x_{kj} \in \mathbb{R}, \qquad a = (a_1, \ldots, a_p)^T \in \mathbb{R}^p,$$

mit $||a||^2 = \sum_{i=1}^p a_i^2 = 1$ übergehen. Die Gewichte $a_1, \ldots, a_p$ sollen dabei so gewählt werden, daß durch die y_{kj}-Werte die x_{kj}-Werte in einem noch zu präzisierenden Sinne möglichst gut wiedergegeben werden.

Der Übergang von einem p-dimensionalen Vektor x zu einer Linearkombination $a^T x$ besitzt die folgende geometrische Interpretation: Der Vektor a definiert im $\mathbb{R}^p$ die Gerade sa, $s \in \mathbb{R}$. Projizieren wir nun den Vektor x orthogonal auf diese reelle Achse im $\mathbb{R}^p$, so ist $a^T x = s_0$ die Koordinate (Länge) dieser Projektion auf die Gerade sa, $s \in \mathbb{R}$: Die orthogonale Projektion $s_0 a$ von x auf die Gerade sa, $s \in \mathbb{R}$ steht senkrecht auf dem Vektor $x - s_0 a$, d.h. es gilt $(x - s_0 a)^T s_0 a = 0$ bzw.

$$s_0 x^T a = s_0^2 a^T a = s_0^2 ||a||^2 = s_0^2.$$

Aus dieser Gleichung folgt $s_0 = x^T a = a^T x$.

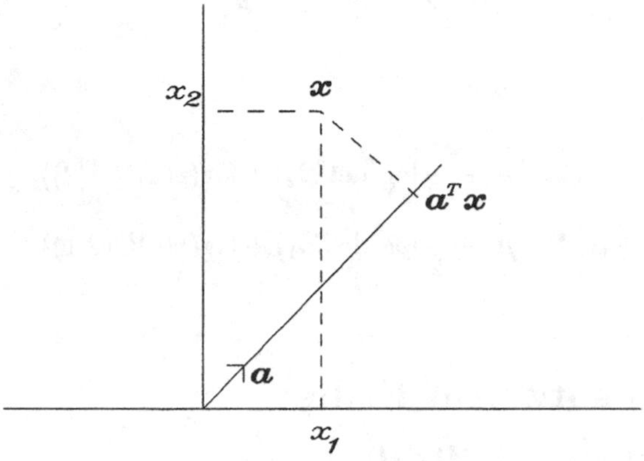

Abbildung 6.3.1. Orthogonale Projektion von $\boldsymbol{x}$ auf die Gerade $s\boldsymbol{a}$.

Diese Abbildung wurde mit SAS-ANNOTATE erstellt; vergleiche hierzu die Erläuterungen zu Programm 3_2_1, 6_4_3 und 7_1_1.

Die Klassifikationsregel

Die Klassifikation eines Objektes mit Merkmalsvektor $\boldsymbol{x}$ wird durch die folgende Entscheidungsregel vorgenommen. Zunächst bilden wir die Mittelwertsvektoren

$$\bar{\boldsymbol{x}}_k = \frac{1}{n_k} \sum_{i=1}^{n_k} \boldsymbol{x}_{ki}, \qquad k = 1, 2,$$

in den beiden Klassen, wodurch wir den Informationsgehalt in den jeweiligen Datensätzen auf je einen Vektor reduzieren. Diese beiden Vektoren im $\mathbb{R}^p$ repräsentieren die beiden Datensätze in den Klassen, wobei wir im folgenden voraussetzen werden, daß $\bar{\boldsymbol{x}}_1 \neq \bar{\boldsymbol{x}}_2$. Wir nehmen nun eine weitere Informationskomprimierung vor, indem wir die beiden Mittelwertsvektoren $\bar{\boldsymbol{x}}_1, \bar{\boldsymbol{x}}_2$ orthogonal auf eine Gerade $s\boldsymbol{a}$, $s \in \mathbb{R}$, projizieren. Dies bedeutet eine Dimensionsreduktion, und die beiden zugehörigen Koordinaten $s_1 = \boldsymbol{a}^T\bar{\boldsymbol{x}}_1$, $s_2 = \boldsymbol{a}^T\bar{\boldsymbol{x}}_2 \in \mathbb{R}$ bezüglich dieser Geraden $s\boldsymbol{a}$ sind eindimensionale Repräsentanten unserer möglicherweise hochdimensionalen Ausgangsdatensätze in den beiden Klassen. Ein Objekt mit Merkmalsvektor $\boldsymbol{x}$ wird nun derjenigen Klasse $\hat{k}$ zugeordnet, deren projizierter Mittelwertsvektor $\boldsymbol{a}^T\bar{\boldsymbol{x}}_{\hat{k}}$ dem projizierten Merkmalsvektor $\boldsymbol{a}^T\boldsymbol{x}$ am nächsten liegt:

$$|\boldsymbol{a}^T\boldsymbol{x} - \boldsymbol{a}^T\bar{\boldsymbol{x}}_{\hat{k}}| = \min\{|\boldsymbol{a}^T\boldsymbol{x} - \boldsymbol{a}^T\bar{\boldsymbol{x}}_1|, |\boldsymbol{a}^T\boldsymbol{x} - \boldsymbol{a}^T\bar{\boldsymbol{x}}_2|\}.$$

Die optimale Projektionsrichtung

Wir können die Projektionsrichtung $\boldsymbol{a} \in \mathbb{R}^p$ frei wählen. Da wir aber klassifizieren, also trennen wollen, erscheint es sinnvoll, $\boldsymbol{a}$ so zu wählen, daß der Abstand der beiden projizierten Repräsentanten $s_1 = \boldsymbol{a}^T \bar{\boldsymbol{x}}_1, s_2 = \boldsymbol{a}^T \bar{\boldsymbol{x}}_2$ in einem geeigneten Sinn maximal wird. Zu diesem Zweck projizieren wir alle Daten $\boldsymbol{x}_{ki}$ auf die Gerade $s\boldsymbol{a}$, $s \in \mathbb{R}$ und bilden mit den projizierten Daten $\boldsymbol{a}^T \boldsymbol{x}_{ki}$ die t-Statistik für den Vergleich der Mittelwerte zweier Stichproben

$$t = t_{\boldsymbol{a}} = \frac{\boldsymbol{a}^T \bar{\boldsymbol{x}}_1 - \boldsymbol{a}^T \bar{\boldsymbol{x}}_2}{s_p \sqrt{\frac{1}{n_1} + \frac{1}{n_2}}},$$

wobei s_p^2 die gepoolte Stichprobenvarianz ist (siehe Abschnitt 2.3), d.h.

$$s_p^2 = \frac{1}{n_1 + n_2 - 2} \Big(\sum_{i=1}^{n_1} (\boldsymbol{a}^T \boldsymbol{x}_{1i} - \boldsymbol{a}^T \bar{\boldsymbol{x}}_1)^2 + \sum_{j=1}^{n_2} (\boldsymbol{a}^T \boldsymbol{x}_{2j} - \boldsymbol{a}^T \bar{\boldsymbol{x}}_2)^2 \Big) = \boldsymbol{a}^T \boldsymbol{S}_p \boldsymbol{a}$$

mit der gepoolten empirischen Kovarianzmatrix

$$\boldsymbol{S}_p = \frac{1}{n_1 + n_2 - 2} \Big(\sum_{i=1}^{n_1} (\boldsymbol{x}_{1i} - \bar{\boldsymbol{x}}_1)(\boldsymbol{x}_{1i} - \bar{\boldsymbol{x}}_1)^T + \sum_{j=2}^{n_2} (\boldsymbol{x}_{2j} - \bar{\boldsymbol{x}}_2)(\boldsymbol{x}_{2j} - \bar{\boldsymbol{x}}_2)^T \Big).$$

Wir suchen nun den Richtungsvektor $\boldsymbol{a}$, so daß die zugehörige t-Statistik $t_{\boldsymbol{a}}$ die beiden (projizierten) Mittelwerte $s_1 = \boldsymbol{a}^T \bar{\boldsymbol{x}}_1$ und $s_2 = \boldsymbol{a}^T \bar{\boldsymbol{x}}_2$ möglichst gut trennt, d.h. gesucht ist ein Vektor $\boldsymbol{a}$ der Länge $||\boldsymbol{a}|| = 1$, so daß

$$t_{\boldsymbol{a}}^2 = \frac{(\boldsymbol{a}^T \bar{\boldsymbol{x}}_1 - \boldsymbol{a}^T \bar{\boldsymbol{x}}_2)^2}{(\frac{1}{n_1} + \frac{1}{n_2}) \boldsymbol{a}^T \boldsymbol{S}_p \boldsymbol{a}}$$

maximiert wird. Dies ist offenbar gleichbedeutend mit der Aufgabe, die Funktion

$$\begin{aligned} Q(\boldsymbol{a}) &:= \frac{(\boldsymbol{a}^T \bar{\boldsymbol{x}}_1 - \boldsymbol{a}^T \bar{\boldsymbol{x}}_2)^2}{\boldsymbol{a}^T \boldsymbol{S}_p \boldsymbol{a}} \\ &= \frac{\text{quadratischer Abstand der Mittelwerte in Richtung } \boldsymbol{a}}{\text{gepoolte empirische Kovarianz in Richtung } \boldsymbol{a}} \end{aligned}$$

zu maximieren. Dies ist das von Fisher (1936) definierte Maß für die Güte der Trennung zweier Stichproben im $\mathbb{R}^p$ in Richtung des Vektors $\boldsymbol{a}$. Diejenige Richtung $\boldsymbol{a}$, für die $Q(\boldsymbol{a})$ maximal wird, ist dann die Richtung mit der besten Trennungseigenschaft. Die Matrix $\boldsymbol{S}_p$ ist positiv semidefinit, d.h. für alle $\boldsymbol{x} \in \mathbb{R}^p$ gilt $\boldsymbol{x}^T \boldsymbol{S}_p \boldsymbol{x} \geq 0$. Wir nehmen darüber hinaus an, daß $\boldsymbol{S}_p$ positiv definit ist, d.h. für $\boldsymbol{x} \neq \boldsymbol{0}$ gilt $\boldsymbol{x}^T \boldsymbol{S}_p \boldsymbol{x} > 0$.

6.3.1 Lemma. *Die Matrix S_p sei positiv definit. Falls $\bar{x}_1 \neq \bar{x}_2$, so läßt sich jeder Vektor $x \in \mathbb{R}^p$ in der Form*

$$x = sS_p^{-1}(\bar{x}_1 - \bar{x}_2) + b$$

darstellen, wobei $s \in \mathbb{R}$ ist und der Vektor $b \in \mathbb{R}^p$ senkrecht auf $\bar{x}_1 - \bar{x}_2$ steht, d.h. $b^T(\bar{x}_1 - \bar{x}_2) = 0$.

Beweis: Die Menge $M := \{c \in \mathbb{R}^p : c^T(\bar{x}_1 - \bar{x}_2) = 0\}$ ist ein $(p-1)$-dimensionaler Unterraum des $\mathbb{R}^p$. Der Vektor $S_p^{-1}(\bar{x}_1 - \bar{x}_2)$ gehört nicht zu M, da

$$(S_p^{-1}(\bar{x}_1 - \bar{x}_2))^T(\bar{x}_1 - \bar{x}_2) = (\bar{x}_1 - \bar{x}_2)^T S_p^{-1}(\bar{x}_1 - \bar{x}_2) > 0$$

(siehe Aufgabe 13). Also spannen $S_p^{-1}(\bar{x}_1 - \bar{x}_2)$ und eine Basis von M den gesamten $\mathbb{R}^p$ auf, d.h. es gilt die Behauptung. □

Mit obiger Hilfsaussage können wir nun leicht nachweisen, daß $Q(a)$ maximal wird für den Richtungsvektor

$$a^* := \frac{1}{||S_p^{-1}(\bar{x}_1 - \bar{x}_2)||} S_p^{-1}(\bar{x}_1 - \bar{x}_2).$$

6.3.2 Satz. *Es gelte $\bar{x}_1 \neq \bar{x}_2$ und es sei S_p positiv definit. Dann gilt*

$$Q(a^*) = \max_{a \in \mathbb{R}^p, ||a||=1} Q(a) = (\bar{x}_1 - \bar{x}_2)^T S_p^{-1}(\bar{x}_1 - \bar{x}_2).$$

Beweis: Es sei $a \in \mathbb{R}^p$, $||a|| = 1$. Nach Lemma 6.3.1 existieren $s \in \mathbb{R}$ und $b \in \mathbb{R}^p$ mit $b^T(\bar{x}_1 - \bar{x}_2) = 0$, so daß $a = sS_p^{-1}(\bar{x}_1 - \bar{x}_2) + b$. Damit folgt

$$\begin{aligned} Q(a) = \frac{(a^T(\bar{x}_1 - \bar{x}_2))^2}{a^T S_p a} &= \frac{((s(\bar{x}_1 - \bar{x}_2)^T S_p^{-1}(\bar{x}_1 - \bar{x}_2))^2}{(s(\bar{x}_1 - \bar{x}_2)^T S_p^{-1} + b^T) S_p (sS_p^{-1}(\bar{x}_1 - \bar{x}_2) + b)} \\ &= s^2 \frac{((\bar{x}_1 - \bar{x}_2)^T S_p^{-1}(\bar{x}_1 - \bar{x}_2))^2}{s^2(\bar{x}_1 - \bar{x}_2)^T S_p^{-1}(\bar{x}_1 - \bar{x}_2) + b^T S_p b}. \end{aligned}$$

Falls nun $s = 0$, so ist $Q(a) = 0$. Da S_p positiv definit ist, ist auch S_p^{-1} positiv definit (siehe Aufgabe 13), so daß

$$Q(a) \leq \frac{((\bar{x}_1 - \bar{x}_2)^T S_p^{-1}(\bar{x}_1 - \bar{x}_2))^2}{(\bar{x}_1 - \bar{x}_2)^T S_p^{-1}(\bar{x}_1 - \bar{x}_2)} = (\bar{x}_1 - \bar{x}_2)^T S_p^{-1}(\bar{x}_1 - \bar{x}_2) = Q(a^*).$$ □

Die Fishersche Diskriminanzfunktion

Offenbar gilt

$$\boldsymbol{a}^{*T}(\bar{\boldsymbol{x}}_1 - \bar{\boldsymbol{x}}_2) = \frac{(\bar{\boldsymbol{x}}_1 - \bar{\boldsymbol{x}}_2)^T \boldsymbol{S}_p^{-1}(\bar{\boldsymbol{x}}_1 - \bar{\boldsymbol{x}}_2)}{||\boldsymbol{S}_p^{-1}(\bar{\boldsymbol{x}}_1 - \bar{\boldsymbol{x}}_2)||} > 0. \tag{6.13}$$

Aus der für alle reellen Zahlen y, y_1, y_2 mit $y_2 \leq y_1$ gültigen Ungleichung

$$|y - y_1| \leq |y - y_2| \Leftrightarrow y \geq \frac{y_1 + y_2}{2}$$

erhalten wir dann die Fishersche Entscheidungsregel: Ordne $\omega \in \Omega$ mit $\boldsymbol{x} = \boldsymbol{X}(\omega)$ der Klasse Ω_1 zu, falls die Projektion $\boldsymbol{a}^{*T}\boldsymbol{x}$ von $\boldsymbol{x}$ auf die Gerade $s\boldsymbol{a}^*$, $s \in \mathbb{R}$, näher an dem projizierten Mittelwert $\boldsymbol{a}^{*T}\bar{\boldsymbol{x}}_1$ als an $\boldsymbol{a}^{*T}\bar{\boldsymbol{x}}_2$ liegt, d.h. falls

$$\begin{aligned} &|\boldsymbol{a}^{*T}\boldsymbol{x} - \boldsymbol{a}^{*T}\bar{\boldsymbol{x}}_1| \leq |\boldsymbol{a}^{*T}\boldsymbol{x} - \boldsymbol{a}^{*T}\bar{\boldsymbol{x}}_2| \\ \Leftrightarrow\ & 0 \leq \boldsymbol{a}^{*T}\boldsymbol{x} - \frac{\boldsymbol{a}^{*T}\bar{\boldsymbol{x}}_1 + \boldsymbol{a}^{*T}\bar{\boldsymbol{x}}_2}{2} = \boldsymbol{a}^{*T}\Big(\boldsymbol{x} - \frac{\bar{\boldsymbol{x}}_1 + \bar{\boldsymbol{x}}_2}{2}\Big) \\ \Leftrightarrow\ & 0 \leq \Big(\boldsymbol{x} - \frac{\bar{\boldsymbol{x}}_1 + \bar{\boldsymbol{x}}_2}{2}\Big)^T \boldsymbol{S}_p^{-1}(\bar{\boldsymbol{x}}_1 - \bar{\boldsymbol{x}}_2), \end{aligned} \tag{6.14}$$

da aufgrund von (6.13) $\boldsymbol{a}^{*T}\bar{\boldsymbol{x}}_2 \leq \boldsymbol{a}^{*T}\bar{\boldsymbol{x}}_1$ gilt. Damit stimmt diese nichtparametrische Entscheidungsregel im Fall normalverteilter Merkmale mit der Maximum-Likelihood-Entscheidungsregel überein (siehe Formel (6.12)). Die lineare Abbildung

$$d_F(\boldsymbol{x}) := \boldsymbol{x}^T \boldsymbol{S}_p^{-1}(\bar{\boldsymbol{x}}_1 - \bar{\boldsymbol{x}}_2), \qquad \boldsymbol{x} \in \mathbb{R}^p,$$

heißt *Fishersche Diskriminanzfunktion*, und ein Objekt mit Merkmalsvektor $\boldsymbol{x}$ wird zur Menge Ω_1 klassifiziert, falls

$$d_F(\boldsymbol{x}) \geq \Big(\frac{\bar{\boldsymbol{x}}_1 + \bar{\boldsymbol{x}}_2}{2}\Big)^T \boldsymbol{S}_p^{-1}(\bar{\boldsymbol{x}}_1 - \bar{\boldsymbol{x}}_2) = \frac{1}{2}\bar{\boldsymbol{x}}_1^T \boldsymbol{S}_p^{-1}\bar{\boldsymbol{x}}_1 - \frac{1}{2}\bar{\boldsymbol{x}}_2^T \boldsymbol{S}_p^{-1}\bar{\boldsymbol{x}}_2.$$

Die Funktion Q ist ein Spezialfall eines *Projektionsindexes* im Rahmen des *Projection Pursuit* zum Aufspüren gewisser interessanter eindimensionaler Projektionen höherdimensionaler Daten (Huber (1985), Jones und Sibson (1987)). Der Projektionsindex $Q(\boldsymbol{a})$ ist jedoch sehr empfindlich gegenüber Ausreißern. Huber (1985), Abschnitt 6, schlägt daher als robuste Alternative zu $t_{\boldsymbol{a}}$ den Projektionsindex

$$\left(\frac{med(\boldsymbol{z}_1) - med(\boldsymbol{z}_2)}{MAD((\boldsymbol{z}_1 - med(\boldsymbol{z}_1)), (\boldsymbol{z}_2 - med(\boldsymbol{z}_2)))}\right)^2$$

vor (zur Definition von *med* und *MAD* siehe die Abschnitte 1.2 und 1.3), wobei $\boldsymbol{z}_k := (\boldsymbol{a}^T\boldsymbol{x}_{k1}, \ldots, \boldsymbol{a}^T\boldsymbol{x}_{kn_k})$, $k = 1, 2$. Diese robustifizierte Entscheidungsregel ist allerdings in SAS 6.xx nicht verfügbar.

6.3.3 Beispiel (Kristall-Daten). An 79 Urinproben, von denen einige gewisse Kristalle enthalten, wurden sechs chemisch-physikalische Merkmale gemessen, darunter der ph-Wert (*ph*), die Calcium-Konzentration (*Ca*) und das spezifische Gewicht (*g*), um zu untersuchen, ob diese Merkmale in einem Zusammenhang mit der Bildung dieser Kristalle stehen (siehe Beispiel 2.3.1).

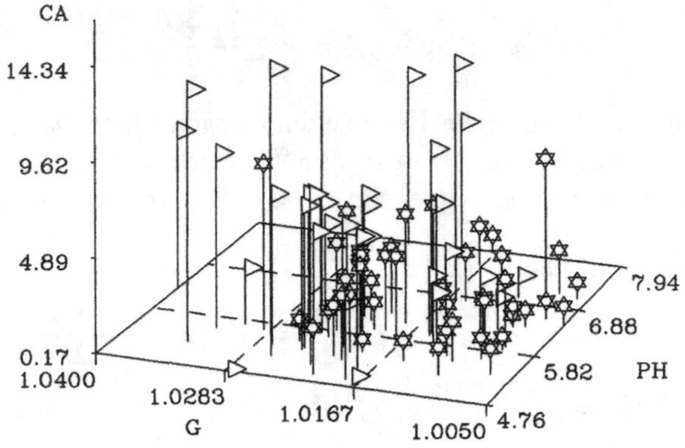

Abbildung 6.3.2. Vierdimensionaler Scatterplot der Kristall-Daten, Merkmale *Ca, g, pH*; kristallhaltig/nicht kristallhaltig entspricht Flagge/Stern.

Die folgende Fishersche Diskriminanzanalyse klassifiziert die Kristall-Daten nur aufgrund des pH-Wertes und des spezifischen Gewichtes. Dabei bedeutet 1 keine Kristallbildung und 2 Kristallbildung.

```
                    Discriminant Analysis

79 Observations              78 DF Total
 2 Variables                 77 DF Within Classes
 2 Classes                    1 DF Between Classes
```

Class Level Information

KRISTALL	Frequency	Weight	Proportion	Prior Probability
1	45	45.0000	0.569620	0.500000
2	34	34.0000	0.430380	0.500000

Discriminant Analysis   Pooled Covariance Matrix Information

Covariance Matrix Rank	Natural Log of the Determinant of the Covariance Matrix
2	-10.73595

Pairwise Generalized Squared Distances Between Groups

$$D^2(i|j) = (\bar{X}_i - \bar{X}_j)' \, COV^{-1} \, (\bar{X}_i - \bar{X}_j)$$

Generalized Squared Distance to KRISTALL

From KRISTALL	1	2
1	0	0.85087
2	0.85087	0

Discriminant Analysis   Linear Discriminant Function

$$\text{Constant} = -.5\, \bar{X}_j' \, COV^{-1} \, \bar{X}_j \qquad \text{Coefficient Vector} = COV^{-1} \, \bar{X}_j$$

KRISTALL

	1	2
CONSTANT	-12790	-12931
PH	63.41349	63.39279
G	24808	24947

```
                    Discriminant Analysis

   Classification Summary for Calibration Data: EINS.KRISTALL

   Resubstitution Summary using Linear Discriminant Function

     Generalized Squared Distance Function:

      2             _     -1  _
     D (X) = (X-X )' COV  (X-X )
      j          j            j

     Posterior Probability of Membership in each KRISTALL:

                        2                 2
     Pr(j|X) = exp(-.5 D (X)) / SUM exp(-.5 D (X))
                        j      k          k

     Number of Observations and Percent Classified into KRISTALL:

  From KRISTALL           1             2          Total

              1          28            17             45
                      62.22         37.78         100.00

              2          12            22             34
                      35.29         64.71         100.00

          Total          40            39             79
        Percent       50.63         49.37         100.00

         Priors      0.5000        0.5000


               Error Count Estimates for KRISTALL:

                        1             2          Total

     Rate          0.3778        0.3529         0.3654

     Priors        0.5000        0.5000
```

Abbildung 6.3.3. Fishersche Diskriminanzanalyse zu den Kristall-Daten aufgrund der Merkmale pH-Wert und spezifisches Gewicht.

```
***  Programm 6_3_3  ***;
TITLE1 'Diskriminanzanalyse';
TITLE2 'Kristall-Daten';
LIBNAME eins 'c:\daten';

PROC DISCRIM DATA=eins.kristall METHOD=NORMAL POOL=YES;
   CLASS kristall;
   VAR ph g;
RUN; QUIT;
```

Dieses Programm ist analog zu Programm 6_2_1, allerdings ohne das Statement PRIORS PROP, da im Fall zweier Klassen und normalverteilter Merkmale der nichtparametrische Ansatz von Fisher und die ML-Entscheidungsregel übereinstimmen.

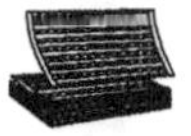

Eine Diskriminanzanalyse aufgrund des Fisherschen Ansatzes für die beiden Merkmale ph-Wert (x_1) und spezifisches Gewicht (x_2) ergibt folgende Werte, wobei wir der besseren Erklärung wegen auch die Symbole des SAS-Ausdrucks verwenden. Der maximale Projektionsindex beträgt

$$Q(\boldsymbol{a}^*) = (\bar{\boldsymbol{x}}_1 - \bar{\boldsymbol{x}}_2)^T \boldsymbol{S}_p^{-1} (\bar{\boldsymbol{x}}_1 - \bar{\boldsymbol{x}}_2) = D^2(i|j) = 0.85087.$$

Für die Fishersche Diskriminanzfunktion erhalten wir mit $\boldsymbol{x} = (x_1, x_2)^T \in I\!R^2$

$$\begin{aligned} d_F(\boldsymbol{x}) &= \boldsymbol{x}^T \boldsymbol{S}_p^{-1} (\bar{\boldsymbol{x}}_1 - \bar{\boldsymbol{x}}_2) = \boldsymbol{x}^T (Cov^{-1}\bar{\boldsymbol{x}}_1 - Cov^{-1}\bar{\boldsymbol{x}}_2) \\ &= \boldsymbol{x}^T \left(\begin{pmatrix} 63.41349 \\ 24808 \end{pmatrix} - \begin{pmatrix} 63.39279 \\ 24947 \end{pmatrix} \right) = 0.0207x_1 - 139x_2 \end{aligned}$$

und damit die Entscheidungsregel: Ein Objekt mit dem Merkmalsvektor $\boldsymbol{x} = (x_1, x_2)^T$ für ph-Wert und spezifisches Gewicht g wird der Klasse 1 (keine Kristallbildung) zugeordnet, falls

$$\begin{aligned} d_F(\boldsymbol{x}) &\geq \frac{1}{2} \bar{\boldsymbol{x}}_1^T \boldsymbol{S}_p^{-1} \bar{\boldsymbol{x}}_1 - \frac{1}{2} \bar{\boldsymbol{x}}_2^T \boldsymbol{S}_p^{-1} \bar{\boldsymbol{x}}_2 \\ &= 0.5 \bar{\boldsymbol{x}}_1^T Cov^{-1} \bar{\boldsymbol{x}}_1 - 0.5 \bar{\boldsymbol{x}}_2^T Cov^{-1} \bar{\boldsymbol{x}}_2 = 12790 - 12931 = -141, \end{aligned}$$

d.h. falls

$$0.0207x_1 - 139x_2 + 141 \geq 0.$$

Für die Gesamtfehlerrate dieser Entscheidungsregel erhalten wir im Rahmen einer ex post-Analyse die Schätzung

$$\begin{aligned} &P\{\text{ein Objekt wir fehlklassifiziert}\} \\ &= P\{\boldsymbol{X} \in G_2,\, \kappa = 1\} + P\{\boldsymbol{X} \in G_1,\, \kappa = 2\} \end{aligned}$$

$$= p(1)P(\boldsymbol{X} \in G_2|\kappa = 1) + p(2)P(\boldsymbol{X} \in G_1|\kappa = 2)$$

$$\sim p(1)\frac{\text{Anzahl der Objekte aus Klasse 1, die zur Klasse 2 geordnet werden}}{\text{Anzahl der Beobachtungen in Klasse 1}}$$

$$+p(2)\frac{\text{Anzahl der Objekte aus Klasse 2, die zur Klasse 1 geordnet werden}}{\text{Anzahl der Beobachtungen in Klasse 2}}$$

$$= p(1)\frac{17}{45} + p(2)\frac{12}{34} = p(1)0.3778 + p(2)0.3529 = 0.3654,$$

wobei unterstellt wird, daß $p(1) = p(2) = 0.5$. Sind die 79 Datensätze als Gesamtstichprobe erhoben worden, deren Schichtung sich zufällig ergibt, so können wir $p(1)$ und $p(2)$ durch die entsprechenden relativen Häufigkeiten schätzen

$$p(1) \sim \hat{p}(1) = \frac{45}{79} = 0.5696, \quad p(2) \sim \hat{p}(2) = \frac{34}{79} = 0.4304.$$

Mit diesen Schätzungen erhalten wir als Schätzwert für die Gesamtfehlerrate

$$\hat{p}(1)\frac{17}{45} + \hat{p}(2)\frac{12}{34} = \frac{17+12}{79}$$

$$= \frac{\text{Anzahl sämtlicher falsch klassifizierter Objekte}}{\text{Gesamtzahl der Objekte}} = 0.3671.$$

6.4 Dichteschätzer

Die Bayes-Entscheidungsregel (6.4) bestand darin, den kleinsten Klassenindex $\hat{k}$ zu wählen, der bei gegebenem Beobachtungsvektor $\boldsymbol{x}$ die a posteriori-Wahrscheinlichkeit maximiert, d.h.

$$p(\hat{k})f(\boldsymbol{x}|\hat{k}) = \max_{1\leq k\leq K} p(k)f(\boldsymbol{x}|k).$$

Dabei wurden die Dichten $f(\cdot|k)$, $k = 1, \ldots, K$, der Klassenverteilungen als bekannt vorausgesetzt und in Abschnitt 6.2 haben wir den Spezialfall von Normalverteilungsdichten näher behandelt. Falls hingegen die Dichten $f(\cdot|k)$ unbekannt sind, so liegt es nahe, $f(\cdot|k)$ durch einen Dichteschätzer $\hat{f}(\cdot|k)$ zu ersetzen, und in völliger Analogie zur Bayes-Entscheidungsregel den kleinsten Klassenindex $\hat{k}$ zu wählen, der bei gegebenem Merkmalsvektor $\boldsymbol{x}$ die geschätzte a posteriori-Wahrscheinlichkeit maximiert, d.h.

$$p(\hat{k})\hat{f}(\boldsymbol{x}|\hat{k}) = \max_{1\leq k\leq K} p(k)\hat{f}(\boldsymbol{x}|k).$$

Offenbar benötigen wir nun Dichteschätzer, die auf multivariaten Daten operieren. Im folgenden werden wir zu diesem Zweck zwei verschiedene Konzepte vorstellen: Zum einen eine multivariate Verallgemeinerung des aus Abschnitt 1.1 bereits bekannten Kern-Dichteschätzers und zum anderen in Abschnitt 6.5 einen Nearest-Neighbor-Schätzer.

Die Kern-Dichteschätzer-Methode

Es seien $\boldsymbol{Y}_1, \ldots, \boldsymbol{Y}_{n_k}$ unabhängige Zufallsvektoren im $\mathbb{R}^p$ mit identischer Verteilung $P\{Y_i \in \cdot\} = P(\boldsymbol{X} \in \cdot|\kappa = k)$. Der *multivariate Kern-Dichteschätzer* von $f(\boldsymbol{x}|k)$ mit Kern $\mathcal{K}$ und Bandbreite $h_k > 0$ hat die allgemeine Darstellung

$$\hat{f}_{n_k}(\boldsymbol{x}|k) = \int \frac{1}{h_k^p} \mathcal{K}\Big(\frac{\boldsymbol{x}-\boldsymbol{y}}{h_k}\Big) F_{n_k}(d\boldsymbol{y}) = \frac{1}{n_k h_k^p} \sum_{i=1}^{n_k} \mathcal{K}\Big(\frac{\boldsymbol{x}-\boldsymbol{Y}_i}{h_k}\Big),$$

wobei

$$F_{n_k}(\boldsymbol{y}) = \frac{1}{n_k} \sum_{i=1}^{n_k} 1_{(-\infty,\boldsymbol{y}]}(\boldsymbol{Y}_i), \qquad \boldsymbol{y} = (y_1, \ldots, y_p)^T \in \mathbb{R}^p,$$

die p-dimensionale empirische Verteilungsfunktion zu $\boldsymbol{Y}_1, \ldots, \boldsymbol{Y}_{n_k}$ bezeichnet und die Division $(\boldsymbol{x} - \boldsymbol{Y}_i)/h_k$ für alle p Koordinaten von $\boldsymbol{x} - \boldsymbol{Y}_i$ zu verstehen ist. Ein Schätzer für die a posteriori-Wahrscheinlichkeit $p(k|\boldsymbol{x})$ ist dann

$$\hat{p}(k|\boldsymbol{x}) = p(k)\hat{f}_{n_k}(\boldsymbol{x}|k) \,/\, \Big(\sum_{j=1}^{K} p(j)\hat{f}_{n_j}(\boldsymbol{x}|j)\Big).$$

Dabei werden die a priori-Wahrscheinlichkeiten $p(k)$ wieder als bekannt vorausgesetzt. Die Bayes-Entscheidungsregel (6.3) mit geschätzten a posteriori-Wahrscheinlichkeiten lautet nun: Wähle den kleinsten Klassenindex $\hat{k}$ mit der Eigenschaft

$$\hat{p}(\hat{k}|\boldsymbol{x}) = \max_{1 \le k \le K} \hat{p}(k|\boldsymbol{x}).$$

Falls die a priori-Wahrscheinlichkeiten $p(k)$ unbekannt sind, so können wir sie im Falle einer Gesamtlernstichprobe, bei der die Schichtung in Klassen zufällig erfolgt, durch die relativen Häufigkeiten n_k/n schätzen und ersetzen; dabei ist $n = n_1 + \cdots + n_k$. Den obigen multivariaten Kern-Schätzer der Dichte einer Klassenverteilung werden wir im folgenden im allgemeinen Rahmen näher untersuchen.

Multivariate Kern-Dichteschätzer

Wir übertragen die Aussagen von Abschnitt 1.1 über univariate Kern-Dichteschätzer auf multivariate Daten.

Dazu sei $\boldsymbol{Y}$ ein p-dimensionaler Zufallsvektor mit Dichte f und es seien $\boldsymbol{Y}_1, \ldots, \boldsymbol{Y}_n$ unabhängige Kopien von $\boldsymbol{Y}$. Dann ist

$$\hat{f}_n(\boldsymbol{x}) = \frac{1}{nh^p} \sum_{i=1}^{n} \mathcal{K}\Big(\frac{\boldsymbol{x}-\boldsymbol{Y}_i}{h}\Big), \qquad \boldsymbol{x} \in \mathbb{R}^p, \tag{6.15}$$

ein Kern-Dichteschätzer von $f(\boldsymbol{x})$ mit Kern $\mathcal{K} : \mathbb{R}^p \to \mathbb{R}$ und Bandbreite $h > 0$. Wir setzen voraus, daß $\mathcal{K}$ eine Wahrscheinlichkeitsdichte ist, d.h. es soll gelten

$$\mathcal{K}(\boldsymbol{y}) \ge 0 \quad \text{und} \quad \int \mathcal{K}(\boldsymbol{y})\, d\boldsymbol{y} = 1. \tag{6.16}$$

Ferner betrachten wir nur solche Kerne $\mathcal{K}$, die radialsymmetrisch und invariant gegenüber Permutationen sind, d.h. es gilt

$$\begin{aligned} &\mathcal{K}((y_1,\ldots,y_p)^T) = \mathcal{K}((-y_1,y_2,\ldots,y_p)^T) = \cdots = \mathcal{K}((y_1,\ldots,y_{p-1},-y_p)^T) \\ &\mathcal{K}((y_1,\ldots,y_p)^T) = \mathcal{K}((y_{\sigma(1)},\ldots,y_{\sigma(p)})^T) \end{aligned} \tag{6.17}$$

für beliebige $y_1,\ldots,y_p \in \mathbb{R}$ und eine beliebige Permutation $(\sigma(1),\ldots,\sigma(p))$ des Vektors $(1,\ldots,p)$. Die Radialsymmetrie impliziert offenbar $\mathcal{K}(\boldsymbol{y}) = \mathcal{K}(-\boldsymbol{y})$. Die im folgenden Beispiel aufgeführten Kerne erfüllen die Voraussetzungen (6.16) und (6.17).

6.4.1 Beispiele. Es bezeichne v_p das Volumen der p-dimensionalen Einheitskugel

$$v_p = Vol(\{\boldsymbol{y} \in \mathbb{R}^p : \boldsymbol{y}^T\boldsymbol{y} \le 1\}) = 2\pi^{p/2}/(p\Gamma(p/2)),$$

wobei Γ die Gammafunktion bezeichnet (siehe etwa Abschnitt 7.19 in Walter (1991)). Für $\boldsymbol{y} \in \mathbb{R}^p$ definiert

(i)
$$\mathcal{K}_u(\boldsymbol{y}) = \begin{cases} 1/v_p, & \boldsymbol{y}^T\boldsymbol{y} \le 1 \\ 0 & \text{sonst,} \end{cases}$$

den *naiven Kern* (uniform kernel),

(ii)
$$\mathcal{K}_E(\boldsymbol{y}) = \begin{cases} c_1(p)(1-\boldsymbol{y}^T\boldsymbol{y}), & \boldsymbol{y}^T\boldsymbol{y} \le 1 \\ 0 & \text{sonst,} \end{cases}$$

mit $c_1(p) = (1+p/2)/v_p$ den *Epanechnikov-Kern* mit der p-dimensionalen Einheitskugel als Träger,

(iii)
$$\mathcal{K}_2(\boldsymbol{y}) = \begin{cases} c_2(p)(1-\boldsymbol{y}^T\boldsymbol{y})^2, & \boldsymbol{y}^T\boldsymbol{y} \le 1 \\ 0 & \text{sonst,} \end{cases}$$

mit $c_2(p) = (1+p/4)c_1(p)$ den *quadratischen Kern*,

(iv)
$$\mathcal{K}_3(\boldsymbol{y}) = \begin{cases} c_3(p)(1-\boldsymbol{y}^T\boldsymbol{y})^3, & \boldsymbol{y}^T\boldsymbol{y} \le 1 \\ 0 & \text{sonst,} \end{cases}$$

mit $c_3(p) = (1+p/6)c_2(p)$ den *kubischen Kern*,

(v)
$$\mathcal{K}_\varphi(\boldsymbol{y}) = (2\pi)^{-p/2}\exp\Big(-\frac{1}{2}\boldsymbol{y}^T\boldsymbol{y}\Big)$$

den *Normalverteilungskern*.

(vi) Schließlich kann jede Funktion $k : \mathbb{R} \to [0,\infty)$ mit $\int k(x)\,dx = 1$, die symmetrisch zum Nullpunkt ist, d.h. $k(x) = k(-x)$ für $x \in \mathbb{R}$, mittels des Tensorproduktes für Funktionen zum multivariaten *Tensor-Kern*

$$\mathcal{K}_T(\boldsymbol{y}) := \prod_{i=1}^{p} k(y_i), \qquad \boldsymbol{y} = (y_1,\ldots,y_p)^T,$$

ergänzt werden, der offenbar die Eigenschaften (6.16) und (6.17) besitzt.

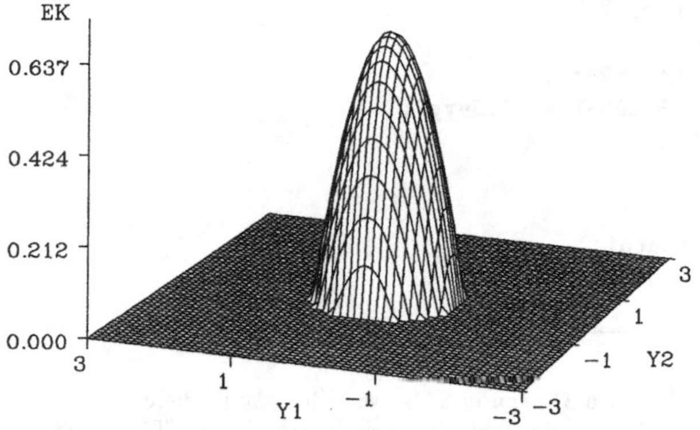

Abbildung 6.4.1. Epanechnikov-Kern, $p = 2$.

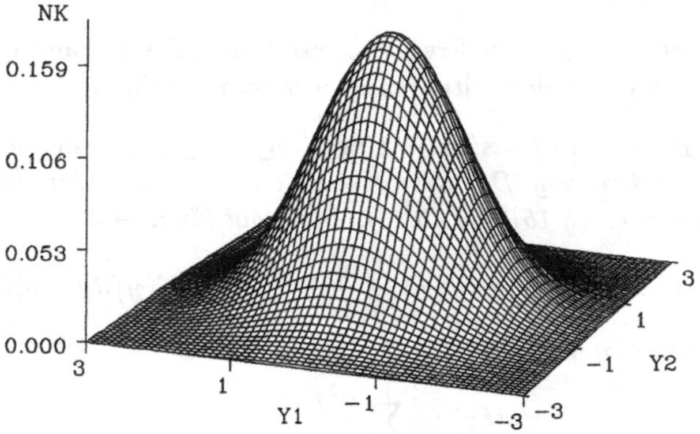

Abbildung 6.4.2. Normalverteilungskern, $p = 2$.

```
***  Programm 6_4_2  ***;
TITLE1 'Normalverteilungskern, p=2';

DATA data1;
   DO y1=-3 TO 3 BY 0.1;
      DO y2=-3 TO 3 BY 0.1;
         yy=y1**2+y2**2;
         nk=0.159155*EXP(-0.5*yy);
         OUTPUT;
      END;
   END;
PROC G3D DATA=data1;
   PLOT y1*y2=nk;
RUN; QUIT;
```

Eine Funktion von $\mathbb{R}^2$ nach $\mathbb{R}$ kann in SAS mit der Prozedur G3D gezeichnet werden. Dazu müssen allerdings für ein komplettes Gitter von Werten die Funktionswerte vorliegen. Sowohl das Gitter wie auch die zugehörigen Funktionswerte der beiden Kerne werden im DATA-Step erzeugt. Die verschachtelten DO-Schleifen erzeugen das Gitter für die Argumentkomponenten y_1 und y_2 der Funktion. Nachdem für ein solches Wertepaar die Funktionswerte (nk=Normalverteilungskern) berechnet wurden, werden sie durch das OUTPUT-Statement in der Datei 'data1' gespeichert. Die DO-Schleifen werden mit den END-Statements beendet. Die Darstellung erfolgt dann mit der Prozedur G3D in der angegebenen Form (vgl. die Erläuterungen zu den Programmen 2_1_1 und 6_1_2).

Die Erzeugung des Epanechnikov-Kerns verläuft analog.

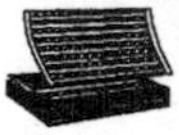

Bias und Varianz

Als nächstes berechnen wir den Erwartungswert und die Varianz des Kern-Dichteschätzers und damit den mittleren quadratischen Fehler.

6.4.2 Lemma. *Die Dichte f besitze in einer Umgebung von $\boldsymbol{x}$ stetige partielle Ableitungen zweiter Ordnung. Der Kern $\mathcal{K}$ habe einen beschränkten Träger und erfülle die Bedingungen (6.16) und (6.17). Dann gilt für $h \to 0$*

$$Bias(\hat{f}_n(\boldsymbol{x})) := E(\hat{f}_n(\boldsymbol{x})) - f(\boldsymbol{x}) = \frac{h^2}{2}\Delta f(\boldsymbol{x}) \int y_1^2 \mathcal{K}(\boldsymbol{y})\, d\boldsymbol{y} + o(h^2)$$

mit dem Laplace-Operator

$$\Delta f(\boldsymbol{x}) := \sum_{i=1}^{p} \frac{\partial^2 f(\boldsymbol{x})}{\partial^2 x_i}.$$

Beweis: Zunächst erhält man durch die Substitution $\boldsymbol{y} \mapsto \boldsymbol{x} - h\boldsymbol{y}$

$$\begin{aligned} E(\hat{f}_n(\boldsymbol{x})) &= h^{-p} E(\mathcal{K}((\boldsymbol{x} - \mathbf{Y})/h)) \\ &= h^{-p} \int \mathcal{K}((\boldsymbol{x} - \boldsymbol{y})/h)) f(\boldsymbol{y})\, d\boldsymbol{y} = \int \mathcal{K}(\boldsymbol{y}) f(\boldsymbol{x} - h\boldsymbol{y})\, d\boldsymbol{y}. \end{aligned}$$

Taylor-Entwicklung von $f(\boldsymbol{x} - h\boldsymbol{y})$ im Punkt $\boldsymbol{x}$ (siehe etwa Abschnitt 2.5 in Königsberger (1993))

$$f(\boldsymbol{x} - h\boldsymbol{y}) = f(\boldsymbol{x}) - h\sum_{i=1}^{p} \frac{\partial f(\boldsymbol{x})}{\partial x_i} y_i + \frac{h^2}{2}\sum_{i=1}^{p}\sum_{j=1}^{p} \frac{\partial^2 f(\boldsymbol{x})}{\partial x_i \partial x_j} y_i y_j + o(h^2)$$

liefert dann

$$\begin{aligned} E(\hat{f}_n(\boldsymbol{x})) &= f(\boldsymbol{x}) \int \mathcal{K}(\boldsymbol{y})\, d\boldsymbol{y} - h\sum_{i=1}^{p} \frac{\partial f(\boldsymbol{x})}{\partial x_i} \int y_i \mathcal{K}(\boldsymbol{y})\, d\boldsymbol{y} \\ &\quad + \frac{h^2}{2}\sum_{i=1}^{p}\sum_{j=1}^{p} \frac{\partial^2 f(\boldsymbol{x})}{\partial x_i \partial x_j} \int y_i y_j \mathcal{K}(\boldsymbol{y})\, d\boldsymbol{y} + o(h^2) \\ &= f(\boldsymbol{x}) + \frac{h^2}{2} \Delta f(\boldsymbol{x}) \int y_1^2 \mathcal{K}(\boldsymbol{y})\, d\boldsymbol{y} + o(h^2) \end{aligned}$$

aufgrund von (6.16), (6.17) und der Beschränktheit des Trägers von $\mathcal{K}$. Denn die Bedingungen (6.17) implizieren

$$\int y_i \mathcal{K}(\boldsymbol{y})\, d\boldsymbol{y} = 0, \int y_i y_j \mathcal{K}(\boldsymbol{y})\, d\boldsymbol{y} = 0, \qquad i \neq j,$$

und

$$\int y_i^2 \mathcal{K}(\boldsymbol{y})\, d\boldsymbol{y} = \int y_1^2 \mathcal{K}(\boldsymbol{y})\, d\boldsymbol{y}, \qquad i = 2, \ldots, p.$$

□

6.4.3 Lemma. *Die Dichte f sei stetig in $\boldsymbol{x}$. Falls $\mathcal{K}$ einen endlichen Träger besitzt und quadratisch integrierbar ist, d.h. falls $\int \mathcal{K}^2(\boldsymbol{y})\, d\boldsymbol{y} < \infty$, so folgt für die Varianz von $\hat{f}_n(x)$ für $h \to 0$*

$$Var(\hat{f}_n(\boldsymbol{x})) = \frac{1}{nh^p} f(\boldsymbol{x}) \int \mathcal{K}^2(\boldsymbol{y})\, d\boldsymbol{y} + o\Big(\frac{1}{nh^p}\Big).$$

Beweis: Aufgabe 15. □

6.4.4 Korollar. *Die Dichte f besitze in einer Umgebung von $\boldsymbol{x}$ stetige partielle Ableitungen zweiter Ordnung. Der Kern $\mathcal{K}$ habe einen endlichen Träger und erfülle die Bedingungen (6.16), (6.17) sowie $\int \mathcal{K}^2(\boldsymbol{y})\, d\boldsymbol{y} < \infty$. Dann gilt für den mittleren quadratischen Fehler (mean squared error) die Entwicklung*

$$\begin{aligned} MSE\,(\hat{f}_n(\boldsymbol{x})) &:= Var(\hat{f}_n(\boldsymbol{x})) + (Bias(\hat{f}_n(\boldsymbol{x})))^2 \\ &= \frac{1}{nh^p} f(\boldsymbol{x}) \int \mathcal{K}^2(\boldsymbol{y})\, d\boldsymbol{y} + \frac{h^4}{4}\Big\{\Delta f(\boldsymbol{x}) \int y_1^2 \mathcal{K}(\boldsymbol{y})\, d\boldsymbol{y}\Big\}^2 \\ &\quad + o\Big(\frac{1}{nh^p} + h^4\Big). \end{aligned}$$

Die optimale Bandbreite

Für $h = h(n)$ mit $h(n) \to 0$ und $nh(n)^p \to \infty$ für $n \to \infty$ erhalten wir unter den Bedingungen von Korollar 6.4.4, daß der mittlere quadratische Fehler von $\hat{f}_n(x)$ mit wachsendem Stichprobenumfang n verschwindet

$$MSE(\hat{f}_n(\boldsymbol{x})) \to 0, \qquad n \to \infty.$$

Aus der Tschebyscheffschen Ungleichung (siehe Aufgabe 17, Kapitel 1) folgt in diesem Fall unmittelbar die (schwache) Konsistenz von $\hat{f}_n(\boldsymbol{x})$:

$$P\{|\hat{f}_n(\boldsymbol{x}) - f(\boldsymbol{x})| \geq \varepsilon\} \leq \frac{MSE(\hat{f}_n(\boldsymbol{x}))}{\varepsilon^2} \longrightarrow 0, \qquad n \to \infty,$$

für ein beliebiges $\varepsilon > 0$. Die optimale Bandbreite zum Stichprobenumfang n im Sinne der Minimierung der Summe der beiden führenden Terme in der Entwicklung von $MSE(\hat{f}_n(\boldsymbol{x}))$ ist

$$h^*(n) = \frac{1}{n^{1/(4+p)}} \frac{(p\, f(\boldsymbol{x}) \int \mathcal{K}^2(\boldsymbol{y})\, d\boldsymbol{y})^{1/(4+p)}}{(\Delta f(\boldsymbol{x}) \int y_1^2 \mathcal{K}(\boldsymbol{y})\, d\boldsymbol{y})^{2/(4+p)}}.$$

Offenbar gilt $h^*(n) \to 0$ und $nh^*(n)^p \to \infty$ für $n \to \infty$.

Data Sphering

Der Kern-Dichteschätzer der Form (6.15)

$$\hat{f}_n(\boldsymbol{x}) = \frac{1}{nh^p} \sum_{i=1}^n \mathcal{K}\Big(\frac{\boldsymbol{x} - \boldsymbol{Y}_i}{h}\Big)$$

enthält nur den einen Glättungsparameter $h > 0$, mit dem alle Koordinaten der Datenvektoren $\boldsymbol{Y}_i$ einheitlich skaliert werden. Dies bedeutet, daß der obige Kern-Dichteschätzer alle p „Hauptrichtungen" der Datenwolke $\{\boldsymbol{Y}_1, \ldots, \boldsymbol{Y}_n\}$ im $\mathbb{R}^p$ in Richtung der p Einheitsvektoren $(1, 0, \ldots, 0)^T, \ldots, (0, \ldots, 0, 1)^T$ gleich behandelt. Dies ist jedoch keine adäquate Vorgehensweise bei einer in eine Richtung ausgerichteten Datenwolke. Liegt zum Beispiel eine Datenwolke im $\mathbb{R}^2$ in etwa parallel zur x-Achse, so ist die Streuung der ersten Koordinaten der Daten wesentlich größer als die der zweiten Koordinaten. In diesem Fall müßte die Fensterbreite h für die erste Koordinate tendenziell relativ groß sein, damit durch dieses Fenster genügend Beobachtungen erfaßt werden, während sie für die zweite Koordinate relativ klein sein könnte, da ein kleines Datenfenster bereits relativ viele Daten erfassen würde. Die Auswahl von nur einem Glättungsparameter h erzwingt also in dieser Situation einen Kompromiß.

Diese Schwäche eines Kern-Dichteschätzers der Form (6.15) kann durch den aus einem eindimensionalen Kern $\mathcal{K}$ aufgebauten Tensorkern aus Beispiel 6.4.1 (vi) behoben werden, indem wir zu einem Vektor $\boldsymbol{h} := (h_1, \ldots, h_p)^T$ von Fensterbreiten $h_j > 0$, $j = 1, \ldots, p$, den Dichteschätzer

$$\begin{aligned} \hat{f}_{n,\boldsymbol{h}}(\boldsymbol{x}) &:= \frac{1}{n \prod_{j=1}^p h_j} \sum_{i=1}^n \mathcal{K}_T\Big(\frac{\boldsymbol{x} - \boldsymbol{Y}_i}{\boldsymbol{h}}\Big) \\ &:= \frac{1}{n \prod_{j=1}^p h_j} \sum_{i=1}^n \prod_{j=1}^p k\Big(\frac{x_j - Y_{ij}}{h_j}\Big) \end{aligned}$$

definieren. Dabei ist $\boldsymbol{x} = (x_1, \ldots, x_p)^T \in I\!R^p$ und $\boldsymbol{Y}_i = (Y_{i1}, \ldots, Y_{ip})^T$, $i = 1, \ldots, n$. Mit diesem Schätzer können wir durch die Wahl geeigneter Fensterbreiten h_i eine eventuelle Ausrichtung der Datewolke berücksichtigen und die Aussagen 6.4.2 bis 6.4.4 übertragen sich sinngemäß (siehe Aufgabe 17).

Allerdings ist es bei höherdimensionalen Daten zunächst keineswegs offensichtlich, ob, in welche Richtung und wie ausgeprägt eine Datenwolke ausgerichtet ist (siehe dazu Kapitel 8 über die Hauptkomponentenanalyse). Eine Möglichkeit, dieses Problem zu lösen, besteht darin, den Daten zunächst durch eine geeignete lineare Transformation eine eventuelle Ausrichtung zu nehmen und die Datenwolke kugelförmig zu gestalten; die transformierten Daten werden sodann ausgewertet und das Ergebnis zurücktransformiert. Auf diese Weise können wir eine mögliche Ausrichtung der Daten als Einflußfaktor auf unseren Dichteschätzer ausschalten.

Dazu transformieren wir die Daten $\boldsymbol{Y}_i$ mittels der Inversen der *symmetrischen Wurzel* $\boldsymbol{S}_n^{1/2}$ der empirischen $p \times p$-Kovarianzmatrix

$$\boldsymbol{S}_n = \frac{1}{n-1} \sum_{i=1}^{n} (\boldsymbol{Y}_i - \bar{\boldsymbol{Y}})(\boldsymbol{Y}_i - \bar{\boldsymbol{Y}})^T.$$

Die inverse Matrix $\boldsymbol{S}_n^{-1/2}$ erfüllt insbesondere die für unsere Zwecke entscheidende Beziehung $\boldsymbol{S}_n^{-1/2}\boldsymbol{S}_n\boldsymbol{S}_n^{-1/2} = \boldsymbol{I}_p$ (siehe Aufgabe 18). Dabei nehmen wir an, daß die Kovarianzmatrix $\boldsymbol{S}_n$ positiv definit ist, also vollen Rang p besitzt (Aufgabe 13). Die mittels einer solchen Matrix transformierten Daten $\boldsymbol{Z}_i := \boldsymbol{S}_n^{-1/2}\boldsymbol{Y}_i$, $i = 1, \ldots, n$, besitzen als empirische Kovarianzmatrix die Einheitsmatrix:

$$\begin{aligned}
&\frac{1}{n-1} \sum_{i=1}^{n} (\boldsymbol{Z}_i - \bar{\boldsymbol{Z}})(\boldsymbol{Z}_i - \bar{\boldsymbol{Z}})^T \\
&= \frac{1}{n-1} \sum_{i=1}^{n} (\boldsymbol{S}_n^{-1/2}\boldsymbol{Y}_i - \boldsymbol{S}_n^{-1/2}\bar{\boldsymbol{Y}})(\boldsymbol{S}_n^{-1/2}\boldsymbol{Y}_i - \boldsymbol{S}_n^{-1/2}\bar{\boldsymbol{Y}})^T \\
&= \frac{1}{n-1} \sum_{i=1}^{n} \boldsymbol{S}_n^{-1/2}(\boldsymbol{Y}_i - \bar{\boldsymbol{Y}})(\boldsymbol{Y}_i - \bar{\boldsymbol{Y}})^T \boldsymbol{S}_n^{-1/2} \\
&= \boldsymbol{S}_n^{-1/2}\boldsymbol{S}_n\boldsymbol{S}_n^{-1/2} = \boldsymbol{I}_p,
\end{aligned}$$

wobei $\bar{\boldsymbol{Z}} = (\boldsymbol{Z}_1 + \cdots + \boldsymbol{Z}_n)/n = \boldsymbol{S}_n^{-1/2}\bar{\boldsymbol{Y}}$ der Mittelwertsvektor von $\boldsymbol{Z}_1, \ldots, \boldsymbol{Z}_n$ ist. Wir haben dabei ausgenutzt, daß die Matrix $\boldsymbol{S}_n^{-1/2}$ symmentrisch ist, also mit ihrer Transponierten übereinstimmt (siehe Aufgabe 12).

Durch die Transformation $\boldsymbol{Z}_i = \boldsymbol{S}_n^{-1/2}\boldsymbol{Y}_i$, bei der keinerlei Information über $\boldsymbol{Y}_i$ verlorengeht, haben wir der Datenwolke $\boldsymbol{Y}_1, \ldots, \boldsymbol{Y}_n$ im $I\!R^p$ ihre Hauptrichtung genommen und sie auf eine Kugelstruktur transformiert (siehe Abbildung 6.4.3). Aus diesem Grund wird diese Transformation als *Data Sphering* bezeichnet. Falls wir zusätzlich den Mittelwertsvektor $\bar{\boldsymbol{Z}} = \boldsymbol{S}_n^{-1/2}\bar{\boldsymbol{Y}}$ abziehen und mit den Daten $\boldsymbol{Z}_i - \bar{\boldsymbol{Z}}$, $i = 1, \ldots, n$, operieren, so verlegen wir den Mittelpunkt der kugelförmigen Datenwolke in den Nullpunkt des $I\!R^p$.

Auf die transformierten und somit in alle Richtungen gleichförmig streuenden Daten $\boldsymbol{Z}_i = \boldsymbol{S}_n^{-1/2}\boldsymbol{Y}_i$ wenden wir den Dichteschätzer

$$\frac{1}{nh^p}\sum_{i=1}^{n}\mathcal{K}\Big(\frac{\boldsymbol{x}-\boldsymbol{S}_n^{-1/2}\boldsymbol{Y}_i}{h}\Big)$$

aus (6.15) an. Da die Daten nun in alle Richtungen die gleiche Streuung aufweisen, wird dieser Schätzer mit derselben Gewichtung h für alle Richtungen dem Datensatz gerecht. Allerdings müssen wir beachten, daß dieser Schätzer im allgemeinen nicht mehr die Dichte $f(\boldsymbol{x})$ von $\boldsymbol{Y}$ schätzt. Bezeichnet

$$\boldsymbol{S} = E((\boldsymbol{Y}-E(\boldsymbol{Y}))(\boldsymbol{Y}-E(\boldsymbol{Y}))^T)$$

die Kovarianzmatrix von $\boldsymbol{Y}$, so besitzt $\boldsymbol{S}^{-1/2}\boldsymbol{Y}$ die Dichte $(\det \boldsymbol{S})^{1/2}f(\boldsymbol{S}^{1/2}\boldsymbol{x})$ (siehe (9), Abschnitt VII.2, in Krickeberg und Ziezold (1995); beachte dabei, daß $\det \boldsymbol{S}^{-1/2} = (\det \boldsymbol{S})^{-1/2}$). Somit schätzt der Dichteschätzer

$$\frac{1}{nh^p}\sum_{i=1}^{n}\mathcal{K}\Big(\frac{\boldsymbol{x}-\boldsymbol{S}^{-1/2}\boldsymbol{Y}_i}{h}\Big),$$

bei dem wir $\boldsymbol{S}_n$ durch $\boldsymbol{S}$ ersetzt haben, den Wert $(\det \boldsymbol{S})^{1/2}f(\boldsymbol{S}^{1/2}\boldsymbol{x})$. Erst für den folgenden modifizierten Schätzer $\hat{f}_{\boldsymbol{S}_n}(\boldsymbol{x})$ wird daher gelten

$$\begin{aligned}\hat{f}_{\boldsymbol{S}_n}(\boldsymbol{x}) &:= \frac{1}{(\det \boldsymbol{S}_n)^{1/2}nh^p}\sum_{i=1}^{n}\mathcal{K}\Big(\frac{\boldsymbol{S}_n^{-1/2}(\boldsymbol{x}-\boldsymbol{Y}_i)}{h}\Big)\\ &\sim (\det \boldsymbol{S}_n)^{-1/2}\frac{1}{nh^p}\sum_{i=1}^{n}\mathcal{K}\Big(\frac{\boldsymbol{S}^{-1/2}\boldsymbol{x}-\boldsymbol{S}^{-1/2}\boldsymbol{Y}_i}{h}\Big)\\ &\sim f(\boldsymbol{S}^{1/2}\boldsymbol{S}^{-1/2}\boldsymbol{x}) = f(\boldsymbol{x}).\end{aligned} \tag{6.18}$$

Der Mahalanobis-Abstand

Falls $\mathcal{K}$ beispielsweise der Normalverteilungskern aus Beispiel 6.4.1 (v) ist, so erhalten wir

$$\begin{aligned}&\hat{f}_{\boldsymbol{S}_n}(\boldsymbol{x})\\ &= \frac{1}{(2\pi)^{p/2}(\det \boldsymbol{S}_n)^{1/2}nh^p}\sum_{i=1}^{n}\exp\Big(-\frac{1}{2h^2}(\boldsymbol{S}_n^{-1/2}(\boldsymbol{x}-\boldsymbol{Y}_i))^T(\boldsymbol{S}_n^{-1/2}(\boldsymbol{x}-\boldsymbol{Y}_i))\Big)\\ &= \frac{1}{(2\pi)^{p/2}(\det \boldsymbol{S}_n)^{1/2}nh^p}\sum_{i=1}^{n}\exp\Big(-\frac{1}{2h^2}\Delta^2_{\boldsymbol{S}_n}(\boldsymbol{x},\boldsymbol{Y}_i)\Big).\end{aligned}$$

Dabei bezeichnet mit einer positiv definiten $p \times p$-Matrix $\boldsymbol{B}$

$$\Delta_B^2(\boldsymbol{x}, \boldsymbol{y}) := (\boldsymbol{x} - \boldsymbol{y})^T \boldsymbol{B}^{-1}(\boldsymbol{x}, \boldsymbol{y})$$

den verallgemeinerten quadratischen Abstand zwischen $\boldsymbol{x}$ und $\boldsymbol{y} \in I\!R^p$. Mit $\boldsymbol{B} = \boldsymbol{S}_n$ heißt $\Delta_{\boldsymbol{S}_n}(\boldsymbol{x}, \boldsymbol{y})$ *Mahalanobis-Abstand* zwischen $\boldsymbol{x}$ und $\boldsymbol{y}$ (siehe auch Satz 6.3.2 sowie Abschnitt 7.2).

Für den Epanechnikov-Kern aus Beispiel 6.4.1 (ii) erhalten wir

$$\hat{f}_{\boldsymbol{S}_n,n}(\boldsymbol{x}) = \frac{(1 + p/2)}{v_p (\det \boldsymbol{S}_n)^{1/2} n h^p} \sum_{i=1}^{n} \max\Big\{1 - \frac{1}{h^2} \Delta_{\boldsymbol{S}_n}^2(\boldsymbol{x}, \boldsymbol{Y}_i),\, 0\Big\}.$$

Die folgenden Abbildungen erläutern das Data Sphering anhand einer längs der Winkelhalbierenden ausgerichteten Datenwolke mit dem Mittelwertsvektor $\mathbf{0}$. Zugrunde liegen zwanzig Kristall-Datensätze aus Beispiel 6.3.3 mit den beiden Merkmalen *mOsm* und *urea*. Bei Verwendung der gleichen Bandbreite $h = 2$ zeigt in Abbildung 6.4.4 der auf dem Data Sphering beruhende Dichteschätzer $\hat{f}_{\boldsymbol{S}_n}$ diese Ausrichtung im Gegensatz zum Dichteschätzer $\hat{f}_n$ deutlich an.

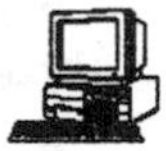

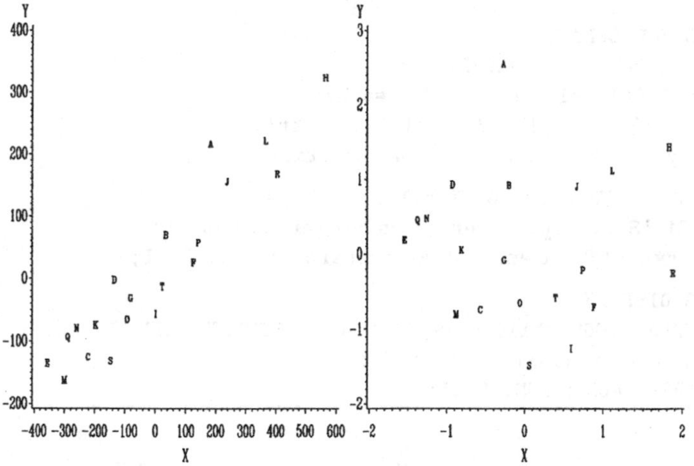

Abbildung 6.4.3. Scatterplot von zwanzig Kristall-Daten, Merkmale *mOsm* und *urea* mit Mittelwerten Null, und der durch Data Sphering transformierten Daten.

```
***  Programm 6_4_3  ***;
TITLE1 'Original- und transformierte Daten';
TITLE2 'Kristall-Daten';
LIBNAME eins 'c:\daten';

DATA letter(KEEP=mosm urea text); SET eins.kristall;
   INPUT text $ @@; OUTPUT;
   CARDS;
A B C D E F G H I J K L M N O P Q R S T
;
PROC STANDARD DATA=letter M=0 OUT=data1;
PROC IML;
   USE data1 VAR{mosm urea}; * standardisierte Daten einlesen;
   READ ALL INTO x;
   covm=(x`*x)*(1/19);                * Kovarianzmatrix;
   is=INV(covm);                      * inverse Kovarianzmatrix;
   CALL SVD(u,q,v,is);                * Zerleg. zur Berechng. der;
   isw=u*DIAG(SQRT(q))*u`;            * inversen sym. Wurzel (isw);
   t_x=x*isw;
   vn={t_mosm t_urea};
   CREATE neu1 FROM t_x [COLNAME=vn];
   APPEND FROM t_x;
QUIT;                                 * IML verlassen;

DATA eins.o_anno t_anno; MERGE data1 neu1;
   FUNCTION='TEXT'; POSITION='2'; XSYS='2'; YSYS='2'; SIZE=1.1;
   X=mosm; Y=urea; OUTPUT eins.o_anno;
   X=t_mosm; Y=t_urea; OUTPUT t_anno;

GOPTIONS NODISPLAY;
SYMBOL1   V=NONE   I=NONE;
PROC GPLOT DATA=eins.o_anno GOUT=bild;
   TITLE1 'Scatterplot der Originaldaten';
   PLOT y*x /ANNO=eins.o_anno NAME='original';

PROC GPLOT DATA=t_anno GOUT=bild;
   TITLE1 'Scatterplot der transformierten Daten';
   PLOT y*x /ANNO=t_anno NAME='transfor'; RUN; QUIT;

GOPTIONS DISPLAY;
PROC GREPLAY IGOUT=bild NOFS TC=SASHELP.TEMPLT TEMPLATE=H2;
   TREPLAY 1:original  2:transfor;
RUN; DELETE _ALL_; RUN; QUIT;
```

Das obige Programm gibt einen ersten Eindruck von den Möglichkeiten, die das Modul SAS/IML (=Interactive Matrix Language) bietet. Zunächst werden die Daten mit PROC STANDARD und der Option M=0 auf den Mittelwert 0 gesetzt.

Die ersten zwei Zeilen von PROC IML (USE, READ) wandeln eine SAS-Datei (hier: data1) in eine Matrix (hier: x) um. Dann folgen die Berechnungsschritte mit dieser Matrix und den IML-Funktionen INV, SVD und DIAG. Die letzten zwei Zeilen (CREATE,

APPEND) wandeln dann die Matrix wieder in eine SAS-Datei (hier: neu1) um.

Der folgende DATA-Step erzeugt zwei Annotate-Dateien (vgl. Programm 3_2_1), die die Kennbuchstaben für die Originaldaten (o_anno) und für die transformierten Daten (t_anno) in den Plots darstellen.

Die Verwendung der Prozeduren GPLOT und GREPLAY ist analog zu Programm 3_1_1.

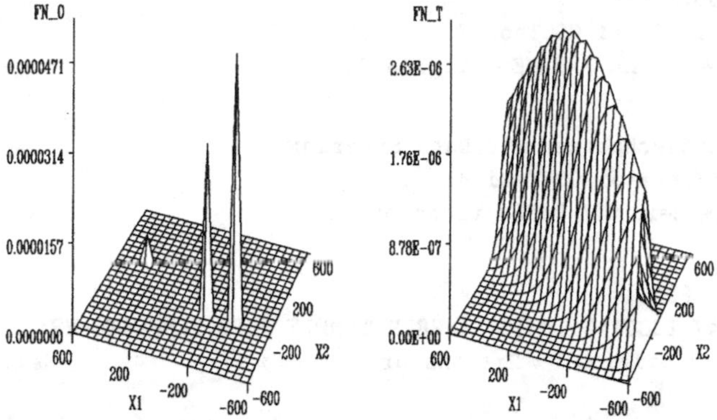

Abbildung 6.4.4. Dichteschätzer und modifizierter Dichteschätzer aus (6.18) für die Originaldaten aus Abbildung 6.4.3; Normalverteilungskern, $h = 2$.

```
***  Programm 6_4_4  ***;
TITLE1 'Dichteschaetzer';
TITLE2 'Kristall-Daten';
LIBNAME eins 'c:\daten';
DATA data1;
   a= 0.0078622; b=-0.008428;  * inverse symmetrische Wurzel;
   c=-0.008428;  d= 0.019606;  * der Kovarianzmatrix;
   sdet=12031.507;             * Determinante der sym.Wurzel;
   n=20;                       * Stichprobenumfang;
   h=2;                        * Wahl der Bandbreite;
   DO x1=-600 TO 600 BY 50;    * Berechnung des Dichteschaetzers;
   DO x2=-600 TO 600 BY 50;    * mit den Daten aus;
     fn_o=0; fn_t=0;           * Programm 6_4_1;
     DO i=1 TO n;
       SET eins.o_anno POINT=i;
       fn_o=fn_o+EXP(-0.5*(((x1-mosm)/h)**2+((x2-urea)/h)**2));
       fn_t=fn_t+EXP(-0.5*(((a*(x1-mosm))/h +(b*(x2-urea))/h )**2
                 +((c*(x1-mosm))/h +(d*(x2-urea))/h)**2));
   END;
                                  ↓
```

```
                              ↑
   zweipi=6.2831853:
   fn_o=fn_o/(zweipi*n*h**2);
   fn_t=fn_t/(zweipi*sdet*n*h**2);
   OUTPUT; END; END; STOP;

GOPTIONS NODISPLAY;
PROC G3D DATA=data1 GOUT=bild;
   PLOT x1*x2=fn_o / NAME='original';
RUN; QUIT;

TITLE1 'Dichteschaetzer mit Data Sphering';
PROC G3D DATA=data1 GOUT=bild;
   PLOT x1*x2=fn_t / NAME='transfor';
RUN; QUIT;

GOPTIONS DISPLAY;
PROC GREPLAY IGOUT=bild TC=SASHELP.TEMPLT NOFS TEMPLATE=H2;
   TREPLAY 1:original   2:transfor;
RUN;
   DELETE _ALL_;
RUN; QUIT;
```

Dieses Programm setzt sich zusammen aus der Berechnung des Dichteschätzers, wie er z.B. in Programm 1_1_4 erläutert wurde, und der Darstellung mit PROC G3D und PROC GREPLAY, siehe dazu die Erläuterungen zu Programm 6_1_2 und 3_1_1.

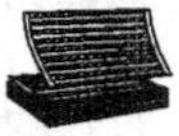

Im folgenden Beispiel wenden wir die Kern-Dichteschätzer-Methode zur Diskriminanzanalyse der Kristall-Daten aus Beispiel 6.3.3 aufgrund der Merkmale pH-Wert und spezifisches Gewicht g wie in Abbildung 6.3.3 an. Verwendet wird der Epanechnikov-Kern mit Data Sphering, die Bandbreite $h = 1.2$ und $p(1) = p(2) = 0.5$. Die geschätzte Gesamtfehlerrate 0.3281 ist geringfügig besser, d.h. kleiner als diejenige des Fisherschen Ansatzes in Abbildung 6.3.3.

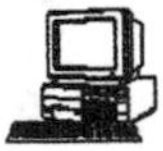

```
                     Discriminant Analysis

          79 Observations            78 DF Total
           2 Variables               77 DF Within Classes
           2 Classes                  1 DF Between Classes
```

Class Level Information

KRISTALL	Frequency	Weight	Proportion	Prior Probability
1	45	45.0000	0.569620	0.500000
2	34	34.0000	0.430380	0.500000

Discriminant Analysis

Classification Summary for Calibration Data: EINS.KRISTALL

Resubstitution Summary using Epanochnikov Kernel Density

Squared Distance Function:

```
 2                 -1
D (X,Y) = (X-Y)' COV   (X-Y)
```

Posterior Probability of Membership in each KRISTALL:

```
          -1           2          2
F(X|j) = n    SUM ( 1.0 - D (X,Y  ) / R  )
          j    i                ji

Pr(j|X) = PRIOR  F(X|j) / SUM PRIOR  F(X|k)
               j               k        k
```

Number of Observations and Percent Classified into KRISTALL:

From KRISTALL	1	2	Total
1	34	11	45
	75.56	24.44	100.00
2	14	20	34
	41.18	58.82	100.00
Total	48	31	79
Percent	60.76	39.24	100.00
Priors	0.5000	0.5000	

```
Error Count Estimates for KRISTALL:

                  1              2           Total

Rate         0.2444         0.4118          0.3281

Priors       0.5000         0.5000
```

Abbildung 6.4.5. Kern-Dichteschätzer-Diskriminanzanalyse der Kristall-Daten, Merkmale *pH, g*; Epanechnikov-Kern, $h = 1.2$. Vergleiche Abbildung 6.3.3.

```
***  Programm 6_4_5  ***;
TITLE1 'Kern-Dichteschätzer-Diskriminanzanalyse';
TITLE2 'Kristall-Daten';
LIBNAME eins 'c:\daten';

PROC DISCRIM DATA=eins.kristall METHOD=NPAR KERNEL=EPA R=1.2;
   CLASS kristall;
   VAR  ph g;
RUN; QUIT;
```

Die nichtparametrische, auf Dichteschätzern basierende Diskriminanzanalyse wird durch die Optionen METHOD=NPAR und KERNEL=kern (hier: KERNEL=EPA) aufgerufen. Mit der Option 'R=bandbreite' (hier: R=1.2) wird die Bandbreite h festgelegt.

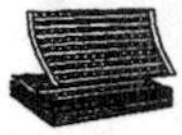

6.5 Die Nearest-Neighbor-Methode

Im letzten Abschnitt dieses Kapitels stellen wir als weitere nichtparametrische Entscheidungsregel zum Klassifikationsproblem die Nearest-Neighbor-Regel vor. Ausgehend von einer Lernstichprobe mit zufälliger Klassenschichtung wird dabei einem Objekt ω derjenige Klassenindex zugeordnet, von dessen Klasse die meisten Trainingsdaten „in der Nähe“ des Merkmalsvektors $\boldsymbol{x} = \boldsymbol{x}(\omega)$ liegen.

Der uniforme Kern

Zur Erläuterung dieser Regel bezeichne

$$B_h(\boldsymbol{x}) := \{\boldsymbol{y} \in \mathbb{R}^p : (\boldsymbol{y} - \boldsymbol{x})^T(\boldsymbol{y} - \boldsymbol{x}) \leq h^2\}$$

die Kugel im $\mathbb{R}^p$ mit Mittelpunkt $\boldsymbol{x}$ und Radius $h > 0$. Mit dem uniformen Kern

$$\mathcal{K}_u(\boldsymbol{y}) = \begin{cases} 1/v_p, & \boldsymbol{y} \in B_1(\boldsymbol{0}) \\ 0 & \text{sonst,} \end{cases}$$

und der Fensterbreite $h > 0$ erhalten wir als Kern-Dichteschätzer aus (6.15)

$$\hat{f}_n(\boldsymbol{x}) = \frac{r/n}{h^p v_p} = \frac{r/n}{v_p(h)},$$

wobei r die *zufällige* Anzahl derjenigen Beobachtungen $\boldsymbol{Y}_i$ ist, die in die Kugel $B_h(\boldsymbol{x})$ fallen und $v_p(h)$ das Volumen von $B_h(\boldsymbol{x})$ bezeichnet (siehe Beispiel 6.4.1).

Nearest-Neighbor-Schätzer

Im vorigen Abschnitt 6.4 haben wir unter dem Stichwort Data Sphering den Nachteil von gewöhnlichen Kern-Dichteschätzern erläutert, daß der Glättungsparameter h eine Streuungsrichtung der Daten nicht berücksichtigt. Neben dem Data Sphering können wir als weitere Möglichkeit, diesem Nachteil entgegenzuwirken, die zu verwendende Fensterbreite von den Daten vorschlagen lassen: Wir wählen den Radius h nicht *deterministisch*, sondern in Abhängigkeit von den Beobachtungen *zufällig*. Hingegen wählen wir r fest. Genauer verwenden wir als Fensterbreite den euklidischen Abstand $h_r(\boldsymbol{x})$ von $\boldsymbol{x}$ zu der r-nächsten Beobachtung $\boldsymbol{Y}_l$ unter $\boldsymbol{Y}_1, \ldots, \boldsymbol{Y}_n$.

Für den naiven Kern mit zufälliger Bandbreite $h_r(\boldsymbol{x})$ erhalten wir dann den *r-Nearest-Neighbor-Schätzer* (r-NN-Schätzer)

$$\hat{f}_n(\boldsymbol{x}) = \frac{r/n}{h_r(\boldsymbol{x})^p v_p} = \frac{r/n}{v_p(h_r(\boldsymbol{x}))}.$$

Beachte, daß hier der Parameter $r \in \{1, \ldots, n\}$ frei gewählt werden kann, das Volumen $\boldsymbol{v}_p(h_r(\boldsymbol{x})) = h_r(\boldsymbol{x})^p v_p$ hingegen zufällig ist.

Schätzer der Klassenparameter

Ausgehend von einer Lernstichprobe $(\boldsymbol{x}_1, k_1), \ldots, (\boldsymbol{x}_n, k_n)$ definieren wir nun für jede Klasse k den r-NN-Schätzer durch

$$\hat{f}_{n_k}(\boldsymbol{x}|k) = \frac{r_k/n_k}{v_p(h_r(\boldsymbol{x}))}$$

für die Dichte $f(\boldsymbol{x}|k)$ der Klassenverteilung, wobei n_k die zufällige Anzahl der Beobachtungen in der Klasse k und r_k die zufällige Anzahl derjenigen Beobachtungen in der Klasse k ist, die in die Kugel $B_{h_r(\boldsymbol{x})}(\boldsymbol{x})$ fallen. Es gilt also $\sum_{k=1}^K n_k = n$, $\sum_{k=1}^K r_k = r$.

Schätzen wir die a priori-Wahrscheinlichkeit $p(k)$ durch

$$\hat{p}(k) = n_k/n$$

und die unbedingte Dichte $f(\boldsymbol{x}) = \sum_{k=1}^K p(k) f(\boldsymbol{x}|k)$ des Merkmalsvektors $\boldsymbol{X}$ durch

$$\hat{f}_n(\boldsymbol{x}) = \sum_{k=1}^K \hat{p}(k) \hat{f}_{n_k}(\boldsymbol{x}|k) = \frac{r}{n v_p(h_r(\boldsymbol{x}))},$$

so erhalten wir als Schätzer für die a posteriori-Wahrscheinlichkeit $p(k|\boldsymbol{x}) = p(k)f(\boldsymbol{x}|k)/f(\boldsymbol{x})$ die Größe

$$\hat{p}_n(k|\boldsymbol{x}) := \hat{p}(k)\hat{f}_{n_k}(\boldsymbol{x}|k)/\hat{f}_n(\boldsymbol{x}) = \frac{n_k}{n}\frac{r_k/n_k}{v_p(h_r(\boldsymbol{x}))}\Big/\frac{r}{nv_p(h_r(\boldsymbol{x}))} = r_k/r.$$

Die Bayes-Regel, die ML-Regel

Dies führt nun zur Bayes-Entscheidungsregel mit geschätzten a posteriori-Wahrscheinlichkeiten: Wähle den kleinsten Klassenindex $\hat{k}$, der die geschätzten a posteriori-Wahrscheinlichkeiten $\hat{p}_n(k|\boldsymbol{x})$ maximiert, d.h. wähle den kleinsten Klassenindex $\hat{k}$ mit

$$r_{\hat{k}} = \max_{1\le k\le K} r_k.$$

Dies ist die r-Nearest-Neighbor-Klassifikationsregel: Wähle denjenigen Klassenindex $\hat{k}$, für den die Anzahl der Beobachtungen $(\boldsymbol{x}_i, k)$, die in die Kugel mit Mittelpunkt $\boldsymbol{x}$ und Radius $h_r(\boldsymbol{x})$ fallen, maximal ist. Diese Regel maximiert approximativ die a posteriori-Wahrscheinlichkeiten. Für $r = 1$ nennt man sie auch einfach *Nearest-Neighbor-Regel*.

Nehmen wir identische a priori-Wahrscheinlichkeiten $p(1) = \cdots = p(K) = 1/K$ an, so erhalten wir als Schätzer für die unbedingte Dichte $f(\boldsymbol{x})$

$$\tilde{f}_n(\boldsymbol{x}) = \frac{1}{K}\sum_{k=1}^{K}\hat{f}_{n_k}(\boldsymbol{x}|k)$$

und damit den Schätzer

$$\tilde{p}_n(k|\boldsymbol{x}) = \frac{p(k)\hat{f}_{n_k}(\boldsymbol{x}|k)}{\hat{f}_n(\boldsymbol{x})} = \frac{r_k/n_k}{\sum_{j=1}^{K} r_j/n_j}$$

für die a posteriori-Wahrscheinlichkeit $p(k|\boldsymbol{x})$. Die Maximum-Likelihood-Entscheidungsregel lautet daher: Wähle den kleinsten Klassenindex $\tilde{k}$, der $\tilde{p}_n(k|\boldsymbol{x})$ maximiert bzw. $\hat{f}_{n_k}(\boldsymbol{x}|k)$ maximiert, d.h.

$$r_{\tilde{k}}/n_{\tilde{k}} = \max_{1\le k\le K} r_k/n_k.$$

Setzen wir $m_k := r_k/n_k$, $k = 1,\ldots,K$, so lassen sich die Bayes- und die ML-Regel einheitlich formulieren: Wähle den kleinsten Klassenindex $\bar{k}$, der die geschätzten a posteriori-Wahrscheinlichkeiten

$$\bar{p}_n(k|\boldsymbol{x}) = \frac{m_k(\boldsymbol{x})\,\mathrm{prior}(k)}{\sum_{j=1}^{K} m_j(\boldsymbol{x})\,\mathrm{prior}(j)}$$

maximiert, d.h.

$$\bar{p}_n(\bar{k}|\boldsymbol{x}) = \max_{1\le k\le K}\bar{p}_n(k|\boldsymbol{x}). \tag{6.19}$$

Mit prior$(j) = \hat{p}(j) = n_j/n$ ist $\bar{p}_n(k|\boldsymbol{x}) = \hat{p}_n(k|\boldsymbol{x})$, d.h. (6.19) ist die Bayes-Regel, während im Fall prior$(j) = 1/K$, $j = 1, \ldots, K$, (6.19) die ML-Regel ist, da nun $\bar{p}_n(k|\boldsymbol{x}) = \tilde{p}_n(k|\boldsymbol{x})$.

Im folgenden schließen wir an Beispiel 6.2.1 an und wenden die Nearest-Neighbor-Diskriminanzanalyse mit $r = 6$ auf die ZNS-Daten mit den Merkmalen A/N, O/N und M/N an. Abbildung 6.1.2 zeigte bereits, daß eine *lineare* Diskriminanzanalyse der Lage der Daten nicht gerecht wird. Im Gegensatz zu den Gesamtfehlerraten von 0.3474 und 0.2857 für die ML-Regel bzw. die Bayes-Regel im parametrischen Modell für Beispiel 6.2.1 beträgt die Gesamtfehlerrate hier nur 0.0517 für die ML-Regel mit identischen a priori-Wahrscheinlichkeiten $p(1) = p(2) = 0.5$, bzw. 0.0612 für die Bayes-Regel mit geschätzten Wahrscheinlichkeiten $\hat{p}(1) = 0.4082$ und $\hat{p}(2) = 0.5918$.

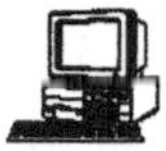

```
                       Discriminant Analysis

           98 Observations          97 DF Total
            3 Variables             96 DF Within Classes
            2 Classes                1 DF Between Classes


                      Class Level Information

                                                                Prior
 STATUS        Frequency         Weight      Proportion      Probability

 G                    40        40.0000        0.408163         0.500000
 K                    58        58.0000        0.591837         0.500000

 ------------------------------------------------------------------------

                       Discriminant Analysis

       Classification Summary for Calibration Data: EINS.ZNS

          Resubstitution Summary using 6 Nearest Neighbors

  Squared Distance Function:

   2                     -1
  D (X,Y) = (X-Y)' COV   (X-Y)
```

```
Posterior Probability of Membership in each STATUS:

m (X) = Proportion of obs in group k in 6 nearest neighbors of X
 k

Pr(j|X) = m (X) PRIOR  / SUM ( m (X) PRIOR  )
           j      j      k     k       k
```

Number of Observations and Percent Classified into STATUS:

From STATUS	G	K	Total
G	40	0	40
	100.00	0.00	100.00
K	6	52	58
	10.34	89.66	100.00
Total	46	52	98
Percent	46.94	53.06	100.00
Priors	0.5000	0.5000	

Error Count Estimates for STATUS:

	G	K	Total
Rate	0.0000	0.1034	0.0517
Priors	0.5000	0.5000	

Abbildung 6.5.1. Nearest-Neighbor-Diskriminanzanalyse der ZNS-Daten aus Beispiel 6.1.1; Merkmale A/N, O/N, M/N; $r = 6$; ML-Regel.

```
***  Programm 6_5_1  ***;
TITLE1 'Nearest-Neighbor-Diskriminanzanalyse';
TITLE2 'ZNS-Daten';
LIBNAME eins 'c:\daten';

PROC DISCRIM DATA=eins.zns METHOD=NPAR K=6;
   CLASS status;
   VAR an on mn;
RUN; QUIT;
```

Da SAS in der Diskriminanz-Prozedur durch die Option METHOD=NPAR per Voreinstellung den uniformen Kern und identische priors verwendet, muß nur noch die Option 'K=anzahl' (hier: K=6) angegeben werden, um die Nearest-Neighbor-Methode mit der ML-Regel und r=6 zu aktivieren. Mit dem Statement PRIORS PROP in der DISCRIM-Prozedur wird die Bayes-Regel mit geschätzten a priori-Wahrscheinlichkeiten anstelle der ML-Regel aufgerufen (siehe Programm 6_2_1).

Die aus der Lernstichprobe 'DATA=datei1' abgeleitete Klassifikationsregel kann mit der Option 'TESTDATA=datei2' auf die Beobachtungen aus datei2 angewendet werden.

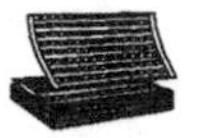

Aufgaben zu Kapitel 6

1. Es sei $(\Omega, \mathcal{A}, P)$ ein Wahrscheinlichkeitsraum und $(B_i)_{i \in I}$ ($I = \{1, \ldots, n\}$ oder $I = \mathbb{N}$) eine Partition von Ω mit $P(B_i) > 0$, $i \in I$. Dann gilt die (elementare) Formel von Bayes:

$$P(B_i|A) = \frac{P(B_i)\,P(A|B_i)}{\sum_{j \in I} P(B_j)\,P(A|B_j)}, \quad i \in I, \text{ falls } P(A) > 0.$$

Hinweis: Formel von der totalen Wahrscheinlichkeit (Aufgabe 4, Kapitel 4).

2. Die Klassenverteilung des Merkmalsvektors $\boldsymbol{X}$ habe die Dichte $f(\cdot|k)$, $k = 1, \ldots, K$. Dann besitzt $\boldsymbol{X}$ die Dichte

$$f(\boldsymbol{x}) = \sum_{k=1}^{K} p(k) f(\boldsymbol{x}|k)$$

und $(\boldsymbol{X}, \kappa)$ besitzt die Dichte

$$(\boldsymbol{x}, k) \mapsto p(k) f(\boldsymbol{x}|k).$$

Hinweis: Satz von Fubini.

3. (Bedingte Verteilung) Eine Funktion $(k, \boldsymbol{x}) \mapsto P(\kappa = k|\boldsymbol{X} = \boldsymbol{x})$, $k \in \{1, \ldots, K\}$, $\boldsymbol{x} \in S \subset \mathbb{R}^p$, S Borel-meßbar, heißt *bedingte Verteilung* von κ gegeben $\boldsymbol{X} = \boldsymbol{x}$, falls

(1) die Abbildung $S \ni \boldsymbol{x} \mapsto P(\kappa = k|\boldsymbol{X} = \boldsymbol{x})$ für $k = 1, \ldots, K$ Borel-meßbar ist,

(2) die Abbildung $k \mapsto P(\kappa = k|\boldsymbol{X} = \boldsymbol{x})$ für jedes $\boldsymbol{x} \in \mathbb{R}^p$ ein Wahrscheinlichkeitsmaß auf $\{1, \ldots, K\}$ definiert,

(3) $P\{\boldsymbol{X} \in B, \kappa = k\} = \int_B P(\kappa = k|\boldsymbol{X} = \boldsymbol{x})\, d\mathcal{L}(\boldsymbol{X}|P)(\boldsymbol{x})$ für jede Borelmenge $B \subset \mathbb{R}^p$ und $k \in \{1, \ldots, K\}$ gilt.

(i) In Fortsetzung von Aufgabe 2 sei $p(k|\boldsymbol{x}) := p(k) f(\boldsymbol{x}|k)/f(\boldsymbol{x})$, falls $f(\boldsymbol{x}) > 0$, und $p(k|\boldsymbol{x}) = g(k)$ sonst, wobei $g(1) + \cdots + g(K) = 1$, $g \geq 0$. Dann besitzt die bedingte Verteilung von κ gegeben $\boldsymbol{X} = \boldsymbol{x}$ die Dichte $p(k|\boldsymbol{x})$, d.h. $P(\kappa = k|\boldsymbol{X} = \boldsymbol{x}) := p(k|\boldsymbol{x})$ erfüllt (1)–(3).

(ii) Ist die Dichte f von X auf einem Intervall $[\boldsymbol{x}-\boldsymbol{\varepsilon}, \boldsymbol{x}+\boldsymbol{\varepsilon}]$ strikt positiv und ist $p(k|\cdot)$ stetig in $\boldsymbol{x}$, so gilt

$$P(\kappa = k|\boldsymbol{X} \in [\boldsymbol{x}-\boldsymbol{\varepsilon}, \boldsymbol{x}+\boldsymbol{\varepsilon}]) \to P(\kappa = k|\boldsymbol{X} = \boldsymbol{x}) \text{ für } ||\boldsymbol{\varepsilon}|| \to 0.$$

4. Mit

$$\tilde{G}_k^* := \{\boldsymbol{y} \in S : d_k(\boldsymbol{y}) < d_j(\boldsymbol{y}),\ j \neq k,\ j = 1, \ldots, K\}, \quad k = 1, \ldots, K,$$

gilt:

(i) $\tilde{G}_1^*, \ldots, \tilde{G}_K^*$ sind paarweise disjunkt.

(ii) $\tilde{G}_k^* \subset G_k^*$, $1 \leq k \leq K$.

(iii) $S \setminus \bigcup_{k=1}^K \tilde{G}_k^* \subset \bigcup_{1 \leq j < k \leq K} \{\boldsymbol{y} \in S : d_j(\boldsymbol{y}) = d_k(\boldsymbol{y})\}$.

5. (i) Im Zwei-Klassen-Fall seien die beiden Klassenverteilungen Binomialverteilungen, d.h. $f(x|j) = B(n, p_j)(\{x\})$, $p_j \in (0,1)$, $j = 1, 2$, $x \in \{0, \ldots, n\}$. Nach der Bayes-Entscheidungsregel wird dann eine Beobachtung x der Klasse 1 zugeordnet, wenn

$$x \begin{array}{c} \geq \\ \\ \leq \end{array} \frac{\ln(p(2)/p(1)) - n\ln((1-p_1)/(1-p_2))}{\ln(p_1(1-p_2)/(p_2(1-p_1)))}, \quad \text{falls } \frac{p_1(1-p_2)}{p_2(1-p_1)} \begin{array}{c} > \\ \\ < \end{array} 1.$$

(ii) Es gelte $f(x|j) = P_{\lambda_j}(\{x\})$, $j = 1, 2$, wobei $P_\lambda(\{x\}) = e^{-\lambda}\lambda^x/x!$, $x \in \mathbb{N} \cup \{0\}$, die Poisson-Verteilung zum Parameter $\lambda > 0$ bezeichnet. Nach der Bayes-Entscheidungsregel wird x der Klasse 1 zugeordnet, wenn

$$x \begin{array}{c} \geq \\ \\ \leq \end{array} \frac{\ln(p(2)/p(1)) + \lambda_1 - \lambda_2}{\ln(\lambda_1/\lambda_2)}, \quad \text{falls } \lambda_1/\lambda_2 \begin{array}{c} > \\ \\ < \end{array} 1.$$

6. (ZNS-Daten) Man stelle in einem Koordinatensystem die Werte von je zwei Variablen aus *an on mn gn ao* von Kranken (Klassen 1–3) und Gesunden (Klassen 4 und 5) graphisch dar. Lassen sich die Punkte der zwei Klassen durch eine Gerade trennen?

7. Die lineare Diskriminanzregel (6.10) ist invariant gegenüber nichtsingulären Transformationen $\boldsymbol{x} \mapsto \boldsymbol{A}\boldsymbol{x} + \boldsymbol{b}$, d.h. $\boldsymbol{x}$ und $\boldsymbol{A}\boldsymbol{x} + \boldsymbol{b}$ führen in diesem Fall stets zu derselben Klassifikation $k \in \{1, 2\}$. Hinweis: Satz 3.3.6 und Satz 3.3.7.

8. Es seien $\tilde{d}_1$ und $\tilde{d}_2$ die linearen Diskriminanzfunktionen aus (6.9). Dann besitzt die Hyperebene $\{\tilde{d}_1 = \tilde{d}_2\}$ die Hessesche Normalform

$$\boldsymbol{n}^T(\boldsymbol{x} - \boldsymbol{x}_0) = 0$$

mit dem Normalenvektor

$$n = \Sigma^{-1}(\mu_1 - \mu_2)$$

und dem Ortsvektor

$$x_0 = \frac{1}{2}(\mu_1 + \mu_2) + (\mu_1 - \mu_2)\, c/\Delta^2, \quad c := \ln\left(\frac{p(2)C(1|2)}{p(1)C(2|1)}\right).$$

Dabei bezeichnet Δ die Mahalanobis-Distanz

$$\Delta = \Delta_{\Sigma}(\mu_1, \mu_2) := \left((\mu_1 - \mu_2)^T\, \Sigma^{-1}(\mu_1 - \mu_2)\right)^{1/2}.$$

9. Gegeben sei ein Klassifikationsproblem im $\mathbb{R}^p$ mit zwei Klassen. Dazu sei X ein Merkmalsvektor im $\mathbb{R}^p$ mit positiv definiter Kovarianzmatrix Σ. Es seien c und $\Delta = \Delta_{\Sigma}$ wie in Aufgabe 8 definiert.

(i) Es gilt

$$\tilde{d}_2(X) - \tilde{d}_1(X) \text{ ist } N(-c + \Delta^2/2, \Delta^2)\text{-verteilt,}$$

falls X $N(\mu_1, \Sigma)$-verteilt ist und

$$\tilde{d}_2(X) - \tilde{d}_1(X) \text{ ist } N(-c - \Delta^2/2, \Delta^2)\text{-verteilt,}$$

falls X $N(\mu_2, \Sigma)$-verteilt ist. Dabei bezeichnet $\tilde{d}_i$, $i = 1, 2$, die lineare Diskriminanzfunktion aus (6.9). Hinweis: Aufgabe 8 sowie Satz 3.3.6 und Satz 3.3.7.

(ii) Es sei $P(X \in \cdot | \kappa = k) = N(\mu_k, \Sigma)(\cdot)$, $k = 1, 2$. Zeigen Sie, daß das Bayes-Risiko

$$R(G_1^*, G_2^*) = p(1)C(2|1)\Phi((c - \Delta^2/2)/\Delta) + p(2)C(1|2)\Phi(-(c + \Delta^2/2)/\Delta)$$

beträgt, wobei Φ die Verteilungsfunktion der Standardnormalverteilung bezeichnet.

10. Gegeben seien zwei Klassenverteilungen $N(\mu_1, \Sigma)$ und $N(\mu_2, \Sigma)$ mit

$$\mu_1 = \begin{pmatrix} \mu_{11} \\ \mu_{12} \end{pmatrix}, \quad \mu_2 = \begin{pmatrix} \mu_{21} \\ \mu_{22} \end{pmatrix}, \quad \Sigma = \begin{pmatrix} \sigma_1^2 & \sigma_1\sigma_2\varrho \\ \sigma_1\sigma_2\varrho & \sigma_2^2 \end{pmatrix}.$$

Bezeichne wie in Aufgabe 8 $\Delta = \Delta_{\Sigma}(\mu_1, \mu_2)$ die Mahalanobis-Distanz zwischen den beiden Klassenverteilungen.

(i) Es gilt

$$\Delta^2 = \frac{(\mu_{11} - \mu_{21})\sigma_2^2 + (\mu_{12} - \mu_{22})\sigma_1^2 - 2\sigma_1\sigma_2\varrho(\mu_{11} - \mu_{21})(\mu_{12} - \mu_{22})}{\sigma_1\sigma_2(1 - \varrho^2)}.$$

(ii) Δ^2 besitzt die Darstellung

$$\Delta^2 = \Delta^2(\varrho) = \frac{\delta_1^1 + \delta_2^2 - 2\delta_1\delta_2\varrho}{(1 - \varrho^2)}$$

mit $\delta_1 = (\mu_{11} - \mu_{21})/\sigma_1$ und $\delta_2 = (\mu_{12} - \mu_{22})/\sigma_2$.

(iii) Eine Beobachtung $\boldsymbol{x}$ wird um so eher richtig klassifiziert, je größer der Wert Δ^2 ist. Für $\varrho = 0$ ist $\Delta^2 = \delta_1^2 + \delta_2^2$. Man bestimmt die Menge $\{\varrho \in (-1,1) : \Delta(\varrho) > \delta_1^2 + \delta_2^2\}$. Welche Bedingungen an δ_1 und δ_2 hat man zu fordern, um die Klassifikation zu verbessern? Man interpretiere dies graphisch.

11. Es seien $\boldsymbol{X}_i = (X_{i1}, \ldots, X_{ip})^T$, $i = 1, \ldots, n$, unabhängige p-dimensionale Zufallsvektoren mit Mittelwert $\boldsymbol{\mu} \in \mathbb{R}^p$ und Kovarianzmatrix $\boldsymbol{\Sigma} = (\sigma_{ij})$. Dann ist die empirische Kovarianzmatrix

$$\boldsymbol{S}_n := \frac{1}{n-1} \sum_{i=1}^{n} (\boldsymbol{X}_i - \bar{\boldsymbol{X}})(\boldsymbol{X}_i - \bar{\boldsymbol{X}})^T$$

ein erwartungstreuer Schätzer für $\boldsymbol{\Sigma}$, d.h. mit $\boldsymbol{S}_n = (S_{ij})$ gilt $E(\boldsymbol{S}_n) := (E(S_{ij})) = \boldsymbol{\Sigma}$. Hinweis: Man betrachte $\boldsymbol{Y}_i := \boldsymbol{X}_i - \boldsymbol{\mu}$ und $\bar{\boldsymbol{Y}} := \bar{\boldsymbol{X}} - \boldsymbol{\mu}$.

12. Ist eine $p \times p$-Matrix $\boldsymbol{A}$ invertierbar, so gilt $(\boldsymbol{A}^T)^{-1} = (\boldsymbol{A}^{-1})^T$. Ist $\boldsymbol{A}$ zusätzlich symmetrisch, so ist $\boldsymbol{A}^{-1}$ wiederum symmetrisch.

13. Es sei $\boldsymbol{A}$ eine positiv semidefinite $p \times p$-Matrix. $\boldsymbol{A}$ ist invertierbar genau dann, wenn $\boldsymbol{A}$ positiv definit ist. Die inverse Matrix $\boldsymbol{A}^{-1}$ ist ebenfalls positiv definit. Hinweis: Nach dem Satz über die Hauptachsentransformation (siehe (7.4) und Abschnitt 8.2) gilt $\boldsymbol{\Lambda} = \boldsymbol{R}^T \boldsymbol{A} \boldsymbol{R}$, wobei $\boldsymbol{R}$ eine orthogonale Matrix und $\boldsymbol{\Lambda}$ die Diagonalmatrix mit den nicht-negativen Eigenwerten von $\boldsymbol{A}$ ist. Ferner beachte man die Gleichung $\det(\boldsymbol{AB}) = \det \boldsymbol{A} \det \boldsymbol{B}$.

14. (ZNS-Daten) Man führe eine Diskriminanzanalyse (gesund/krank) unter der Normalverteilungsannahme durch. Ferner teile man die Daten geeignet in zwei Hälften und führe damit eine Diskriminanzanalyse mit Lern- und Teststichprobe durch (siehe die Erläuterungen zu Programm 6_2_1 und 6_5_1). Wie kann man die Ergebnisse graphisch darstellen?

15. Man beweise Lemma 6.4.3.

16. Man stelle den kubischen Kern graphisch dar.

17. Sei $\hat{f}_{n,\boldsymbol{h}}$ der Tensorkern-Dichteschätzer mit Bandbreite $\boldsymbol{h} = (h_1, \ldots, h_p)^T$, $h_i > 0$, $i = 1, \ldots, p$, und Kern $k : \mathbb{R} \to [0, \infty)$.

(i) Unter den Voraussetzungen von Lemma 6.4.2 gilt

$$Bias\Big(\hat{f}_{n,\boldsymbol{h}}(\boldsymbol{x})\Big) = \frac{1}{2} \sum_{i=1}^{p} h_j^2 \frac{\partial f(\boldsymbol{x})}{\partial x_j \partial x_j} \int y_1^2 k(y_1)\, dy_1 + o(||\boldsymbol{h}||^2).$$

(ii) Unter den Voraussetzungen von Lemma 6.4.3 gilt

$$Var\Big(\hat{f}_{n,\boldsymbol{h}}(\boldsymbol{x})\Big) = \frac{1}{n \prod_{i=1}^{p} h_i} f(\boldsymbol{x}) \int \mathcal{K}_T^2(\boldsymbol{y})\, d\boldsymbol{y} + o\Big(\frac{1}{n \prod_{i=1}^{p} h_i}\Big).$$

(iii) Unter den Voraussetzungen von Korollar 6.4.4 gilt

$$\begin{aligned} MSE\big(\hat{f}_{n,\boldsymbol{h}}(\boldsymbol{x})\big) &= \frac{1}{n\prod_{i=1}^{p} h_i} f(\boldsymbol{x}) \int k^2(\boldsymbol{y})\, d(\boldsymbol{y}) \\ &+ \frac{1}{4}\Big\{\sum_{i=1}^{p} h_i^2 \frac{\partial f(\boldsymbol{x})}{\partial x_i \partial x_i} \int y_1^2 k(y_1)\, dy_1\Big\}^2 + o\Big(\frac{1}{n\prod_{i=1}^{p} h_i} + \|\boldsymbol{h}\|^4\Big). \end{aligned}$$

18. Zu jeder symmetrischen und positiv definiten $p \times p$-Matrix $\boldsymbol{A}$ existiert eine orthogonale Matrix $\boldsymbol{R}$, d.h. $\boldsymbol{R}^T = \boldsymbol{R}^{-1}$, so daß $\Lambda = \boldsymbol{R}^T\boldsymbol{A}\boldsymbol{R}$ eine Diagonalmatrix ist (siehe den Hinweis zu Aufgabe 13). Dabei sind die Diagonalelemente d_{ii} von Λ die p Eigenwerte von $\boldsymbol{A}$; diese sind positiv. Wir setzen für $s \in I\!R$

$$\boldsymbol{A}^s := \boldsymbol{R}\Lambda^s\boldsymbol{R}^T,$$

wobei Λ^s die Diagonalmatrix ist mit Diagonalelementen d_{ii}^s. Man zeige, daß für beliebiges $s, t \in I\!R$ gilt

$$\boldsymbol{A}^s\boldsymbol{A}^t = \boldsymbol{A}^{s+t}, \quad \boldsymbol{A}^{-s} = (\boldsymbol{A}^{-1})^s$$

Insbesondere heißt $\boldsymbol{A}^{1/2}$ die *symmetrische Wurzel* von $\boldsymbol{A}$; diese erfüllt die Gleichungen $\boldsymbol{A}^{1/2}\boldsymbol{A}^{1/2} = \boldsymbol{A}$, $\boldsymbol{A}^{-1/2}\boldsymbol{A}\boldsymbol{A}^{-1/2} = \boldsymbol{I}_p$.

19. (ZNS-Daten) In der Situation von Aufgabe 14 führe man nichtparametrische Diskriminanzanalysen durch.

20. (Kristall-Daten) (i) Man führe eine (parametrische und nichtparametrische) Diskriminanzanalyse (kristallhaltig / nicht kristallhaltig) mit den Merkmalen pH-Wert (pH), Calcium-Konzentration (Ca) und dem spezifischen Gewicht (g) durch. (ii) Angenommen, von den letzten fünf Beobachtungen (75-79) sei die Klassenzugehörigkeit nicht bekannt. Man führe wie in (i) eine Diskriminanzanalyse mit den ersten 74 Beobachtungen durch und wende die so erhaltene Diskriminanzfunktion auf die letzten fünf Beobachtungen an (siehe Erläuterungen zu Programm 6_2_1 und 6_5_1).

Kapitel 7

Clusteranalyse

In der Diskriminanzanalyse bestand unser Problem darin, ein Objekt mit Hilfe des an ihm beobachteten Merkmalsvektors derjenigen Klasse zuzuordnen, aus der es stammt. Dabei sind wir von vorgegebenen Klassen ausgegangen. In der Clusteranalyse sind hingegen keine Klassen vorgegeben. Ihre Aufgabe besteht gerade darin, Klassen (Cluster) zu bilden, d.h. eine vorgegebene Menge von Objekten aufgrund zugehöriger Merkmalsvektoren in Teilmengen zu zerlegen. Objekte bzw. Merkmalsvektoren, die derselben Klasse zugeordnet werden, sollen sich dabei möglichst ähnlich sein; Objekte, die verschiedenen Klassen zugeordnet werden, sollen sich möglichst deutlich unterscheiden. Die Begriffe „ähnlich" und „deutlich unterscheiden" werden in der Clusteranalyse durch Ähnlichkeits- und Distanzmaße präzisiert (vgl. Abschnitt 7.2). Die Clusteranalyse gehört aufgrund ihrer Methoden zur explorativen Datenanalyse.

7.1 Die Art der Clusterbildung

Das grundsätzliche Problem bei der Entwicklung von Verfahren zur Clusterbildung ist, daß der Begriff des Clusters nicht eindeutig zu definieren ist. Diese Problematik und unsere Vorgehensweise zur Clusterbildung wird durch das folgende Beispiel deutlich.

7.1.1 Beispiel (Air-Daten; Gibbons et al. (1987)). In 80 Städten der USA wurden im Jahr 1960 die folgenden Größen gemessen; die Variablen *smin* bis *pmax* sind dabei in $\mu g/m^3 \times 10$ angegeben:

t	=	Anzahl der Todesfälle
smin	=	die kleinste aller 14tägigen Sulfatmessungen
smean	=	arithmetisches Mittel aller 14tägigen Sulfatmessungen
smax	=	die größte aller 14tägigen Sulfatmessungen
pmin	=	die kleinste aller 14tägigen Schwebeteilchenmessungen
pmean	=	arithm. Mittel aller 14tägigen Schwebeteilchenmessungen
pmax	=	die größte aller 14tägigen Schwebeteilchenmessungen
pm2	=	Größe der Bevölkerung je Quadratmeile $\times 0.1$
lpop	=	Logarithmus (zur Basis 10) der Bevölkerung $\times 10$
perwh	=	Prozentsatz der Weißen in der Bevölkerung

nonpoor	=	Prozentsatz der Familien mit einem Einkommen oberhalb der Armutsgrenze
ge65	=	Prozentsatz der Bevölkerung, deren Alter wenigstens 65 Jahre ist $\times 10$.

Eine Analyse dieses Datensatzes findet sich in Jobson (1992), Kapitel 9 und 10. Der folgende Scatterplot stellt die Werte *smean* und *pmean* von 15 Städten dar. Bezüglich dieser Werte bilden die Städte Des Moines, Johnstown, Milwaukee, York und Providence visuell eine eigene Gruppe in der Art eines Gürtels. Jersey City scheint ein Einzelgänger zu sein, könnte aber auch zu dieser Gruppe gehören, während die übrigen neun Städte ein eigenes Cluster bilden.

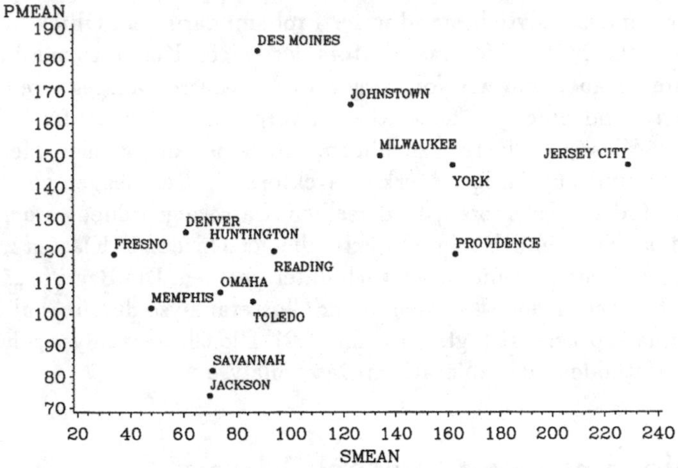

Abbildung 7.1.1. Scatterplot von 15 Städten der Air-Daten; Variablen *smean* und *pmean*.

```
***  Programm 7_1_1  ***;
TITLE1 'Scatterplot von 15 Staedten';
TITLE2 'Air-Daten';
LIBNAME eins 'c:\daten';

DATA anno;
   SET eins.air(OBS=15);
   FUNCTION='LABEL'; TEXT=city; XSYS='2'; YSYS='2';
   HSYS='4'; POSITION='3'; SIZE=1.5;
   X=smean; Y=pmean;
   IF city IN ('TOLEDO' 'YORK' 'READING') THEN POSITION='9';
   IF city IN ('JERSEY CITY') THEN POSITION='1';

SYMBOL1 V=DOT C=GREEN H=0.8;
PROC GPLOT DATA=eins.air(OBS=15);
   PLOT pmean*smean / ANNOTATE=anno;
RUN; QUIT;
```

Anhand dieses Programms soll auf die Funktionsweise von Annotate-Dateien, die schon in Programm 3_2_1 kurz angesprochen wurde, näher eingegangen werden.

Im Unterschied zu Programm 3_2_1 sollen hier keine Linien gezeichnet, sondern Text an bestimmte Stellen in der Abbildung geschrieben werden. Sowohl der Text selbst wie auch die Position hängen von den Daten ab, die mit einem SET-Statement geladen werden.

FUNCTION='LABEL' besagt, daß Text geschrieben werden soll. In diesem Fall muß eine weitere Variable mit Namen TEXT existieren, die den zu schreibenden Text enthält. Da die Städtenamen in der Variablen 'city' der Datendatei enthalten sind, werden diese durch 'TEXT=city;' auch in der Variablen TEXT abgespeichert.

Mit den Statements XSYS='2'; YSYS='2'; wird wieder festgelegt, daß das Referenzsystem zur Positionierung der X-Y-Koordinaten das aktuelle Koordinatensystem ist, welches durch die Daten festgelegt wird. Die Option POSITION='3'; bewirkt, daß der Text rechts oben von der aktuellen X-Y-Koordinate steht, entsprechend die übrigen Positionierungen. Bei der IF-Abfrage müssen die Namen ('TOLEDO' etc.) in Großbuchstaben geschrieben werden, da sie in dieser Schreibweise vom System gespeichert sind.

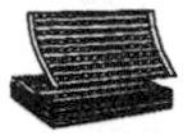

Um die Lage der Städte im $\mathbb{R}^{12}$ bezüglich sämtlicher zwölf Variablen zu untersuchen, werden wir zunächst deren Abstände untereinander in Form einer Abstandsmatrix oder *Distanzmatrix* festhalten. Diejenigen Städte, deren Koordinaten im $\mathbb{R}^{12}$ *nahe* beieinanderliegen, sind sich dann bezüglich der zwölf Variablen ähnlich. Diese Ähnlichkeit quantifizieren wir durch die *Ähnlichkeitsmatrix*, die auf der Distanzmatrix aufbauen kann.

Der nächste Schritt besteht darin, ähnliche Städte zu Gruppen zusammenzufassen und einen Abstand oder eine Ähnlichkeit *zwischen den verschiedenen Gruppen* zu bestimmen. Sodann können ähnliche Gruppen wiederum zu einer Gruppe zusammengefaßt werden u.s.w. Die derart letztlich entstehenden verschiedenen Gruppen stellen dann die gesuchten *Cluster* der Ausgangsobjekte, also im obigen Beipiel der Städte, dar. Da aber die Wahl der Distanz- oder Ähnlichkeitsmaße und die Einteilung in Gruppen einer gewissen Willkür unterliegt, kann eine Änderung der verwendeten Methoden zu einer anderen Clusterbildung führen.

7.2 Distanz- und Ähnlichkeitsmaße

In diesem Abschnitt stellen wir gebräuchliche Ähnlichkeits- und Distanzmaße für Objekte vor. Ähnlichkeits- und Distanzmaße unterscheiden sich in der Interpretation dadurch, daß zwei Objekte um so ähnlicher sind, je größer das Ähnlichkeitsmaß bzw. je kleiner das Abstandsmaß ist. Wir identifizieren im folgenden n verschiedene Objekte mit deren Indexmenge $I = \{1, \ldots, n\}$.

Distanzmaße

7.2.1 Definition. *Eine Abbildung $d : I \times I \to [0, \infty)$ heißt Distanzmaß, falls sie die Eigenschaften*

(i) $d(i,i) = 0$

(ii) $d(i,j) = d(j,i)$

für $i, j \in I$ besitzt. Die symmetrische $n \times n$-Matrix $(d(i,j))$ heißt Distanzmatrix. Ein Distanzmaß d heißt metrisch, falls zusätzlich die Dreiecksgleichung gilt:

(iii) $d(i,j) \leq d(i,k) + d(k,j), \qquad i,j,k \in I.$

Sind die n Objekte Merkmalsvektoren mit Werten im $\mathbb{R}^p$, also $\boldsymbol{x}_i \in \mathbb{R}^p$, $i = 1, \dots, n$, so definiert man üblicherweise das (metrische) Abstandsmaß der Objekte durch den Abstand ihrer Merkmalsvektoren

$$d(i,j) := d_M(\boldsymbol{x}_i, \boldsymbol{x}_j),$$

wobei d_M eine Metrik auf $\mathbb{R}^p$ ist. Dabei heißt eine Funktion $d_M : \mathbb{R}^p \times \mathbb{R}^p \to \mathbb{R}$ *Metrik*, falls für $\boldsymbol{x}, \boldsymbol{y}, \boldsymbol{z} \in \mathbb{R}^p$ gilt

(i) $d_M(\boldsymbol{x}, \boldsymbol{y}) = 0 \Leftrightarrow \boldsymbol{x} = \boldsymbol{y}$,

(ii) $d_M(\boldsymbol{x}, \boldsymbol{y}) \leq d(\boldsymbol{x}, \boldsymbol{z}) + d(\boldsymbol{y}, \boldsymbol{z})$. (Dreiecksungleichung).

Man beachte, daß (i) und (ii) die Nichtnegativität und die Symmetrie der Abbildung d_M implizieren, d.h. $d_M(\boldsymbol{x}, \boldsymbol{y}) \geq 0$ und $d_M(\boldsymbol{x}, \boldsymbol{y}) = d_M(\boldsymbol{y}, \boldsymbol{x})$, $\boldsymbol{x}, \boldsymbol{y} \in \mathbb{R}^p$ (Aufgabe 3).

Ein populäres Beispiel für eine Distanzmatrix ist eine Städte-Entfernungstabelle, wie sie Autofahrern wohlbekannt ist:

B	DO	F	HB	HRO	KS	L	M	N	S	
0	488	555	405	225	385	170	650	480	755	B
	0	264	240	545	175	535	653	483	470	DO
		0	485	730	230	450	400	230	225	F
			0	305	305	575	790	620	660	HB
				0	500	395	875	705	870	HRO
					0	360	500	330	370	KS
						0	480	310	515	L
							0	170	219	M
								0	205	N

Abbildung 7.2.1. Entfernungstabelle (Autobahnen und Fernverkehrsstraßen) in km der Städte Berlin (B), Bremen (HB), Dortmund (DO), Frankfurt (F), Kassel (KS), Leipzig (L), München (M), Nürnberg (N), Rostock (HRO) und Stuttgart (S).

7.2.2 Beispiele. Häufig verwendete metrische Distanzmaße ergeben sich aus den *Minkowski-Metriken* oder L_q-Normen auf dem $\mathbb{R}^p$

$$d_q(\boldsymbol{x}, \boldsymbol{y}) := \Big(\sum_{i=1}^{p} |x_i - y_i|^q\Big)^{1/q},$$

wobei $\boldsymbol{x} = (x_1, \ldots, x_p)^T$, $\boldsymbol{y} = (y_1, \ldots, y_p)^T \in \mathbb{R}^p$ und $q \in [1, \infty]$. Im Fall $q = 2$ erhalten wir gerade den *euklidischen Abstand*

$$d_2(\boldsymbol{x}, \boldsymbol{y}) = \|\boldsymbol{x} - \boldsymbol{y}\| = \Big(\sum_{i=1}^{p} |x_i - y_i|^2\Big)^{1/2},$$

während d_1 die *Manhattan-* oder *City-Block-Metrik* ist

$$d_1(\boldsymbol{x}, \boldsymbol{y}) = \sum_{i=1}^{p} |x_i - y_i|.$$

Der Fall $q = \infty$ ist als maximaler Abstand der Koordinaten zu interpretieren

$$d_\infty(\boldsymbol{x}, \boldsymbol{y}) = \max_{1 \leq i \leq p} |x_i - y_i|$$

(Aufgabe 9). Daß das Distanzmaß d_q die Dreiecksungleichung erfüllt und somit eine Metrik auf dem $\mathbb{R}^p$ ist, ist Inhalt der *Minkowskischen Ungleichung*

$$d_q(\boldsymbol{x}, \boldsymbol{y}) \leq d_q(\boldsymbol{x}, \boldsymbol{z}) + d_q(\boldsymbol{y}, \boldsymbol{z}), \qquad \boldsymbol{x}, \boldsymbol{y}, \boldsymbol{z} \in \mathbb{R}^p$$

(siehe etwa Abschnitt 9.8 in Königsberger (1992)).

Da bei quantitativen Merkmalen die Maßeinheit frei wählbar ist, ist es sinnvoll zu fordern, daß der Abstand zweier Merkmalsvektoren nicht von der gewählten Maßeinheit abhängen soll. Beispielsweise sollte die Angabe der Bevölkerungsdichte *pm2* in Beispiel 7.1.1, gemessen je Quadratkilometer statt je Quadratmeile, die Abstände zwischen den die Städte repräsentierenden Datenpunkten im $\mathbb{R}^{12}$ unverändert lassen. Diese Forderung wird von skaleninvarianten Distanzmaßen auf dem $\mathbb{R}^p$ erfüllt.

7.2.3 Definition. *Ein Distanzmaß d auf einer Punktmenge $\{\boldsymbol{x}_1, \ldots, \boldsymbol{x}_n\}$ im $\mathbb{R}^p$ heißt skaleninvariant, falls*

$$d(\boldsymbol{x}_i, \boldsymbol{x}_j) = d(\boldsymbol{C}\boldsymbol{x}_i, \boldsymbol{C}\boldsymbol{x}_j), \qquad i, j = 1, \ldots, n,$$

für jede $p \times p$-Diagonalmatrix

$$\boldsymbol{C} = \begin{pmatrix} c_1 & & 0 \\ & \ddots & \\ 0 & & c_p \end{pmatrix}, \qquad c_k > 0, \quad k = 1, \ldots, p.$$

Das Distanzmaß d heißt translationsinvariant, falls für jeden Vektor $\boldsymbol{b} \in \mathbb{R}^p$

$$d(\boldsymbol{x}_i + \boldsymbol{b}, \boldsymbol{x}_j + \boldsymbol{b}) = d(\boldsymbol{x}_i, \boldsymbol{x}_j), \qquad i, j = 1, \ldots, n.$$

Die Minkowski-Metriken d_q sind offenbar translationsinvariant, aber nicht skaleninvariant. Die euklidische Metrik d_2 besitzt darüber hinaus die Eigenschaft, invariant unter orthogonalen Transformationen zu sein: Ist $\boldsymbol{A}$ eine $p \times p$-Matrix mit der Eigenschaft $\boldsymbol{A}^T\boldsymbol{A} = \boldsymbol{I}_p$, so folgt offenbar

$$\begin{aligned} d_2^2(\boldsymbol{Ax}, \boldsymbol{Ay}) &= \|\boldsymbol{Ax} - \boldsymbol{Ay}\|^2 = \|\boldsymbol{A}(\boldsymbol{x} - \boldsymbol{y})\|^2 = (\boldsymbol{x} - \boldsymbol{y})^T\boldsymbol{A}^T\boldsymbol{A}(\boldsymbol{x} - \boldsymbol{y}) \\ &= (\boldsymbol{x} - \boldsymbol{y})^T(\boldsymbol{x} - \boldsymbol{y}) = \|\boldsymbol{x} - \boldsymbol{y}\|^2 = d_2^2(\boldsymbol{x}, \boldsymbol{y}). \end{aligned}$$

Anschaulich bedeutet diese Eigenschaft, daß sich der euklidische Abstand zweier Punkte im $\mathbb{R}^p$ unter Drehungen und Spiegelungen des Koordinatensystems nicht ändert (siehe etwa Abschnitt 6.1 in Koecher (1992)).

Der Nachteil, daß der euklidische Abstand zwar translations- aber nicht skaleninvariant ist, kann durch den Übergang zum *standardisierten euklidischen Abstand* $d_{2,st}$ behoben werden. Sind $\boldsymbol{x}_1, \ldots, \boldsymbol{x}_n$ Punkte im $\mathbb{R}^p$, so ist $d_{2,st}$ auf $\{\boldsymbol{x}_1, \ldots, \boldsymbol{x}_n\}$ durch

$$d_{2,st}^2(\boldsymbol{x}_i, \boldsymbol{x}_j) := \Delta_{\boldsymbol{D}}^2(\boldsymbol{x}_i, \boldsymbol{x}_j) = (\boldsymbol{x}_i - \boldsymbol{x}_j)^T\boldsymbol{D}^{-1}(\boldsymbol{x}_i - \boldsymbol{x}_j) = \sum_{k=1}^{p} \frac{1}{s_k^2}(x_{ik} - x_{jk})^2$$

definiert, wobei s_k^2 die empirische Varianz der k-ten Koordinaten der Vektoren $\boldsymbol{x}_1, \ldots, \boldsymbol{x}_n \in \mathbb{R}^p$ ist und

$$\boldsymbol{D} = \begin{pmatrix} s_1^2 & & 0 \\ & \ddots & \\ 0 & & s_p^2 \end{pmatrix}.$$

Weitergehende Invarianzeigenschaften besitzt die Mahalanobis-Distanz (vergleiche Abschnitt 6.4).

7.2.4 Definition. *Es seien* $\boldsymbol{x}_1, \ldots, \boldsymbol{x}_n$ *Punkte im* $\mathbb{R}^p$ *und* $\bar{\boldsymbol{x}}_n := n^{-1}\sum_{i=1}^n \boldsymbol{x}_i$ *der Vektor der Koordinatenmittelwerte. Falls die empirische Kovarianzmatrix*

$$\boldsymbol{S} = \frac{1}{n-1}\sum_{i=1}^{n}(\boldsymbol{x}_i - \bar{\boldsymbol{x}}_n)(\boldsymbol{x}_i - \bar{\boldsymbol{x}}_n)^T$$

invertierbar ist, so heißt

$$\Delta_{\boldsymbol{S}}(\boldsymbol{x}_i, \boldsymbol{x}_j) := \left((\boldsymbol{x}_i - \boldsymbol{x}_j)^T\boldsymbol{S}^{-1}(\boldsymbol{x}_i - \boldsymbol{x}_j)\right)^{1/2}, \qquad i, j = 1, \ldots, n.$$

Mahalanobis-Distanzmaß auf $\{\boldsymbol{x}_1, \ldots, \boldsymbol{x}_n\}$.

7.2.5 Lemma. *Die Mahalanobis-Distanz zu $\boldsymbol{x}_1, \ldots, \boldsymbol{x}_n \in \mathbb{R}^p$ ist invariant unter affinen Transformationen, d.h. mit $\boldsymbol{y}_i := \boldsymbol{A}\boldsymbol{x}_i + \boldsymbol{b}$, $i = 1, \ldots, n$, gilt*

$$\Delta_{\boldsymbol{S}_{\boldsymbol{y}}}(\boldsymbol{y}_i, \boldsymbol{y}_j) = \Delta_{\boldsymbol{S}}(\boldsymbol{x}_i, \boldsymbol{x}_j), \qquad i, j = 1, \ldots, n,$$

wobei $\boldsymbol{A}$ eine invertierbare $p \times p$-Matrix, $\boldsymbol{b}$ ein Vektor im $\mathbb{R}^p$ und $\boldsymbol{S}_{\boldsymbol{y}}$ die empirische Kovarianzmatrix zu $\boldsymbol{y}_1, \ldots, \boldsymbol{y}_n$ ist. Die Mahalanobis-Distanz ist also insbesondere skalen- und translationsinvariant.

Beweis: Aus Satz 3.3.7 folgt die Darstellung $\boldsymbol{S}_{\boldsymbol{y}} = \boldsymbol{A}\boldsymbol{S}\boldsymbol{A}^T$ und damit für $i, j = 1, \ldots, n$

$$\begin{aligned}
\Delta^2_{\boldsymbol{S}_{\boldsymbol{y}}}(\boldsymbol{y}_i, \boldsymbol{y}_j) &= (\boldsymbol{y}_i - \boldsymbol{y}_j)^T \boldsymbol{S}_{\boldsymbol{y}}^{-1} (\boldsymbol{y}_i - \boldsymbol{y}_j) \\
&= (\boldsymbol{x}_i - \boldsymbol{x}_j)^T \boldsymbol{A}^T (\boldsymbol{A}\boldsymbol{S}\boldsymbol{A}^T)^{-1} \boldsymbol{A} (\boldsymbol{x}_i - \boldsymbol{x}_j) \\
&= (\boldsymbol{x}_i - \boldsymbol{x}_j)^T \boldsymbol{A}^T (\boldsymbol{A}^T)^{-1} \boldsymbol{S}^{-1} \boldsymbol{A}^{-1} \boldsymbol{A} (\boldsymbol{x}_i - \boldsymbol{x}_j) \\
&= (\boldsymbol{x}_i - \boldsymbol{x}_j)^T \boldsymbol{S}^{-1} (\boldsymbol{x}_i - \boldsymbol{x}_j) = \Delta^2_{\boldsymbol{S}}(\boldsymbol{x}_i, \boldsymbol{x}_j).
\end{aligned}$$

□

Die folgende Tabelle ist ein Auszug aus der Mahalanobis-Distanzmatrix der 15 Städte aus Beispiel 7.1.1, basierend auf den sechs Variablen *smean, pmean, pm2, perwh, nonpoor* und *ge65*.

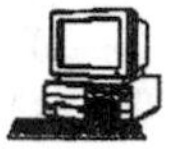

CITY	COL1	COL2	COL3	COL4	COL5	COL6	COL7
PROVIDENCE	0.00	.	.	.	.	.	.
JACKSON	3.25	0.00	.	.	.	.	.
JOHNSTOWN	3.33	3.77	0.00	.	.	.	.
JERSEY CITY	4.39	4.55	4.67	0.00	.	.	.
HUNTINGTON	3.37	3.51	2.43	4.45	0.00	.	.
DES MOINES	4.40	4.32	3.43	4.83	4.32	0.00	.
DENVER	3.72	3.51	4.07	4.40	3.02	3.47	0

Abbildung 7.2.2. Auszug aus der Mahalanobis-Distanzmatrix zu den Städten aus Abbildung 7.1.1; Variablen *smean, pmean, pm2, perwh, nonpoor, ge65*.

```
***   Programm 7_2_2   ***;
TITLE1 'Mahalanobis-Distanzmatrix';
TITLE2 'Air-Daten';
LIBNAME eins 'c:\daten';

DATA sub15;
   SET eins.air(OBS=15);

PROC CORR DATA=sub15 OUTP=covmat COV NOPRINT;
   VAR smean pmean pm2 perwh nonpoor ge65;
PROC IML;
*** Einlesen der Dateien sub15 und covmat;
   USE sub15;
   READ ALL VAR {smean pmean pm2 perwh nonpoor ge65} INTO x;
   USE covmat WHERE(_TYPE_='COV');
   READ ALL VAR {smean pmean pm2 perwh nonpoor ge65} INTO s;
*** Berechnung der Distanz-Matrix 'dist';
*** als untere Dreiecksmatrix;
   dist=J(15,15,.);
   s_inv=INV(s);                          * s_inv=Inverse von s;
   DO k=1 TO 15;
      DO l=1 TO k;
      d1=(x[k, ]-x[l, ]);
      dist[k,l]=SQRT(d1 * s_inv * d1`); * vgl.Definition 7.2.4;
   END;
      END;
   CREATE mahal FROM dist;                * Matrix => SAS-Datei;
   APPEND FROM dist;
QUIT;                                     * IML wird verlassen;
*** Erzeugen der SAS-Datei vom Typ 'DISTANCE';
DATA eins.dist1(TYPE=DISTANCE);
   MERGE sub15 mahal;
PROC PRINT DATA=eins.dist1(OBS=7) ROUND;
   VAR city COL1-COL7;
   ID city;
RUN; QUIT;
```

Um die Distanzmatrix zur Mahalanobis-Distanz zu erhalten, wird in Programm 7_2_2 das SAS/IML-Modul angewendet (vgl. Programm 6_4_3), worauf hier nicht ausführlich eingegangen wird.

Zu beachten ist die Option 'TYPE=DISTANCE' im zweiten DATA-Step, die notwendig ist, um diese Distanzmatrix später als Input-Datei zu PROC CLUSTER verwenden zu können (siehe Abbildung 7.4.3, 7.4.4). Mit 'VAR city COL1-COL7;' werden nur die Werte der ersten sieben Städte ausgegeben. Mit der Option COV in der CORR-Prozedur wird die Kovarianzmatrix berechnet.

Die Mahalanobis-Distanz zu $\boldsymbol{x}_1, \ldots, \boldsymbol{x}_n \in \mathbb{R}^p$ stimmt mit dem euklidischen Abstand von empirisch unkorrelierten Vektoren $\boldsymbol{y}_1, \ldots, \boldsymbol{y}_n \in \mathbb{R}^p$ überein. Bezeichnen wir wie beim Data Sphering in Abschnitt 6.4 mit $\boldsymbol{S}^{-1/2}$ die symmetrische Wurzel von $\boldsymbol{S}^{-1}$ (siehe auch Aufgabe 18 in Kapitel 6), so ist die Kovarianzmatrix zu den Vektoren $\boldsymbol{y}_i := \boldsymbol{S}^{-1/2}\boldsymbol{x}_i \in \mathbb{R}^p$, $i = 1, \ldots, n$, die Einheitsmatrix $\boldsymbol{I}_p$, und es gilt für die Mahalanobis-Distanz zu $\boldsymbol{x}_1, \ldots, \boldsymbol{x}_n$:

$$\begin{aligned}\Delta^2_{\boldsymbol{S}}(\boldsymbol{x}_i, \boldsymbol{x}_j) &= (\boldsymbol{x}_i - \boldsymbol{x}_j)^T \boldsymbol{S}^{-1}(\boldsymbol{x}_i - \boldsymbol{x}_j) \\ &= (\boldsymbol{y}_i - \boldsymbol{y}_j)^T(\boldsymbol{y}_i - \boldsymbol{y}_j) = d_2^2(\boldsymbol{y}_i, \boldsymbol{y}_j), \qquad i, j = 1, \ldots, n.\end{aligned}$$

Im Gegensatz zum standardisierten euklidischen Abstand $d_{2,st}$ besitzt die Mahalanobis-Distanz daher die Tendenz, Korrelationen zwischen den Merkmalen der Merkmalsvektoren $\boldsymbol{x}_i$ zu vernachlässigen.

Ähnlichkeitsmaße

Vektoren im $\mathbb{R}^p$, die bezüglich eines Distanzmaßes einen kleinen Abstand haben, nennen wir *ähnlich*. Der Ähnlichkeitsbegriff wird in der folgenden Definition präzisiert, wobei wir wiederum n verschiedene Objekte mit ihrer Indexmenge $I = \{1, \ldots, n\}$ identifizieren.

7.2.6 Definition. *Eine Abbildung $s : I \times I \to [0, 1]$ heißt Ähnlichkeitsmaß auf I, falls sie die Eigenschaften*

(i) $s(i, j) = 1 \Leftrightarrow i = j$,

(ii) $s(i, j) = s(j, i)$

für $i, j \in I$ besitzt. Die Zahl $s(i, j)$ heißt Ähnlichkeitskoeffizient von i und j. Die symmetrische $n \times n$-Matrix $(s(i, j))$ heißt Ähnlichkeitsmatrix.

Mit der Überlegung, daß zwei Objekte genau dann einander ähnlich sind, wenn ihre Distanz klein ist, läßt sich jedes Ähnlichkeitsmaß auf I in ein Distanzmaß überführen: Ist s ein Ähnlichkeitsmaß und $f : [0, 1] \to [0, \infty)$ eine streng monoton fallende Funktion mit $f(1) = 0$, also etwa $f(x) := \sqrt{2(1 - x)}$, $x \in [0, 1]$, so definiert

$$d(i, j) := f(s(i, j))$$

ein Distanzmaß auf I. Ist andererseits d ein Distanzmaß auf I mit $d(i, j) = 0 \Leftrightarrow i = j$, und ist $g : [0, 1] \to [0, \infty)$ eine streng monoton fallende Funktion mit $g(0) = 1$, also etwa $g(x) = 1 - x$, $x \in [0, 1]$, so definiert mit $a := \max\{d(i, j) : i, j \in I\}$

$$s(i, j) := g(d(i, j)/a)$$

ein Ähnlichkeitsmaß auf I.

Binäre Merkmale

Ähnlichkeitskoeffizienten spielen insbesondere bei kategorialen Daten eine große Rolle. Bei p Merkmalen mit jeweils nur zwei möglichen Ausprägungen, nämlich „Merkmal vorhanden“ oder „Merkmal nicht vorhanden“, können wir das Vorliegen bzw. Nichtvorliegen der p Merkmale bei n verschiedenen Beobachtungen durch Merkmalsvektoren $\boldsymbol{x}_i \in \{0,1\}^p$ kodieren. In diesem Fall spricht man von *binären* Merkmalen, und die Merkmalsvektoren $\boldsymbol{x}_1, \ldots, \boldsymbol{x}_n$ von n Beobachtungen bestehen jeweils aus p Nullen oder Einsen. Dies ist die in Abschnitt 4.2 vorgestellte Dummy-Kodierung.

Ist nun $f : \{0,1\}^p \times \{0,1\}^p \to [0,1]$ eine Abbildung mit den Eigenschaften

(i) $f(\boldsymbol{y}, \boldsymbol{z}) = 1 \Leftrightarrow \boldsymbol{y} = \boldsymbol{z}$

(ii) $f(\boldsymbol{y}, \boldsymbol{z}) = f(\boldsymbol{z}, \boldsymbol{y})$

für $\boldsymbol{y}, \boldsymbol{z} \in \{0,1\}^p$, so definiert

$$s(i,j) := f(\boldsymbol{x}_i, \boldsymbol{x}_j), \qquad i,j = 1, \ldots, n,$$

ein Ähnlichkeitsmaß auf $I = \{1, \ldots, n\}$.

Die bekanntesten Ähnlichkeitskoeffizienten $s(i,j)$ für binäre Merkmalsvektoren $\boldsymbol{x}_i, \boldsymbol{x}_j \in \{0,1\}^p$ lassen sich aus der folgenden Vierfeldertafel ablesen, wobei $\mathbf{1} = (1,1,\ldots,1)^T \in \{0,1\}^p$.

		$\boldsymbol{x}_j$: 1	$\boldsymbol{x}_j$: 0	
$\boldsymbol{x}_i$	1	$\alpha_{ij} := \boldsymbol{x}_i^T \boldsymbol{x}_j$	$\beta_{ij} := \boldsymbol{x}_i^T(\mathbf{1} - \boldsymbol{x}_j)$	$\alpha_{ij} + \beta_{ij}$
	0	$\gamma_{ij} := (\mathbf{1} - \boldsymbol{x}_i)^T \boldsymbol{x}_j$	$\delta_{ij} := (\mathbf{1} - \boldsymbol{x}_i)^T(\mathbf{1} - \boldsymbol{x}_j)$	$\gamma_{ij} + \delta_{ij}$
		$\alpha_{ij} + \gamma_{ij}$	$\beta_{ij} + \delta_{ij}$	$\alpha_{ij} + \beta_{ij} + \gamma_{ij} + \delta_{ij} = p.$

Die Anzahl derjenigen Koordinaten, bei denen sowohl $\boldsymbol{x}_i$ als auch $\boldsymbol{x}_j$ den Wert 1 besitzt, wird von α_{ij} angegeben; β_{ij} zählt diejenigen Koordinaten, bei denen $\boldsymbol{x}_i$ den Wert 1 annimmt und $\boldsymbol{x}_j$ den Wert 0, für γ_{ij} ist dies umgekehrt; schließlich ist δ_{ij} die Anzahl der Koordinaten, bei denen sowohl $\boldsymbol{x}_i$ als auch $\boldsymbol{x}_j$ den Wert 0 besitzt. Die Gesamtsumme $\alpha_{ij} + \beta_{ij} + \gamma_{ij} + \delta_{ij}$ muß also stets die Gesamtanzahl p der Koordinaten sein.

Die gebräuchlichsten Ähnlichkeitskoeffizienten sind der *Jaccard-Koeffizient*

$$s_J(i,j) := \begin{cases} \dfrac{\alpha_{ij}}{\alpha_{ij} + \beta_{ij} + \gamma_{ij}} & \\ & , \text{ falls} \\ 1 & \end{cases} \begin{matrix} \delta_{ij} < p, \\ \\ \delta_{ij} = p, \end{matrix}$$

der *Czekanowski-Koeffizient*

$$s_C(i,j) := \begin{cases} \dfrac{2\alpha_{ij}}{2\alpha_{ij} + \beta_{ij} + \gamma_{ij}} & \\ & , \text{ falls} \\ 1 & \end{cases} \begin{matrix} \delta_{ij} < p, \\ \\ \delta_{ij} = p, \end{matrix}$$

und der *M-Koeffizient* (simple matching coefficient)

$$s_M(i,j) := \frac{\alpha_{ij} + \delta_{ij}}{p}.$$

Der M-Koeffizient ist die relative Anzahl der Koordinaten, bei denen die Codierungen übereinstimmen. Man beachte, daß im Fall $i = j$ die Gleichung $\beta_{ij} = \gamma_{ij} = 0$ gilt, woraus unmittelbar folgt, daß obige Koeffizienten im Fall binärer Merkmale tatsächlich Ähnlichkeitsmaße darstellen.

Für kategoriale Merkmale mit $K \geq 3$ Ausprägungen ist das gebräuchlichste Ähnlichkeitsmaß der *verallgemeinerte M-Koeffizient* (matching coefficient)

$$s(i,j) = u_{ij}/p,$$

wobei u_{ij} die Anzahl der übereinstimmenden Koordinaten von $\boldsymbol{x}_i, \boldsymbol{x}_j \in \{0, 1, \ldots, K-1\}^p$ bezeichnet. Eine Diskussion verschiedener Ähnlichkeitskoeffizienten findet sich in Jobson (1992), Abschnitt 10.1.1.

7.2.7 Beispiel (Scheidungsgründe-Daten). Die folgende Tabelle listet gerichtlich anerkannte Scheidungsgründe aus zwanzig US-Bundesstaaten aus dem Jahr 1982 auf. Eine „1“ bzw. „0“ bedeutet, dieser Scheidungsgrund ist in dem am Anfang der Zeile aufgeführten Bundesstaat gerichtlich anerkannt bzw. nicht anerkannt. Die Abkürzungen bedeuten *marriage breakdown, cruelty, desertion, nonsupport, alcohol/drug addiction, felony, impotency, insane, (a period of) separation*. Eine Analyse dieses Datensatzes wird in Kapitel 10 in Jobson (1992) durchgeführt. Abbildung 7.2.4 zeigt einen Auszug aus der mit dem Jaccard-Koeffizienten gebildeten Ähnlichkeitsmatrix dieser Städte. Demnach sind sich etwa die (räumlich weit voneinander entfernten) Staaten New Hampshire und Louisiana recht ähnlich, während zum Beispiel Nebraska und Louisiana keinerlei Ähnlichkeit hinsichtlich möglicher Scheidungsgründe besitzen.

STATE	BREAK	CRUEL	DESERT	NOSUPPOR	ALCOHOL	FELONY	IMPOTENC	INSANE	SEPARATE
FLORIDA	1	0	0	0	0	0	0	1	0
LOUISIANA	0	1	1	1	1	1	0	0	1
MAINE	1	1	1	1	1	0	1	1	0
MARYLAND	0	1	1	0	0	1	1	1	1
MASSACHUSETTS	1	1	1	1	1	1	1	0	1
MONTANA	1	0	0	0	0	0	0	0	0
NEBRASKA	1	0	0	0	0	0	0	0	0
NEW HAMPSHIRE	1	1	1	1	1	1	1	0	1
NEW YORK	0	1	1	0	0	1	0	0	1
NORTH DAKOTA	1	1	1	1	1	1	1	1	0
OKLAHOMA	1	1	1	1	1	1	1	1	0
OREGON	1	0	0	0	0	0	0	0	0
RHODE ISLAND	1	1	1	1	1	1	1	0	1
SOUTH CAROLINA	0	1	1	0	1	0	0	0	1
SOUTH DAKOTA	0	1	1	1	1	1	0	0	0
TEXAS	1	1	1	0	0	1	0	1	1
VERMONT	0	1	1	1	0	1	0	1	1
VIRGINIA	0	1	1	0	0	1	0	0	1
WASHINGTON	1	0	0	0	0	0	0	0	0
WEST VIRGINIA	1	1	1	0	1	1	0	1	1

Abbildung 7.2.3. Tabelle möglicher Scheidungsgründe in 20 US-Bundesstaaten.

STATE	COL1	COL2	COL3	COL4	COL5	COL6	COL7	COL8
FLORIDA	1.00	.	.	.	.	.	.	.
LOUISIANA	0.00	1.00	.	.	.	.	.	.
MAINE	0.29	0.44	1.00	.	.	.	.	.
MARYLAND	0.14	0.50	0.44	1.00	.	.	.	.
MASSACHUSETTS	0.11	0.75	0.67	0.56	1.00	.	.	.
MONTANA	0.50	0.00	0.14	0.00	0.13	1.00	.	.
NEBRASKA	0.50	0.00	0.14	0.00	0.13	1.00	1.00	.
NEW HAMPSHIRE	0.11	0.75	0.67	0.56	1.00	0.13	0.13	1.0

Abbildung 7.2.4. Auszug aus der Ähnlichkeitsmatrix der US-Bundesstaaten aus Abbildung 7.2.3; Jaccard-Koeffizient.

```
***   Programm 7_2_4   ***;
TITLE1 'Aehnlichkeitsmatrix zu binaeren Merkmalen';
TITLE2 'Scheidungsgruende-Daten';
LIBNAME eins 'c:\daten';
PROC IML;
*** Einlesen der Daten ;
    USE eins.divorce WHERE(sub='J');
    READ ALL VAR _NUM_ INTO x;
    p=NCOL(x);                        * p = Anzahl der Merkmale;
    n=NROW(x);                        * n = Anzahl der Beobachtungen;
*** Berechnung der Distanz-Matrizen;
*** als untere Dreiecksmatrizen;
*** Koeffizienten i.f. durch Entfernen des '*' auswaehlen;
    dist=J(n,n,.);
    DO k=1 TO n;
       DO l=1 TO k;
          a=x[k,] * x[l,]`;
          b=x[k,] * (1-x[l,]`);
          c=x[l,] * (1-x[k,]`);
          d=(1-x[k,]) * (1-x[l,]`);
          IF d=p THEN dist[k,l] =1; ELSE
          dist[k,l]=a/(a+b+c);              * Jaccard;
* dist[k,l]=2*a/(2*a+b+c);                  * Czekanowski;
* dist[k,l]=(a+d)/p;                        * Matching;
       END; END;
    CREATE distb FROM dist;                 * Matrix => SAS-Datei;
    APPEND FROM dist;
QUIT;                                       * IML wird verlassen;

*** Erzeugen der SAS-Datei vom Typ 'DISTANCE';
DATA distb(TYPE=DISTANCE);
    MERGE eins.divorce(WHERE=(sub='J')) distb;

PROC PRINT DATA=distb(OBS=8) ROUND;
    VAR COL1-COL8;
    ID state;
RUN; QUIT;
```

Mit der Prozedur IML können Ähnlichkeitsmatrizen zu binären Merkmalen sehr einfach berechnet werden. Das obige Programm berechnet alle drei im Text vorgestellten Koeffizienten. Um einen Koeffizienten auszuwählen, muß nur das '*' am Beginn der entsprechenden Zeile (hier: Jaccard) gelöscht werden.

Die Datei divorce, die die Scheidungsgründe-Daten enthält, umfaßt insgesamt 51 Staaten. Die hier und für die Abbildung 7.2.3 verwendeten Staaten haben in der Datei in der zum Zweck der Auswahl zugefügten Variablen sub die Merkmalsausprägung 'J'.

7.3 Multidimensionale Skalierung

Ziel der *Multidimensionalen Skalierung* (*MDS*), genauer der *metrischen MDS* ist es, ausgehend von einer beliebigen $n \times n$-Distanzmatrix $(d(i,j))$ zu n Objekten eine Dimension p und n Vektoren $\boldsymbol{x}_1, \ldots, \boldsymbol{x}_n \in \mathbb{R}^p$ zu finden, so daß der Abstand $d(i,j)$ zwischen den Objekten i und j mit dem euklidischen Abstand $||\boldsymbol{x}_i - \boldsymbol{x}_j||$ der Vektoren $\boldsymbol{x}_i, \boldsymbol{x}_j \in \mathbb{R}^p$ übereinstimmt:

$$d(i,j) = ||\boldsymbol{x}_i - \boldsymbol{x}_j||, \qquad i,j = 1, \ldots, n.$$

Indem wir das Objekt i durch den Vektor $\boldsymbol{x}_i$ repräsentieren, kann die Abstandsmatrix $(d(i,j))$ *visualisiert* werden. Ist beispielsweise die Distanzmatrix entstanden durch den Vergleich verschiedener Autotypen hinsichtlich einer Reihe von Kriterien wie Verbrauch, Leistung, Zuverlässigkeit, Komfort, Prestige etc., so kann eine visualisierte Distanzmatrix der Marketing-Abteilung eines Kfz-Herstellers unter Umständen dabei behilflich sein, im Sinne des Wortes *Marktlücken* zu entdecken, d.h. Bereiche im $\mathbb{R}^p$ mit nur wenigen Repräsentanten.

Die folgende Graphik ist ein *MDS*-Plot zu der Entfernungstabelle aus Abbildung 7.2.1, d.h. sie soll die Matrix der (schnellstmöglichen) Verbindungen in Kilometern der angegebenen Städte visualisieren. Wir erhalten so in etwa eine autofahrergerechte Landkarte (siehe auch die Bemerkungen am Ende dieses Abschnitts 7.3).

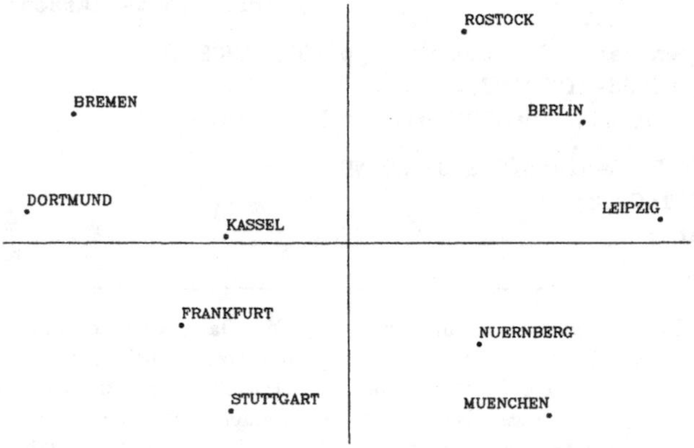

Abbildung 7.3.1. *MDS*-Plot der Entfernungstabelle aus Abbildung 7.2.1.

Die doppelt zentrierte Matrix A

Bei der Lösung dieses geometrischen Problems spielt die folgende symmetrische $n \times n$-Matrix $\boldsymbol{A} = (a_{ij})$ die entscheidende Rolle. Setze für $i, j = 1, \dots, n$

$$a_{ij} := -\frac{1}{2}\Big(d^2(i,j) - d^2(i,.) - d^2(.,j) + d^2(.,.)\Big),$$

wobei

$$d^2(i,.) := \frac{1}{n}\sum_{k=1}^{n} d^2(i,k),$$
$$d^2(.,j) := \frac{1}{n}\sum_{k=1}^{n} d^2(k,j)$$

und

$$d^2(.,.) := \frac{1}{n^2}\sum_{k=1}^{n}\sum_{l=1}^{n} d^2(k,l).$$

Die Matrix $\boldsymbol{A}$ hat die Spalten- und Zeilensumme Null:

$$\sum_{k=1}^{n} a_{ik} = 0 = \sum_{k=1}^{n} a_{kj}, \qquad i, j = 1, \dots, n,$$

d.h. der Rang von $\boldsymbol{A}$ ist höchstens $n-1$. Die Matrix $\boldsymbol{A}$ entsteht also aus der Matrix $(d^2(i,j))$ durch doppelte Zentrierung. Bezeichnen wir ferner mit $\boldsymbol{E}_n$ die $n \times n$-Matrix, die nur Einsen enthält, so gilt

$$\boldsymbol{A} = -\frac{1}{2}\Big(\boldsymbol{I}_n - \frac{1}{n}\boldsymbol{E}_n\Big)(d^2(i,j))\Big(\boldsymbol{I}_n - \frac{1}{n}\boldsymbol{E}_n\Big). \tag{7.1}$$

Diagonalisierung von A

Da die Matrix $\boldsymbol{A}$ symmetrisch ist, besitzt sie nur reelle Eigenwerte $\lambda_1 \geq \dots \geq \lambda_n$ (siehe etwa Koecher (1992), Abschnit 6.2.6). Ist die Matrix $\boldsymbol{A}$ positiv semidefinit mit dem Rang $p \in \{1, \dots, n-1\}$, so sind p Eigenwerte positiv $\lambda_1 \geq \dots \geq \lambda_p > 0$, während die übrigen Eigenwerte gleich Null sind: $\lambda_{p+1} = \dots = \lambda_n = 0$ (Aufgabe 13). Zu $\lambda_1, \dots, \lambda_n$ wählen wir nun orthonormale Eigenvektoren $\boldsymbol{r}_1, \dots, \boldsymbol{r}_n \in \mathbb{R}^n$, d.h. es gilt

$$\boldsymbol{r}_j^T \boldsymbol{r}_k, = \begin{cases} 1 & \\ & \text{falls} \\ 0 & \end{cases} \begin{matrix} j = k \\ \\ j \neq k, \end{matrix} \tag{7.2}$$

sowie

$$\boldsymbol{A}\boldsymbol{r}_i = \lambda_i \boldsymbol{r}_i, \qquad i = 1, \dots, n. \tag{7.3}$$

Bezeichnen wir mit $\boldsymbol{R}$ die $n \times n$-Matrix, deren Spalten aus den n Vektoren $\boldsymbol{r}_1, \dots, \boldsymbol{r}_n$ bestehen, so können wir (7.3) in der geschlossenen Form

$$\boldsymbol{AR} = \boldsymbol{R\Lambda}, \tag{7.4}$$

schreiben, wobei $\boldsymbol{\Lambda}$ die $n \times n$-Diagonalmatrix der Eigenwerte $\lambda, \ldots, \lambda_n$ ist:

$$\boldsymbol{\Lambda} = \begin{pmatrix} \lambda_1 & & 0 \\ & \ddots & \\ 0 & & \lambda_n \end{pmatrix}.$$

Aufgrund von (7.2) ist $\boldsymbol{R}$ eine Orthogonalmatrix, d.h. es gilt $\boldsymbol{R}^T\boldsymbol{R} = \boldsymbol{I}_n$ und damit $\boldsymbol{R}^T = \boldsymbol{R}^{-1}$, also auch $\boldsymbol{R}\boldsymbol{R}^T = \boldsymbol{I}_n$. Multiplizieren wir nun die Gleichung (7.4) von links mit $\boldsymbol{R}^T$, so erhalten wir die *Diagonalisierung* von $\boldsymbol{A}$

$$\boldsymbol{R}^T\boldsymbol{A}\boldsymbol{R} = \boldsymbol{\Lambda} \quad \text{bzw.} \quad \boldsymbol{A} = \boldsymbol{R}\boldsymbol{\Lambda}\boldsymbol{R}^T = (\boldsymbol{R}\boldsymbol{\Lambda}^{1/2})(\boldsymbol{R}\boldsymbol{\Lambda}^{1/2})^T.$$

Dabei ist $\boldsymbol{\Lambda}^{1/2}$ die Diagonalmatrix mit Diagonalelementen $\lambda_{ii}^{1/2}$, $i = 1, \ldots, n$, (siehe auch Aufgabe 18 in Kapitel 6).

Die Lösung des *MDS*-Problems

Falls die Eigenwerte $\lambda_{p+1}, \ldots, \lambda_n$ von $\boldsymbol{A}$ gleich Null sind, so gilt

$$\begin{aligned}
\boldsymbol{A} &= (\boldsymbol{R}\boldsymbol{\Lambda}^{1/2})(\boldsymbol{R}\boldsymbol{\Lambda}^{1/2})^T \\
&= (\sqrt{\lambda_1}\boldsymbol{r}_1, \ldots, \sqrt{\lambda_n}\boldsymbol{r}_n) \begin{pmatrix} \sqrt{\lambda_1}\boldsymbol{r}_1^T \\ \vdots \\ \sqrt{\lambda_n}\boldsymbol{r}_n^T \end{pmatrix} \\
&= (\sqrt{\lambda_1}\boldsymbol{r}_1, \ldots, \sqrt{\lambda_p}\boldsymbol{r}_p, \boldsymbol{0}, \ldots, \boldsymbol{0}) \begin{pmatrix} \sqrt{\lambda_1}\boldsymbol{r}_1^T \\ \vdots \\ \sqrt{\lambda_p}\boldsymbol{r}_p^T \\ \boldsymbol{0}^T \\ \vdots \\ \boldsymbol{0}^T \end{pmatrix} \\
&= (\sqrt{\lambda_1}\boldsymbol{r}_1, \ldots, \sqrt{\lambda_p}\boldsymbol{r}_p) \begin{pmatrix} \sqrt{\lambda_1}\boldsymbol{r}_1^T \\ \vdots \\ \sqrt{\lambda_p}\boldsymbol{r}_p^T \end{pmatrix} = \boldsymbol{X}\boldsymbol{X}^T,
\end{aligned} \tag{7.5}$$

wobei die j-te Spalte der $n \times p$-Matrix

$$\boldsymbol{X} = (x_{ij}) = (\sqrt{\lambda_1}\boldsymbol{r}_1, \ldots, \sqrt{\lambda_p}\boldsymbol{r}_p)$$

der Vektor $\sqrt{\lambda_j}\boldsymbol{r}_j$ ist, $j = 1, \ldots, p$. Wählen wir nun als Dimension p die Anzahl der positiven Eigenwerte λ_i der Matrix $\boldsymbol{A}$ und als Vektor $\boldsymbol{x}_i \in \mathbb{R}^p$ die i-te Zeile der Matrix $\boldsymbol{X}$, d.h.

$$\boldsymbol{x}_i := (x_{i1}, \ldots, x_{ip})^T, \qquad i = 1, \ldots, n,$$

so haben wir eine Lösung des *MDS*-Problems gefunden. Der folgende Satz ist daher der Hauptsatz der metrischen *MDS*.

7.3.1 Satz. *Das MDS-Problem ist für eine $n \times n$-Distanzmatrix $\boldsymbol{D} = (d(i,j))$ genau dann lösbar, wenn die Matrix $\boldsymbol{A}$ positiv semidefinit ist. Ist die Matrix $\boldsymbol{A}$ positiv semidefinit mit Rang $p \in \{1, \ldots, n-1\}$, so gilt mit obigen Bezeichnungen*

$$||\boldsymbol{x}_i - \boldsymbol{x}_j|| = d(i,j), \qquad i,j = 1, \ldots, n.$$

Beweis: Wir nehmen zunächst an, daß die Matrix $\boldsymbol{A}$ positiv semidefinit ist mit Rang $p \in \{1, \ldots, n-1\}$. Aufgrund von (7.5) gilt dann für $i,j = 1, \ldots, n$

$$\begin{aligned} ||\boldsymbol{x}_i - \boldsymbol{x}_j||^2 &= (\boldsymbol{x}_i - \boldsymbol{x}_j)^T(\boldsymbol{x}_i - \boldsymbol{x}_j) \\ &= \boldsymbol{x}_i^T\boldsymbol{x}_i - \boldsymbol{x}_j^T\boldsymbol{x}_i - \boldsymbol{x}_i^T\boldsymbol{x}_j + \boldsymbol{x}_j^T\boldsymbol{x}_j \\ &= a_{ii} - a_{ji} - a_{ij} + a_{jj} = d^2(i,j). \end{aligned}$$

Sei nun andererseits das *MDS*-Problem für $\boldsymbol{D} = (d(i,j))$ im $I\!R^p$ lösbar, d.h. es existieren $\boldsymbol{x}_1, \ldots, \boldsymbol{x}_n \in I\!R^p$, so daß

$$(d^2(i,j)) = ((\boldsymbol{x}_i - \boldsymbol{x}_j)^T(\boldsymbol{x}_i - \boldsymbol{x}_j)).$$

Setzen wir für ein $\boldsymbol{z} \in I\!R^n$ nun $\boldsymbol{y} := (\boldsymbol{I}_n - n^{-1}\boldsymbol{E}_n)\boldsymbol{z} = (y_1, \ldots, y_n)^T$, so gilt

$$\sum_{j=1}^n y_j = \boldsymbol{y}^T \begin{pmatrix} 1 \\ \vdots \\ 1 \end{pmatrix} = \boldsymbol{z}^T(\boldsymbol{I}_n - \frac{1}{n}\boldsymbol{E}_n) \begin{pmatrix} 1 \\ \vdots \\ 1 \end{pmatrix} = \boldsymbol{z}^T\boldsymbol{0} = 0.$$

Damit können wir nun schließen, daß die Matrix $\boldsymbol{A}$ positiv semidefinit ist:

$$\begin{aligned} \boldsymbol{z}^T\boldsymbol{A}\boldsymbol{z} &= -\frac{1}{2}\boldsymbol{y}^T(d^2(i,j))\boldsymbol{y} \\ &= -\frac{1}{2}\sum_{i,j=1}^n y_i(\boldsymbol{x}_i - \boldsymbol{x}_j)^T(\boldsymbol{x}_i - \boldsymbol{x}_j)y_j \\ &= -\frac{1}{2}\sum_{i,j=1}^n y_i\Big(\boldsymbol{x}_i^T\boldsymbol{x}_i - \boldsymbol{x}_j^T\boldsymbol{x}_i - \boldsymbol{x}_i^T\boldsymbol{x}_j + \boldsymbol{x}_j^T\boldsymbol{x}_j\Big)y_j \\ &= -\sum_{i,j=1}^n y_i\boldsymbol{x}_i^T\boldsymbol{x}_i y_j + \sum_{i,j=1}^n (y_i\boldsymbol{x}_i)^T(y_j\boldsymbol{x}_j) \\ &= -\Big(\sum_{j=1}^n y_j\Big)\Big(\sum_{i=1} y_i\boldsymbol{x}_i^T\boldsymbol{x}_i\Big) + \Big(\sum_{i=1}^n y_i\boldsymbol{x}_i\Big)^T\Big(\sum_{j=1}^n y_j\boldsymbol{x}_j\Big) \\ &= \Big(\sum_{i=1}^n y_j\boldsymbol{x}_i\Big)^T\Big(\sum_{i=1}^n y_i\boldsymbol{x}_i\Big) \geq 0. \end{aligned}$$ □

Da der euklidische Abstand von Vektoren unter Translationen $I\!R^p \ni \boldsymbol{x} \mapsto \boldsymbol{x} + \boldsymbol{b}$ erhalten bleibt, wobei $\boldsymbol{b} \in I\!R^p$ beliebig ist, können wir ohne Einschränkung annehmen, daß der Mittelwertsvektor von $\boldsymbol{x}_1, \ldots, \boldsymbol{x}_n$ der Nullvektor ist.

Die folgende Abbildung visualisiert die Mahalanobis-Distanzmatrix der Industrieländer aus Beispiel 3.3.1 aufgrund der Merkmalsvektoren $(\textit{invest, infla, bip, akw, alq})^T \in \mathbb{R}^5$. Auffällig ist der Korridor zwischen linker und rechter Hälfte der Punkte. Da hierbei die europäischen Länder im wesentlichen in südliche und nördliche getrennt werden, visualisiert dieser *MDS*-Plot deutlich wirtschaftliche Unterschiede zwischen Nord- und Südeuropa. Aufgrund der verwendeten Kennziffern ähnelt aber auch Großbritannien eher einem südeuropäischen Land, während Luxemburg eine ausgeprägte Sonderrolle besitzt (siehe auch die Faktorenanalyse in Abbildung 8.3.8 und die sich anschließenden Bemerkungen sowie diejenigen am Ende dieses Abschnitts 7.3 zu möglichen Darstellungsfehlern von *MDS*-Plots). Um sämtliche Merkmale gleich zu gewichten, ist es allerdings häufig sinnvoll, die Beobachtungen zunächst zu studentisieren. Die Kovarianzmatrix der studentisierten Merkmale ist dann die Korrelationsmatrix der ursprünglichen Merksmalvektoren.

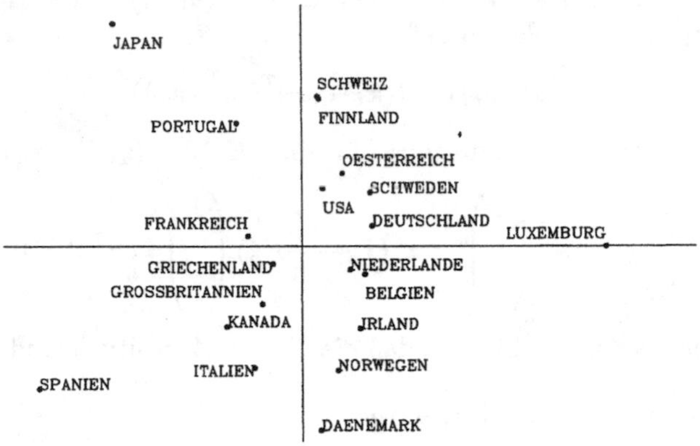

Abbildung 7.3.2. *MDS*-Plot der Mahalanobis-Distanzmatrix zu den Wirtschafts-Daten aus Beispiel 3.3.1; Merkmale *invest, infla, bip, akw, alq*.

```
***  Programm 7_3_2  ***;
TITLE1 'MDS-Plot der Mahalanobis-Distanz';
TITLE2 'Wirtschafts-Daten';
LIBNAME eins 'c:\daten';

PROC CORR DATA=eins.econom COV OUTP=covmat NOPRINT;
   VAR invest infla bip akw alq;
                                    ↓
```

```
                              ↑
PROC IML;
*** Einlesen der Dateien econom und covmat;
   USE eins.econom;
   READ ALL VAR{invest infla bip akw alq} INTO x;
   USE covmat WHERE(_TYPE_='COV');
   READ ALL VAR{invest infla bip akw alq} INTO s;
*** Berechnung der Distanz-Matrix ''dist'';
*** als untere Dreieçksmatrix ;
   dist=J(20,20,.);
   s_inv=INV(s);                 * s_inv =Inverse von s;
   DO k=1 TO 20;
      DO l=1 TO 20;
      d1=(x[k,]-x[l,]);
      dist[k,l]=d1*s_inv*d1`;    * siehe Definition 7.2.4;
   END; END;
i20=I(20); e20=J(20,20,1); p=(i20-(1/20)*e20);
a1=-.5*XMULT(p,dist);            * Berechnung der Matrix A;
a2=XMULT(a1,p);                  * nach (7.1);
CALL EIGEN(l,r,a2); x=J(20,5,.);
   DO k=1 TO 5;
      x[,k]=(l[k]**.5)*r[,k]; END;  * Loesung des MDS-Problems;
CREATE mds1 FROM x; APPEND FROM x;
QUIT;                            * IML wird verlassen;
DATA mds2;
   MERGE eins.econom mds1;
DATA annomds;
   SET mds2;
   FUNCTION='LABEL'; TEXT=land; XSYS='2'; YSYS='2'; HSYS='4';
   POSITION='C'; SIZE=1.5; X=COL2; Y=COL1;
      IF land IN('OESTERREICH' 'SCHWEIZ') THEN POSITION='3';
      IF land IN('GRIECHENLAND' 'ITALIEN' 'PORTUGAL')
           THEN POSITION='4';
      IF land IN('FINNLAND' 'JAPAN' 'BELGIEN' 'USA')
           THEN POSITION='9';
      IF land IN('GROSSBRITANNIEN' 'LUXEMBURG' 'FRANKREICH')
           THEN POSITION='1'; RUN;
SYMBOL1 V=DOT C=GREEN H=0.6;
PROC GPLOT DATA=mds2;
   PLOT COL1*COL2 / ANNOTATE=annomds NOAXIS HREF=0 VREF=0;
RUN; QUIT;
```

Zur Prozedur IML bzw. CORR siehe Programm 6_4_3 bzw. 7_2_2 und zu den Annotate-Funktionen siehe Programm 7_1_1.

Das Additive-Konstanten-Problem

Ist die Matrix $\boldsymbol{A}$ zu einer $n \times n$-Distanzmatrix $\boldsymbol{D} = (d(i,j))$ *nicht* positiv semidefinit, so ist Satz 7.3.1 nicht anwendbar. Wir können uns aber dadurch behelfen, daß wir zu allen Distanzen $d(i,j)$ mit $i \neq j$ eine Konstante $c \in \mathbb{R}$ addieren. Bei einer geeigneten Wahl von c ist nämlich die zur Distanzmatrix

$$\boldsymbol{D}_c := (d(i,j) + c\,l(i,j))$$

gehörende doppelt zentrierte Matrix $\boldsymbol{A}_c$ positiv semidefinit; dabei ist $l(i,j) = 1$, falls $i \neq j$, und 0 sonst. Dies ist der Inhalt des folgenden Satzes. Für Ergänzungen zu diesem Satz verweisen wir auf Cailliez (1983).

7.3.2 Satz. *Die Matrix* $\boldsymbol{A}$ *sei nicht positiv semidefinit, d.h. es gelte* $\lambda_n < 0$. *Bezeichnet* μ_n *den kleinsten Eigenwert der Matrix*

$$\boldsymbol{B} := -(1/2)(\boldsymbol{I}_n - n^{-1}\boldsymbol{E}_n)(d(i,j))(\boldsymbol{I}_n - n^{-1}\boldsymbol{E}_n),$$

so ist $\boldsymbol{A}_c$ *positiv semidefinit für alle* $c \geq \sqrt{4\mu_n^2 - 2\lambda_n} - 2\mu_n \ (> 0)$.

Zum Beweis von Satz 7.3.2 benötigen wir das folgende Lemma.

7.3.3 Lemma. *Es sei* $\boldsymbol{M}$ *eine symmetrische* $n \times n$*-Matrix mit den Eigenwerten* $\gamma_1 \geq \cdots \geq \gamma_n$. *Dann gelten für ein beliebiges* $\boldsymbol{x} \in \mathbb{R}^n$ *die Ungleichungen*

$$\gamma_n \boldsymbol{x}^T \boldsymbol{x} \leq \boldsymbol{x}^T \boldsymbol{M} \boldsymbol{x} \leq \gamma_1 \boldsymbol{x}^T \boldsymbol{x}.$$

Beweis: Wie bei der Diagonalisierung der Matrix $\boldsymbol{A}$ in (7.4) beschrieben, können wir auch zu $\boldsymbol{M}$ eine orthogonale $n \times n$-Matrix $\boldsymbol{R}$ finden, so daß

$$\boldsymbol{M} = \boldsymbol{R}^T \begin{pmatrix} \gamma_1 & & 0 \\ & \ddots & \\ 0 & & \gamma_n \end{pmatrix} \boldsymbol{R}.$$

Setzen wir zu einem $\boldsymbol{x} \in \mathbb{R}^n$ nun $\boldsymbol{y} := \boldsymbol{R}\boldsymbol{x} := (y_1, \ldots, y_n)^T$, so folgt

$$\boldsymbol{x}^T \boldsymbol{M} \boldsymbol{x} = \boldsymbol{y}^T \begin{pmatrix} \gamma_1 & & 0 \\ & \ddots & \\ 0 & & \gamma_n \end{pmatrix} \boldsymbol{y} = \sum_{i=1}^n \gamma_i y_i^2 \begin{cases} \leq \gamma_1 \sum_{i=1}^n y_i^2 = \gamma_1 \boldsymbol{y}^T \boldsymbol{y} \\ \geq \gamma_n \sum_{i=1}^n y_i^2 = \gamma_n \boldsymbol{y}^T \boldsymbol{y}, \end{cases}$$

woraus wegen $\boldsymbol{y}^T\boldsymbol{y} = \boldsymbol{x}^T\boldsymbol{R}^T\boldsymbol{R}\boldsymbol{x} = \boldsymbol{x}^T\boldsymbol{x}$ die Behauptung folgt. □

Beweis von Satz 7.3.2: Die zur Distanzmatrix $\boldsymbol{D}_c$ gehörende doppelt zentrierte Matrix $\boldsymbol{A}_c$ besitzt nach (7.1) die Darstellung

$$\begin{aligned} \boldsymbol{A}_c &= -\frac{1}{2}\Big(\boldsymbol{I}_n - \frac{1}{n}\boldsymbol{E}_n\Big)\Big(d^2(i,j) + 2c\,d(i,j)l(i,j) + c^2 l(i,j)\Big)\Big(\boldsymbol{I}_n - \frac{1}{n}\boldsymbol{E}_n\Big) \\ &= -\frac{1}{2}\Big(\boldsymbol{I}_n - \frac{1}{n}\boldsymbol{E}_n\Big)\Big(d^2(i,j) + 2c\,d(i,j) + c^2 l(i,j)\Big)\Big(\boldsymbol{I}_n - \frac{1}{n}\boldsymbol{E}_n\Big). \end{aligned}$$

Für die Matrix $(l(i,j)) = \boldsymbol{E}_n - \boldsymbol{I}_n$ gilt nun

$$(l(i,j))\Big(\boldsymbol{I}_n - \frac{1}{n}\boldsymbol{E}_n\Big) = -\Big(\boldsymbol{I}_n - \frac{1}{n}\boldsymbol{E}_n\Big).$$

Ferner ist die Matrix $\boldsymbol{I}_n - n^{-1}\boldsymbol{E}_n$ idempotent, so daß wir für $\boldsymbol{A}_c$ die Darstellung erhalten

$$\begin{aligned}\boldsymbol{A}_c &= -\frac{1}{2}\Big(\boldsymbol{I}_n - \frac{1}{n}\boldsymbol{E}_n\Big)(d^2(i,j))\Big(\boldsymbol{I}_n - \frac{1}{n}\boldsymbol{E}_n\Big)\\ &\quad -c\Big(\boldsymbol{I}_n - \frac{1}{n}\boldsymbol{E}_n\Big)(d(i,j))\Big(\boldsymbol{I}_n - \frac{1}{n}\boldsymbol{E}_n\Big) + \frac{c^2}{2}\Big(\boldsymbol{I}_n - \frac{1}{n}\boldsymbol{E}_n\Big)\Big(\boldsymbol{I}_n - \frac{1}{n}\boldsymbol{E}_n\Big)\\ &= \Big(\boldsymbol{I}_n - \frac{1}{n}\boldsymbol{E}_n\Big)\Big(\boldsymbol{A} + 2c\boldsymbol{B} + \frac{c^2}{2}\boldsymbol{I}_n\Big)\Big(\boldsymbol{I}_n - \frac{1}{n}\boldsymbol{E}_n\Big).\end{aligned}$$

Setzen wir wie im Beweis zu Satz 7.3.1 für ein $\boldsymbol{z} \in \mathbb{R}^n$ nun $\boldsymbol{y} := (\boldsymbol{I}_n - n^{-1}\boldsymbol{E}_n)\boldsymbol{z} \in \mathbb{R}^n$, so folgt aus Lemma 7.3.3

$$\begin{aligned}\boldsymbol{z}^T\boldsymbol{A}_c\boldsymbol{z} &= \boldsymbol{y}^T\Big(\boldsymbol{A} + 2c\boldsymbol{B} + \frac{c^2}{2}\boldsymbol{I}_n\Big)\boldsymbol{y}\\ &\geq \Big(\lambda_n + 2c\mu_n + \frac{c^2}{2}\Big)\boldsymbol{y}^T\boldsymbol{y} \geq 0,\end{aligned}$$

falls $c \geq \sqrt{4\mu_n^2 - 2\lambda_n} - 2\mu_n (> 0)$, welche die größere der beiden Lösungen der quadratischen Gleichung $c^2/2 + 2c\mu_n + \lambda_n = 0$ ist. □

7.3.4 Beispiel (Dozenten-Daten). Ein Student wurde gebeten, die Ähnlichkeit im Lehrverhalten der verschiedenen Dozenten Becker, Falk, Femir, Marohn, Retel und Winter zu beurteilen. Hierzu sollte er sämtliche $\binom{6}{2}$ verschiedenen Dozentenpaare bilden (siehe den Beweis zu Lemma 4.1.1) und in eine Ähnlichkeitsrangliste bringen: Das im Lehrverhalten ähnlichste Paar von Dozenten erhält den Rang 1, das zweitähnlichste den Rang 2,..., das sich am wenigsten ähnliche den Rang $\binom{6}{2} = 15$. Hierdurch erhalten wir eine 6×6-Distanzmatrix, die die Ähnlichkeiten im Lehrverhalten obiger Dozenten wiedergibt:

	Becker	Falk	Femir	Marohn	Retel	Winter
Becker	0	7	10	8	6	2
Falk		0	1	4	11	3
Femir			0	13	15	14
Marohn				0	5	12
Retel					0	9
Winter						0

Die obige Distanzmatrix $\boldsymbol{D}$ können wir nun mittels *MDS* visualisieren, wobei wir aber noch eine Konstante zu $\boldsymbol{D}$ addieren, um eine positiv semidefinite Matrix $\boldsymbol{A}_c$ zu erzeugen. In obigem Fall ist dies die Konstante $c^* = 90.040866$, die sich nach Satz 7.3.2 aus den Eigenwerten $\lambda_6 = -304.0895$ und $\mu_6 = -20.8216$ ergibt. Abbildung 7.3.3 zeigt, daß sich nach Einschätzung des Studenten die Dozenten Femir und Falk sowie Becker und Winter im Lehrverhalten recht ähnlich sind und visuell bereits zwei eigene Cluster bilden. Marohn und Retel weichen von diesen beiden Gruppen erheblich ab und bilden möglicherweise ein eigenes Cluster. Damit drängt sich nun die Frage der *Clusterinterpretation* aufgrund des Lehrverhaltens der Dozenten auf, die aber ohne eine nähere Befragung des Studenten nicht beantwortet werden kann.

Befragen wir eine Reihe von Studenten in oben beschriebener Weise, so können wir durch die elementweise Bildung von Mittelwerten der jeweiligen Rangmatrizen eine Distanzmatrix erzeugen, die eine gewisse durchschnittliche Beurteilung der Ähnlichkeit abgibt. Dieses Verfahren kann überall dort angewendet werden, wo Ähnlichkeiten bzw. Distanzen subjektiv von befragten Personen angegeben werden, etwa im Rahmen einer Marketinganalyse zur Beurteilung der Absatzchancen eines neuen Produktes in einem Marktsegment.

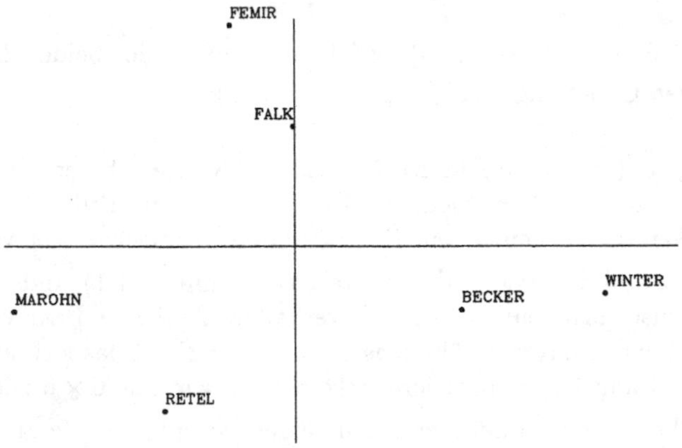

Abbildung 7.3.3. Das Additive-Konstanten-Problem; *MDS*-Plot zur Distanzmatrix $\boldsymbol{D}_1 = \boldsymbol{D} + 90.040866\,(\boldsymbol{E}_n - \boldsymbol{I}_n)$ aus Beispiel 7.3.4.

Die Lösung des *MDS*-Problems für Ähnlichkeitsmatrizen

7.3.5 Satz. *Es sei $(s(i,j))$ eine beliebige $n \times n$-Ähnlichkeitsmatrix. Dann definiert*

$$d(i,j) := \sqrt{2(1 - s(i,j))}, \qquad i,j = 1,\ldots,n,$$

eine Distanzmatrix, deren zugehörige Matrix $\boldsymbol{A}$ die Darstellung

$$\boldsymbol{A} = \Big(\boldsymbol{I}_n - \frac{1}{n}\boldsymbol{E}_n\Big)(s(i,j))\Big(\boldsymbol{I}_n - \frac{1}{n}\boldsymbol{E}_n\Big)$$

besitzt. Ist ferner die Ähnlichkeitsmatrix $(s(i,j))$ positiv semidefinit, so auch die Matrix $\boldsymbol{A}$.

Beweis: Für die symmetrische Matrix $\boldsymbol{I}_n - n^{-1}\boldsymbol{E}_n$ gilt

$$\Big(\boldsymbol{I}_n - \frac{1}{n}\boldsymbol{E}_n\Big)\boldsymbol{E}_n = \boldsymbol{0}.$$

Damit erhalten wir für die zu $(d(i,j))$ gehörende Matrix $\boldsymbol{A}$ aus (7.1) die Darstellung

$$\begin{aligned}
\boldsymbol{A} &= -\frac{1}{2}\Big(\boldsymbol{I}_n - \frac{1}{n}\boldsymbol{E}_n\Big)(2(1 - s(i,j)))\Big(\boldsymbol{I}_n - \frac{1}{n}\boldsymbol{E}_n\Big) \\
&= -\Big(\boldsymbol{I}_n - \frac{1}{n}\boldsymbol{E}_n\Big)\boldsymbol{E}_n\Big(\boldsymbol{I}_n - \frac{1}{n}\boldsymbol{E}_n\Big) + \Big(\boldsymbol{I}_n - \frac{1}{n}\boldsymbol{E}_n\Big)(s(i,j))\Big(\boldsymbol{I}_n - \frac{1}{n}\boldsymbol{E}_n\Big) \\
&= \Big(\boldsymbol{I}_n - \frac{1}{n}\boldsymbol{E}_n\Big)(s(i,j))\Big(\boldsymbol{I}_n - \frac{1}{n}\boldsymbol{E}_n\Big).
\end{aligned}$$

Aus dieser Darstellung folgt nun sofort, daß mit der Matrix $(s(i,j))$ auch die Matrix $\boldsymbol{A}$ positiv semidefinit ist: Setze zu einem beliebigen Vektor $\boldsymbol{z} \in I\!R^n$ wiederum den Vektor $\boldsymbol{y} := (\boldsymbol{I}_n - n^{-1}\boldsymbol{E}_n)\boldsymbol{z} \in I\!R^n$. Es folgt

$$\boldsymbol{z}^T\boldsymbol{A}\boldsymbol{z} = \boldsymbol{z}^T\Big(\boldsymbol{I}_n - \frac{1}{n}\boldsymbol{E}_n\Big)(s(i,j))\Big(\boldsymbol{I}_n - \frac{1}{n}\boldsymbol{E}_n\Big)\boldsymbol{z} = \boldsymbol{y}^T(s(i,j))\boldsymbol{y} \geq 0. \qquad \Box$$

Mit einer positiv semidefiniten Ähnlichkeitsmatrix $(s(i,j))$ ist das *MDS*-Problem für die Distanzmatrix $(d(i,j)) = (\sqrt{2(1 - s(i,j))})$ im $I\!R^p$ also stets zu lösen, wobei p der Rang der Matrix $(s(i,j))$ ist (denn Rang $\boldsymbol{A} \leq$ Rang$(s(i,j))$, siehe Abschnitt 2.2.5 in Koecher (1992)). Ist die Ausgangsmatrix $(s(i,j))$ nicht positiv semidefinit, so können wir uns, wie in Satz 7.3.2 beschrieben, durch die Addition einer geeigneten Konstanten c zur Distanzmatrix $(d(i,j))$ behelfen und eine positiv semidefinite Matrix $\boldsymbol{A}_c$ erzeugen.

Approximationen niedrigerer Dimension

Eine Möglichkeit, zu approximativen Lösungen des *MDS*-Problems im Fall eines großen Wertes für p überzugehen, besteht darin, nur die ersten q Koordinaten der Lösungsvektoren $\boldsymbol{x}_1, \ldots, \boldsymbol{x}_n \in I\!R^p$ aus (7.5) zu berücksichtigen, d.h. wir definieren

$$\boldsymbol{x}_{i(q)} := (x_{i1}, \ldots, x_{iq})^T \in I\!R^q, \qquad i = 1,\ldots,n.$$

Für die euklidischen Abstände zwischen $\boldsymbol{x}_{i(q)}$ und $\boldsymbol{x}_{j(q)}$ im $\mathbb{R}^q$ erhalten wir

$$\begin{aligned}
||\boldsymbol{x}_{i(q)} - \boldsymbol{x}_{j(q)}||^2 &= (\boldsymbol{x}_{i(q)} - \boldsymbol{x}_{j(q)})^T(\boldsymbol{x}_{i(q)} - \boldsymbol{x}_{j(q)}) \\
&= (\boldsymbol{x}_i - \boldsymbol{x}_j - (\underbrace{0,\dots,0}_{q \text{ Nullen}}, x_{iq+1} - x_{jq+1}, \dots, x_{ip} - x_{jp})^T)^T(\boldsymbol{x}_i - \boldsymbol{x}_j) \\
&= (\boldsymbol{x}_i - \boldsymbol{x}_j)^T(\boldsymbol{x}_i - \boldsymbol{x}_j) - \sum_{k=q+1}^{n} (x_{ik} - x_{jk})^2 \\
&= d^2(i,j) - \sum_{k=q+1}^{p} \lambda_k (r_{ki} - r_{kj})^2, \qquad (7.6)
\end{aligned}$$

wobei $\boldsymbol{r}_i = (r_{i1}, \dots, r_{in})^T$, $i = 1, \dots, n$, die orthonormalen Eigenvektoren aus (7.2) zu den Eigenwerten $\lambda_1 \geq \cdots \geq \lambda_p > 0 = \lambda_{p+1} = \cdots = \lambda_n$ der Matrix $\boldsymbol{A}$ sind.

Ersetzen wir $\boldsymbol{x}_i \in \mathbb{R}^q$ durch $\boldsymbol{x}_{i(q)} \in \mathbb{R}^q$, $i = 1, \dots, n$, so können wir mit (7.6) aufgrund der Ungleichung $\sqrt{b-a} \geq \sqrt{b} - \sqrt{a}$, $0 \leq a \leq b$, sowie der Dreiecksungleichung für die euklidische Norm den Fehler der Abstände $d(i,j) - ||\boldsymbol{x}_{i(q)} - \boldsymbol{x}_{j(q)}||$ abschätzen durch

$$\begin{aligned}
0 &\leq d(i,j) - ||\boldsymbol{x}_{i(q)} - \boldsymbol{x}_{j(q)}|| \\
&\leq \Big(\sum_{k=q+1}^{p} \lambda_k (r_{ki} - r_{kj})^2 \Big)^{1/2} \\
&\leq \Big(\sum_{k=q+1}^{p} \lambda_k r_{ki}^2 \Big)^{1/2} + \Big(\sum_{k=q+1}^{p} \lambda_k r_{kj}^2 \Big)^{1/2} \\
&\leq \lambda_{q+1}^{1/2} \left(\Big(\sum_{k=q+1}^{p} r_{ki}^2 \Big)^{1/2} + \Big(\sum_{k=q+1}^{p} r_{kj}^2 \Big)^{1/2} \right) \\
&\leq \lambda_{q+1}^{1/2} \left(\Big(\sum_{k=1}^{n} r_{ki}^2 \Big)^{1/2} + \Big(\sum_{k=1}^{n} r_{kj}^2 \Big)^{1/2} \right) = 2\lambda_{q+1}^{1/2}, \qquad (7.7)
\end{aligned}$$

da wegen $\boldsymbol{R}\boldsymbol{R}^T = \boldsymbol{I}_n$ auch die Zeilenvektoren der Matrix $\boldsymbol{R}$ die Länge eins besitzen. In den obigen Abbildungen 7.3.1–7.3.3 wurde in den *MDS*-Plots stets $q = 2$ gewählt. Der dabei entstehende Darstellungsfehler läßt sich nun durch die Formel (7.7) abschätzen (Aufgabe 16). Daß ein Darstellungsfehler auftritt, ist etwa in Abbildung 7.3.1 offensichtlich. Dort ist entgegen der Entfernungstabelle in Abbildung 7.2.1 zum Beispiel der Abstand von München nach Dortmund wesentlich größer als der von München nach Rostock.

7.4 Hierarchische Klassifikationsverfahren

In diesem und im folgenden Abschnitt werden wir Objekte aus einer Objektmenge $I = \{1, \dots, n\}$, auf der ein Distanzmaß definiert ist, zu Clustern, d.h.

Teilmengen ähnlicher bzw. nah beieinanderliegender Objekte, zusammenfassen. Im folgenden geschieht diese Clusterbildung mittels *hierarchischer Klassifikationsverfahren*.

Hierarchische Klassifikationsverfahren konstruieren eine endliche Folge von Partitionen der Objektmenge I, also von disjunkten und nichtleeren Teilmengen, den *Klassen*, deren Vereinigung wieder I ergibt. Wir gehen im folgenden auf die sogenannten *agglomerativen Verfahren* ein, bei denen die Klassenanzahl durch sukzessive Vereinigungen von Klassen reduziert wird. Ein agglomeratives Verfahren geht von einem Distanzmaß D für Klassen aus, welches auf der Menge aller nichtleeren Teilmengen von $\{1, \ldots, n\}$ definiert ist. Die Partitionen werden dann rekursiv wie folgt konstruiert:

1. Für $\nu = n$ ist $\mathcal{C}^{(n)} = \{\{1\}, \ldots, \{n\}\}$ die feinste Partition der Objektmenge $I = \{1, \ldots, n\}$. Jedes Objekt wird als eine Klasse betrachtet.

2. Man erhält die Partition $\mathcal{C}^{(\nu-1)}$ aus der Partition $\mathcal{C}^{(\nu)}$, die ν Cluster enthält, indem die zwei Klassen aus $\mathcal{C}^{(\nu)}$ vereinigt werden, für die das vorgegebene Distanzmaß D minimal ist. Die Partition $\mathcal{C}^{(\nu-1)}$ enthält dann $\nu - 1$ Cluster.

3. Schritt 2 wird wiederholt bis $\mathcal{C}^{(1)} = \{I\}$ erreicht ist.

Dieses Verfahren setzt voraus, daß für jede Partition das Paar von Klassen mit minimalem Abstand eindeutig bestimmt ist. Ist dies nicht der Fall, d.h. liegen Bindungen (ties) vor, so kann die Reihenfolge der Vereinigung von derartigen Paaren auf eine beliebige Art festgelegt werden, etwa in Abhängigkeit von der maximalen oder minimalen Beobachtungsnummer der Elemente in den beteiligten Objektmengen. Im folgenden stellen wir einige spezielle agglomerative Verfahren vor.

Single-Linkage-Verfahren

Beim *Single-Linkage-Verfahren* oder auch Minimum Distance Methode, Nearest-Neighbor-Methode, ist die Distanz zwischen zwei nichtleeren Teilmengen C_1 und C_2 der Objektmenge gleich der *minimalen* Distanz zwischen einem Objekt aus C_1 und einem Objekt aus C_2: Ist d ein Distanzmaß auf $I = \{1, \ldots, n\}$, so definiert

$$D(C_1, C_2) := \min_{i \in C_1, j \in C_2} d(i, j)$$

ein Distanzmaß auf der Menge aller nichtleeren Teilmengen von I. Single-Linkage-Verfahren, bei denen das Distanzmaß d über einen Dichteschätzer definiert ist, werden unter dem Begriff Density-Linkage-Verfahren im nächsten Abschnitt behandelt.

Vereinigt werden diejenigen Klassen $C_{k^*}^{(\nu)}, C_{l^*}^{(\nu)}$ der Partition $\mathcal{C}^{(\nu)}$, deren Distanz D minimal ist:

$$D(C_{k^*}^{(\nu)}, C_{l^*}^{(\nu)}) = \min_{k \neq l} D(C_k^{(\nu)}, C_l^{(\nu)}) = \min_{k \neq l} \min_{i \in C_k^{(\nu)}, j \in C_l^{(\nu)}} d(i, j).$$

Wir wollen dieses Verfahren an einem einfachen Beispiel erläutern. Dabei gehen wir von der folgenden 5 × 5-Distanzmatrix aus:

$$(d(i,j)) = \begin{pmatrix} 0 & 7 & 1 & 9 & 8 \\ 7 & 0 & 6 & 3 & 5 \\ 1 & 6 & 0 & 8 & 7 \\ 9 & 3 & 8 & 0 & 4 \\ 8 & 5 & 7 & 4 & 0 \end{pmatrix} . \tag{7.8}$$

Die Objekte 1 und 3 haben den minimalen Abstand $d(1,3) = 1$. Fassen wir diese zusammen, so erhalten wir die vier Klassen $C_1^{(4)} = \{1,3\}, C_2^{(4)} = \{2\}, C_3^{(4)} = \{4\}$ und $C_4^{(4)} = \{5\}$. Wegen

$$\begin{aligned} D(C_1^{(4)}, C_2^{(4)}) &= \min\{d(1,2), d(3,2)\} = 6 \\ D(C_1^{(4)}, C_3^{(4)}) &= \min\{d(1,4), d(3,4)\} = 8 \\ D(C_1^{(4)}, C_4^{(4)}) &= \min\{d(1,5), d(3,5)\} = 7 \end{aligned}$$

erhalten wir als Distanzmatrix für diese Klassen die 4 × 4-Matrix

$$\left(D(C_i^{(4)}, C_j^{(4)})\right) = \begin{pmatrix} 0 & 6 & 8 & 7 \\ 6 & 0 & 3 & 5 \\ 8 & 3 & 0 & 4 \\ 7 & 5 & 4 & 0 \end{pmatrix} .$$

An dieser Matrix läßt sich ablesen, daß die Klassen $C_2^{(4)} = \{2\}$ und $C_3^{(4)} = \{4\}$ den minimalen Abstand 3 besitzen. Im zweiten Iterationsschritt erhalten wir daher die drei Klassen

$$C_1^{(3)} = \{1,3\}, C_2^{(3)} = \{2,4\} \text{ und } C_3^{(3)} = \{5\}.$$

Damit ergibt sich die 3 × 3-Distanzmatrix

$$\left(D(C_i^{(3)}, C_j^{(3)})\right) = \begin{pmatrix} 0 & 6 & 7 \\ 6 & 0 & 4 \\ 7 & 4 & 0 \end{pmatrix} .$$

Den minimalen Abstand $D = 4$ besitzen die Klassen $C_2^{(3)}$ und $C_3^{(3)}$. Dies führt im nächsten Schritt zu den beiden Klassen $C_1^{(2)} = \{1,3\}$ und $C_2^{(2)} = \{2,4,5\}$, die den Abstand 6 besitzen. Zum Schluß werden diese dann zu einer Klasse $\{1,2,3,4,5\}$ zusammengefaßt.

Das Dendrogramm

Der obige Prozeß kann durch ein Diagramm in der Form eines *Dendrogramms* ($\delta\acute{\epsilon}\nu\delta\rho o$ (gr.) = Baum) dargestellt werden, bei dem Klassen mit minimaler Distanz mit einem Balken in der Höhe dieser minimalen Distanz verbunden werden.

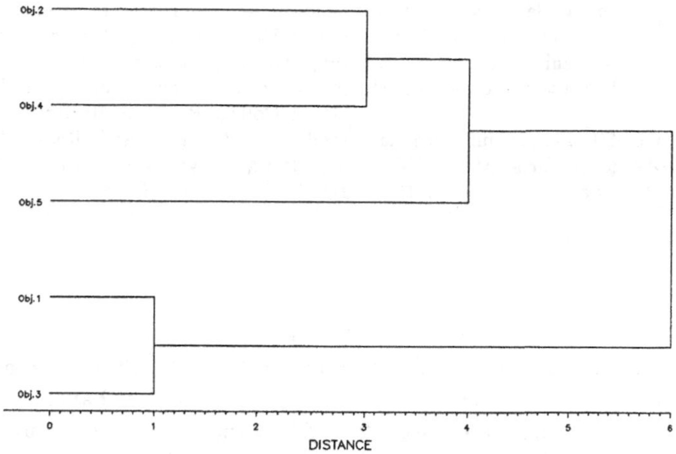

Abbildung 7.4.1. Dendrogramm zum Single-Linkage-Verfahren der Distanzmatrix aus (7.8).

```
***   Programm 7_4_1   ***;
TITLE1 'Dendrogramm zu Single-Linkage';
TITLE2 'Distanzmatrix aus (7.8)';
LIBNAME eins 'c:\daten';
DATA dist1(TYPE=DISTANCE);
    INPUT id $ (i1-i5) (2.);
    CARDS;
Obj.1 0 7 1 9 8
Obj.2 7 0 6 3 5
Obj.3 1 6 0 8 7
Obj.4 9 3 8 0 4
Obj.5 8 5 7 4 0
;
PROC CLUSTER METHOD=SINGLE DATA=dist1 OUTTREE=eins.dendro NONORM;
    VAR i1-i5;
    ID id;
RUN;
%GRFTREE(CLUSDSN=eins.dendro, ITEMS=5, AXIS=D)
RUN; QUIT;
```

Im DATA-Step dieses Programms wird eine SAS-Datei vom Typ 'DISTANCE' erstellt, die dann als Input-Datei der CLUSTER-Prozedur verwendet wird.

Im PROC CLUSTER-Statement muß als notwendige Option die Cluster-Methode angegeben werden (hier: METHOD=SINGLE). Die Option OUTTREE= erzeugt eine neue SAS-Datei, in der die Informationen der Cluster-Reihenfolge (Cluster-Hierarchie) abgespeichert werden (siehe auch die Erläuterungen zu Programm 7_4_2, 7_5_5).

Die Option NONORM unterdrückt die voreingestellte Normierung der Fusionsdistanzen. In dem ID-Statement kann eine Variable angegeben werden, anhand der die Beobachtungen im Ergebnis-Ausdruck identifiziert werden können.

Nach der CLUSTER-Prozedur wird das von Dan Jakobs geschriebene Macro GRFTREE aufgerufen, welches die OUTTREE-Datei (hier eins.dendro) verwendet, um das dargestellte Dendrogramm zu zeichnen. (Um dieses Unterprogramm (kostenlos) zu erhalten, wende man sich (am besten über e-mail) an Dr. Dan Jacobs, Maryland Sea Grant College Program, University of Maryland, H.J. Patterson Hall, Room 1224, College Park, Maryland 20742, (301) 454-5690, DAN@UMDC.BITNET.)

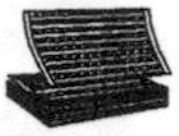

Mit vertikalen Schnitten durch das Dendrogramm an der Stelle h können wir ablesen, welche Objekte höchstens die Distanz h voneinander haben. Im vorliegenden Beispiel besitzen die Objekte 2 und 4 sowie die Objekte 1 und 3 eine Distanz kleiner gleich 3, während nur die Objekte 1 und 3 eine Distanz kleiner gleich 1 besitzen.

Wieviele Cluster?

Da am Ende eines hierarchischen Klassifikationsverfahrens stets nur noch ein Cluster gebildet wird, sollte das Iterationsverfahren üblicherweise vorher abgebrochen werden. Die Wahl dieser Clusteranzahl ν^*, bei der abgebrochen wird, ist ein Hauptproblem der Clusteranalyse und mit der Wahl einer Bandbreite bei einem Kern-Dichteschätzer vergleichbar: Wird ν^* zu groß gewählt, so bleiben zu viele nah beieinanderliegende Cluster unvereinigt; wird ν^* zu klein gewählt, so werden nicht zusammengehörende Cluster vereinigt.

Eine Hilfestellung bei der Wahl von ν^* kann die streng monoton fallende Funktion

$$\varphi(\nu) := D(C_{k^*}^{(\nu+1)}, C_{l^*}^{(\nu+1)}), \qquad \nu = 1, 2, \ldots, \tag{7.9}$$

geben, die den minimalen Abstand zwischen zwei Clustern der Partition $\mathcal{C}^{(\nu+1)}$ angibt und damit den minimalen Distanzwert, aufgrund dessen $\mathcal{C}^{(\nu)}$ gebildet wird. Besitzt die Funktion φ beim Übergang von $\nu^* - 1$ zu ν^* einen besonders großen Abstieg $\varphi(\nu^* - 1) - \varphi(\nu^*)$, so sollte das Verfahren mit ν^* Clustern abgebrochen werden. Im obigen Beispiel erhalten wir $\varphi(4) = 1$, $\varphi(3) = 3$, $\varphi(2) = 4$, $\varphi(1) = 6$, d.h. in diesem Fall würde man $\nu^* = 2$ wählen mit den beiden Klassen

$$C_1^{(2)} = \{1, 3\}, \; C_2^{(2)} = \{2, 4, 5\}.$$

Ein Vergleich mit dem Dendrogramm aus Abbildung 7.4.1 zeigt, daß dieses automatische Clusterverfahren eine recht vernünftige Lösung vorschlägt.

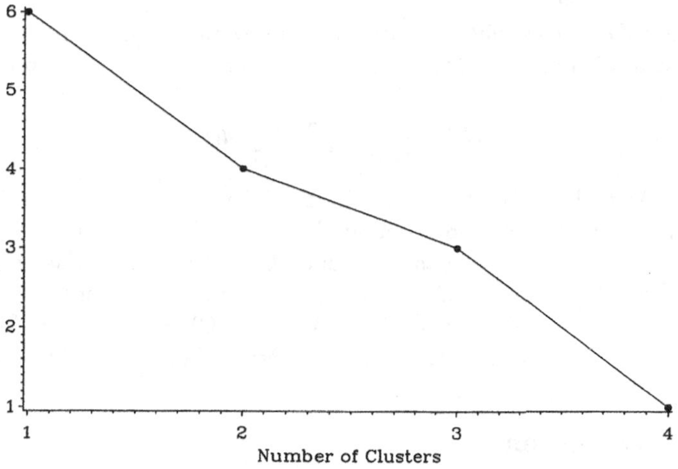

Abbildung 7.4.2. Funktion φ zum Dendrogramm in Abbildung 7.4.1.

```
***  Programm 7_4_2  ***;
TITLE1 'Funktion phi';
TITLE2 'Daten aus Abbildung 7.4.1';
LIBNAME eins 'c:\daten';

PROC SORT DATA=eins.dendro;
   BY _NCL_;
SYMBOL1 V=DOT I=JOIN;
PROC GPLOT DATA=eins.dendro(WHERE=(_NCL_<5));
   PLOT _HEIGHT_*_NCL_;
RUN; QUIT;
```

Dieses Programm bezieht sich auf die in Programm 7_4_1 erstellte OUTTREE-Datei eins.dendro, in der zu jedem Fusionsschritt (_NCL_ (=number of clusters)) die zugehörige Distanz (_HEIGHT_) abgespeichert ist. Diese Werte werden im Plot abgebildet. Durch die DATA-Set-Option '(WHERE=(_NCL_<5))' wird die Funktion φ (_HEIGHT_) auf ihren Definitionsbereich $\{1, 2, 3, 4\}$ beschränkt.

Complete-Linkage-Verfahren

Im *Complete-Linkage-Verfahren* oder Maximum-Distance-Methode, Furthest-Neighbor-Methode, ist die Distanz zwischen zwei Klassen C_1 und C_2 gleich der *größten* Distanz zwischen einem Objekt aus C_1 und einem Objekt aus C_2:

$$D(C_1, C_2) = \max_{i \in C_1, j \in C_2} d(i, j).$$

Average-Linkage-Verfahren

Beim *Average-Linkage-Verfahren* wählt man als Distanz zwischen den Klassen C_1 und C_2 das arithmetische Mittel aller Distanzen zwischen Objekten aus C_1 und C_2:

$$D(C_1, C_2) = \frac{1}{n_1 n_2} \sum_{i \in C_1} \sum_{j \in C_2} d(i,j),$$

wobei n_k die Anzahl der Objekte in der Klasse C_k ist. Zwei Klassen werden beim Average-Linkage-Verfahren also vereinigt, falls deren Objekte im Mittel hinreichend ähnlich sind. Weit voneinanderliegende Objekte in zwei Klassen können also durch Objekte, die nahe beieinanderliegen, kompensiert werden.

Im folgenden gehen wir davon aus, daß unsere Objekte $1, \ldots, n$ Vektoren $\boldsymbol{x}_1, \ldots, \boldsymbol{x}_n$ im $\mathbb{R}^p$ sind. Die Distanzmaße D werden dann auf nichtleeren Teilmengen von $\{1, \ldots, n\}$ definiert.

Zentroid-Verfahren

Hinter dem *Zentroid-Verfahren* steht folgende Idee: Jede Klasse C_k wird repräsentiert durch den *Klassenschwerpunkt* (Zentroid), d.h. durch den Mittelwertsvektor der zur Klasse C_k gehörenden Vektoren:

$$\bar{\boldsymbol{x}}_k := \frac{1}{n_k} \sum_{i \in C_k} \boldsymbol{x}_i.$$

Der Abstand zwischen zwei Klassen wird dann durch die quadrierte euklidische Distanz der Klassenschwerpunkte gemessen:

$$D(C_1, C_2) := d_2^2(\bar{\boldsymbol{x}}_1, \bar{\boldsymbol{x}}_2) = ||\bar{\boldsymbol{x}}_1 - \bar{\boldsymbol{x}}_2||^2.$$

Der Klassenschwerpunkt $\bar{\boldsymbol{x}}$ der Vereinigung zweier Klassen $C_1 \cup C_2$ ist gegeben durch

$$\bar{\boldsymbol{x}} = \frac{n_1 \bar{\boldsymbol{x}}_1 + n_2 \bar{\boldsymbol{x}}_2}{n_1 + n_2}. \tag{7.10}$$

Das Zentroid-Verfahren ist in dem Sinne mit dem Average-Linkage-Verfahren verwandt, als in beiden Verfahren die Objekte zweier Klassen nur im Mittel hinreichend ähnlich sein müssen, um die Klassen zu vereinigen. Wählt man beim Average-Linkage-Verfahren als Distanzmaß die quadrierte euklidische Distanz $||\ ||^2$, so lassen sich diese beiden Verfahren unmittelbar vergleichen (siehe Aufgabe 18):

$$\begin{aligned}
&\frac{1}{n_1 n_2} \sum_{i \in C_1} \sum_{j \in C_2} ||\boldsymbol{x}_i - \boldsymbol{x}_j||^2 \\
&= ||\bar{\boldsymbol{x}}_1 - \bar{\boldsymbol{x}}_2||^2 + \frac{1}{n_1} \sum_{i \in C_1} ||\boldsymbol{x}_i - \bar{\boldsymbol{x}}_1||^2 + \frac{1}{n_2} \sum_{j \in C_2} ||\boldsymbol{x}_j - \bar{\boldsymbol{x}}_2||^2 \\
&= ||\bar{\boldsymbol{x}}_1 - \bar{\boldsymbol{x}}_2||^2 + s_1^2 + s_2^2, \qquad (7.11)
\end{aligned}$$

wobei s_j^2 die Varianz (der euklidischen Abstände) der Vektoren innerhalb der Klasse C_j ist. Beim Average-Linkage-Verfahren müssen daher zusätzlich zum quadrierten euklidischen Abstand zwischen den Schwerpunkten zweier Klassen auch die Varianzen innerhalb der Klassen klein sein, damit diese vereinigt werden.

Verfahren von Ward

Das *Verfahren von Ward* vereinigt die zwei Klassen C_k^* und C_l^*, welche den Zuwachs $D(C_{k^*}, C_{l^*})$ der Quadratsummen von Distanzen bezüglich des Klassenschwerpunktes (7.10) minimieren:

$$\begin{aligned} D(C_1, C_2) &:= \sum_{i \in C_1 \cup C_2} ||\boldsymbol{x}_i - \bar{\boldsymbol{x}}||^2 - \left\{ \sum_{i \in C_1} ||\boldsymbol{x}_i - \bar{\boldsymbol{x}}_1||^2 + \sum_{j \in C_2} ||\boldsymbol{x}_j - \bar{\boldsymbol{x}}_2||^2 \right\} \\ &= n_1 ||\bar{\boldsymbol{x}}_1 - \bar{\boldsymbol{x}}||^2 + n_2 ||\bar{\boldsymbol{x}}_2 - \bar{\boldsymbol{x}}||^2 \\ &= \frac{n_1 n_2}{n_1 + n_2} ||\bar{\boldsymbol{x}}_1 - \bar{\boldsymbol{x}}_2||^2 \end{aligned} \tag{7.12}$$

(siehe Aufgabe 18). Für einzelne Objekte i und j gilt insbesondere

$$D(\{i\}, \{j\}) = \frac{1}{2} ||\boldsymbol{x}_i - \boldsymbol{x}_j||^2.$$

Median-Verfahren

Dies ist dem Zentroid-Verfahren, bei dem euklidische Abstände zwischen Klassenmittelpunkten verglichen werden, sehr ähnlich. Anstelle des gewichteten Mittels (7.10) wird jedoch als Klassenmittelpunkt von $C_k \cup C_l$ sukzessive das arithmetische Mittel

$$\bar{\boldsymbol{x}} = \frac{1}{2}(\bar{\boldsymbol{x}}_k + \bar{\boldsymbol{x}}_l)$$

genommen. Dieses Verfahren wirkt der folgenden Tendenz des Zentroid-Verfahrens entgegen: Wird eine kleine Klasse mit einer großen Klasse vereinigt, so wird der gemäß (7.10) gebildete Schwerpunkt der vereinigten Klasse im allgemeinen nahe bei dem Klassenschwerpunkt der großen Klasse liegen und sich daher innerhalb der großen Klasse befinden.

Die Update-Formel

Für alle oben aufgeführten Verfahren läßt sich aus der Matrix $(D(C_i^{(\nu)}, C_j^{(\nu)}))$ mit folgender Rekursionsformel die Matrix $(D(C_k^{(\nu-1)}, C_l^{(\nu-1)}))$ zur Partition $\mathcal{C}^{(\nu-1)}$ mit $\nu - 1$ Clustern bestimmen. Für den Abstand zwischen den Klassen C_m und $C_k \cup C_l$ einer Partition gilt:

$$\begin{aligned} D(C_m, C_k \cup C_l) = \alpha_k D(C_m, C_k) + \alpha_l D(C_m, C_l) + \beta D(C_k, C_l) \\ + \gamma |D(C_m, C_k) - D(C_m, C_l)|. \end{aligned}$$

Die Parameter zu den oben genannten Verfahren sind in der nachfolgenden Tabelle aufgeführt. Dabei bezeichnet n_i die Anzahl der Objekte in der Klasse C_i, $i \in \{k, l, m\}$ (Aufgabe 20).

Verfahren	Parameter α_i	β	γ
Single Linkage	$1/2$	0	$1/2$
Complete Linkage	$1/2$	0	$1/2$
Average Linkage	$n_i/(n_k + n_l)$	0	0
Zentroid	$n_i/(n_k + n_l)$	$-n_k n_l/(n_k + n_l)^2$	0
Ward	$n_i + n_m/(n_k + n_l + n_m)$	$-n_m/(n_k + n_l + n_m)$	0
Median	$1/2$	$-1/4$	0

(7.13)

Die beiden folgenden Abbildungen zeigen Dendrogramme zu der Mahalanobis-Distanzmatrix von 15 Städten der USA aus Beispiel 7.1.1, basierend auf den sechs Variablen *smean, pmean, pm2, perwh, nonpoor* und *ge65* (siehe Abbildung 7.2.2).

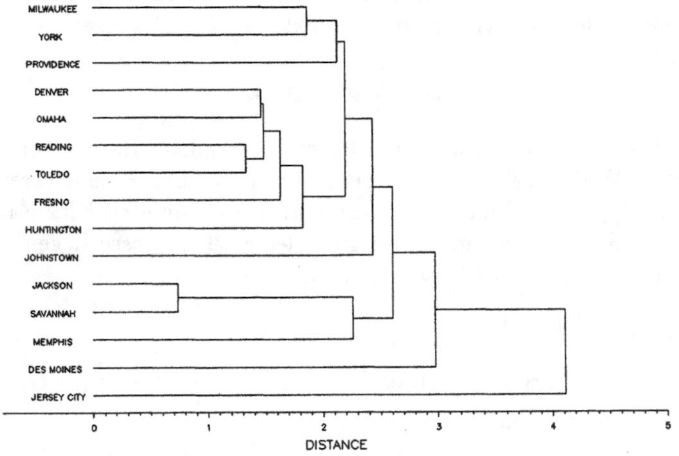

Abbildung 7.4.3. Single-Linkage-Dendrogramm zur Distanzmatrix in Abbildung 7.2.2.

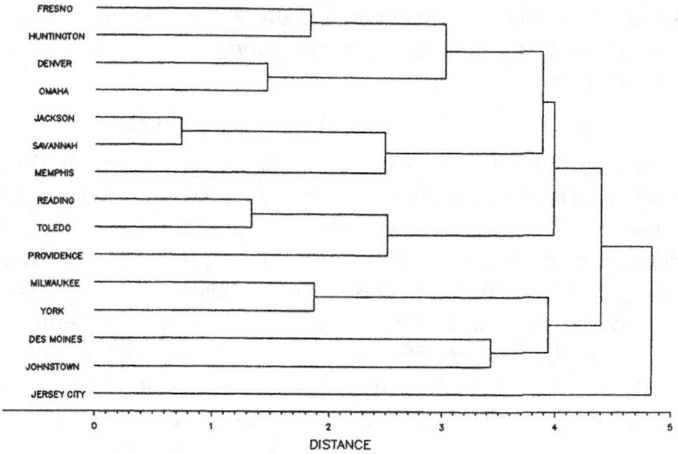

Abbildung 7.4.4. Complete-Linkage-Dendrogramm zur Distanzmatrix in Abbildung 7.2.2.

Das Programm 7_4_3 erzeugt die Abbildung zu 'Single-Linkage' und unterscheidet sich vom Programm zu 'Complete-Linkage' nur durch die Angabe der Methode (METHOD=COMPLETE) (siehe Programm 7_4_1). Weitere mögliche Methoden sind u.a. AVERAGE, CENTROID, MEDIAN und WARD.

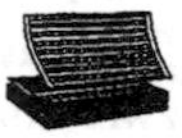

Aufgrund seiner Abstandsdefinition neigt das Single-Linkage-Verfahren dazu, kettenartige Cluster zu bilden und ausreißerverdächtige Beobachtungen erst spät einzugliedern. Dagegen besitzt das Complete-Linkage-Verfahren die Tendenz zu dichtgefügten Clustern und der frühen Eingliederung von möglichen Ausreißern. Für einen ausführlichen Vergleich der verschiedenen Verfahren zur Clusterbildung verweisen wir auf Abschnitt 10.2.1 in Jobson (1992). Häufig ist es sinnvoll, hochdimensionale Datensätze vor einer Clusteranalyse erst zu studentisieren oder die Dimension mittels einer Faktorenanalyse zu reduzieren (siehe Abschnitt 8.3).

7.5 Density-Linkage-Verfahren

Hierunter versteht man solche Verfahren zur Klassenbildung, die auf (Kern-) Dichteschätzern beruhen. Modellieren wir Merkmalsvektoren im $\mathbb{R}^p$ als Realisierungen von unabhängigen Zufallsvektoren $\boldsymbol{X}_1, \ldots, \boldsymbol{X}_n$ mit identischer Dichte f, so können Cluster als Gebiete im $\mathbb{R}^p$ angesehen werden, wo f relativ hohe Werte besitzt, die Realisierungen sich also häufen.

Ein typisches Modell ist die Annahme, daß die $\boldsymbol{X}_i$ unabhängige Kopien eines Zufallsvektors $\boldsymbol{X}$ sind, der eine *Mischungsverteilung* besitzt, d.h. seine Dichte f läßt sich in der Form

$$f(x) = p_1 f_1(x) + p_2 f_2(x) + \cdots + p_K f_K(x), \tag{7.14}$$

darstellen, wobei $p_i > 0$ mit $p_1 + \cdots + p_K = 1$ gilt und f_i unimodale Dichten mit unterschiedlichen Modalwerten sind, d.h. unterschiedlichen lokalen Maximalstellen. Die Formel (7.14) läßt sich wie folgt interpretieren: Zunächst wählt ein Zufallsmechanismus einen Klassenindex $j \in \{1, \ldots, K\}$ mit der Wahrscheinlichkeit p_j aus, und bei Vorliegen dieser Klasse besitzt der Zufallsvektor $\boldsymbol{X}$ die Klassendichte f_j. Die Dichte f ist dann die unbedingte Verteilung von $\boldsymbol{X}$. Man denke etwa an die Körpergröße eines Menschen, die nach dem Geschlecht geschichtet ist. Das Modell (7.14) mit ***bekannter*** Klassenanzahl K war unser Ausgangsmodell der Diskriminanzanalyse im vorigen Kapitel. Nun betrachten wir den Fall, daß K unbekannt ist und damit auch p_i und die Dichten f_i.

Da wir annehmen, daß die Dichten f_i unterschiedliche Modalwerte besitzen, wird man erwarten, daß Realisierungen von $\boldsymbol{X}_1, \ldots, \boldsymbol{X}_n$ sich genau an diesen K Modalwerten häufen. Ein Schätzer für die Anzahl der Klassen ist dann die Zahl der Modalwerte eines Dichteschätzers für f (siehe etwa Müller und Sawitzki (1991)). Dies läßt sich bei ein- oder zweidimensionalen Daten visuell bestimmen. Bei höherdimensionalen Daten müssen wir einen Suchalgorithmus verwenden. Hierzu können wir die Verfahren von Abschnitt 7.4 verwenden.

7.5.1 Beispiel (Zufalls-Daten). Der folgende Scatterplot zeigt insgesamt 140 Realisationen von unabhängigen Zufallsvektoren im $\mathbb{R}^2$, die von verschiedenen zweidimensionalen Normalverteilungen erzeugt wurden.

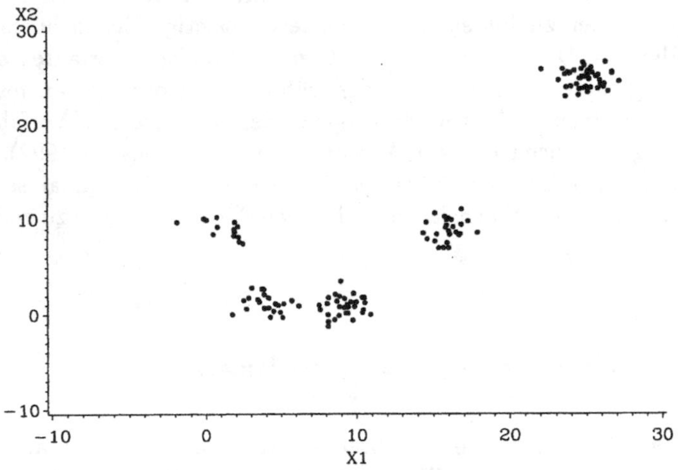

Abbildung 7.5.1. Scatterplot von 140 Realisationen normalverteilter Zufallsvektoren.

Ein Schätzer für die Anzahl der verschiedenen Normalverteilungen ist nun die Anzahl der Cluster, also etwa die Anzahl der Modalwerte eines zweidimensionalen Dichteschätzers. Im folgenden Bild wurde der Epanechnikov-Kern-Dichteschätzer verwendet mit der Bandbreite $h = 1.5$.

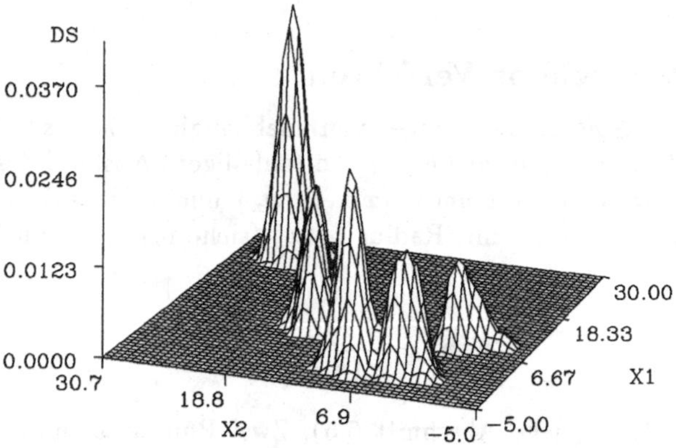

Abbildung 7.5.2. Kern-Dichteschätzer der Zufalls-Daten; Epanechnikov-Kern mit Bandbreite $h = 1.5$.

```
***  Programm 7_5_2  ***;
TITLE1 'Kern-Dichteschaetzer';
TITLE2 'Zufalls-Daten';
LIBNAME eins 'c:\daten';

PROC MEANS DATA=eins.random MIN MAX NOPRINT; VAR x1 x2;
   OUTPUT OUT=margin MIN=x1min x2min MAX=x1max x2max;
DATA eins.density(KEEP=x y ds i); SET margin;
   h=1.5;                              * Bandbreite;
   DO x=INT(x1min)-4 TO INT(x1max)+4 BY .7;
     DO y=INT(x2min)-4 TO INT(x2max)+4 BY .7; d=0;
     DO i=1 TO 140;
       SET eins.random POINT=i;
       z=((x-x1)**2+(y-x2)**2)/h**2;
       f=(2/3.14159)*(1-z);            * Epanechnikov-Kern;
       f=max(0,f); d=d+f;
     END;
   ds=d/(140*(h**2));
   OUTPUT; END; END; STOP;

SYMBOL1 C=GREEN I=JOIN V=NONE WIDTH=2;
PROC G3D DATA=eins.density(RENAME=(y=x1 x=x2));
   PLOT x2*x1=ds;
RUN; QUIT;
```

Zur Erstellung des zweidimensionalen Dichteschätzers verweisen wir auf die Programme 1_1_4 und 6_4_2 mit den jeweiligen Erläuterungen. Im vorliegenden Fall wurde der Epanechnikov-Kern mit der Bandbreite h=1.5 verwendet.

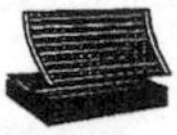

Das Nearest-Neighbor-Verfahren

Es seien $\boldsymbol{x}_1, \dots, \boldsymbol{x}_n \in \mathbb{R}^p$ Realisierungen von unabhängigen Zufallsvektoren mit identischer Dichte f. Es bezeichne $h_r(\boldsymbol{x})$ den (zufälligen) Abstand des Punktes $\boldsymbol{x} \in \mathbb{R}^p$ zum r-nächsten Wert unter $\{\boldsymbol{x}_1, \dots, \boldsymbol{x}_n\}$ und $v_p(h_r(\boldsymbol{x})) = h_r^p v_p$ das Volumen einer Kugel im $\mathbb{R}^p$ mit Radius $h_r(\boldsymbol{x})$ (siehe 6.4.1). Dann ist der r-Nearest-Neighbor-Schätzer

$$\hat{f}_n(\boldsymbol{x}) = \frac{r/n}{v_p(h_r(\boldsymbol{x}))}$$

ein Schätzer für $f(\boldsymbol{x})$ (siehe Abschnitt 6.5). Zwei Punkte $\boldsymbol{x}_i$ und $\boldsymbol{x}_j$ heißen *benachbart*, falls sie höchstens r-nächste-Nachbarn sind, d.h. falls

$$||\boldsymbol{x}_i - \boldsymbol{x}_j|| \le \max\{h_r(\boldsymbol{x}_i), h_r(\boldsymbol{x}_j)\}.$$

Als Abstandsmaß d von $\boldsymbol{x}_i$ und $\boldsymbol{x}_j$ definiert man den mittleren Wert der Kehrwerte des Kern-Dichteschätzers in den Punkten $\boldsymbol{x}_i$ und $\boldsymbol{x}_j$:

$$\begin{aligned} d(\boldsymbol{x}_i, \boldsymbol{x}_j) &= \begin{cases} 0, & \boldsymbol{x}_i = \boldsymbol{x}_j, \\ \frac{1}{2}\Big(1/\hat{f}_n(\boldsymbol{x}_i) + 1/\hat{f}_n(\boldsymbol{x}_j)\Big), & \text{falls } \boldsymbol{x}_i, \boldsymbol{x}_j, \text{ benachbart}, \boldsymbol{x}_i \neq \boldsymbol{x}_j, \\ \infty & \text{sonst}, \end{cases} \\ &= \begin{cases} 0, & \boldsymbol{x}_i = \boldsymbol{x}_j, \\ \frac{n}{2r}\Big(v_p(h_r(\boldsymbol{x}_i)) + v_p(h_r(\boldsymbol{x}_j))\Big), & \text{falls } \boldsymbol{x}_i, \boldsymbol{x}_j \text{ benachbart}, \boldsymbol{x}_i \neq \boldsymbol{x}_j, \\ \infty & \text{sonst}. \end{cases} \end{aligned}$$

Cluster werden dann üblicherweise iterativ nach dem Single-Linkage-Verfahren gebildet. Das Verfahren endet mit weniger als n Clustern, falls keine weiteren Punkte benachbart sind. Das Problem einer geeigneten Wahl von r ist dabei dem Bandbreitenproblem bei Kern-Dichteschätzern vergleichbar (siehe Bemerkung 1.1.10 und Abschnitt 6.4, 6.5).

Naiver-Kern-Verfahren

Dieses Verfahren ist der r-Nearest-Neighbor-Methode ähnlich. Es wird aber hierbei der uniforme Kern-Dichteschätzer (siehe Beispiel 6.4.1 (i))

$$\hat{f}_n(\boldsymbol{x}) = \frac{r/n}{v_p(h)}$$

für $f(x)$ mit *nichtzufälliger* Bandbreite $h > 0$ und *zufälliger* Anzahl $r = r(\boldsymbol{x}) \in \{0, 1, \ldots, n\}$ von Beobachtungen in der Kugel mit Mittelpunkt $\boldsymbol{x} \in \mathbb{R}^p$ und Radius h verwendet. Zwei Merkmalsvektoren $\boldsymbol{x}_i, \boldsymbol{x}_j \in \mathbb{R}^p$ heißen nun benachbart, falls

$$||\boldsymbol{x}_i - \boldsymbol{x}_j|| \leq h,$$

und als Abstandsmaß setzt man dann wie oben

$$d(\boldsymbol{x}_i, \boldsymbol{x}_j) = \begin{cases} 0, & \boldsymbol{x}_i = \boldsymbol{x}_j, \\ \frac{1}{2}(1/\hat{f}_n(\boldsymbol{x}_i) + 1/\hat{f}_n(\boldsymbol{x}_j)), & \text{falls } \boldsymbol{x}_i, \boldsymbol{x}_j \text{ benachbart}, \boldsymbol{x}_i \neq \boldsymbol{x}_j, \\ \infty & \text{sonst}, \end{cases}$$

$$= \begin{cases} 0, & \boldsymbol{x}_i = \boldsymbol{x}_j, \\ \frac{1}{2} n v_p(h)(1/r(\boldsymbol{x}_i) + 1/r(\boldsymbol{x}_j)), & \text{falls } \boldsymbol{x}_i, \boldsymbol{x}_j, \text{ benachbart}, \boldsymbol{x}_i \neq \boldsymbol{x}_j, \\ \infty & \text{sonst}. \end{cases}$$

Cluster werden nun üblicherweise wiederum iterativ nach dem Single-Linkage-Verfahren gebildet. Auch dieses Verfahren kann mit weniger als n Clustern enden.

Ein geeignetes Kriterium zur Wahl der Clusteranzahl liefert bei den Density-Linkage-Verfahren das Wachstumsverhalten der *normalized fusion density* $\tilde{\varphi}$ analog zur Funktion φ aus (7.9): Zunächst wird in obigen Verfahren $\hat{f}_n(\boldsymbol{x}_i)$ durch den (auf Prozentzahlen) normalisierten Dichteschätzer $\tilde{f}_n(\boldsymbol{x}_i) := 100\hat{f}_n(\boldsymbol{x}_i)/\max_{1\leq j\leq n}(\hat{f}_n(\boldsymbol{x}_j)) \in [0, 100]$ ersetzt und mit diesem dann der Abstand d bzw. D wie oben nach dem Single-Linkage-Verfahren gebildet. Die monoton steigende Funktion

$$\varphi^*(\nu) := \frac{1}{D(C_{k^*}^{(\nu+1)}, C_{l^*}^{(\nu+1)})} = \frac{1}{\frac{1}{2}\left(\frac{1}{\tilde{f}_n(\boldsymbol{x}_{(k^*)})} + \frac{1}{\tilde{f}_n(\boldsymbol{x}_{(l^*)})}\right)}$$

$$= \frac{\tilde{f}_n(\boldsymbol{x}_{(k^*)})\tilde{f}_n(\boldsymbol{x}_{(l^*)})}{(\tilde{f}_n(\boldsymbol{x}_{(k^*)}) + \tilde{f}_n(\boldsymbol{x}_{(l^*)}))/2} \in [0, 100]$$

heißt dann *normalized fusion density*. Sie kann als Dichteschätzer im Mittelpunkt zwischen den benachbarten Minimalstellen $\boldsymbol{x}_{(k^*)} \in C_{k^*}^{(\nu+1)}$, $\boldsymbol{x}_{(l^*)} \in C_{l^*}^{(\nu+1)}$ mit $d(\boldsymbol{x}_{(k^*)}, \boldsymbol{x}_{(l^*)}) = D(C_{k^*}^{(\nu+1)}, C_{l^*}^{(\nu+1)})$ interpretiert werden. Ist der Quotient $\tilde{\varphi}(\nu^*)/\tilde{\varphi}(\nu^* - 1)$ dann wesentlich größer als 1, so sollte das Verfahren mit ν^* Clustern abgebrochen werden. In der sich anschließenden Abbildung 7.5.3 endet das Verfahren mit $\nu^* = 4$ Clustern, da keine weiteren Punkte benachbart sind und somit keine Cluster mehr vereinigt werden können. Der Plot der Funktion φ^* in Abbildung 7.5.4 schlägt fünf Cluster vor, vergleiche Abbildung 7.5.5.

Im folgenden Beispiel wenden wir das Nearest-Neighbor-Verfahren mit $r = 8$ auf die 140 Zufalls-Daten aus Abbildung 7.5.1 an. Dabei weist SAS auf die Vereinigung von zwei *modalen* Clustern hin, wenn jedes dieser beiden Cluster wenigstens r Elemente enthält. Ferner wird die Anzahl der modalen Cluster angegeben, die in der abschließenden Clusterkonfiguration enthalten ist.

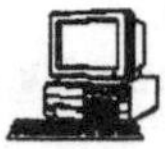

Density Linkage Cluster Analysis

NCL	Clusters Joined		FREQ	Normalized Fusion Density		Normalized Maximum Density in Each Cluster: Lesser	Normalized Maximum Density in Each Cluster: Greater	Tie
139	OB1	OB4	2	95.8220		91.9791	100.0000	
138	CL139	OB139	3	81.9833		69.4676	100.0000	
137	CL138	OB20	4	77.6361		63.4470	100.0000	
136	CL137	OB5	5	76.5016		61.9455	100.0000	
.							.	
.	weitere 116 Zeilen Cluster-Hierarchie						.	
.							.	
19	CL20	OB90	26	9.3141		5.6286	29.9178	
18	CL25	OB30	5	9.1497		7.3719	12.0574	T
17	CL18	OB71	6	9.1497		7.3719	12.0574	
16	CL31	OB56	31	8.9439		5.4722	45.5536	
15	CL17	OB118	7	8.8307		6.9664	12.0574	
14	CL16	CL21	52	8.4397	*	23.0121	45.5536	
13	CL15	OB76	8	7.9976		5.9831	12.0574	
12	CL13	OB140	9	7.4827		5.5791	12.0574	
11	CL12	OB59	10	7.1214		5.0528	12.0574	
10	CL41	OB108	46	7.0129		3.9852	100.0000	
9	CL14	OB70	53	6.6762		3.7307	45.5536	
8	CL11	OB122	11	6.2295		4.2917	12.0574	
7	CL8	OB22	12	5.7414		3.7677	12.0574	
6	CL7	OB55	13	5.3366		3.4876	12.0574	
5	CL9	OB24	54	5.2205		3.0227	45.5536	
4	CL6	OB134	14	2.2535		1.2508	12.0574	

* indicates fusion of two modal or multimodal clusters

5 modal clusters have been formed.

Abbildung 7.5.3. Nearest-Neighbor-Clusteranalyse der Zufalls-Daten aus Abbildung 7.5.1.

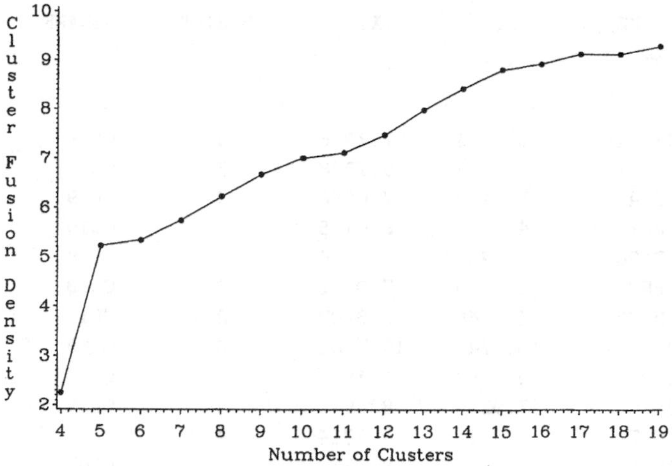

Abbildung 7.5.4. Funktion $\tilde{\varphi}$ zur Clusteranalyse aus Abbildung 7.5.3.

```
***   Programm 7_5_3   ***;
TITLE1 'Nearest-Neighbor-Clusteranalyse';
TITLE2 'Zufalls-Daten';
LIBNAME eins 'c:\daten';

PROC CLUSTER DATA=eins.random METHOD=DENSITY K=8
    OUTTREE=eins.baum; VAR x1 x2;
RUN; QUIT;
```

Durch die Option METHOD=DENSITY wird der naive Kern ausgewählt. Mit der weiteren Option K=8 wird das r-Nearest-Neighbor-Verfahren mit $r = 8$ ausgeführt.

Der Plot der Funktion $\tilde{\varphi}$ wird analog zu Programm 7_4_2 erzeugt.

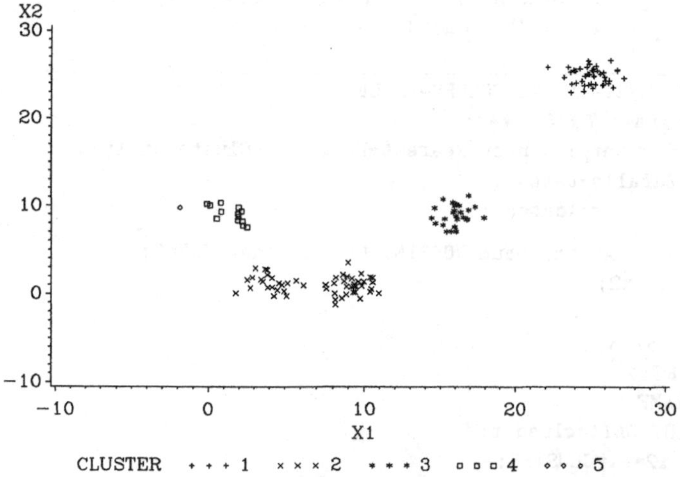

Abbildung 7.5.5. Zufalls-Daten mit fünf Clustern.

```
_NAME_        X1         X2      CLUSTER   CLUSNAME
  .
  .
  .
OB132      15.1818     7.7966       3        CL19
OB131      14.6093     9.7738       3        CL19
OB94       15.7492     7.0936       3        CL19
OB67       14.6712     8.0115       3        CL19
OB128      15.4291     7.0844       3        CL19
OB53       16.0690     7.0922       3        CL19
OB133      14.4146     8.6497       3        CL19
OB75       15.1748    10.7701       3        CL19
OB92       16.8950    11.1987       3        CL19
OB90       17.9290     8.6918       3        CL19
OB27        0.8211     9.2814       4        CL6
OB65        1.9414     8.7570       4        CL6
OB93        1.9192     9.0572       4        CL6
OB98        1.9092     8.3479       4        CL6
OB30        2.2017     8.2233       4        CL6
OB71        1.9591     9.7865       4        CL6
OB118       2.1568     9.3392       4        CL6
OB76        0.5262     8.5250       4        CL6
OB140       0.7897    10.3243       4        CL6
OB59        2.2568     7.7149       4        CL6
OB122       0.0860    10.0256       4        CL6
OB22        2.5055     7.5355       4        CL6
OB55       -0.0950    10.1674       4        CL6
OB134      -1.8559     9.7625       5        OB134
```

Abbildung 7.5.6. Auszug der Clusterung der Zufalls-Daten mit fünf Clustern.

```
GOPTIONS RESET=GLOBAL COLORS=(BLUE);
***  Programm 7_5_5  ***;
TITLE1 'Scatterplot nach Nearest-Neighbor-Clusteranalyse';
TITLE2 'Zufalls-Daten';
LIBNAME eins 'c:\daten';

PROC TREE DATA=eins.baum NOPRINT OUT=clusdat NCL=5;
   COPY x1 x2;
PROC SORT;
   BY CLUSTER;
PROC PRINT;
   ID _NAME_;
PROC GPLOT DATA=clusdat;
   PLOT x2*x1=CLUSTER;
RUN; QUIT;
```

Mittels der TREE-Prozedur kann das Ergebnis einer mit PROC CLUSTER erstellten und in der OUTTREE-Datei (hier eins.baum, siehe Programm 7_5_3) gespeicherten Clusteranalyse analysiert werden. Mit der Option 'NCL=k' (hier 'NCL=5') wird die Anzahl der Cluster festgelegt. Die in der OUT-Datei (hier clusdat) erzeugte Variable CLUSTER gibt für jedes Element der Ausgangsdaten die Zugehörigkeit zu einem der k Cluster an. Durch die COPY-Anweisung werden die Variablen aus der Eingabedatei (hier eins.baum) in die OUT-Datei übertragen. MIT PROC PRINT werden die mit PROC SORT; BY CLUSTER nach der Cluster-Zugehörigkeit geordneten Ausgangsdaten ausgedruckt.

Abbildung 7.5.5 zeigt, daß die aufgrund der Funktion $\tilde{\varphi}$ in Abbildung 7.5.4 vorgeschlagene Clusteranzahl $k = 5$ zwar die richtige Anzahl ist, diese fünf Cluster aber nicht auf die fünf Normalverteilungen zurückgeführt werden: Die sich überbrückenden Realisationen von zwei Normalverteilungen werden zusammengefaßt, während eine einzige etwas außerhalb liegende Beobachtung ein eigenes Cluster darstellt. Dies wird auch im SAS-Ausdruck in Abbildung 7.5.3 durch den Hinweis „*“ auf die Fusion von zwei modalen oder multimodalen Clustern der NCL-Spalte angezeigt.

Eine Clusteranalyse endet mit der Interpretation der abgeleiteten verschiedenen Cluster; dies ist nicht immer einfach. Ein Ansatz zur Interpretation im Fall von vorliegenden Merkmalsvektoren im $\mathbb{R}^p$ kann darin bestehen, die Mittelwerte der in den Clustern vereinigten Ausgangsvariablen zu vergleichen und auf auffällige Unterschiede zu untersuchen. Hieraus können sich Beschreibungen der Cluster ergeben, falls diese in einigen Merkmalen besonders große, in anderen hingegen kleine Mittelwerte besitzen.

Aufgaben zu Kapitel 7

1. Ist $C = (c_{ij})$ eine positiv semidefinite $n \times n$-Matrix, so ist d mit $d^2(i,j) := c_{ii} + c_{jj} - 2c_{ij}$ ein metrisches Distanzmaß auf $I = \{1, \dots, n\}$.

2. Ein Distanzmaß u auf $I = \{1, \dots, n\}$ heißt *ultrametrisch*, falls

$$u(i,j) \le \max\{u(i,k), u(j,k)\}, \quad i,j,k \in I,$$

(ein Beispiel findet man in Aufgabe 17). Man zeige: Ist u ultrametrisch, so gilt $u(i,k) = u(j,k)$, falls $u(i,j) \le u(i,k) \le u(j,k)$ und folgere daraus, daß u ein metrisches Distanzmaß ist. Gilt hiervon auch die Umkehrung, d.h. daß jedes metrische Distanzmaß auch ultrametrisch ist?

3. Sei d eine Metrik auf $\mathbb{R}^p$ (siehe Abschnitt 7.2). Dann ist d nicht-negativ und symmetrisch, d.h. $d(\boldsymbol{x}, \boldsymbol{y}) \ge 0$ und $d(\boldsymbol{x}, \boldsymbol{y}) = d(\boldsymbol{y}, \boldsymbol{x})$, $\boldsymbol{x}, \boldsymbol{y} \in \mathbb{R}^p$.

4. Durch

$$d(x,y) := \frac{|x-y|}{x+y}$$

wird eine Metrik auf $(0, \infty)$ definiert.

5. (i) Ist d eine Metrik auf $\mathbb{R}^p$ und $w > 0$, so wird durch

$$\tilde{d}(\boldsymbol{x}, \boldsymbol{y}) = \frac{d(\boldsymbol{x}, \boldsymbol{y})}{w + d(\boldsymbol{x}, \boldsymbol{y})},$$

eine Metrik auf $\mathbb{R}^p$ definiert.

(ii) Sind $d^{(1)}$ und $d^{(2)}$ Metriken auf $\mathbb{R}^p$, so wird durch

$$d((\boldsymbol{x}_1, \boldsymbol{y}_1), (\boldsymbol{x}_2, \boldsymbol{y}_2)) := d^{(1)}(\boldsymbol{x}_1, \boldsymbol{x}_2) + d^{(2)}(\boldsymbol{y}_1, \boldsymbol{y}_2), \ \boldsymbol{x}_i, \boldsymbol{y}_i \in \mathbb{R}^p, \ i = 1, 2,$$

eine Metrik auf dem kartesischen Produkt $\mathbb{R}^p \times \mathbb{R}^p$ definiert.

6. Eine Metrik $d : \mathbb{R}^p \times \mathbb{R}^p \to [0, \infty)$ ist eine gleichmäßig stetige Abbildung (wenn $\mathbb{R}^p \times \mathbb{R}^p$ mit der in Aufgabe 5 (ii) angegebenen Metrik (mit $d^{(1)} = d^{(2)} = d$) und das Intervall $[0, \infty)$ mit der üblichen, mittels des Absolutbetrages definierten, Metrik versehen ist).

7. Eine Metrik d auf $\mathbb{R}^p$, die zusätzlich die Bedingungen

(iii) $d(\boldsymbol{x} + \boldsymbol{z}, \boldsymbol{y} + \boldsymbol{z}) = d(\boldsymbol{x}, \boldsymbol{y}), \quad \boldsymbol{x}, \boldsymbol{y}, \boldsymbol{z} \in \mathbb{R}^p,$ (Translationsinvarianz)

und

(iv) $d(\alpha\boldsymbol{x}, \alpha\boldsymbol{y}) = |\alpha| \, d(\boldsymbol{x}, \boldsymbol{y}), \quad \alpha \in \mathbb{R}, \ \boldsymbol{x}, \boldsymbol{y} \in \mathbb{R}^p,$ (Homogenität)

erfüllt, ist eine *Norm*, d.h. die durch $||\boldsymbol{x}|| := d(\boldsymbol{x}, 0)$, $\boldsymbol{x} \in \mathbb{R}^p$, definierte Funktion besitzt die Eigenschaften

(N1) $||\boldsymbol{x}|| \geq 0$ und $||\boldsymbol{x}|| = 0 \Leftrightarrow \boldsymbol{x} = 0,$

(N2) $||\alpha\boldsymbol{x}|| = |\alpha| \, ||\boldsymbol{x}||,$

(N3) $||\boldsymbol{x} + \boldsymbol{y}|| \leq ||\boldsymbol{x}|| + ||\boldsymbol{y}||.$

8. Für $1 \leq q_1 \leq q_2 < \infty$ gilt die Abschätzung (siehe Beispiel 7.2.2)

$$d_{q_1}(\boldsymbol{x}, \boldsymbol{y}) \leq p^{1/q_1 - 1/q_2} \, d_{q_2}(\boldsymbol{x}, \boldsymbol{y}), \quad \boldsymbol{x}, \boldsymbol{y} \in \mathbb{R}^p.$$

Hinweis: Ungleichung von Hölder.

9. Man zeige $\lim_{q \to \infty} d_q(\boldsymbol{x}, \boldsymbol{y}) = \max_i |x_i - y_i|$.

10. Der quadrierte euklidische Abstand d_2^2 ist keine Metrik.

11. Ist $\boldsymbol{B}$ eine positiv definite Matrix, so definiert die verallgemeinerte quadratische Distanzfunktion

$$\Delta_{\boldsymbol{B}}(\boldsymbol{x}, \boldsymbol{y}) = ((\boldsymbol{x} - \boldsymbol{y})^T \boldsymbol{B}^{-1} (\boldsymbol{x} - \boldsymbol{y}))^{1/2}$$

eine Metrik.

12. Für die Mahalanobis-Distanz zu den Punkten $\boldsymbol{x}_1, \ldots, \boldsymbol{x}_n$ $(n \geq 2)$ gilt

$$\frac{1}{n(n-1)} \sum_{j=1}^{n} \sum_{i=1}^{n} \Delta^2(\boldsymbol{x}_i, \boldsymbol{x}_j) = 2p.$$

Hinweis: Durch Ausmultiplizieren zeige man $\sum_{1 \leq i,j \leq n} \Delta^2(\boldsymbol{x}_i, \boldsymbol{x}_j) = 2n \sum_{i=1}^{n} \Delta^2(\boldsymbol{x}_i, \bar{\boldsymbol{x}})$. Dann verwende man $\boldsymbol{a}^T \boldsymbol{a} = \mathrm{Spur}\,(\boldsymbol{a}\boldsymbol{a}^T)$, $\boldsymbol{a} = (a_1, \ldots, a_p)^T$.

13. Der Rang einer symmetrischen Matrix ist gleich der Anzahl der von Null verschiedenen Eigenwerte.

14. Man erstelle die Entfernungstabelle aus Abbildung 7.2.1 mittels SAS.

15. Man berechne die Mahalanobis-Distanzmatrix zu den studentisierten Wirtschafts-Daten aus Beispiel 3.3.1 und erstelle einen *MDS*-Plot.

16. Mittels (7.7) schätze man die Darstellungsfehler der *MDS*-Plots aus den Abbildungen 7.3.1–7.3.3 ab. Ferner erstelle man zu diesen Abbildungen dreidimensionale *MDS*-Plots. Hinweis: Man verwende die Prozedur G3DPLOT.

17. Zugrunde liege eine Distanzmatrix $\boldsymbol{D} = (d(i,j))_{1 \leq i,j \leq n}$ und das Single-Linkage-Verfahren. Es sei $\boldsymbol{U} = (u(i,j))_{1 \leq i,j \leq n}$, wobei $u_{i,j}$ der kleinste Abstand ist, so daß die Objekte i und j in der gleichen Klasse liegen. Dann gilt:

(i) $\boldsymbol{U}$ ist ultrametrisch, d.h. $u(i,j) \leq \max\{u(i,k), u(j,k)\}$ (siehe Aufgabe 2).

(ii) $\boldsymbol{D} = \boldsymbol{U} \Leftrightarrow \boldsymbol{D}$ ist ultrametrisch.

(iii) Man verifiziere, daß die Distanzmatrix

$$\begin{pmatrix} 0 & 4 & 1 & 4 & 3 \\ & 0 & 4 & 2 & 4 \\ & & 0 & 4 & 3 \\ & & & 0 & 4 \\ & & & & 0 \end{pmatrix}$$

ultrametrisch ist und erstelle das Single-Linkage-Dendrogramm.

18. Man zeige die Gültigkeit der Beziehungen (7.11) und (7.12).

19. Man führe eine Clusteranalyse mit den vorgestellten Klassifikationsverfahren für die Wirtschaftsdaten aus Beispiel 3.3.1 durch und vergleiche diese anhand der Dendrogramme (siehe Aufgabe 15). Wieviele Cluster sind zu wählen und wie lassen sich diese charakterisieren?

20. Man beweise die Update-Formeln (7.13).

21. Man ändere das Programm 7_5_2 so um, daß der Epanechnikov-Dichteschätzer mit Data Sphering aus Abschnitt 6.4 verwendet wird.

Kapitel 8

Hauptkomponentenanalyse

Gehen wir von n Objekten aus, an denen jeweils p Merkmale gemessen wurden, so ist es Aufgabe der Hauptkomponentenanalyse, k neue Variablen zu bestimmen, wobei k im Vergleich zu p klein sein soll. Diese k neuen Variablen, die Hauptkomponenten heißen, sollen möglichst viel der Information der p Ausgangsmerkmale besitzen. Hauptkomponenten dienen somit der Dimensionsreduktion der Daten; sie stellen ferner ein Instrument dar, mögliche Ausreißer in hochdimensionalen Datenwolken zu entdecken. Wir stellen die Hauptkomponentenanalyse ausschließlich explorativ dar, genauer, ohne ein den Daten zugrundeliegendes Modell (vergleiche Aufgabe 6–11).

8.1 Hauptkomponenten im $\mathbb{R}^2$

Um die geometrische Bedeutung von Hauptkomponenten zu erklären, betrachten wir zunächst Merkmalsvektoren im $\mathbb{R}^2$. Der folgende Scatterplot zeigt $n = 100$ hochkorrelierte Datenpunkte $\boldsymbol{x}_1, \ldots, \boldsymbol{x}_n$ im $\mathbb{R}^2$.

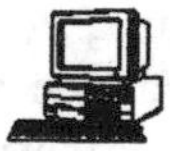

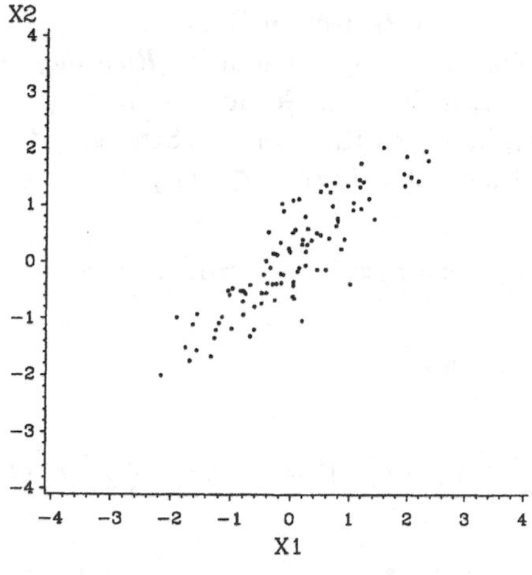

Abbildung 8.1.1. Scatterplot mit 100 hochkorrelierten Datenpunkten im $\mathbb{R}^2$.

```
***   Programm 8_1_1   ***;
TITLE1 'Scatterplot';
TITLE2 '100 Zufallsvektoren mit Korrelation 0.9';
LIBNAME eins 'c:\daten';

DATA eins.pca1;
   SET eins.corr1(WHERE=(rho=0.9));
   RENAME x=x1 y=x2;

SYMBOL1 V=DOT C=RED H=.3 I=NONE;
AXIS1 ORDER=(-4 TO 4) LENGTH=6CM VALUE=(H=1.5);
PROC GPLOT DATA=eins.pca1;
   PLOT x2*x1 / HAXIS=AXIS1 VAXIS=AXIS1;
RUN; QUIT;
```

Hier wird noch einmal auf die DATA-SET-Optionen eingegangen. Diese werden in Klammern direkt an den Dateinamen angehängt. Die wichtigsten Optionen sind: WHERE/OBS/FIRSTOBS (zur Auswahl bestimmter Beobachtungen), KEEP/DROP (zur Auswahl bestimmter Variablen) und RENAME (zu deren Umbenennung).

Im obigen Programm werden aus der Datei eins.corr1 (vgl. Programm 3_1_1) jene 100 Beobachtungen geladen, für die das Merkmal rho den Wert 0.9 annimmt. Die Variablen x und y werden in der Datei eins.pca1 unter den Namen x1 und x2 abgespeichert.

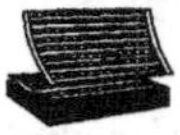

Offenbar besitzt dieser Datensatz eine Hauptrichtung $\boldsymbol{r}_1$ im $\mathbb{R}^2$, in welcher die Streuung der Daten maximal wird, und eine dazu senkrechte weitere Hauptrichtung $\boldsymbol{r}_2$. Um diese Hauptrichtung $\boldsymbol{r}_1$ zu präzisieren, verwenden wir die Überlegungen aus Abschnitt 6.3 zum Projection Pursuit.

Richtungen im $\mathbb{R}^p$ können wir allgemein durch *Richtungsvektoren* $\boldsymbol{r} \in \mathbb{R}^p$ der Länge eins, d.h. $||\boldsymbol{r}|| = 1$, definieren. Gesucht ist in obigem Beispiel zunächst nur derjenige Vektor $\boldsymbol{r}_1$, in dessen Richtung die Streuung der Daten am größten ist, d.h. für den die auf die Achse $\{s\boldsymbol{r}_1 : s \in \mathbb{R}\}$ projizierten Daten

$$s_i := \boldsymbol{r}_1^T \boldsymbol{x}_i, \qquad i = 1, \ldots, n,$$

maximale Streuung besitzen:

$$\sum_{i=1}^{n}(s_i - \bar{s})^2 = \sum_{i=1}^{n}(\boldsymbol{r}_1^T\boldsymbol{x}_i - \boldsymbol{r}_1^T\bar{\boldsymbol{x}})^2 = \max_{\boldsymbol{r}\in\mathbb{R}^2, ||\boldsymbol{r}||=1} \sum_{i=1}^{n}(\boldsymbol{r}^T(\boldsymbol{x}_i - \bar{\boldsymbol{x}}))^2. \tag{8.1}$$

Dabei ist $\bar{s}$ das arithmetische Mittel der s_i und $\bar{\boldsymbol{x}}$ der Mittelwertsvektor zu $\boldsymbol{x}_1, \ldots, \boldsymbol{x}_n$. Man beachte, daß der Mittelwert der projizierten Daten stets der projizierte Mittelwertsvektor der Ausgangsdaten ist: $n^{-1}\sum_{i=1}^{n} \boldsymbol{r}^T\boldsymbol{x}_i = \boldsymbol{r}^T\bar{\boldsymbol{x}}$.

Bis auf das Vorzeichen wird eine Lösung von (8.1) im allgemeinen eindeutig bestimmt sein, d.h. ist $\boldsymbol{r}_1$ Lösung von (8.1), so offenbar auch $-\boldsymbol{r}_1$. Im nächsten Schritt suchen wir nun die nächste Hauptrichtung $\boldsymbol{r}_2 \in \mathbb{R}^2$, $||\boldsymbol{r}_2|| = 1$, die senkrecht auf $\boldsymbol{r}_1$ steht, d.h. $\boldsymbol{r}_2^T\boldsymbol{r}_1 = 0$. Diese weitere Hauptrichtung $\boldsymbol{r}_2$ ist bis auf das Vorzeichen eindeutig bestimmt.

Wir erhalten damit zwei neue Variablen

$$z_1(\boldsymbol{y}) := \boldsymbol{r}_1^T(\boldsymbol{y} - \bar{\boldsymbol{x}}) \text{ und } z_2(\boldsymbol{y}) := \boldsymbol{r}_2^T(\boldsymbol{y} - \bar{\boldsymbol{x}}), \qquad \boldsymbol{y} \in \mathbb{R}^2.$$

Diese Variablen heißen erste und zweite Hauptkomponente zu $\boldsymbol{x}_1, \dots, \boldsymbol{x}_n$ und die Abbildung

$$\boldsymbol{z}(\boldsymbol{y}) := \begin{pmatrix} z_1(\boldsymbol{y}) \\ z_2(\boldsymbol{y}) \end{pmatrix} = \begin{pmatrix} \boldsymbol{r}_1^T(\boldsymbol{y} - \bar{\boldsymbol{x}}) \\ \boldsymbol{r}_2^T(\boldsymbol{y} - \bar{\boldsymbol{x}}) \end{pmatrix}, \qquad \boldsymbol{y} \in \mathbb{R}^2,$$

heißt *Hauptkomponententransformation.* Dies ist die aus der linearen Algebra bekannte *Hauptachsentransformation* (siehe etwa Koecher (1992), Abschnitt 6.2). Der Vektor $\boldsymbol{z}(\boldsymbol{y})$ gibt dabei die Koordinaten s_1, s_2 des Punktes $\boldsymbol{y}$ bezüglich des Koordinatensystems $\{\bar{\boldsymbol{x}} + s_1\boldsymbol{r}_1 + s_2\boldsymbol{r}_2 : s_1, s_2 \in \mathbb{R}\}$ im $\mathbb{R}^2$ an.

Ist nun die Streuung von $\boldsymbol{x}_1, \dots, \boldsymbol{x}_n$ in Richtung der zweiten Hauptrichtung klein, d.h. ist

$$\frac{1}{n-1}\sum_{i=1}^n z_2^2(\boldsymbol{x}_i) = \frac{1}{n-1}\sum_{i=1}^n (\boldsymbol{r}_2^T(\boldsymbol{x}_i - \bar{\boldsymbol{x}}))^2$$

nahe Null, so liegen alle Datenpunkte $\boldsymbol{x}_1, \dots, \boldsymbol{x}_n \in \mathbb{R}^2$ annähernd auf der Geraden $\bar{\boldsymbol{x}} + s\boldsymbol{r}_1$, da die zweiten Koordinaten $s_i = z_2(\boldsymbol{x}_i)$ dann nahe bei Null liegen. In diesem Fall würden wir die zwei Variablen z_1, z_2 auf die eine Variable z_1 reduzieren können. Genau diese Reduktion ist das Ziel der Hauptkomponentenanalyse, die wir im nächsten Abschnitt 8.2 für eine beliebige Dimension vorstellen. Dort werden wir auch angeben, *wie* die Hauptrichtungen $\boldsymbol{r}_i$ mathematisch bestimmt werden.

Ausreißerverdächtig sind ferner diejenigen Datenpunkte $\boldsymbol{x}_i$, deren erste oder zweite Hauptkomponente auffallend groß ist. Insbesondere deutet eine auffallend große *zweite* Hauptkomponente auf einen Ausreißer hin, da in diesem Fall die Beobachtung fern von der Hauptrichtung der Daten liegt. Die folgenden beiden Abbildungen stellen noch einmal den eingangs gezeigten Scatterplot dar, diesmal aber in Abbildung 8.1.2 mit eingezeichneten Hauptachsen $s_1\boldsymbol{r}_1 + \bar{\boldsymbol{x}}$, $s_2\boldsymbol{r}_2 + \bar{\boldsymbol{x}}$, $s_1, s_2 \in \mathbb{R}$, und in Abbildung 8.1.3 mit der Hauptachsentransformation. Die erste Hauptkomponente in Abbildung 8.1.2 erinnert an die Regressionsgerade aus Abschnitt 3.2 (siehe Abbildung 3.2.1). Während sich diese jedoch als Minimum der Residuenquadratsumme bei *vertikaler* Projektion der Datenpunkte auf die Geraden ergab, besitzt die erste Hauptkomponente die Eigenschaft, die Residuenquadratsumme bei *orthogonaler* Projektion zu minimieren (siehe Aufgabe 4).

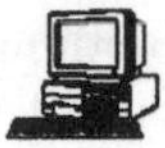

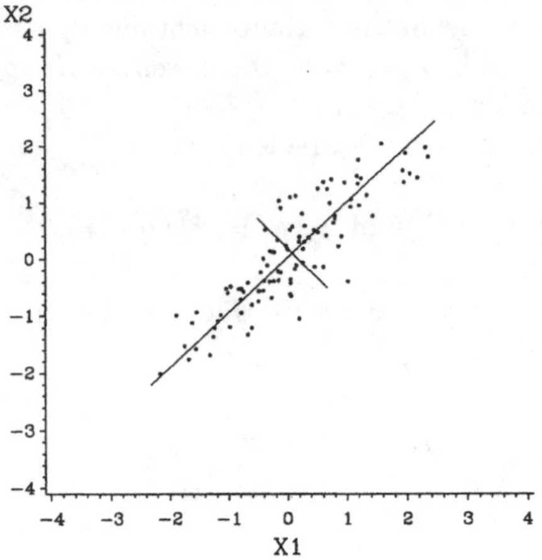

Abbildung 8.1.2. Scatterplot aus Abbildung 8.1.1 mit eingezeichneten Hauptachsen.

```
***  Programm 8_1_2  ***;
TITLE1 'Hauptkomponenten';
TITLE2 'Daten aus Abbildung 8.1.1';
LIBNAME eins 'c:\daten';

PROC PRINCOMP DATA=eins.pca1 COV OUTSTAT=stats NOPRINT;
   VAR x1 x2;

DATA anno;
   LENGTH FUNCTION $8.;
   SET stats;
   RETAIN mx my l1 l2;
   IF _TYPE_='MEAN' THEN DO; mx=x1; my=x2; END;
   IF _TYPE_='EIGENVAL' THEN DO;
     l1=SQRT(x1); l2=SQRT(x2); END;
   IF _TYPE_='SCORE' THEN DO;
       IF _NAME_='PRIN1' THEN l=2.5*l1;
       ELSE l=2.5*l2;
       XSYS='2'; YSYS='2'; COLOR='RED';
       FUNCTION='MOVE'; X=mx-l*x1; Y=my-l*x2; OUTPUT;
       FUNCTION='DRAW'; X=mx+l*x1; Y=my+l*x2; OUTPUT;
   END;

SYMBOL1 V=DOT H=0.3 I=NONE C=G;
AXIS1 ORDER=(-4 TO 4) LENGTH=6CM VALUE=(H=1.5);
PROC GPLOT DATA=eins.pca1;
   PLOT x2*x1 / VAXIS=AXIS1 HAXIS=AXIS1 ANNOTATE=anno;
RUN; QUIT;
```

Um die Hauptachsen in die Punktewolke zu zeichnen, wird hier wieder eine Annotate-Datei erstellt (vgl. Programm 7_1_1). Die Informationen zur Lage der Geraden erhält man dabei aus der Datei, die im PROC PRINCOMP-Statement mit der OUTSTAT-Option erzeugt wird (hier 'stats'). Ohne die Option COV führt SAS eine Hauptkomponentenanalyse der Korrelationsmatrix der Daten durch. Mit der Option NOPRINT kann die Ausgabe der eigentlichen Prozedurergebnisse von PRINCOMP unterdrückt werden.

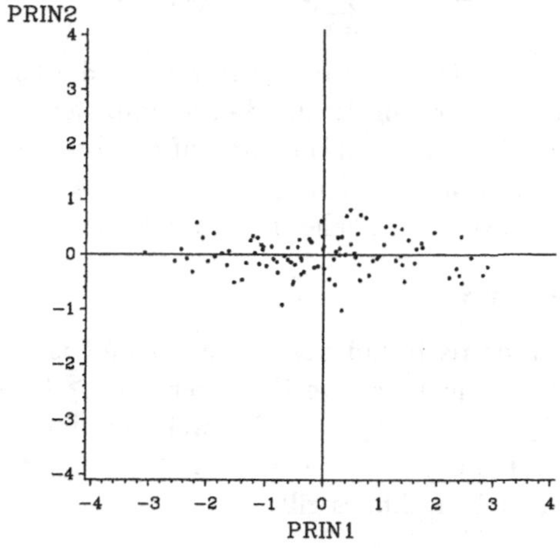

Abbildung 8.1.3. Hauptachsentransformation zu dem Scatterplot aus Abbildung 8.1.2.

```
***  Programm 8_1_3  ***;
TITLE1 'Hauptkomponenten';
TITLE2 'Daten aus Abbildung 8.1.2';
LIBNAME eins 'c:\daten';
PROC PRINCOMP DATA=eins.pca1 OUT=pca2 COV NOPRINT;
   VAR x1 x2;
SYMBOL1 V=DOT H=0.3 I=NONE C=G;
AXIS1 ORDER=(-4 TO 4) LENGTH=6CM VALUE=(H=1.5);
PROC GPLOT DATA=pca2;
   PLOT PRIN2*PRIN1 / VREF=0 HREF=0 HAXIS=AXIS1 VAXIS=AXIS1;
RUN; QUIT;
```

In dieser Abbildung werden die 100 Beobachtungen aus der Datei 'eins.corr1' im neuen Koordinatensystem, welches durch die Hauptkomponenten gebildet wird, dargestellt. Die zugehörigen Koordinaten stehen in den Variablen 'PRIN1' und 'PRIN2' in der Datei, die im PRINCOMP-Statement mit der OUT-Option erstellt wird (hier 'pca2').

8.2 Hauptkomponenten im $\mathbb{R}^p$

Wir gehen im folgenden von n Objekten aus, an denen jeweils p Merkmale gemessen wurden, d.h. unser Datenmaterial besteht aus n Vektoren $\boldsymbol{x}_i$ im $\mathbb{R}^p$. Mit $\bar{\boldsymbol{x}} = n^{-1} \sum_{i=1}^n \boldsymbol{x}_i$ bezeichnen wir den Mittelwertsvektor der Beobachtungen und mit

$$\boldsymbol{S} := \frac{1}{n-1} \sum_{i=1}^{n} (\boldsymbol{x}_i - \bar{\boldsymbol{x}})(\boldsymbol{x}_i - \bar{\boldsymbol{x}})^T$$

die zugehörige empirische $p \times p$-Kovarianzmatrix. Da die Diagonalisierung der Matrix $\boldsymbol{S}$ von zentraler Bedeutung für die Hauptkomponentenanalyse ist, gehen wir im folgenden noch einmal ausführlich darauf ein, obwohl wir diese Überlegungen bereits bei der Diagonalisierung der Matrix $\boldsymbol{A}$ im Abschnitt 7.3 im Rahmen der Multidimensionalen Skalierung durchgeführt haben.

Diagonalisierung von $\boldsymbol{S}$

Da die Matrix $\boldsymbol{S}$ symmetrisch und positiv semidefinit ist (siehe Aufgabe 20, Kapitel 3), besitzt sie p nichtnegative Eigenwerte $\lambda_i \geq 0$, die wir der Größe nach ordnen: $\lambda_1 \geq \lambda_2 \geq \cdots \geq \lambda_p \geq 0$. Des weiteren finden wir p zugehörige Eigenvektoren $\boldsymbol{r}_1, \ldots, \boldsymbol{r}_p$, die jeweils die Länge 1 besitzen und wechselseitig senkrecht aufeinander stehen, d.h. es gilt

$$\boldsymbol{r}_j^T \boldsymbol{r}_k = \begin{cases} 1, & \text{falls } j = k, \\ 0, & \text{falls } j \neq k, \end{cases} \tag{8.2}$$

sowie

$$\boldsymbol{S}\boldsymbol{r}_j = \lambda_j \boldsymbol{r}_j, \qquad j = 1, \ldots, p, \tag{8.3}$$

(siehe etwa Koecher (1992), Abschnitt 6.2.7 und 6.3.2). Bezeichnen wir analog zur Vorgehensweise in Abschnitt 7.3 mit $\boldsymbol{R}$ diejenige $p \times p$-Matrix, deren Spalten aus den p Eigenvektoren $\boldsymbol{r}_1, \ldots, \boldsymbol{r}_p$ der Matrix $\boldsymbol{S}$ bestehen, so können wir (8.3) in der geschlossenen Form

$$\boldsymbol{S}\boldsymbol{R} = \boldsymbol{R}\boldsymbol{\Lambda} \tag{8.4}$$

schreiben, wobei $\boldsymbol{\Lambda}$ die $p \times p$-Diagonalmatrix der Eigenwerte ist:

$$\boldsymbol{\Lambda} = \begin{pmatrix} \lambda_1 & & & 0 \\ & \lambda_2 & & \\ & & \ddots & \\ 0 & & & \lambda_p \end{pmatrix}.$$

Aufgrund von (8.2) ist $\boldsymbol{R}$ eine Orthogonalmatrix, d.h. es gilt $\boldsymbol{R}^T\boldsymbol{R} = \boldsymbol{I}_p$ und damit $\boldsymbol{R}^{-1} = \boldsymbol{R}^T$, also auch $\boldsymbol{R}\boldsymbol{R}^T = \boldsymbol{I}_p$. Multiplizieren wir nun die Gleichung (8.4) von links mit $\boldsymbol{R}^T$, so erhalten wir die Diagonalisierung von $\boldsymbol{S}$

$$\boldsymbol{R}^T\boldsymbol{S}\boldsymbol{R} = \boldsymbol{\Lambda} \quad \text{bzw.} \quad \boldsymbol{S} = \boldsymbol{R}\boldsymbol{\Lambda}\boldsymbol{R}^T. \tag{8.5}$$

Hauptkomponenten

Die Eigenvektoren $\boldsymbol{r}_1, \ldots, \boldsymbol{r}_p$ sind die gesuchten Hauptrichtungen der Datenwolke $\{\boldsymbol{x}_i : i = 1, \ldots, n\}$ im $\mathbb{R}^p$, wie wir im folgenden zeigen werden.

8.2.1 Definition. Die Variable

$$z_j(\boldsymbol{y}) := \boldsymbol{r}_j^T(\boldsymbol{y} - \bar{\boldsymbol{x}}), \qquad \boldsymbol{y} \in \mathbb{R}^p,$$

heißt j-te *Hauptkomponente* zu $\boldsymbol{x}_1, \ldots, \boldsymbol{x}_n$, und die Abbildung

$$\boldsymbol{z}(\boldsymbol{y}) := \begin{pmatrix} z_1(\boldsymbol{y}) \\ \vdots \\ z_p(\boldsymbol{y}) \end{pmatrix} = \boldsymbol{R}^T(\boldsymbol{y} - \bar{\boldsymbol{x}}), \qquad \boldsymbol{y} \in \mathbb{R}^p$$

heißt *Hauptkomponenten-* oder *Hauptachsentransformation.*

Die Hauptkomponententransformation $\boldsymbol{z}(\boldsymbol{y})$ eines Vektors $\boldsymbol{y} \in \mathbb{R}^p$ gibt offenbar die Koordinaten $(s_1, \ldots, s_p)^T$ von $\boldsymbol{y}$ bezüglich des Koordinatensystems $\boldsymbol{T} := \{\bar{\boldsymbol{x}} + s_1\boldsymbol{r}_1 + \cdots + s_p\boldsymbol{r}_p : s_j \in \mathbb{R}, j = 1, \ldots, p\}$ an.

8.2.2 Satz. *Für die Hauptkomponenten zu $\boldsymbol{x}_1, \ldots, \boldsymbol{x}_n$ gilt*

(i) $\displaystyle \frac{1}{n}\sum_{i=1}^{n} z_j(\boldsymbol{x}_i) = 0, \qquad j = 1, \ldots, p,$

d.h. der Mittelwert der $\boldsymbol{x}_i$ bezüglich des Koordinatensystems $\boldsymbol{T}$ ist $\mathbf{0}$. Für die Varianzen und Kovarianzen der Hauptkomponenten erhalten wir

(ii) $\displaystyle \frac{1}{n-1}\sum_{i=1}^{n} z_j^2(\boldsymbol{x}_i) = \lambda_j, \qquad j = 1, \ldots, p,$

(iii) $\displaystyle \frac{1}{n-1}\sum_{i=1}^{n} z_j(\boldsymbol{x}_i) z_k(\boldsymbol{x}_i) = 0, \qquad j, k = 1, \ldots, p, \quad j \neq k,$

d.h. bezüglich des Koordinatensystems $\boldsymbol{T}$ sind die $\boldsymbol{x}_i$ unkorreliert und besitzen als Kovarianzmatrix die Diagonalmatrix $\boldsymbol{\Lambda}$. Schließlich gilt für die Matrix $\boldsymbol{S}$

(iv) $\displaystyle \mathrm{Spur}(\boldsymbol{S}) = \sum_{j=1}^{p} \lambda_j,$

(v) $\displaystyle \det(\boldsymbol{S}) = \prod_{j=1}^{p} \lambda_j.$

Beweis: (i) gilt wegen

$$\frac{1}{n}\sum_{i=1}^{n} z_j(\boldsymbol{x}_i) = \frac{1}{n}\sum_{i=1}^{n} \boldsymbol{r}_j^T(\boldsymbol{x}_i - \bar{\boldsymbol{x}}) = \boldsymbol{r}_j^T(\bar{\boldsymbol{x}} - \bar{\boldsymbol{x}}) = 0.$$

(ii) und (iii) folgen wegen (8.5) aus

$$\begin{aligned}\frac{1}{n-1}\sum_{i=1}^{n} \boldsymbol{z}(\boldsymbol{x}_i)\boldsymbol{z}(\boldsymbol{x}_i)^T &= \frac{1}{n-1}\sum_{i=1}^{n} \boldsymbol{R}^T(\boldsymbol{x}_i - \bar{\boldsymbol{x}})(\boldsymbol{R}^T(\boldsymbol{x}_i - \bar{\boldsymbol{x}}))^T \\ &= \frac{1}{n-1}\sum_{i=1}^{n} \boldsymbol{R}^T(\boldsymbol{x}_i - \bar{\boldsymbol{x}})(\boldsymbol{x}_i - \bar{\boldsymbol{x}})^T\boldsymbol{R} \\ &= \boldsymbol{R}^T\boldsymbol{S}\boldsymbol{R} = \boldsymbol{\Lambda}.\end{aligned}$$

(iv) folgt aus (8.5) und der Gleichung $\text{Spur}(\boldsymbol{AB}) = \text{Spur}(\boldsymbol{BA})$ für $p \times p$-Matrizen $\boldsymbol{A}, \boldsymbol{B}$ (siehe Aufgabe 26, Kapitel 3):

$$\begin{aligned}\text{Spur}(\boldsymbol{S}) &= \text{Spur}(\boldsymbol{S}\boldsymbol{I}_p) = \text{Spur}(\boldsymbol{S}\boldsymbol{R}\boldsymbol{R}^T) \\ &= \text{Spur}(\boldsymbol{R}^T\boldsymbol{S}\boldsymbol{R}) = \text{Spur}(\boldsymbol{\Lambda}) = \sum_{j=1}^{p} \lambda_j.\end{aligned}$$

Schließlich folgt (v) aus (8.5) und der Tatsache, daß für die Determinante des Produktes von $p \times p$-Matrizen $\boldsymbol{A}, \boldsymbol{B}$ die Gleichung $\det(\boldsymbol{AB}) = \det(\boldsymbol{A})\det(\boldsymbol{B})$ gilt. Hieraus folgt $\det(\boldsymbol{A}^{-1}) = 1/\det(\boldsymbol{A})$, sofern $\boldsymbol{A}^{-1}$ existiert, d.h. $\det(\boldsymbol{A}) \neq 0$ (siehe etwa Koecher (1992), Abschnitt 3.1.4, 3.1.5) und somit

$$\begin{aligned}\det(\boldsymbol{S}) &= \det(\boldsymbol{R}\boldsymbol{\Lambda}\boldsymbol{R}^T) = \det(\boldsymbol{R})\det(\boldsymbol{\Lambda})\det(\boldsymbol{R}^T) \\ &= \det(\boldsymbol{\Lambda}) = \prod_{j=1}^{p} \lambda_j,\end{aligned}$$

da $\boldsymbol{R}^T = \boldsymbol{R}^{-1}$. □

Maximale Streuungen

Teil (ii) in Satz 8.2.2 besagt gerade, daß die Datenpunkte $\boldsymbol{x}_1, \ldots, \boldsymbol{x}_n$ bezüglich ihrer ersten Hauptkomponente die größte Streuung besitzen, nämlich $\sqrt{\lambda_1}$, bezüglich der zweiten Hauptkomponente die zweitgrößte Streuung $\sqrt{\lambda_2}$ usw. Darüber hinaus gilt, daß die Daten $\boldsymbol{x}_1, \ldots, \boldsymbol{x}_n$ bezüglich ihrer ersten Hauptkomponente die größte Streuung unter *allen* Richtungen $\boldsymbol{r} \in \mathbb{R}^p$ überhaupt haben.

8.2.3 Satz. *Für einen beliebigen Vektor $\boldsymbol{r} \in \mathbb{R}^p$ der Länge 1 gilt*

$$\frac{1}{n-1}\sum_{i=1}^{n}(\boldsymbol{r}^T(\boldsymbol{x}_i - \bar{\boldsymbol{x}}))^2 \leq \lambda_1.$$

Beweis: Ein beliebiger Vektor $\boldsymbol{r} \in \mathbb{R}^p$ mit $||\boldsymbol{r}|| = 1$ läßt sich als Linearkombination $\boldsymbol{r} = \sum_{j=1}^p c_j \boldsymbol{r}_j$ der Hauptrichtungen $\boldsymbol{r}_j$ darstellen, wobei für die Koeffizienten c_j aufgrund der Orthonormalität (8.2) der $\boldsymbol{r}_j$ die Darstellung $c_j = \boldsymbol{r}^T \boldsymbol{r}_j$ gilt sowie

$$1 = \boldsymbol{r}^T \boldsymbol{r} = \sum_{j=1}^p c_j^2.$$

Mit Hilfe der Darstellung (8.5) erhalten wir dann

$$\begin{aligned}\frac{1}{n-1}\sum_{i=1}^n (\boldsymbol{r}^T(\boldsymbol{x}_i - \bar{\boldsymbol{x}}))^2 &= \frac{1}{n-1}\sum_{i=1}^n (\boldsymbol{r}^T(\boldsymbol{x}_i - \bar{\boldsymbol{x}}))((\boldsymbol{x}_i - \bar{\boldsymbol{x}})^T \boldsymbol{r}) = \boldsymbol{r}^T \boldsymbol{S} \boldsymbol{r} \\ &= \boldsymbol{r}^T \boldsymbol{R} \boldsymbol{\Lambda} \boldsymbol{R}^T \boldsymbol{r} = (\boldsymbol{r}^T \boldsymbol{R}) \boldsymbol{\Lambda} (\boldsymbol{r}^T \boldsymbol{R})^T \\ &= (c_1, \dots, c_p) \boldsymbol{\Lambda} (c_1, \dots, c_p)^T = \sum_{j=1}^p c_j^2 \lambda_j \le \lambda_1. \qquad \square\end{aligned}$$

Der folgende Satz zeigt, daß die Daten $\boldsymbol{x}_1, \dots, \boldsymbol{x}_n$ bezüglich ihrer k-ten Hauptkomponente die größte Streuung besitzen unter allen Richtungen $\boldsymbol{r}$, die auf den ersten $k-1$ Hauptrichtungen $\boldsymbol{r}_1, \dots, \boldsymbol{r}_{k-1}$ senkrecht stehen, $k = 2, \dots, p$.

8.2.4 Satz. *Für einen beliebigen Vektor $\boldsymbol{r} \in \mathbb{R}^p$ der Länge 1 mit $\boldsymbol{r}^T \boldsymbol{r}_j = 0$ für $j = 1, \dots, k-1$, $k \ge 2$, gilt*

$$\frac{1}{n-1}\sum_{i=1}^n \boldsymbol{r}^T(\boldsymbol{x}_i - \bar{\boldsymbol{x}})^2 \le \lambda_k.$$

Beweis: Aus dem Beweis zu Satz 8.2.3 erhalten wir die Darstellung $\boldsymbol{r} = \sum_{j=1}^p c_j \boldsymbol{r}_j$, wobei $c_j = \boldsymbol{r}^T \boldsymbol{r}_j = 0$, $j = 1, \dots, k-1$, sowie

$$\frac{1}{n-1}\sum_{i=1}^n (\boldsymbol{r}^T(\boldsymbol{x}_i - \bar{\boldsymbol{x}}))^2 = \sum_{j=1}^p c_j^2 \lambda_j = \sum_{j=k}^p c_j^2 \lambda_j \le \lambda_k. \qquad \square$$

Reduktion der Datendimension

Das mathematische Problem der Bestimmung der Hauptachsen bzw. der Hauptkomponenten besteht also darin, Eigenwerte der Matrix $\boldsymbol{S}$ und zugehörige orthogonale Eigenvektoren zu bestimmen.

Falls nun ein Eigenwert λ_{k+1} recht klein ist, also nahe Null, so streuen wegen 8.2.2 (i), (ii) die Hauptkomponenten $z_j(\boldsymbol{x}_i)$, $i = 1, \dots, n$, nur wenig um Null, $j = k+1, \dots, n$. Bezüglich des Koordinatensystems $\boldsymbol{T}$ sind die letzten $p-k$ Koordinaten der Punkte $\boldsymbol{x}_i \in \mathbb{R}^p$ in diesem Fall somit nahe bei Null, so daß wir diese Koordinaten ohne wesentlichen Informationsverlust weglassen können. Wir stellen damit die Datensätze $\boldsymbol{x}_i$ durch ihre k ersten Hauptkomponenten dar:

$$\boldsymbol{x}_i \mapsto \begin{pmatrix} z_1(\boldsymbol{x}_i) \\ \vdots \\ z_k(\boldsymbol{x}_i) \end{pmatrix} = \begin{pmatrix} \boldsymbol{r}_1^T(\boldsymbol{x}_i - \bar{\boldsymbol{x}}) \\ \vdots \\ \boldsymbol{r}_k^T(\boldsymbol{x}_i - \bar{\boldsymbol{x}}) \end{pmatrix} \in \mathbb{R}^k, \qquad i = 1, \dots, n.$$

Ist nun k im Vergleich zu p klein, so haben wir das Ausgangsproblem, wenige neue Variablen zu finden, die aber nahezu die gesamte Information der $\boldsymbol{x}_i \in \mathbb{R}^p$ enthalten, gelöst. Diese Variablen sind die Koordinatenfunktionen z_j, $j = 1, \ldots, k$.

Wieviele Hauptkomponenten?

Ein Maß für die Gesamtstreuung der Merkmalsvektoren $\boldsymbol{x}_i = (x_{i1}, \ldots, x_{ip})^T$, $i = 1, \ldots, n$, ist die Summe der p Koordinatenvarianzen

$$\sum_{j=1}^{p} \frac{1}{n-1} \sum_{i=1}^{n} (x_{ij} - \bar{x}_j)^2 = \mathrm{Spur}(\boldsymbol{S}) = \sum_{j=1}^{p} \lambda_j,$$

wobei $\bar{x}_j$ die j-te Koordinate des Mittelwertsvektors $\bar{\boldsymbol{x}} = (\bar{x}_1, \ldots, \bar{x}_p)^T$ bezeichnet. Spur($\boldsymbol{S}$) heißt daher auch *Gesamtvariation*, und die ersten k Hauptkomponenten der $\boldsymbol{x}_i$ *erklären*

$$100 \frac{\lambda_1 + \cdots + \lambda_k}{\lambda_1 + \cdots + \lambda_p}$$

Prozent der Gesamtvariation (siehe Satz 8.2.2). Diese Prozentzahl kann dazu dienen, die Anzahl k der weiterhin benutzten Hauptkomponenten festzulegen, etwa k minimal so zu wählen, daß 90% der Gesamtvariation erklärt werden. Ist der Rang von $\boldsymbol{S}$ gleich k, so erklären die ersten k Hauptkomponenten 100% der Gesamtvariation, da in diesem Fall $\lambda_{k+1} = \cdots = \lambda_p = 0$ (siehe Aufgabe 13, Kapitel 7).

Ein anderes populäres Auswahlkriterium besteht darin, nur diejenigen Hauptkomponenten in weitere Überlegungen einzubeziehen, deren zugehörige Eigenwerte λ_k größer sind als das arithmetische Mittel sämtlicher Eigenwerte, d.h. $\lambda_k > \sum_{j=1}^{p} \lambda_j / p$. Falls die Koordinatenvarianzen der $\boldsymbol{x}_i$ gleich eins sind

$$\frac{1}{n-1} \sum_{i=1}^{n} (x_{ij} - \bar{x}_j)^2 = 1, \qquad j = 1, \ldots, p,$$

was im Fall standardisierter Merkmalsvektoren stets gilt, so ist $\sum_{j=1}^{p} \lambda_j = \mathrm{Spur}(\boldsymbol{S}) = p$, d.h. $\sum_{j=1}^{p} \lambda_j / p = 1$. Das Kriterium $\lambda_k > \sum_{j=1}^{p} \lambda_j / p$ besteht dann darin, diejenigen Hauptkomponenten weiterhin zu betrachten, deren zugehörige Eigenwerte größer als eins sind (siehe hierzu auch die unten vorgestellte standardisierte Hauptkomponentenanalyse).

Eine graphische Hilfestellung kann ein Scatterplot geben, bei dem die Eigenwerte $\lambda_1 \geq \lambda_2 \geq \cdots \geq \lambda_p \geq 0$ gegen ihre Indizes abgetragen werden. Verbindet man die Punkte durch Streckenzüge, so entsteht häufig eine Form, die an den Fuß eines Berges erinnert. Diejenigen Eigenwerte, die in etwa horizontal liegen und sehr anschaulich eine Geröllhalde (engl. scree) bilden, werden zum Anlaß genommen, die zugehörigen Hauptkomponenten aus den weiteren Überlegungen auszuschließen. Als Anzahl k von Hauptkomponenten wählt man also diejenige Nummer, deren zugehöriger Eigenwert der letzte am Berg oberhalb der Geröllhalde ist. Dieses graphische Auswahlverfahren heißt *Scree-Test* (siehe Abbildung 8.2.2).

Im folgenden Beispiel führen wir eine Hauptkomponentenanalyse für die Wirtschafts-Daten aus Beispiel 3.3.1 durch mit 20 Ländern und jeweils neun Wirtschaftszahlen (siehe auch Abbildung 7.3.2). Die an den Ländern gemessenen Merkmale werden dabei standardisiert, d.h. durch ihre Standardabweichung geteilt, so daß die Matrix $\boldsymbol{S}$ die Korrelationsmatrix der Merkmalsvektoren ist, also Spur$(\boldsymbol{S}) = 9$. Dieses Standardisieren führt SAS per Voreinstellung durch; die Vorteile werden weiter unten vorgestellt. Der Scree-Test in Abbildung 8.2.2 schlägt die Reduktion auf die ersten vier Hauptkomponenten vor, da $\lambda_4 > \text{Spur}(S)/p = 9/9 = 1$ und λ_5 deutlich kleiner als eins ist (siehe auch die Faktorenanalyse in Beispiel 8.3.3 und Aufgabe 17).

```
Principal Component Analysis

20 Observations
 9 Variables
```

Eigenvalues of the Correlation Matrix

	Eigenvalue	Difference	Proportion	Cumulative
PRIN1	2.53617	0.138067	0.281797	0.28180
PRIN2	2.39811	0.726792	0.266456	0.54825
PRIN3	1.67132	0.484485	0.185702	0.73396
PRIN4	1.18683	0.773022	0.131870	0.86583
PRIN5	0.41381	0.072761	0.045979	0.91180
PRIN6	0.34105	0.067223	0.037894	0.94970
PRIN7	0.27382	0.160040	0.030425	0.98012
PRIN8	0.11378	0.048676	0.012643	0.99277
PRIN9	0.06511	.	0.007234	1.00000

Eigenvectors

	PRIN1	PRIN2	PRIN3	
INVEST	-.025532	0.282593	-.575634	Investitionsq.
INFLA	0.489223	0.169237	0.209113	Inflationsrate
BIP	0.160140	0.372307	-.482488	BIP (Zuw. in %)
STEUER	0.151289	-.522763	0.163120	Steuer (% - BIP)
AKW	-.353728	0.390644	0.376754	Anzahl AKW's
ALQ	0.190305	0.099087	0.103374	Arbeitslosenquote
ARBKOST	-.415273	-.368600	-.156634	Arbeitskosten
POPUL	-.350793	0.411834	0.370448	Bevoelkerung
STREIKTG	0.504607	0.108225	0.226093	Streiktage

	PRIN4	PRIN5	PRIN6	
INVEST	-.294937	-.026467	0.444773	Investitionsq.
INFLA	-.390947	-.038211	-.159347	Inflationsrate
BIP	0.245135	-.164870	0.141172	BIP (Zuw. in %)
STEUER	-.001939	-.513589	0.615048	Steuer (% - BIP)
AKW	-.051161	-.183212	0.298872	Anzahl AKW's
ALQ	0.818604	0.160141	0.164251	Arbeitslosenquote
ARBKOST	-.073072	0.579590	0.231342	Arbeitskosten
POPUL	-.037118	0.038609	0.187988	Bevoelkerung
STREIKTG	-.143635	0.557007	0.416426	Streiktage

	PRIN7	PRIN8	PRIN9	
INVEST	-.545445	-.070864	-.009595	Investitionsq.
INFLA	-.162905	0.670958	0.178543	Inflationsrate
BIP	0.650499	0.268944	-.016288	BIP (Zuw. in %)
STEUER	0.062253	0.132649	-.117005	Steuer (% - BIP)
AKW	0.100243	-.079174	0.662197	Anzahl AKW's
ALQ	-.411167	0.201590	0.104151	Arbeitslosenquote
ARBKOST	0.129005	0.475416	0.172345	Arbeitskosten
POPUL	-.009076	0.242474	-.687765	Bevoelkerung
STREIKTG	0.230428	-.350922	-.044706	Streiktage

Abbildung 8.2.1. Hauptkomponentenanalyse der Wirtschafts-Daten aus Beispiel 3.3.1.

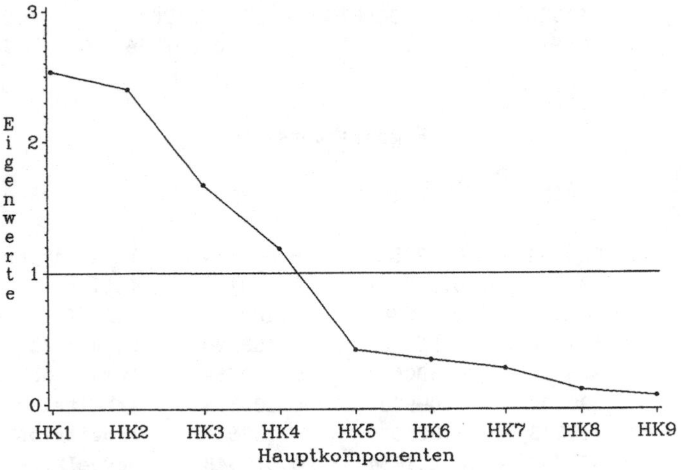

Abbildung 8.2.2. Scree-Test zur Hauptkomponentenanalyse aus Abbildung 8.2.1.

```
***  Programm 8_2_2  ***;
TITLE1 'Scree-Test';
TITLE2 'Wirtschafts-Daten';
LIBNAME eins 'c:\daten';

PROC PRINCOMP DATA=eins.econom OUTSTAT=stat1 NOPRINT;

DATA stat2(KEEP=ev pc);
   SET stat1(WHERE=(_TYPE_='EIGENVAL'));
   LABEL pc='Hauptkomponenten' ev='Eigenwerte';
   ARRAY pr {9} invest--streiktg;
   DO i=1 TO 9;
     pc='HK'||LEFT(i);
     ev=pr{i};
OUTPUT; END;

SYMBOL1 V=DOT H=.5 I=JOIN;
PROC GPLOT DATA=stat2;
   PLOT ev*pc / VREF=1;
RUN; QUIT;
```

Auch der Scree-Test zur Hauptkomponentenanalyse läßt sich aus der OUTSTAT-Datei im PRINCOMP-Statement erzeugen. Diese OUTSTAT-Datei (hier: stat1) enthält eine Beobachtung (=Zeile), in der die Eigenwerte der Hauptkomponenten stehen. Diese Beobachtung enthält in der automatischen SAS-Variablen _TYPE_ den Wert 'EIGENVAL' und wird mit der entsprechenden DATA-SET-Option (vgl. Programm 8_1_1) ausgewählt.

Der DATA-Step erzeugt aus dieser Datenzeile eine neue SAS-Datei, die 9 Beobachtungen und die Variablen 'ev' und 'pc' enthält. Beachtenswert sind dabei die Funktion LEFT und der Operator '||'. Mit dem doppelten senkrechten Strich werden zwei Zeichenketten aneinandergefügt. Im vorliegenden Programm werden die Ausprägungen des Merkmals 'i' an die Buchstaben 'HK' gehängt. Da die Ausprägungen von 'i' rechtsbündig geschriebene Zahlen sind, wird auf diese die Funktion LEFT angewandt, die die Zahlen linksbündig schreibt, so daß sich als Resultate HK1, HK2,..., HK9 ergeben. Wird die Option NOPRINT unterdrückt, so werden die Prozedurergebnisse wie in Abbildung 8.2.1 ausgegeben.

Mit der Option COV in der PRINCOMP-Prozedur würden wie in Programm 8_1_2 und 8_1_3 die Eigenwerte und Eigenvektoren der Kovarianzmatrix anstelle der Korrelationsmatrix der Daten berechnet.

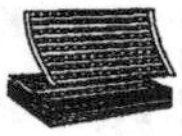

Identifikation von Ausreißern

Hauptkomponenten können dazu benutzt werden, ausreißerverdächtige Vektoren $\boldsymbol{x}_i$ zu entdecken. Dazu betrachten wir die ersten k Hauptkomponenten der $\boldsymbol{x}_i$ getrennt und erhalten k Sätze von eindimensionalen Daten $z_j(\boldsymbol{x}_i)$, $i = 1, \dots, n$. Diese können nun mit den in Abschnitt 1.5 beschriebenen Verfahren wie dem Boxplot auf mögliche Ausreißer hin untersucht werden. Aufschlußreich ist auch eine Scatterplot-Matrix, bei der je zwei Hauptkomponenten $(z_j(\boldsymbol{x}_i), z_l(\boldsymbol{x}_i))$, $i = 1, \dots, n$, graphisch dargestellt werden. Punkte $(z_j(\boldsymbol{x}_m), z_l(\boldsymbol{x}_m))$ mit einer auffälligen Lage in einem Scatterplot machen den Punkt $\boldsymbol{x}_m$ ausreißerverdächtig.

In der folgenden Abbildung, die die Scatterplot-Matrix der fünf möglichen Hauptkomponenten zu den ZNS-Daten aus Beispiel 1.1.3 zeigt, sind zum Beispiel die Merkmalsvektoren derjenigen fünf Patienten auffällig, deren fünfte Hauptkomponenten die vier größten und den kleinsten Wert besitzen. Diese Datenpunkte liegen in der letzten Spalte der Matrix auffällig weit von den übrigen Daten entfernt (siehe auch die Abbildungen 8.2.4 und 8.2.6). Ferner gibt es in einigen der Plots, wie etwa bei dem Plot der zweiten gegen die vierte Hauptkomponente, lineare Strukturen in den Datenwolken, die auf eine Schichtung in den Daten hinweisen könnten.

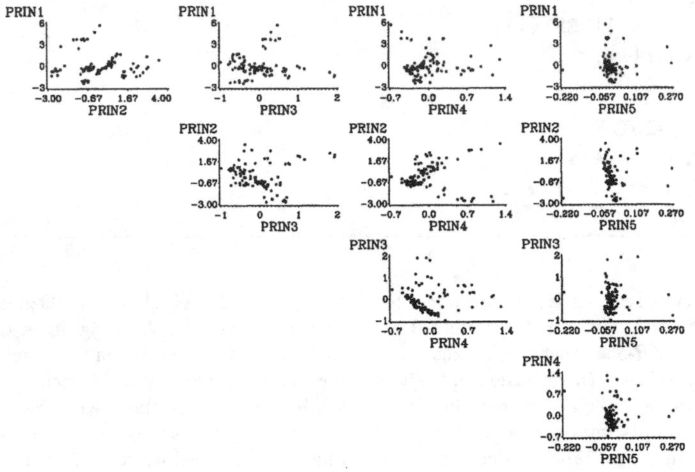

Abbildung 8.2.3. Scatterplot-Matrix der Hauptkomponenten der ZNS-Daten.

```
***  Programm 8_2_3  ***;
TITLE1 'Scatterplot-Matrix der Hauptkomponenten';
TITLE2 'ZNS-Daten'
LIBNAME eins 'c:\daten';

PROC PRINCOMP DATA=eins.zns OUT=eins.princ NOPRINT;
   VAR an on mn gn ao;

GOPTIONS NODISPLAY HTEXT=4; TITLE1;
AXIS1 MAJOR=(N=4) LABEL=(H=5.5) VALUE=(H=4);
SYMBOL1 V=DOT C=G H=1 I=NONE;
PROC GPLOT DATA=eins.princ GOUT=abb83a;
   PLOT PRIN1*(PRIN2 PRIN3 PRIN4 PRIN5)/HAXIS=AXIS1 VAXIS=AXIS1;
   PLOT PRIN2*(      PRIN3 PRIN4 PRIN5)/HAXIS=AXIS1 VAXIS=AXIS1;
   PLOT PRIN3*(            PRIN4 PRIN5)/HAXIS=AXIS1 VAXIS=AXIS1;
   PLOT PRIN4*                   PRIN5 /HAXIS=AXIS1 VAXIS=AXIS1;
                                ↓
```

```
                                        ↑
RUN; QUIT;
GOPTIONS DISPLAY HTEXT=2;
%mkfields(4,4)
PROC GREPLAY IGOUT=abb83a TC=TEMPCAT TEMPLATE=NEWTEMP NOFS;
    TREPLAY 1:1  2:2   3:3   4:4
                 6:5   7:6   8:7
                      11:8  12:9
                            16:10;
RUN; DELETE _ALL_; QUIT;
```

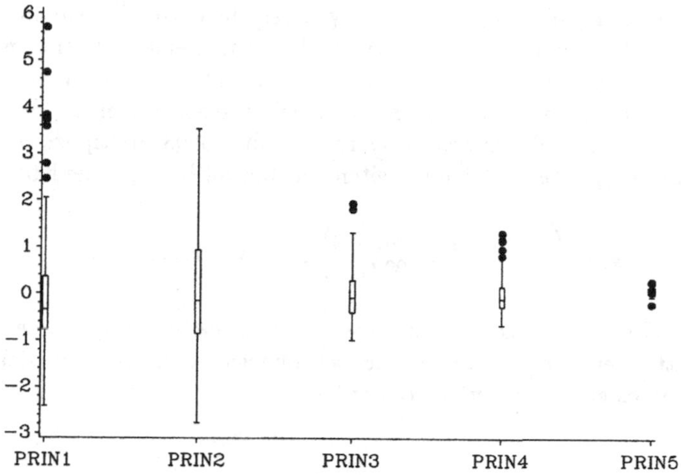

Abbildung 8.2.4. Boxplots der Hauptkomponenten der ZNS-Daten.

```
***  Programm 8_2_4  ***;
TITLE1 'Boxplots der Hauptkomponenten';
TITLE2 'ZNS-Daten';
LIBNAME eins 'c:\daten';

PROC TRANSPOSE DATA=eins.princ OUT=data1;
   VAR PRIN1-PRIN5;
   BY NR;
AXIS1 LABEL=NONE;
SYMBOL1 C=GREEN V=DOT H=1 I=BOXT;
PROC GPLOT DATA=data1;
   PLOT COL1*_NAME_=1 / VAXIS=AXIS1 HAXIS=AXIS1;
RUN; QUIT;
```

Die Scatterplot-Matrix wird analog zu Programm 3_3_1 erzeugt. Um die Hauptkomponenten wie in Abbildung 8.2.4 darzustellen, müssen die Daten, die mit der OUT-Option der PRINCOMP-Prozedur erstellt wurden, geeignet strukturiert werden. Dies erfolgt mit der TRANSPOSE-Prozedur (siehe Programm 5_1_1).

Mit der Option 'I=BOXT' im SYMBOL-Statement werden in der Prozedur GPLOT die entsprechenden Boxplots erzeugt. Ausreißerverdächtige Beobachtungen in den Scatter- und Boxplots können wiederum mit der Prozedur UNIVARIATE und dem Statement 'ID NR;' identifiziert werden.

Standardisierte Hauptkomponentenanalyse

Ein Nachteil der Hauptkomponentenanalyse besteht darin, daß sie nicht skaleninvariant ist. So beeinflußt etwa in einem Datensatz eine Entfernungsangabe in Kilometern statt in Meilen die Hauptkomponenten erheblich: Im zweiten der beiden folgenden Scatterplots sind die zweiten Koordinaten x_{i2} der Punkte $\boldsymbol{x}_i = (x_{i1}, x_{i2})^T \in \mathbb{R}^2$ des ersten Scatterplots mit 1.6093 multipliziert worden, d.h. die Punkte $\boldsymbol{y}_i = (y_{i1}, y_{i2})^T$ im zweiten Scatterplot besitzen die Koordinaten

$$\boldsymbol{y}_i = \begin{pmatrix} y_{i1} \\ y_{i2} \end{pmatrix} = \begin{pmatrix} x_{i1} \\ 1.6093 x_{i2} \end{pmatrix}, \qquad i = 1, \ldots, 100.$$

Dies entspricht einer Entfernungsangabe in der zweiten Komponente in Kilometern statt in englischen Meilen, wodurch offensichtlich die Hauptrichtungen des Datensatzes erheblich verändert werden.

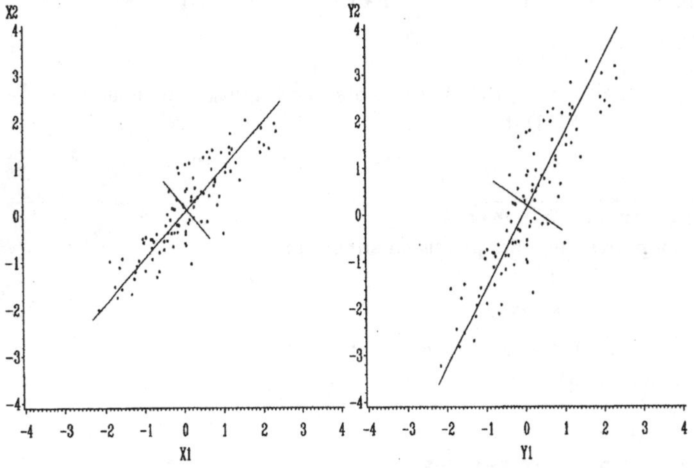

Abbildung 8.2.5. Scatterplots der Punkte aus Abbildung 8.1.1; $y_1 = x_1$, $y_2 = 1.6093 x_2$.

```
***  Programm 8_2_5   ***;
TITLE1 'Hauptkomponenten';
TITLE2 'Daten aus Abbildung 8.1.2';
LIBNAME eins 'c:\daten';

DATA pca2; SET eins.pca1; y1=x1; y2=1.6093*x2;

SYMBOL1 V=DOT C=RED H=.3 I=NONE;
PROC PRINCOMP DATA=pca2 OUT=pca3 OUTSTAT=stats COV NOPRINT;
   VAR x1 x2;
DATA anno;
   LENGTH FUNCTION $8.; SET stats; RETAIN mx my l1 l2;
   IF _TYPE_='MEAN' THEN DO; mx=x1; my=x2; END;
   IF _TYPE_='EIGENVAL' THEN DO; l1=SQRT(x1); l2=SQRT(x2); END;
   IF _TYPE_='SCORE' THEN DO;
      IF _NAME_='PRIN1' THEN l=2.5*l1; ELSE l=2.5*l2;
      XSYS='2'; YSYS='2'; COLOR='RED';
      FUNCTION='MOVE'; X=mx-l*x1; Y=my-l*x2; OUTPUT;
      FUNCTION='DRAW'; X=mx+l*x1; Y=my+l*x2; OUTPUT;
   END; GOPTIONS NODISPLAY; AXIS1 ORDER=(-4 TO 4);
PROC GPLOT DATA=pca2 GOUT=pro83c;
   PLOT x2*x1 / VAXIS=AXIS1 HAXIS=AXIS1 ANNOTATE=anno NAME='o83c';
RUN; QUIT;

PROC PRINCOMP DATA=pca2 OUT=pca3 OUTSTAT=stats COV NOPRINT;
   VAR y1 y2;
DATA anno;
   LENGTH FUNCTION $8.; SET stats; RETAIN mx my l1 l2;
   IF _TYPE_='MEAN' THEN DO; mx=y1; my=y2; END;
   IF _TYPE_='EIGENVAL' THEN DO; l1=SQRT(y1); l2=SQRT(y2); END;
   IF _TYPE_='SCORE' THEN DO;
      IF _NAME_='PRIN1' THEN l=2.5*l1; ELSE l=2.5*l2;
      XSYS='2'; YSYS='2'; COLOR='RED';
      FUNCTION='MOVE'; X=mx-l*y1; Y=my-l*y2; OUTPUT;
      FUNCTION='DRAW'; X=mx+l*y1; Y=my+l*y2; OUTPUT; END;
PROC GPLOT DATA=pca2 GOUT=pro83c;
  PLOT y2*y1 / VAXIS=AXIS1 HAXIS=AXIS1 ANNOTATE=anno NAME='t83c';
TITLE2 'Transformierte Daten'; RUN; QUIT;

GOPTIONS DISPLAY;
PROC GREPLAY IGOUT=pro83c NOFS
   TC=SASHELP.TEMPLT TEMPLATE=H2;
   TREPLAY 1:o83c   2:t83c;
RUN; DELETE _ALL_; RUN; QUIT;
```

Im ersten DATA-Step dieses Programms wird die Transformation $y_2 = 1.6093x_2$ durchgeführt, der übrige Teil ist dann analog zu Programm 8_1_2.

Um diesen Nachteil zu beheben und die Hauptrichtungen bzw. Hauptkomponenten invariant gegenüber Skalenänderungen zu machen, also unabhängig von Transformationen der Merkmalsvektoren $\boldsymbol{x}_i = (x_{i1}, \dots, x_{ip})^T \in \mathbb{R}^p$ der Form

$$\boldsymbol{x}_i \mapsto \begin{pmatrix} c_1 & & 0 \\ & \ddots & \\ 0 & & c_p \end{pmatrix} \boldsymbol{x}_i = \begin{pmatrix} c_1 x_{i1} \\ \vdots \\ c_p x_{ip} \end{pmatrix}, \qquad i = 1, \dots, n, \tag{8.6}$$

mit $c_j > 0$, $j = 1, \dots, p$, betrachtet man von vornherein häufig anstelle der $\boldsymbol{x}_i$ die standardisierten Vektoren $\boldsymbol{y}_i = (y_{i1}, \dots, y_{ip})^T$ mit

$$y_{ij} = \frac{x_{ij} - \bar{x}_j}{s_j}, \qquad i = 1, \dots, n, \quad j = 1, \dots, p.$$

Dabei ist wiederum

$$\bar{x}_j = \frac{1}{n} \sum_{i=1}^{n} x_{ij}$$

der Mittelwert und

$$s_j^2 := \frac{1}{n-1} \sum_{i=1}^{n} (x_{ij} - \bar{x}_j)^2$$

die empirische Varianz der j-ten Komponente der $\boldsymbol{x}_i$, $j = 1, \dots, p$. Die Vektoren $\boldsymbol{y}_i$ besitzen dann den Mittelwertsvektor $\mathbf{0}$ und als Kovarianzmatrix die $p \times p$-Matrix

$$\boldsymbol{W} = (w_{jl}) = \frac{1}{n-1} \sum_{i=1}^{n} \boldsymbol{y}_i \boldsymbol{y}_i^T,$$

mit

$$w_{jl} = \frac{\sum_{i=1}^{n} (x_{ij} - \bar{x}_j)(x_{il} - \bar{x}_l)}{\sqrt{\sum_{i=1}^{n} (x_{ij} - \bar{x}_j)^2} \sqrt{\sum_{i=1}^{n} (x_{il} - \bar{x}_l)^2}}$$

Die Matrix $\boldsymbol{W}$ ist also die *Korrelationsmatrix* der $\boldsymbol{x}_i$, d.h. es gilt stets $|w_{jl}| \le 1$ und $w_{jj} = 1$ (siehe Abschnitt 3.1). Da sich Skalenänderungen in den $\boldsymbol{x}_i$ des Typs (8.6) in w_{jl} offenbar herauskürzen, ist die Matrix $\boldsymbol{W}$ invariant gegenüber Skalenänderungen. Für die zu den $\boldsymbol{y}_i$ bzw. zur Korrelationsmatrix $\boldsymbol{W}$ gehörenden Hauptrichtungen $\boldsymbol{r}_j$ mit zugehörigen Eigenwerten λ_j gilt nun nach Satz 8.2.2 (iv) $p = \mathrm{Spur}(\boldsymbol{W}) = \sum_{j=1}^{p} \lambda_j$ sowie für die Hauptkomponententransformation aus Definition 8.2.1

$$z_j(\boldsymbol{y}_i) = \boldsymbol{r}_j^T \boldsymbol{y}_i, \qquad i = 1, \dots, n, \quad j = 1, \dots, p.$$

In diesem Fall besteht das oben vorgestellte Kriterium, nur diejenigen Hauptkomponenten in einer weiteren Analyse zu betrachten, deren Eigenwerte λ_k die Ungleichung $\lambda_k > \sum_{j=1}^{p} \lambda_j / p$ erfüllen, nun darin, nur diejenigen Hauptkomponenten mit Eigenwert $\lambda_k > 1$ zu verwenden, (siehe Abbildung 8.2.2).

In einem letzten Schritt werden häufig noch die Hauptkomponenten standardisiert, d.h. man betrachtet $z_j(\boldsymbol{y}_i)/\sqrt{\lambda_j}$, $i = 1, \ldots, n$, $j = 1, \ldots, p$. Deren Mittelwert ist nach Satz 8.2.2 (i)-(iii) Null und die Kovarianzmatrix ist die Einheitsmatrix $\boldsymbol{I}_p$. Dies führt zur Faktorenanalyse im nächsten Abschnitt.

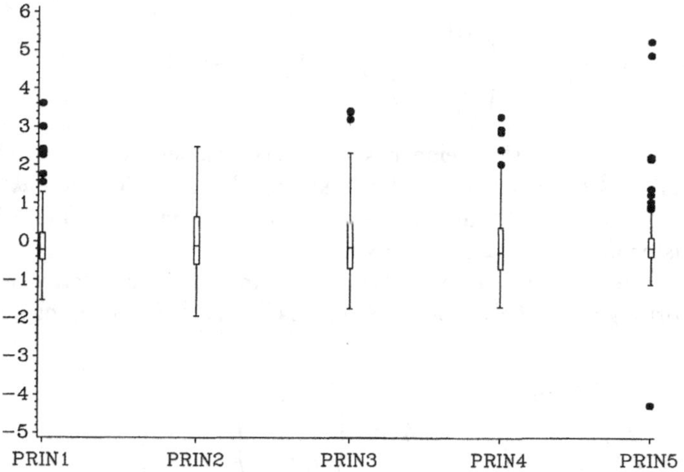

Abbildung 8.2.6. Boxplots der standardisierten Hauptkomponenten aus Abbildung 8.2.4.

Zu dieser Abbildung wird das Programm nicht dargestellt, da zur Erzeugung standardisierter Hauptkomponenten lediglich im PROC PRINCOMP-Statement in Programm 8_2_3 die Option STD angegeben werden muß.

Die Boxplots werden dann mit Programm 8_2_4 erstellt. Zur Identifikation der ausreißerverdächtigen Beobachtungen siehe die Erläuterungen zu Progamm 8_2_4.

Während die Boxplots in Abbildung 8.2.4 der insgesamt fünf Hauptkomponenten der ZNS-Daten aus Beispiel 3.3.1 deutlich die kleineren Varianzen der höheren Hauptkomponenten zeigen, erhärtet die obige Abbildung den Verdacht aus Abbildung 8.2.3, daß es sich bei denjenigen Patienten, die die vier größten und den kleinsten Wert der fünften Hauptkomponente bilden, um Ausreißer handeln könnte.

8.3 Faktorenanalyse mittels Hauptkomponenten

Ein Ziel der Faktorenanalyse ist es, hochdimensionale Merkmalsvektoren $\boldsymbol{x}_i \in \mathbb{R}^p$, $i = 1, \dots, n$, auf wenige Einflußgrößen $f_1, \dots, f_k$, die *Faktoren*, gemäß der Darstellung

$$\boldsymbol{x}_i = \bar{\boldsymbol{x}} + \boldsymbol{L} \begin{pmatrix} f_1(\boldsymbol{x}_i) \\ \vdots \\ f_k(\boldsymbol{x}_i) \end{pmatrix} + \text{Fehler}, \qquad i = 1, \dots, n,$$

zurückzuführen. Dabei ist $\boldsymbol{L}$ eine $p \times k$-Matrix. Anstelle der ursprünglichen Vektoren $\boldsymbol{x}_i \in \mathbb{R}^p$ können dann die Vektoren der zugehörigen *Faktorwerte* $(f_1(\boldsymbol{x}_i), \dots, f_k(\boldsymbol{x}_i))^T \in \mathbb{R}^k$ für eine weitere Analyse des Datenmaterials, etwa zur Clusterbildung, herangezogen werden.

Der besondere Reiz der Faktorenanalyse liegt in der *Faktorrotation* mit einer beliebigen orthogonalen $k \times k$-Matrix $\boldsymbol{A}$, d.h. $\boldsymbol{A}^T = \boldsymbol{A}^{-1}$. Für eine solche Matrix gilt offenbar

$$\begin{aligned} \boldsymbol{L} \begin{pmatrix} f_1(\boldsymbol{x}_i) \\ \vdots \\ f_k(\boldsymbol{x}_i) \end{pmatrix} &= (\boldsymbol{L}\boldsymbol{A})\boldsymbol{A}^T \begin{pmatrix} f_1(\boldsymbol{x}_i) \\ \vdots \\ f_k(\boldsymbol{x}_i) \end{pmatrix} \\ &=: (\boldsymbol{L}\boldsymbol{A}) \begin{pmatrix} \tilde{f}_1(\boldsymbol{x}_i) \\ \vdots \\ \tilde{f}_k(\boldsymbol{x}_i) \end{pmatrix} =: \tilde{\boldsymbol{L}} \begin{pmatrix} \tilde{f}_1(\boldsymbol{x}_i) \\ \vdots \\ \tilde{f}_k(\boldsymbol{x}_i) \end{pmatrix}, \end{aligned}$$

so daß es mit einer Lösung $f_1, \dots, f_k$ beliebig viele Faktorlösungen $\tilde{f}_1, \dots, \tilde{f}_k$ mit demselben Fehler in obiger Darstellung gibt. Die Wahl einer Faktorlösung muß daher nach anderen Kriterien als dem Approximationsfehler erfolgen; dies führt zur Varimax- oder zur Quartimax-Rotation.

Herleitung mittels Hauptkomponenten

Haben wir zu den Ausgangsvektoren $\boldsymbol{x}_i \in \mathbb{R}^p$, $i = 1, \dots, n$, die p Hauptkomponenten bestimmt, so erhalten wir mit den Bezeichnungen von Definition 8.2.1 die Darstellung

$$\begin{pmatrix} z_1(\boldsymbol{x}_i) \\ \vdots \\ z_p(\boldsymbol{x}_i) \end{pmatrix} = \boldsymbol{R}^T(\boldsymbol{x}_i - \bar{\boldsymbol{x}}), \qquad i = 1, \dots, n,$$

bzw.

$$\boldsymbol{x}_i - \bar{\boldsymbol{x}} = \boldsymbol{R} \begin{pmatrix} z_1(\boldsymbol{x}_i) \\ \vdots \\ z_p(\boldsymbol{x}_i) \end{pmatrix}, \qquad i = 1, \dots, n.$$

Ist nun der Eigenwert λ_{k+1} der Matrix $\boldsymbol{S}$ hinreichend klein, etwa bezüglich des Kriteriums $\lambda_{k+1} \leq \sum_{j=1}^{p} \lambda_j/p$, so sind nach Satz 8.2.2 (i), (ii) die Werte $z_j(\boldsymbol{x}_i)$ für $j = k+1, \ldots, p$ und $i = 1, \ldots, n$ nahe bei Null. Wir zerlegen daher in obiger Darstellung von $\boldsymbol{x}_i - \bar{\boldsymbol{x}}$ die rechte Seite in einen Hauptteil und einen Fehlerterm

$$\boldsymbol{x}_i - \bar{\boldsymbol{x}} = \boldsymbol{R} \begin{pmatrix} z_1(\boldsymbol{x}_i) \\ \vdots \\ z_k(\boldsymbol{x}_i) \\ 0 \\ \vdots \\ 0 \end{pmatrix} + \boldsymbol{R} \begin{pmatrix} 0 \\ \vdots \\ 0 \\ z_{k+1}(\boldsymbol{x}_i) \\ \vdots \\ z_p(\boldsymbol{x}_i) \end{pmatrix}$$

$$= \boldsymbol{R}_1 \begin{pmatrix} z_1(\boldsymbol{x}_i) \\ \vdots \\ z_k(\boldsymbol{x}_i) \end{pmatrix} + \boldsymbol{R}_2 \begin{pmatrix} z_{k+1}(\boldsymbol{x}_i) \\ \vdots \\ z_p(\boldsymbol{x}_i) \end{pmatrix}. \tag{8.7}$$

Dabei sind $\boldsymbol{R}_1$ und $\boldsymbol{R}_2$ $p \times k$- bzw. $p \times (p-k)$-Matrizen, die aus der Matrix $\boldsymbol{R}$ dadurch entstehen, daß wir die letzten $p-k$ bzw. die ersten k Spalten in der Matrix $\boldsymbol{R}$ weglassen. Der Vektor

$$\boldsymbol{\varepsilon}(\boldsymbol{x}_i) := \begin{pmatrix} \varepsilon_1(\boldsymbol{x}_i) \\ \vdots \\ \varepsilon_p(\boldsymbol{x}_i) \end{pmatrix} := \boldsymbol{R}_2 \begin{pmatrix} z_{k+1}(\boldsymbol{x}_i) \\ \vdots \\ z_p(\boldsymbol{x}_i) \end{pmatrix}, \qquad i = 1, \ldots, n,$$

ist dann ein Fehlervektor, dessen Koordinaten $\varepsilon_j(\boldsymbol{x}_i)$ aufgrund des folgenden Satzes nahe bei Null liegen.

8.3.1 Satz. *Mit den obigen Bezeichnungen gilt*

(i) $\displaystyle \frac{1}{n} \sum_{i=1}^{n} \varepsilon_j(\boldsymbol{x}_i) = 0, \qquad j = 1, \ldots, p,$

(ii) $\displaystyle v_j^2 := \frac{1}{n-1} \sum_{i=1}^{n} \varepsilon_j^2(\boldsymbol{x}_i) \leq \lambda_{k+1}, \qquad j = 1, \ldots, p,$

(iii) $\displaystyle \sum_{j=1}^{p} v_j^2 = \frac{1}{n-1} \sum_{i=1}^{n} \boldsymbol{\varepsilon}(\boldsymbol{x}_i)^T \boldsymbol{\varepsilon}(\boldsymbol{x}_i) = \lambda_{k+1} + \cdots + \lambda_p.$

Beweis: Mit den Bezeichnungen $\bar{\boldsymbol{\varepsilon}} := n^{-1} \sum_{i=1}^{n} \boldsymbol{\varepsilon}(\boldsymbol{x}_i)$ und $\bar{z}_j := n^{-1} \sum_{i=1}^{n} z_j(\boldsymbol{x}_i)$ folgt (i) aus Satz 8.2.2 (i):

$$\bar{\boldsymbol{\varepsilon}} = \frac{1}{n} \sum_{i=1}^{n} \boldsymbol{R}_2 \begin{pmatrix} z_{k+1}(\boldsymbol{x}_i) \\ \vdots \\ z_p(\boldsymbol{x}_i) \end{pmatrix} = \boldsymbol{R}_2 \begin{pmatrix} \bar{z}_{k+1} \\ \vdots \\ \bar{z}_p \end{pmatrix} = \boldsymbol{R}_2 \begin{pmatrix} 0 \\ \vdots \\ 0 \end{pmatrix} = \boldsymbol{0}.$$

Bezeichnen wir mit $\boldsymbol{t}_j \in \mathbb{R}^{p-k}$ den *Spaltenvektor*, der aus der j-ten *Zeile* der Matrix $\boldsymbol{R}_2$ gebildet wird, $j = 1, \dots, p$, so folgt (ii) aus Satz 8.2.2 (ii), (iii):

$$\begin{aligned}
\frac{1}{n-1}\sum_{i=1}^{n}\varepsilon_j^2(\boldsymbol{x}_i) &= \frac{1}{n-1}\sum_{i=1}^{n}\boldsymbol{t}_j^T\begin{pmatrix} z_{k+1}(\boldsymbol{x}_i)\\ \vdots \\ z_p(\boldsymbol{x}_i)\end{pmatrix}\begin{pmatrix} z_{k+1}(\boldsymbol{x}_i)\\ \vdots \\ z_p(\boldsymbol{x}_i)\end{pmatrix}^T\boldsymbol{t}_j \\
&= \boldsymbol{t}_j^T\begin{pmatrix}\lambda_{k+1} & & 0\\ & \ddots & \\ 0 & & \lambda_p\end{pmatrix}\boldsymbol{t}_j \le \lambda_{k+1}\boldsymbol{t}_j^T\boldsymbol{t}_j \\
&\le \lambda_{k+1}\boldsymbol{s}_j^T\boldsymbol{s}_j = \lambda_{k+1},
\end{aligned}$$

wobei $\boldsymbol{s}_j^T$ die j-te Zeile der Matrix $\boldsymbol{R}$ ist. Denn $\boldsymbol{R}\boldsymbol{R}^T = \boldsymbol{I}_p$ bedeutet insbesondere $\boldsymbol{s}_j^T\boldsymbol{s}_j = 1$, $j = 1, \dots, p$. Analog folgt (iii):

$$\begin{aligned}
\frac{1}{n-1}\sum_{i=1}^{n}\boldsymbol{\varepsilon}(\boldsymbol{x}_i)^T\boldsymbol{\varepsilon}(\boldsymbol{x}_i) &= \frac{1}{n-1}\sum_{i=1}^{n}\left(\boldsymbol{R}\begin{pmatrix}0\\ \vdots\\ 0\\ z_{k+1}(\boldsymbol{x}_i)\\ \vdots\\ z_p(\boldsymbol{x}_i)\end{pmatrix}\right)^T\boldsymbol{R}\begin{pmatrix}0\\ \vdots\\ 0\\ z_{k+1}(\boldsymbol{x}_i)\\ \vdots\\ z_p(\boldsymbol{x}_i)\end{pmatrix} \\
&= \frac{1}{n-1}\sum_{i=1}^{n}\begin{pmatrix}0\\ \vdots\\ 0\\ z_{k+1}(\boldsymbol{x}_i)\\ \vdots\\ z_p(\boldsymbol{x}_i)\end{pmatrix}^T\boldsymbol{R}^T\boldsymbol{R}\begin{pmatrix}0\\ \vdots\\ 0\\ z_{k+1}(\boldsymbol{x}_i)\\ \vdots\\ z_p(\boldsymbol{x}_i)\end{pmatrix} \\
&= \frac{1}{n-1}\sum_{i=1}^{n}(z_{k+1}^2(\boldsymbol{x}_i) + \cdots + z_p^2(\boldsymbol{x}_i)) = \lambda_{k+1} + \cdots + \lambda_p.
\end{aligned}$$

□

Gemeinsame und spezifische Faktoren

Bezeichnen wir mit

$$f_j(\boldsymbol{y}) := z_j(\boldsymbol{y})/\sqrt{\lambda_j}, \qquad \boldsymbol{y} \in \mathbb{R}^p,$$

die standardisierte j-te Hauptkomponente, so erhalten wir aus (8.7)

$$\begin{aligned}
\boldsymbol{x}_i - \bar{\boldsymbol{x}} &= \boldsymbol{R}_1\begin{pmatrix}\sqrt{\lambda_1} & & 0\\ & \ddots & \\ 0 & & \sqrt{\lambda_k}\end{pmatrix}\begin{pmatrix}f_1(\boldsymbol{x}_i)\\ \vdots\\ f_k(\boldsymbol{x}_i)\end{pmatrix} + \boldsymbol{\varepsilon}(\boldsymbol{x}_i) \\
&=: \boldsymbol{L}\boldsymbol{f}(\boldsymbol{x}_i) + \boldsymbol{\varepsilon}(\boldsymbol{x}_i), \qquad i = 1, \dots, n, \qquad (8.8)
\end{aligned}$$

wobei $\boldsymbol{f}(\boldsymbol{y}) = (f_1(\boldsymbol{y}), \dots, f_k(\boldsymbol{y}))^T$. Wir setzen voraus, daß $\lambda_k > 0$.

Die Abbildung $f_j(\boldsymbol{y}), \boldsymbol{y} \in I\!R^p$, heißt j-ter (gemeinsamer) *Faktor* von $\boldsymbol{x}_1, \dots, \boldsymbol{x}_n$ und die $p \times k$-Matrix

$$\boldsymbol{L} = (l_{jm}) = \boldsymbol{R}_1 \begin{pmatrix} \sqrt{\lambda_1} & & 0 \\ & \ddots & \\ 0 & & \sqrt{\lambda_k} \end{pmatrix}$$

heißt Matrix der *Faktorladungen (factor pattern matrix)*. Sie gibt den Einfluß der Faktoren $f_1, \dots, f_k$ auf die Koordinaten von $\boldsymbol{x}_i$ an, $i = 1, \dots, n$; der restliche Einfluß wird durch die *spezifischen Faktoren* $\varepsilon_j(\boldsymbol{x}_i)$ ausgeübt. Da wegen Satz 8.2.2 (i)-(iii)

$$\frac{1}{n} \sum_{i=1}^{n} \boldsymbol{f}(\boldsymbol{x}_i) = \boldsymbol{0}, \qquad \frac{1}{n-1} \sum_{i=1}^{n} \boldsymbol{f}(\boldsymbol{x}_i) \boldsymbol{f}(\boldsymbol{x}_i)^T = \boldsymbol{I}_k, \tag{8.9}$$

folgt für den Mittelwertsvektor und die Kovarianzmatrix der Approximationen

$$\hat{\boldsymbol{x}}_i := \boldsymbol{L} \boldsymbol{f}(\boldsymbol{x}_i) \in I\!R^p, \qquad i = 1, \dots, n$$

von $\boldsymbol{x}_i - \bar{\boldsymbol{x}}$:

$$\frac{1}{n} \sum_{i=1}^{n} \hat{\boldsymbol{x}}_i = \boldsymbol{0}, \qquad \frac{1}{n-1} \sum_{i=1}^{n} \hat{\boldsymbol{x}}_i \hat{\boldsymbol{x}}_i^T = \boldsymbol{L} \boldsymbol{L}^T. \tag{8.10}$$

Kommunalitäten

Die Varianz der j-ten Komponente von $\hat{\boldsymbol{x}}_i = (\hat{x}_{i1}, \dots, \hat{x}_{ip})^T$, $i = 1, \dots, n$, ist also das Skalarprodukt aus der j-ten Zeile von $\boldsymbol{L}$ und der j-ten Spalte von $\boldsymbol{L}^T$, die aber mit der j-ten Zeile von $\boldsymbol{L}$ übereinstimmt, d.h. es gilt

$$d_j^2 := \frac{1}{n-1} \sum_{i=1}^{n} \hat{x}_{ij}^2 = \sum_{m=1}^{k} l_{jm}^2, \qquad j = 1, \dots, p.$$

Der Wert d_j^2 heißt *Kommunalität* der j-ten Koordinatenfunktion der $\boldsymbol{x}_i$, $i = 1, \dots, n$, die wir im folgenden kurz j-te Variable nennen werden. Dieser Wert gibt denjenigen Teil der Varianz der j-ten Variablen an, der nur von den Faktoren $f_1, \dots, f_k$ erklärt wird (siehe (8.12)).

Der Teil der Gesamtvariation Spur($\boldsymbol{S}$) der Variablen, der nur von den gemeinsamen Faktoren erklärt wird, beträgt also

$$\sum_{j=1}^{p} \Big(\frac{1}{n-1} \sum_{i=1}^{n} \hat{x}_{ij}^2 \Big) = \sum_{j=1}^{p} d_j^2 = \sum_{j=1}^{p} \sum_{m=1}^{k} l_{jm}^2 = \sum_{m=1}^{k} c_m^2.$$

Dabei ist

$$c_m^2 := \sum_{j=1}^{p} l_{jm}^2, \qquad m = 1, \dots, k,$$

derjenige Teil der von den gemeinsamen Faktoren erklärten Gesamtvarianz $\sum_{j=1}^p d_j^2$, der nur von dem Faktor f_m erklärt wird:

$$\sum_{j=1}^p d_j^2 = \sum_{j=1}^p \frac{1}{n-1}\sum_{i=1}^n \hat{x}_{ij}^2 = \sum_{j=1}^p \frac{1}{n-1}\sum_{i=1}^n \Big(\sum_{m=1}^k l_{jm} f_m(\boldsymbol{x}_i)\Big)^2$$
$$= \sum_{j=1}^p \sum_{m=1}^k l_{jm}^2 = \sum_{m=1}^k c_m^2,$$

da nach (8.9) die Faktoren unkorreliert sind und die Varianz eins besitzen.

8.3.2 Satz. *Die gemeinsamen und die spezifischen Faktoren sind unkorreliert:*

$$\frac{1}{n-1}\sum_{i=1}^n \boldsymbol{f}(\boldsymbol{x}_i)\boldsymbol{\varepsilon}^T(\boldsymbol{x}_i) = \boldsymbol{0} = \frac{1}{n-1}\sum_{i=1}^n \boldsymbol{\varepsilon}(\boldsymbol{x}_i)\boldsymbol{f}^T(\boldsymbol{x}_i).$$

Beweis: Aus Satz 8.2.2 (iii) folgt

$$\frac{1}{n-1}\sum_{i=1}^n \boldsymbol{f}(\boldsymbol{x}_i)\boldsymbol{\varepsilon}^T(\boldsymbol{x}_i) = \frac{1}{n-1}\sum_{i=1}^n \begin{pmatrix} z_1(\boldsymbol{x}_i)/\sqrt{\lambda_1} \\ \vdots \\ z_k(\boldsymbol{x}_i)/\sqrt{\lambda_k} \end{pmatrix} (z_{k+1}(\boldsymbol{x}_i), \ldots, z_p(\boldsymbol{x}_i))\boldsymbol{R}_2^T$$
$$= \Big(\frac{1}{\sqrt{\lambda_l}(n-1)}\sum_{i=1}^n z_l(\boldsymbol{x}_i) z_m(\boldsymbol{x}_i)\Big)_{\substack{1\le l\le k \\ k+1\le m\le p}} \boldsymbol{R}_2^T = \boldsymbol{0}. \qquad \square$$

Für die Kovarianzmatrix $\boldsymbol{S}$ von $\boldsymbol{x}_1, \ldots, \boldsymbol{x}_n$ folgt aus Satz 8.3.2 die Darstellung

$$\boldsymbol{S} = \frac{1}{n-1}\sum_{i=1}^n (\boldsymbol{x}_i - \bar{\boldsymbol{x}})(\boldsymbol{x}_i - \bar{\boldsymbol{x}})^T$$
$$= \frac{1}{n-1}\sum_{i=1}^n \Big(\boldsymbol{L}\boldsymbol{f}(\boldsymbol{x}_i) + \boldsymbol{\varepsilon}(\boldsymbol{x}_i)\Big)\Big(\boldsymbol{f}^T(\boldsymbol{x}_i)\boldsymbol{L}^T + \boldsymbol{\varepsilon}^T(\boldsymbol{x}_i)\Big)$$
$$= \frac{1}{n-1}\sum_{i=1}^n \Big(\boldsymbol{L}\boldsymbol{f}(\boldsymbol{x}_i)\boldsymbol{f}^T(\boldsymbol{x}_i)\boldsymbol{L}^T\Big) + \frac{1}{n-1}\sum_{i=1}^n \boldsymbol{\varepsilon}(\boldsymbol{x}_i)\boldsymbol{\varepsilon}^T(\boldsymbol{x}_i)$$
$$= \boldsymbol{L}\boldsymbol{L}^T + \frac{1}{n-1}\sum_{i=1}^n \boldsymbol{\varepsilon}(\boldsymbol{x}_i)\boldsymbol{\varepsilon}^T(\boldsymbol{x}_i). \tag{8.11}$$

Hieraus erhalten wir für die Varianz s_j^2 der j-ten Variablen die Zerlegung

$$s_j^2 = \sum_{m=1}^k l_{jm}^2 + v_j^2, \qquad j = 1, \ldots, p. \tag{8.12}$$

Falls zusätzlich die spezifischen Faktoren unkorreliert sind, d.h. falls

$$\frac{1}{n-1}\sum_{i=1}^n \boldsymbol{\varepsilon}(\boldsymbol{x}_i)\boldsymbol{\varepsilon}^T(\boldsymbol{x}_i) = \begin{pmatrix} v_1^2 & & 0 \\ & \ddots & \\ 0 & & v_p^2 \end{pmatrix} =: \boldsymbol{V},$$

so folgt aus (8.11) für die Kovarianzmatrix $\boldsymbol{S}$ der $\boldsymbol{x}_i$ die Darstellung

$$\boldsymbol{S} = \boldsymbol{L}\boldsymbol{L}^T + \boldsymbol{V}. \tag{8.13}$$

Faktorrotation

Ist nun $\boldsymbol{A}$ eine beliebige orthogonale $k \times k$-Matrix, d.h. $\boldsymbol{A}^T = \boldsymbol{A}^{-1}$, so gilt offenbar

$$\boldsymbol{L}\boldsymbol{f}(\boldsymbol{y}) = (\boldsymbol{L}\boldsymbol{A})(\boldsymbol{A}^T\boldsymbol{f}(\boldsymbol{y})) =: \tilde{\boldsymbol{L}}\tilde{\boldsymbol{f}}(\boldsymbol{y}), \qquad \boldsymbol{y} \in \mathbb{R}^p,$$

wobei (siehe Definition 8.2.1 und (8.7))

$$\tilde{\boldsymbol{f}}(\boldsymbol{y}) = \begin{pmatrix} \tilde{f}_1(\boldsymbol{y}) \\ \vdots \\ \tilde{f}_k(\boldsymbol{y}) \end{pmatrix} := \boldsymbol{A}^T\boldsymbol{f}(\boldsymbol{y}) = \boldsymbol{A}^T \begin{pmatrix} 1/\sqrt{\lambda_1} & & 0 \\ & \ddots & \\ 0 & & 1/\sqrt{\lambda_k} \end{pmatrix} \begin{pmatrix} z_1(\boldsymbol{y}) \\ \vdots \\ z_k(\boldsymbol{y}) \end{pmatrix}$$

$$= \boldsymbol{A}^T \begin{pmatrix} 1/\sqrt{\lambda_1} & & 0 \\ & \ddots & \\ 0 & & 1/\sqrt{\lambda_k} \end{pmatrix} \boldsymbol{R}_1^T(\boldsymbol{y} - \bar{\boldsymbol{x}}), \qquad \boldsymbol{y} \in \mathbb{R}^p. \tag{8.14}$$

Die Multiplikation eines Vektors mit einer orthogonalen Matrix bedeutet geometrisch eine Rotation und Spiegelung des Koordinatenkreuzes (siehe etwa Abschnitt 6.1 in Koecher (1992)). Durch die Multiplikation mit $\boldsymbol{A}^T$ werden neue (gemeinsame) Faktoren $\tilde{f}_j$, $j = 1, \ldots, k$, definiert, die ebenfalls die Gleichungen (8.8)–(8.10) erfüllen und für die Satz 8.3.2 gilt: Mit $\tilde{\boldsymbol{L}} = \boldsymbol{L}\boldsymbol{A}$ und $\tilde{\boldsymbol{f}} = \boldsymbol{A}^T\boldsymbol{f}$ anstelle von $\boldsymbol{L}, \boldsymbol{f}$ bleibt die Darstellung (8.8) offenbar unverändert, d.h.

$$\boldsymbol{x}_i - \bar{\boldsymbol{x}} = \boldsymbol{L}\boldsymbol{f}(\boldsymbol{x}_i) + \boldsymbol{\varepsilon}(\boldsymbol{x}_i) = \tilde{\boldsymbol{L}}\tilde{\boldsymbol{f}}(\boldsymbol{x}_i) + \boldsymbol{\varepsilon}(\boldsymbol{x}_i), \qquad i = 1, \ldots, n.$$

Ebenso bleiben die Mittelwertsvektoren und die Kovarianzmatrizen aus (8.9) und (8.10) unverändert

$$\frac{1}{n}\sum_{i=1}^n \tilde{\boldsymbol{f}}(\boldsymbol{x}_i) = \boldsymbol{0}, \quad \frac{1}{n}\sum_{i=1}^n \tilde{\boldsymbol{f}}(\boldsymbol{x}_i)\tilde{\boldsymbol{f}}^T(\boldsymbol{x}_i) = \boldsymbol{A}^T\Big(\frac{1}{n-1}\sum_{i=1}^n \boldsymbol{f}(\boldsymbol{x}_i)\boldsymbol{f}^T(\boldsymbol{x}_i)\Big)\boldsymbol{A} = \boldsymbol{I}_k$$

sowie

$$\frac{1}{n}\sum_{i=1}^n \tilde{\boldsymbol{L}}\tilde{\boldsymbol{f}}(\boldsymbol{x}_i) = \boldsymbol{0}, \qquad \tilde{\boldsymbol{L}}\tilde{\boldsymbol{L}}^T = \boldsymbol{L}\boldsymbol{A}\boldsymbol{A}^T\boldsymbol{L}^T = \boldsymbol{L}\boldsymbol{L}^T,$$

und daher auch die Kommunalitäten

$$\sum_{m=1}^k \tilde{l}_{jm}^2 = \sum_{m=1}^k l_{jm}^2 = d_j^2. \tag{8.15}$$

Hingegen ändern sich im allgemeinen diejenigen Teile $\tilde{c}_m^2 := \sum_{j=1}^p \tilde{l}_{jm}^2$ der erklärten Gesamtstreuung $\sum_{j=1}^p d_j^2 = \sum_{m=1}^k \sum_{j=1}^p \tilde{l}_{jm}^2$, die von den einzelnen neuen Faktoren $\tilde{f}_m$ erklärt werden. Bezeichnen wir nämlich mit $\boldsymbol{a}_m \in \mathbb{R}^p$ die m-te Spalte der Matrix $\boldsymbol{A}$ und mit $\boldsymbol{e}_m \in \mathbb{R}^k$ die m-te Spalte der $k \times k$-Einheitsmatrix $\boldsymbol{I}_k$, so gilt

$$c_m^2 = \sum_{j=1}^p l_{jm}^2 = (\boldsymbol{L}\boldsymbol{e}_m)^T(\boldsymbol{L}\boldsymbol{e}_m) = \boldsymbol{e}_m^T\boldsymbol{L}^T\boldsymbol{L}\boldsymbol{e}_m$$

und andererseits

$$\tilde{c}_m^2 = \sum_{j=1}^{p} \tilde{l}_{jm}^2 = (\boldsymbol{L}\boldsymbol{A}\boldsymbol{e}_m)^T(\boldsymbol{L}\boldsymbol{A}\boldsymbol{e}_m) = \boldsymbol{a}_m^T\boldsymbol{L}^T\boldsymbol{L}\boldsymbol{a}_m.$$

Darüberhinaus sind aufgrund von Satz 8.3.2 auch die neuen gemeinsamen Faktoren $\tilde{f}_j$ und die spezifischen Faktoren ε_m unkorreliert, d.h. es gilt

$$\frac{1}{n-1}\sum_{i=1}^{n} \tilde{\boldsymbol{f}}(\boldsymbol{x}_i)\boldsymbol{\varepsilon}^T(\boldsymbol{x}_i) = \boldsymbol{0} = \frac{1}{n-1}\sum_{i=1}^{n} \boldsymbol{\varepsilon}(\boldsymbol{x}_i)\tilde{\boldsymbol{f}}^T(\boldsymbol{x}_i).$$

Ziel der zusätzlichen Faktorrotation $\boldsymbol{A}^T\boldsymbol{f}$, d.h. Multiplikation von $\boldsymbol{f}$ mit einer orthogonalen $k \times k$-Matrix $\boldsymbol{A}^T$, ist es, solche Faktoren $\tilde{f}_1, \ldots, \tilde{f}_k$ zu erzeugen, die in einigen Variablen hoch und in anderen niedrig *laden*, d.h. die Absolutwerte $|\tilde{l}_{jm}|$ der Faktorladungsmatrix $\tilde{\boldsymbol{L}}$ sollen möglichst entweder groß sein oder nahe bei Null. In diesem Fall ist $x_{ij} - \bar{x}_j$ für $i = 1, \ldots, n$ im wesentlichen eine Linearkombination einiger hochladender Faktoren:

$$x_{ij} \sim \bar{x}_j + \tilde{l}_{jm_1}\tilde{f}_{m_1}(\boldsymbol{x}_i) + \cdots + \tilde{l}_{jm_s}\tilde{f}_{m_s}(\boldsymbol{x}_i), \qquad i = 1, \ldots, n.$$

Varimax-Rotation

Ziel der (standardisierten) *Varimax-Rotation* ist es, eine orthogonale $k \times k$-Matrix $\boldsymbol{A}$ so zu finden, daß die zugehörige Ladungsmatrix $\tilde{\boldsymbol{L}} = \boldsymbol{L}\boldsymbol{A}$ in jeder *Spalte* nur wenige betragsmäßig größere Werte besitzt, während die übrigen nahe Null sind. Zu diesem Zweck wird die Summe der Varianzen der mit den Kommunalitäten gewichteten Ladungsquadrate in jeder Spalte von $\tilde{\boldsymbol{L}} = \boldsymbol{L}\boldsymbol{A}$ gebildet und das Maximum bezüglich aller orthogonalen Matrizen $\boldsymbol{A}$ gesucht:

$$\sum_{m=1}^{k}\sum_{j=1}^{p}\Big(\frac{\tilde{l}_{jm}^2}{d_j^2} - \frac{1}{p}\sum_{i=1}^{p}\frac{\tilde{l}_{im}^2}{d_i^2}\Big)^2 = \sum_{m=1}^{k}\left(\sum_{j=1}^{p}\frac{\tilde{l}_{jm}^4}{d_j^4} - \frac{1}{p}\Big(\sum_{i=1}^{p}\frac{\tilde{l}_{im}^2}{d_i^2}\Big)^2\right) \longrightarrow \max. \tag{8.16}$$

Die Varianz von Zahlen aus dem Intervall $[0,1]$ ist anschaulich dann maximal, wenn die Zahlen möglichst weit auseinanderliegen, d.h. nahe 0 als auch nahe 1. Man beachte, daß $\tilde{l}_{jm}^2/d_j^2 \in [0,1]$.

Quartimax-Rotation

Bei der (standardisierten) *Quartimax-Rotation* sollen in jeder *Zeile* der Ladungsmatrix nur wenige betragsmäßig größere Werte stehen. Daher wird die Summe der Varianzen der gewichteten Ladungsquadrate in jeder Zeile von $\tilde{\boldsymbol{L}}$ bezüglich $\boldsymbol{A}$ maximiert:

$$\sum_{j=1}^{p}\sum_{m=1}^{k}\Big(\frac{\tilde{l}_{jm}^2}{d_j^2} - \frac{1}{k}\sum_{i=1}^{k}\frac{\tilde{l}_{ji}^2}{d_j^2}\Big)^2 \longrightarrow \max.$$

Während die Varimax-Rotation also versucht, jeden Faktor nur auf wenige Variablen der $\boldsymbol{x}_i$ laden zu lassen, zielt die Quartimax-Rotation darauf ab, jede Variable nur von wenigen Faktoren erklären zu lassen.

Da $\sum_{i=1}^{k} \tilde{l}_{ji}^2$ die Kommunalität d_j^2 der j-ten Variablen ist, die nach (8.15) unter einer Faktorrotation unverändert bleibt, gilt

$$\sum_{j=1}^{p} \sum_{m=1}^{k} \Big(\frac{\tilde{l}_{jm}^2}{d_j^2} - \frac{1}{k} \sum_{i=1}^{k} \frac{\tilde{l}_{ji}^2}{d_j^2}\Big)^2 = \sum_{j=1}^{p} \sum_{m=1}^{k} \Big(\frac{\tilde{l}_{jm}^2}{d_j^2} - \frac{1}{k}\Big)^2 = \sum_{j=1}^{p} \sum_{m=1}^{k} \frac{\tilde{l}_{jm}^4}{d_j^4} - \frac{p}{k}.$$

Daher ist die Quartimax-Methode äquivalent zur Maximierung von

$$\sum_{j=1}^{p} \sum_{m=1}^{k} \frac{\tilde{l}_{jm}^4}{d_j^4}$$

bezüglich $\boldsymbol{A}$.

Orthomax-Rotation

Varimax- und Quartimax-Rotation sind Spezialfälle der (standardisierten) *Orthomax-Rotation*, bei der für ein $\gamma \in [0, 1]$ die Größe

$$\sum_{m=1}^{k} \left(\sum_{j=1}^{p} \frac{\tilde{l}_{jm}^4}{d_j^4} - \frac{\gamma}{p} \Big(\sum_{i=1}^{p} \frac{\tilde{l}_{im}^2}{d_i^2} \Big)^2 \right)$$

bezüglich $\boldsymbol{A}$ maximiert wird. Für $\gamma = 0$ erhalten wir die Quartimax-Rotation und für $\gamma = 1$ die Varimax-Rotation.

Interpretation der Faktoren

Am Ende einer Faktorenanalyse wird versucht, die p Variablen, d.h. die Koordinatenfunktionen der $\boldsymbol{x}_i \in \mathbb{R}^p$ aufgrund der Faktorladungsmatrix $\tilde{\boldsymbol{L}}$ wie folgt in Gruppen zusammenzufassen und dadurch die Faktoren zu interpretieren. Zunächst wird die j-te Variable mit dem (sie „erzeugenden") j-ten (Zeilen-) Vektor $(\tilde{l}_{j1}, \ldots, \tilde{l}_{jk})$ der Matrix $\tilde{\boldsymbol{L}}$ identifiziert, $j = 1, \ldots, p$, und diese p Vektoren werden als Punkte im $\mathbb{R}^k$, dem *Faktorraum*, aufgefaßt. Diejenigen Variablen, deren zugehörige Vektoren dann ein Cluster im $\mathbb{R}^k$ bilden, können zu einer Gruppe zusammengefaßt werden. Durch die zusätzliche Faktorrotation wird angestrebt, möglichst deutlich solche Cluster von Punkten im $\mathbb{R}^k$ zu bilden, die in wenigen Koordinaten betragsmäßig große Werte besitzen, während die übrigen nahe Null sind. Aufgrund des Charakters der so in einer Gruppe zusammengefaßten Variablen lassen sich häufig die zugehörigen hochladenden Faktoren interpretieren.

8.3.3 Beispiel. Es soll eine Faktorenanalyse mit den in Beispiel 3.3.1 vorgestellten Wirtschafts-Daten durchgeführt werden (vergleiche die Hauptkomponentenanalyse in Abbildung 8.2.1). In diesem Fall liegen $n = 20$ Industrienationen (Merkmalsvektoren) vor, mit jeweils $p = 9$ (für das Jahr 1990 ermittelten) wirtschaftlichen Kennziffern (Variablen). Um die Ergebnisse der Faktorenanalyse unabhängig von etwaigen Skalenänderungen der Variablen zu erhalten, ist es sinnvoll, wie am Ende von Abschnitt 8.2 beschrieben, von den ursprünglichen Merkmalsvektoren $\boldsymbol{x}_i \in I\!R^9$ zu standardisierten Vektoren $\boldsymbol{y}_i = ((x_{ij} - \bar{x}_j)/s_j)_{1 \le j \le 9}$, $i = 1, \ldots, 20$, überzugehen. Die Kovarianzmatrix der $\boldsymbol{y}_i$ ist dann die Korrelationsmatrix $\boldsymbol{W}$ der Ausgangsvektoren. In diesem Fall ist also die Gesamtvariation Spur$(\boldsymbol{W}) = 9$, die Kommunalitäten sind wegen (8.12) und (8.15) stets zwischen 0 und 1 und damit liegen auch die Elemente der (rotierten) Faktorladungsmatrix stets zwischen -1 und 1.

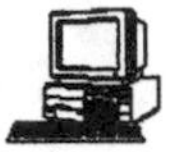

NAME	INVEST	INFLA	BIP	STEUER	AKW	ALQ	ARBKOST	POPUL	STREIKTG
INVEST	1.000	0.014	0.544	-.432	-.024	-.248	-.041	-.014	-.101
INFLA	0.014	1.000	0.054	0.014	-.141	-.044	-.675	-.121	0.747
BIP	0.544	0.054	1.000	-.457	-.072	0.250	-.384	-.071	0.090
STEUER	-.432	0.014	-.457	1.000	-.426	-.029	0.194	-.510	0.088
AKW	-.024	-.141	-.072	-.426	1.000	-.067	-.081	0.920	-.192
ALQ	-.248	-.044	0.250	-.029	-.067	1.000	-.337	-.028	0.195
ARBKOST	-.041	-.675	-.384	0.194	-.081	-.337	1.000	-.059	-.519
POPUL	-.014	-.121	-.071	-.510	0.920	-.028	-.059	1.000	-.168
STREIKTG	-.101	0.747	0.090	0.088	-.192	0.195	-.519	-.168	1.000

Abbildung 8.3.1. Korrelationsmatrix der Wirtschafts-Daten aus Beispiel 3.3.1.

```
***  Programm 8_3_1  ***;
TITLE1 'Korrelationsmatrix';
TITLE2 'Wirtschafts-Daten';
LIBNAME eins 'c:\daten';

PROC FACTOR DATA=eins.econom METHOD=PRINCIPAL
   CORR SCREE ROTATE=VARIMAX OUTSTAT=eins.stats
   NFACTORS=3 OUT=eins.econom2;
PROC PRINT DATA=eins.stats(WHERE=(_TYPE_='CORR'));
   VAR invest--streiktg;
   FORMAT invest--streiktg 5.3;
   ID _NAME_;
RUN; QUIT;
```

Die standardmäßige Ausgabe von SAS für die Prozedur FACTOR enthält alle in diesem Beispiel dargestellten Ergebnisse (bis auf die Graphiken), jedoch in einer hier ungeeigneten Formatierung. Daher wird der 'Umweg' über die OUTSTAT-Datei gewählt. Aus der OUTSTAT-Datei (hier: eins.stats) werden mittels der Variablen '_TYPE_' die jeweils benötigten Informationen (hier mittels CORR die Korrelationsmatrix) ausgewählt.

Man beachte das FORMAT-Statement in der Prozedur PRINT, mit der das Ausgabeformat der Zahlen auf 5 Zeichen (einschließlich Dezimalpunkt und Vorzeichen bei 3 Nachkommastellen) begrenzt wird.

Um die Anzahl k der weiter zu verwendenden Hauptkomponenten bzw. Faktoren zu bestimmen, benötigen wir die Eigenwerte von $\boldsymbol{W}$:

Hauptkomponenten	Eigenwerte
HK1	2.53617
HK2	2.39811
HK3	1.67132
HK4	1.18683
HK5	0.41381
HK6	0.34105
HK7	0.27382
HK8	0.11378
HK9	0.06511

Abbildung 8.3.2. Eigenwerte der Korrelationsmatrix aus Abbildung 8.3.1.

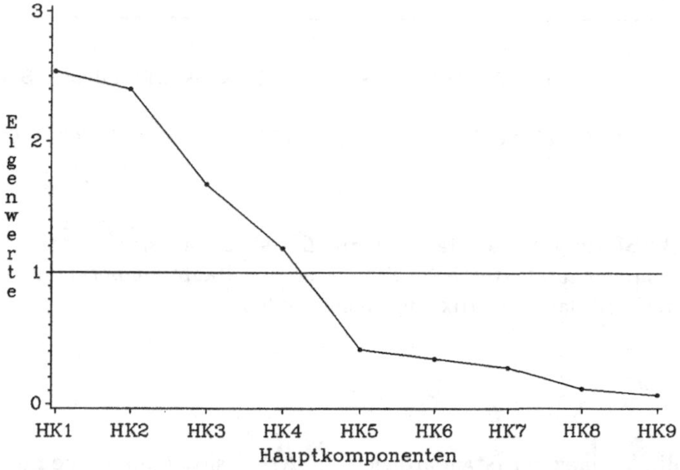

Abbildung 8.3.3. Scree-Test zu den Eigenwerten aus Abbildung 8.3.2.

Die obigen Abbildungen werden analog zu Programm 8_2_2 aus der OUTSTAT-Datei eins.stats in Programm 8_3_1 mit Hilfe der Angabe _TYPE_='EIGENVAL' erzeugt.

Ebenso werden die Abbildungen 8.3.4–8.3.6 erzeugt. Die Ausprägungen der _TYPE_-Variablen sind dabei: 'UNROTATE' und 'COMMUNAL' für Abbildung 8.3.4, 'TRANSFOR' für Abbildung 8.3.5, 'PATTERN' für Abbildung 8.3.6.

Die Summe der drei größten Eigenwerte ist 6.6056, die Gesamtsumme beträgt im standardisierten Fall $p = 9$, so daß die ersten drei Hauptkomponenten

$$100\,\frac{6.6056}{9} \sim 73.40,$$

also etwa 73% der Gesamtstreuung der Koordinaten der $\boldsymbol{y}_i$ erklären.

Die Hauptkomponentenmethode mit $k = 3$ Faktoren ergibt in diesem Beispiel die folgende Ladungsmatrix $\boldsymbol{L}^T$ und den Kommunalitätenvektor.

NAME	INVEST	INFLA	BIP	STEUER	AKW	ALQ	ARBKOST	POPUL	STREIKTG
FACTOR1	-.041	0.779	0.255	0.241	-.563	0.303	-.661	-.559	0.804
FACTOR2	0.438	0.262	0.577	-.810	0.605	0.153	-.571	0.638	0.168
FACTOR3	-.744	0.270	-.624	0.211	0.487	0.134	-.202	0.479	0.292

INVEST	INFLA	BIP	STEUER	AKW	ALQ	ARBKOST	POPUL	STREIKTG
0.747	0.749	0.787	0.758	0.921	0.133	0.804	0.948	0.759

Abbildung 8.3.4. Transponierte $\boldsymbol{L}^T$ der Ladungsmatrix und Kommunalitätenvektor zu den ersten drei Hauptkomponenten der Korrelationsmatrix aus Abbildung 8.3.1.

Bis auf die Varianz der (standardisierten) Arbeitslosenquote, die nur zu etwa 13% erklärt wird, erklären die drei Faktoren also stets mehr als 74% der Varianzen der wirtschaftlichen Kennziffern. Das Varimax-Kriterium (8.16) führt zur folgenden Transformationsmatrix $\boldsymbol{A}^T$:

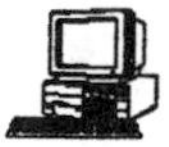

NAME	INVEST	INFLA	BIP	STEUER
FACTOR1	0.844	0.393	0.365	.
FACTOR2	-.534	0.682	0.500	.
FACTOR3	0.052	0.617	-.785	.

Abbildung 8.3.5. Transponierte $\boldsymbol{A}^T$ der Varimax-Rotationsmatrix.

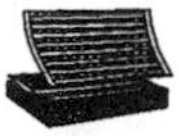

Die folgende Matrix ist die Transponierte der mittels der Varimax-Rotation erzeugten Ladungsmatrix $\tilde{\boldsymbol{L}} = \boldsymbol{L}\boldsymbol{A}$.

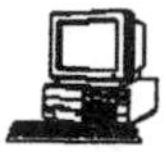

NAME	INVEST	INFLA	BIP	STEUER	AKW	ALQ	ARBKOST	POPUL	STREIKTG
FACTOR1	-.134	0.859	0.214	-.038	-.060	0.365	-.856	-.046	0.851
FACTOR2	-.052	-.102	-.055	-.575	0.957	0.010	-.137	0.973	-.169
FACTOR3	0.852	-.010	0.859	-.652	-.039	0.006	-.228	-.012	-.084

Abbildung 8.3.6. Transponierte der Ladungsmatrix $\tilde{\boldsymbol{L}} = \boldsymbol{L}\boldsymbol{A}$ nach Varimax-Rotation.

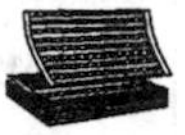

Der erste Faktor lädt nur hoch in den Variablen *Inflationsrate* und *Streiktage* und sehr negativ in der Variablen *Arbeitskosten*, während die übrigen Faktoren dort niedrig laden. Daher könnte der erste Faktor, der diese Variablen zusammenfaßt, auch als *Streikbereitschaft* bezeichnet werden. Die *Anzahl der Kernkraftwerke* und die *Bevölkerungszahl* lassen sich offenbar sehr ausgeprägt durch den zweiten Faktor zusammenfassen, der damit den *Energiebedarfsfaktor* darstellen kann. Der dritte Faktor schließlich lädt sehr hoch in den Variablen *Investitionsquote* und *Bruttoinlandsprodukt* und negativ in der *Steuerquote*. Er könnte daher als *Wirtschaftskraft* beschrieben werden. Wie wir bereits beim Vektor der Kommunalitäten in Abbildung 8.3.4 gesehen haben, läßt sich die *Arbeitslosenquote* durch keinen der drei Faktoren hinreichend erklären. Dies bedeutet, daß die Arbeitslosigkeit in unserem Datensatz kaum beeinflußt wird von den Faktoren *Streikbereitschaft, Energiebedarf* und *Wirtschaftskraft*. Dies ist eine Beobachtung, die unter dem Stichwort *Sockelarbeitslosigkeit* seit einigen Jahren in vielen Industrieländern wahrzunehmen ist.

Eine graphische Analyse der Faktorladungsmatrix, d.h. der Abhängigkeiten der Variablen von den Faktoren kann vorgenommen werden, indem die Zeilen der Matrix $\boldsymbol{L}$ als Punkte im $\mathbb{R}^3$, dem gemeinsamen *Faktorraum*, dargestellt werden.

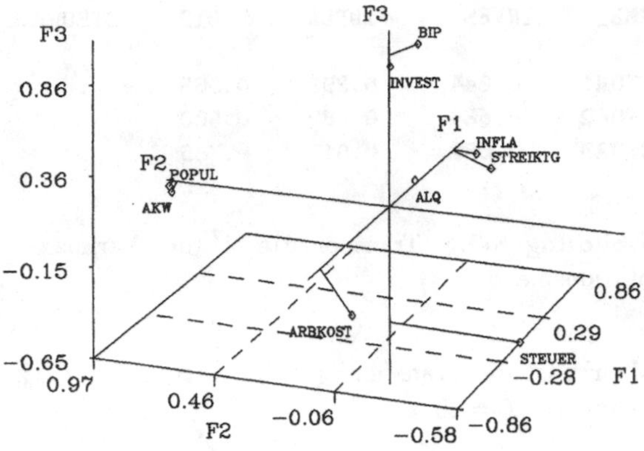

Abbildung 8.3.7. Graphische Darstellung der Faktorladungsmatrix aus Abbildung 8.3.6, Zuordnung der Variablen zu den Faktoren.

```
***  Programm 8_3_7   ***;
TITLE1 'Faktorraum';
TITLE2 'Wirtschafts-Daten';
LIBNAME eins 'c:\daten';

PROC TRANSPOSE DATA=eins.stats(WHERE=(_TYPE_='PATTERN')) OUT=rot;
DATA anno1;
   SET rot;
   YSYS='2'; XSYS='2'; ZSYS='2'; TEXT=_NAME_;
   Y=FACTOR2; X=FACTOR1; Z=FACTOR3; SIZE=1.3;
   IF _NAME_ IN('ALQ' 'INVEST' 'STEUER') THEN POSITION='9';
   ELSE IF _NAME_ IN('INFLA' 'STREIKTG' 'POPUL' 'BIP')
      THEN POSITION='3';
      ELSE POSITION='7';
      FUNCTION='LABEL'; OUTPUT; SIZE=1;
   IF _NAME_ IN('INFLA' 'ARBKOST' 'STREIKTG') THEN DO;
      FUNCTION='MOVE'; OUTPUT;
      FUNCTION='DRAW'; Y=0; Z=0; OUTPUT; END;
   IF _NAME_ IN('AKW' 'POPUL') THEN DO;
      FUNCTION='MOVE'; OUTPUT;
      FUNCTION='DRAW'; X=0; Z=0; OUTPUT; END;
   IF _NAME_ IN('INVEST' 'BIP' 'STEUER') THEN DO;
      FUNCTION='MOVE'; OUTPUT;
      FUNCTION='DRAW'; X=0; Y=0; OUTPUT; END;
                              ↓
```

```
                                     ↑
DATA anno2;
   XSYS='2'; YSYS='2'; ZSYS='2'; HSYS='4';
   LINE=1; POSITION='1';
   INPUT FUNCTION $8. X Y Z SIZE TEXT $2.;
cards;
 LABEL   1   0   0  2 F1
 MOVE    1   0   0  1
 DRAW   -1   0   0  1
 LABEL   0   1   0  2 F2
 MOVE    0   1   0  1
 DRAW    0  -1   0  1
 LABEL   0   0   1  2 F3
 MOVE    0   0   1  1
 DRAW    0   0  -1  1
;
PROC G3D DATA=rot ANNOTATE=anno2;
   LABEL FACTOR1='F1' FACTOR2='F2' FACTOR3='F3';
   SCATTER FACTOR2*FACTOR1=FACTOR3 / ANNOTATE=anno1
           NONEEDLE SHAPE='DIAMOND' SIZE=.4;
RUN; QUIT;
```

Die graphische Darstellung der Pattern-Matrix aus Abbildung 8.3.6 wird ebenfalls aus der OUTSTAT-Datei der FACTOR-Prozedur (hier: eins.stats) in Programm 8_3_1 erzeugt. Die Prozedur G3D erlaubt, wie fast alle SAS/GRAPH-Prozeduren, ebenfalls die Verwendung von Annotate-Dateien.

In der Datei 'anno1' werden die Variablennamen und die Verbindungslinien zu den Achsen definiert. Dabei wird im ersten IF/ELSE-Befehl die Position des Textes bezüglich des Datenpunktes festgelegt, um Schriftüberschneidungen zu vermeiden. Die folgenden drei IF/DO/END-Anweisungen zeichnen die Verbindungslinien von den Datenpunkten zu den Achsen.

In der Datei 'anno2' wird das zugehörige Koordinatensystem definiert.

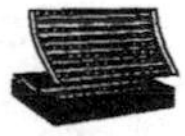

Anstelle der 20 Merkmalsvektoren $\boldsymbol{y}_i \in I\!R^9$ der Wirtschafts-Daten kann eine weitere Analyse des Datenmaterials nun mit den Vektoren der *Faktorwerte*

$$\boldsymbol{f}(\boldsymbol{y}_i) = \big(f_1(\boldsymbol{y}_i),\ f_2(\boldsymbol{y}_i),\ f_3(\boldsymbol{y}_i)\big)^T, \qquad i = 1, \ldots, 20,$$

im $I\!R^3$, dem Faktorraum, erfolgen. Zur Berechnung der Faktorwerte sei auf (8.14) verwiesen.

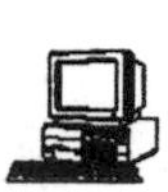

LAND	FACTOR1	FACTOR2	FACTOR3
BELGIEN	-0.50104	-0.37876	0.05825
DAENEMARK	-0.54368	-0.84215	-1.87061
DEUTSCHLAND	-1.00409	0.40196	0.00423
FRANKREICH	-0.13300	0.92391	0.22949

GRIECHENLAND	3.36661	-0.38456	-0.43012
GROSSBRITANNIEN	0.48964	0.49332	-0.76798
IRLAND	0.59465	-0.58785	0.56726
ITALIEN	0.14806	-0.03278	-0.28445
NIEDERLANDE	-0.60356	-0.43342	0.24170
PORTUGAL	1.12433	-0.36555	1.41183
SPANIEN	0.71101	0.10324	1.10384
FINNLAND	0.06419	-0.88739	0.87759
NORWEGEN	-0.76429	-0.55573	-1.32585
OESTERREICH	-0.79000	-0.57019	0.62036
SCHWEDEN	-0.26147	-0.74453	-1.01306
SCHWEIZ	-1.01790	-0.43251	1.11982
KANADA	0.25272	-0.05761	-0.55457
USA	0.20083	3.49923	-0.95557
JAPAN	-0.79825	1.22848	1.91830
LUXEMBURG	-0.53474	-0.37712	-0.95046

Abbildung 8.3.8. Faktorwerte der 20 Staaten aus Beispiel 3.3.1 nach Varimax-Rotation.

```
***  Programm 8_3_8  ***;
TITLE1 'Faktorwerte';
TITLE2 'Wirtschafts-Daten';
LIBNAME eins 'c:\daten';
PROC PRINT DATA=eins.econom2;
   VAR FACTOR1-FACTOR3;
   ID land;
RUN; QUIT;
```

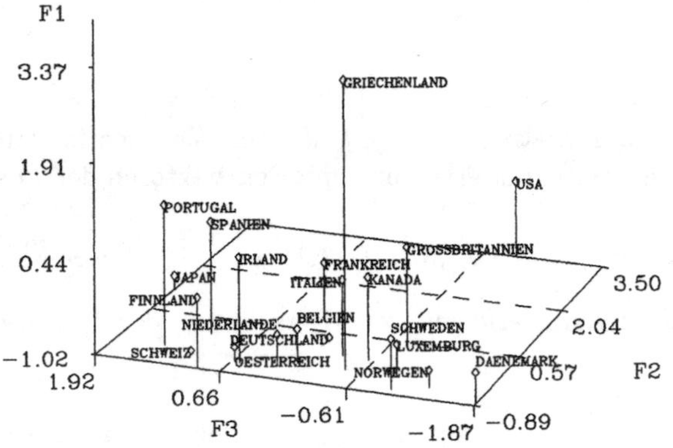

Abbildung 8.3.9. Plot der Vektoren der Faktorwerte aus Abbildung 8.3.8.

```
***   Programm 8_3_9   ***;
TITLE1 'Plot der Faktorwerte';
TITLE2 'Wirtschafts-Daten';
LIBNAME eins 'c:\daten';

DATA anno1;
   SET eins.econom2;
   YSYS='2'; XSYS='2'; ZSYS='2'; TEXT=land;
   Y=FACTOR3; X=FACTOR2; Z=FACTOR1; SIZE=1.2;
   FUNCTION='LABEL'; POSITION='6';
   IF land IN('FINNLAND' 'ITALIEN' 'DEUTSCHLAND'
                    'SCHWEIZ' 'NORWEGEN') THEN POSITION='4';
   IF land IN('SCHWEDEN' 'BELGIEN' 'DAENEMARK') THEN POSITION='3';
   IF land IN('OESTERREICH') THEN POSITION='9';
   IF land IN('NIEDERLANDE') THEN POSITION='1';
PROC G3D DATA=eins.econom2;
   LABEL FACTOR1='F1' FACTOR2='F2' FACTOR3='F3';
   SCATTER FACTOR3*FACTOR2=FACTOR1 / ANNOTATE=anno1
                SHAPE='DIAMOND' SIZE=.4;
RUN; QUIT;
```

Die Programme 8_3_8 und 8_3_9 benutzen die Faktorwerte, die in Programm 8_3_1 als SAS-Variable FACTORi, i =, 1, 2, 3 in die Datei eins.econom2 geschrieben wurden.

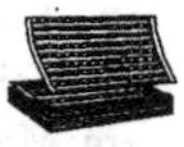

Die obigen Vektoren der Faktorwerte zeigen nun etwa, daß die Streikbereitschaft in Japan 1990 unterdurchschnittlich gering war, während Energiebedarf und Wirtschaftskraft überdurchschnittlich groß waren. Man beachte, daß die Faktorwerte das arithmetische Mittel 0 und die Varianz 1 besitzen (siehe (8.9)). In den USA war die Streikbereitschaft eher durchschnittlich, der Energiebedarf außergewöhnlich groß und die Wirtschaftskraft erheblich unterdurchschnittlich. Portugal hingegen zeigte in 1990 eine erhöhte Streikbereitschaft, einen leicht unterdurchschnittlichen Energiebedarf, besaß aber eine erheblich überdurchschnittliche Wirtschaftskraft (siehe auch den *MDS*-Plot in Abbildung 7.3.2 und die sich anschließenden Bemerkungen).

Die Spalten der Faktorladungsmatrix können ohne Einschränkung mit -1 multipliziert werden, wenn gleichzeitig die entsprechenden Faktoren ebenfalls mit -1 multipliziert werden. Hierdurch kann unter Umständen erreicht werden, daß positive bzw. negative Faktorwerte auch als über- bzw. unterdurchschnittlicher Wert zu interpretieren sind.

Aufgaben zu Kapitel 8

1. Die $n \times p$-Datenmatrix $\boldsymbol{X} = (x_{ij})$ soll durch eine Matrix $\hat{\boldsymbol{X}}$ approximiert werden, wobei $\hat{\boldsymbol{X}} = \boldsymbol{z}\boldsymbol{r}^T$ mit $\boldsymbol{z} = (z_1, \ldots, z_n)^T$ und einer Richtung $\boldsymbol{r} = (r_1, \ldots, r_n)^T$, $\boldsymbol{r}^T\boldsymbol{r} = 1$.

(i) $\sum_{i=1}^n \sum_{j=1}^p (x_{ij} - \hat{x}_{ij})^2 = \text{Spur}((\boldsymbol{X} - \hat{\boldsymbol{X}})^T (\boldsymbol{X} - \hat{\boldsymbol{X}})) = \text{Spur}(\boldsymbol{X}^T\boldsymbol{X}) - 2\boldsymbol{z}^T\boldsymbol{X}\boldsymbol{r} + \boldsymbol{z}^T\boldsymbol{z}$. Hinweis zum zweiten Gleichheitszeichen: Aufgabe 22, Kapitel 3.

(ii) Die Funktion $f(\boldsymbol{z}) = \text{Spur}(\boldsymbol{X}^T\boldsymbol{X}) - 2\boldsymbol{z}^T\boldsymbol{X}\boldsymbol{r} + \boldsymbol{z}^T\boldsymbol{z}$ besitzt in $\boldsymbol{X}\boldsymbol{r}$ ein Minimum.

(iii) Minimierung der Funktion $f(\boldsymbol{X}\boldsymbol{r})$ in Abhängigkeit von $\boldsymbol{r}$ unter der Nebenbedingung $\boldsymbol{r}^T\boldsymbol{r} = 1$ mittels eines Lagrange-Multiplikators λ führt auf die Gleichung $(\boldsymbol{X}^T\boldsymbol{X} - \lambda\boldsymbol{I}_p)\boldsymbol{r} = 0$, d.h. λ ist Eigenwert von $\boldsymbol{X}^T\boldsymbol{X}$ mit Eigenvektor $\boldsymbol{r}$.

2. Es sei $\boldsymbol{A}$ eine symmetrische $p \times p$-Matrix mit den Eigenwerten $\lambda_1 \geq \lambda_2 \geq \cdots \geq \lambda_p$ und zugehörigen orthonormalen Eigenvektoren $\boldsymbol{r}_1, \ldots, \boldsymbol{r}_p$.

(i) $\sup\limits_{\boldsymbol{x} \neq \boldsymbol{0}} \dfrac{\boldsymbol{x}^T\boldsymbol{A}\boldsymbol{x}}{\boldsymbol{x}^T\boldsymbol{x}} = \boldsymbol{r}_1^T\boldsymbol{A}\boldsymbol{r}_1 = \lambda_1$.

(ii) Für $\boldsymbol{R}_k := (\boldsymbol{r}_1, \ldots, \boldsymbol{r}_k)$, $k = 1, \ldots, p-1$, gilt

$$\sup_{\boldsymbol{x} \neq \boldsymbol{0} : \boldsymbol{R}_k^T\boldsymbol{x} = \boldsymbol{0}} \frac{\boldsymbol{x}^T\boldsymbol{A}\boldsymbol{x}}{\boldsymbol{x}^T\boldsymbol{x}} = \boldsymbol{r}_{k+1}^T\boldsymbol{A}\boldsymbol{r}_{k+1} = \lambda_{k+1}.$$

3. Gegeben seien positiv definite (symmetrische) $p \times p$-Matrizen $\boldsymbol{A}$ und $\boldsymbol{B}$ derart, daß $\boldsymbol{A} - \boldsymbol{B}$ positiv definit ist. Man zeige, daß die Eigenwerte $\boldsymbol{A}\boldsymbol{B}^{-1}$ größer oder gleich eins sind und folgere daraus $\det \boldsymbol{A} \geq \det \boldsymbol{B}$. Hinweis: Es gibt eine invertierbare Matrix $\boldsymbol{F}$, so daß $\boldsymbol{F}^T\boldsymbol{A}\boldsymbol{F} = \text{diag}(\lambda_1, \ldots, \lambda_p)$, wobei $\lambda_1, \ldots, \lambda_p$ die Eigenwerte von $\boldsymbol{A}\boldsymbol{B}^{-1}$ sind und $\boldsymbol{F}^T\boldsymbol{B}\boldsymbol{F} = \boldsymbol{I}_p$. Um dies zu zeigen, überlege man sich zunächst, daß es eine invertierbare Matrix $\boldsymbol{C}$ gibt mit $\boldsymbol{C}^T\boldsymbol{B}\boldsymbol{C} = \boldsymbol{I}_p$. Nach dem Satz über die Hauptachsentransformation (siehe (8.5)) existiert eine orthogonale Matrix $\boldsymbol{R}$ derart, daß $\boldsymbol{R}^T(\boldsymbol{C}^T\boldsymbol{A}\boldsymbol{C})\boldsymbol{R}$ eine Diagonalmatrix ist. Setze $\boldsymbol{F} = \boldsymbol{C}\boldsymbol{R}$.

4. Gegeben seien $\boldsymbol{x}_1, \ldots, \boldsymbol{x}_n \in \mathbb{R}^p$. Es bezeichne

$$S(\boldsymbol{a}, \boldsymbol{r}) = \sum_{i=1}^n ||\boldsymbol{x}_i - (\boldsymbol{a} + ((\boldsymbol{x}_i - \boldsymbol{a})^T\boldsymbol{r})\boldsymbol{r})||^2$$

die Summe der Abstandsquadrate von $\boldsymbol{x}_i$ und deren orthogonale Projektion auf die Gerade $\boldsymbol{a} + \lambda\boldsymbol{r}$ mit $\lambda \in \mathbb{R}$, $\boldsymbol{a} \in \mathbb{R}^p$ und Richtungsvektor $\boldsymbol{r} \in \mathbb{R}^p$, d.h. $||\boldsymbol{r}|| = 1$. Man zeige: Minimierung von $S(\boldsymbol{a}, \boldsymbol{r})$ in $\boldsymbol{a}$ und $\boldsymbol{r}$ ist gleichbedeutend damit, die Streuung der auf die Gerade $\boldsymbol{a} + \lambda\boldsymbol{r}$ projizierten Daten zu maximieren. Dabei ist $\boldsymbol{a} = \bar{\boldsymbol{x}}$. Hinweis: Mit $\boldsymbol{y}_i := \boldsymbol{x}_i - \bar{\boldsymbol{x}}$ und $\boldsymbol{b} := \boldsymbol{a} - \bar{\boldsymbol{x}}$ gilt die Darstellung $S(\boldsymbol{a}, \boldsymbol{r}) = \sum_{i=1}^n ||\boldsymbol{y}_i - \boldsymbol{b} - ((\boldsymbol{y}_i - \boldsymbol{b})^T)\boldsymbol{r})\boldsymbol{r}||^2$. Das *orthogonale* Abstandsquadrat führt also zur Hauptkomponentenanalyse, während das *vertikale* Abstandsquadrat zum Kleinste-Quadrate-Schätzer führt (siehe Abschnitt 3.2).

5. (Wirtschafts-Daten) Man führe eine Hauptkomponentenanalyse durch und erstelle für einige Hauptkomponenten Scatterplots.

Die Aufgaben 6–11 beziehen sich auf Hauptkomponenten in einem *stochastischen* Modell: Es sei $\boldsymbol{X} = (X_1, \ldots, X_p)^T$ ein Zufallsvektor mit Mittelwert $\boldsymbol{\mu}$ und Kovarianzmatrix $\boldsymbol{\Sigma}$. Ferner seien $\lambda_1 \geq \cdots \geq \lambda_p \geq 0$ die Eigenwerte von $\boldsymbol{\Sigma}$ und $\boldsymbol{R} = (\boldsymbol{r}_1, \ldots, \boldsymbol{r}_p)$ die Matrix zugehöriger orthonormaler Eigenvektoren, d.h. $\boldsymbol{R}^T\boldsymbol{\Sigma}\boldsymbol{R} = \boldsymbol{\Lambda} = \text{diag}(\lambda_1, \ldots, \lambda_p)$. Dann heißt

$$Z_j = \boldsymbol{r}_j^T(\boldsymbol{X} - \boldsymbol{\mu}), \quad j = 1, \ldots, p,$$

j-te Hauptkomponente von $\boldsymbol{X}$ und $\lambda_j^{-1/2} Z_j$ die j-te standardisierte Hauptkomponente von $\boldsymbol{X}$.

6. Man zeige:

(i) Z_j, $j = 1, \ldots, p$, sind unkorreliert und $Var(Z_j) = \lambda_j$,

(ii) $Cov(\lambda_1^{-1/2} Z_1, \ldots, \lambda_p^{-1/2} Z_p) = \boldsymbol{I}_p$,

(iii) $\sup_{||\boldsymbol{r}||=1} Var(\boldsymbol{r}^T\boldsymbol{X}) = Var(\boldsymbol{r}_1^T\boldsymbol{X}) = \lambda_1$,

(iv) $\sup_{||\boldsymbol{r}||=1,\, \boldsymbol{r}^T\boldsymbol{r}_i=0,\, i=1,\ldots,j-1} Var(\boldsymbol{r}^T\boldsymbol{X}) = Var(\boldsymbol{r}_j^T\boldsymbol{X}) = \lambda_j$,

(v) $\sum_{j=1}^p Var(Z_j) = \sum_{j=1}^p Var(X_j) = \text{Spur}(\boldsymbol{\Sigma})$,

(vi) $Cov(\boldsymbol{X}, \boldsymbol{Z}) = \boldsymbol{R\Lambda}$, $\boldsymbol{Z} = (Z_1, \ldots, Z_p)^T$.

Hinweis: Aufgabe 1, 22 in Kapitel 3.

7. Es sei $\boldsymbol{X} = (X_1, X_2)^T$ ein zweidimensionaler Zufallsvektor mit $E(\boldsymbol{X}) = \boldsymbol{0}$ und Kovarianzmatrix

$$Cov(\boldsymbol{X}) = \begin{pmatrix} 1 & \varrho \\ \varrho & 1 \end{pmatrix}.$$

Man bestimme die Hauptkomponenten von $\boldsymbol{X}$.

8. Es seien $X_1, \ldots, X_p$ unabhängige und identisch verteilte Zufallsvariable mit $E(\boldsymbol{X}) = \boldsymbol{0}$ und $Cov(\boldsymbol{X}) = \boldsymbol{\Sigma} = (\sigma_{ij})_{1 \leq i, j \leq p}$, $\boldsymbol{X} = (X_1, \ldots, X_p)^T$. Bezeichne $Z_j = \boldsymbol{r}_j^T\boldsymbol{X}$ die j-te Hauptkomponente von $\boldsymbol{X}$ mit Varianz λ_j. Man zeige:

$$\varrho(X_i, Z_j) = r_{ji}(\sigma_{ii}/\lambda_j)^{1/2} = r_{ij}(\lambda_j/\sigma_{ii})^{1/2},$$

wobei r_{kl} die l-te Komponente des Eigenvektors $\boldsymbol{r}_k$ bezeichnet.

9. Es sei $\boldsymbol{N} = (N_1, N_2)^T$ eine $B(1, p, q)$-verteilte Zufallsvariable, $p + q = 1$ (zur Definition der Multinominalverteilung siehe Lemma 4.1.6). Man bestimme die Hauptkomponenten.

10. Es sei $X_i = Y_0 + Y_i$, $i = 1, \ldots, p$, wobei $Y_0, \ldots, Y_p$ unabhängige und identisch verteilte Zufallsvariable mit Mittelwert 0 und Varianz σ^2 sind. Dann gibt es eine Hauptkomponente von $\boldsymbol{X} = (X_1, \ldots, X_p)^T$, die proportional zum arithmetischen Mittel $\bar{X}$

ist. Man bestimme ihre Varianz und folgere daraus, daß diese die erste Hauptkomponente sein muß.

11. Gegeben sei die Kovarianzmatrix

$$\boldsymbol{\Sigma} = \begin{pmatrix} 1+\alpha & 1 & 1 \\ 1 & 1+\alpha & 1 \\ 1 & 1 & 1+\alpha \end{pmatrix}.$$

Man bestimme die erste Hauptkomponente von $\boldsymbol{\Sigma}$.

12. (ZNS-Daten) Man führe in einem ersten Schritt eine Faktorenanalyse mit Varimax-Rotation durch.

- Wie viele Faktoren sind zu wählen?
- Wie groß ist die erklärte Gesamtstreuung?
- Welche Variable sind welchen Faktoren zuzuordnen?

In einem zweiten Schritt führe man mit den Vektoren der Faktorwerte eine Clusteranalyse durch und stelle die Ergebnisse graphisch dar.

Die Aufgaben 13–16 beziehen sich auf das folgende *faktoranalytische Modell*: Sei $\boldsymbol{X} = (X_1, \ldots, X_p)^T$ ein p-dimensionaler Zufallsvektor mit Mittelwert $\boldsymbol{\mu} = (\mu_1, \ldots, \mu_p)^T$ und Kovarianzmatrix $\boldsymbol{\Sigma} = (\sigma_{ij})$. Man sagt, daß für $\boldsymbol{X}$ das k-Faktorenmodell gilt, wenn $\boldsymbol{X}$ eine Darstellung der Form

$$\boldsymbol{X} = \boldsymbol{L}\boldsymbol{f} + \boldsymbol{e} + \boldsymbol{\mu} \tag{8.17}$$

besitzt, wobei $\boldsymbol{L} = (l_{ij})$ eine $p \times k$-Matrix, $\boldsymbol{f} = (f_1, \ldots, f_k)^T$ ein k-dimensionaler und $\boldsymbol{e} = (e_1, \ldots, e_p)^T$ ein p-dimensionaler Zufallsvektor ist. Dabei sei stets $1 \leq k \leq p$ vorausgesetzt. Die Variablen f_i heißen *gemeinsame Faktoren* und die Störvariablen e_i heißen *spezifische Faktoren.* $\boldsymbol{L}$ ist die *Matrix* der *Faktorladungen,* wobei l_{ij} den Einfluß (Ladung) des j-ten gemeinsamen Faktors auf die i-te Variable angibt. Dabei soll gelten:

$$\begin{aligned} &E(\boldsymbol{f}) = \boldsymbol{0},\ Cov(\boldsymbol{f}) = E(\boldsymbol{f}\boldsymbol{f}^T) = \boldsymbol{I}_k \\ &E(\boldsymbol{e}) = \boldsymbol{0},\ Cov(\boldsymbol{e}) = E(\boldsymbol{e}\boldsymbol{e}^T) = \boldsymbol{V} = diag(v_{11}, \ldots, v_{pp}) \\ &Cov(\boldsymbol{f}, \boldsymbol{e}) = E(\boldsymbol{f}\boldsymbol{e}^T) = \boldsymbol{0}. \end{aligned}$$

13. Es gilt $Var(X_j) = d_j^2 + v_{jj}$, $j = 1, \ldots, p$, wobei $d_j^2 = \sum_{m=1}^{k} l_{jm}^2$ die *Kommunalität* von X_j bezeichnet.

14. Das Faktormodell (8.17) impliziert die Zerlegung $\boldsymbol{\Sigma} = \boldsymbol{L}\boldsymbol{L}^T + \boldsymbol{V}$ (eine Umkehrung dieser Aussage findet sich in Aufgabe 15).

15. (i) Es sei $\boldsymbol{X}$ ein p-dimensionaler Zufallsvektor mit Mittelwertsvektor $\boldsymbol{\mu}$ und positiv definiter Kovarianzmatrix $\boldsymbol{\Sigma}$, wobei die Darstellung $\boldsymbol{\Sigma} = \boldsymbol{L}\boldsymbol{L}^T + \boldsymbol{V}$ mit einer $(p \times k)$-Matrix $\boldsymbol{L}$ gelte. Man zeige, daß Faktoren $\boldsymbol{f}$ und $\boldsymbol{e}$ existieren derart, daß für $\boldsymbol{X}$ das k-Faktorenmodell (8.17) gilt.

Hinweis: Man betrachte

$$\begin{pmatrix} e \\ f \end{pmatrix} = \begin{pmatrix} I_p & L \\ -L^T V^{-1} & I_k \end{pmatrix}^{-1} \begin{pmatrix} X - \mu \\ Y \end{pmatrix},$$

wobei $Y \sim N(\mathbf{0}, I_k + L^T V^{-1} L)$ unabhängig von X ist.

(ii) Ist X normalverteilt, so kann (f, e) als normalverteilt angenommen werden.

16. Im Faktormodell gilt

$$\det(\Sigma) = \det(V) \det(L^T V^{-1} L + I_k).$$

Hinweis: Aufgabe 14 sowie die Gleichung $\det(AA^T + I_p) = \det(A^T A + I_k)$ für eine $(p \times k)$-Matrix A.

17. (Wirtschafts-Daten) Man führe eine Faktorenanalyse der Wirtschafts-Daten aus Beispiel 3.3.1 analog zu Beispiel 8.3.3 mit vier Faktoren durch. Wird die Variable *Arbeitslosenquote* nun zu einem eigenen Faktor?

18. (Mathematik-Daten; Mardia et al. (1979), Seite 3f) Achtundachtzig Studenten unterzogen sich fünf Tests in Mechanik, Vektorrechnung, Algebra, Analysis und Statistik. Eine Diskussion dieses Datensatzes findet sich in Abschnitt 7.2 in Efron und Tibshirani (1993). Man führe eine Faktorenanalyse mit *einem* Faktor f für die erzielten Punktzahlen $x_i \in \mathbb{R}^5$, $i = 1, \ldots, 88$, durch. Der Faktorwert $f(x_i)$ könnte in diesem Fall als mathematischer *Intelligenzquotient* des i-ten Studenten bezeichnet werden.

Appendix

Einführung in das SAS-System

A.1 Einleitung

Das statistische Programmpaket SAS (Statistical Analysis System) kann auf fast allen gängigen Rechnertypen (PC, Workstation, Großrechner, ...) genutzt werden. Die Arbeitsumgebung von SAS ist dabei auf allen zugehörigen Betriebssystemen (MS-DOS, Windows, OS/2, UNIX, AOS, ...) nahezu identisch. Daher kann die folgende Einführung in das SAS-System für alle Rechnertypen, auf denen SAS installiert ist, Verwendung finden. Sie gilt für alle Versionen 6.xx und, wenn man einige neue Befehle außer acht läßt, für Versionen ab 5.18. In den folgenden Abschnitten werden die festen Bezeichnungen der Statements groß und kursiv und die frei zu wählenden Namen (z.B. für Dateien oder Variablen) klein und kursiv geschrieben.

A.1.1 Die SAS-Module

Das SAS-System besteht aus mehreren Teilen (Module), von denen nur das BASICS-Modul notwendige Voraussetzung für den Einsatz eines weiteren Moduls ist. Für das vorliegende Buch wurden die mit * gekennzeichneten Produkte verwendet:

*	SAS/BASICS	(Daten- und Dateimanagement, einfache Analysen)
*	SAS/STATISTICS	(Komplexe statistische Analysen, multivariate Verfahren)
*	SAS/GRAPH	(Komplexe Graphiken, Landkarten (Maps))
*	SAS/FSP	(Dateneingabe- und Verwaltungsprogramm)
*	SAS/IML	(Interaktive Matrix-Algebra)
	SAS/ASSIST	(Komplette Menü-Steuerung)
	SAS/ETS	(Ökonometrie- und Zeitreihen-Verfahren)
	SAS/QC	(Methoden zur Qualitäts-Kontrolle)
	SAS/OR	(Verfahren des Operations-Research)
	SAS/AF	(Erstellung individueller Menüs)
	SAS/ACCESS	(Interface zu Datenbank-Systemen)
	SAS/INSIGHT	(Interaktive Datenvisualisierung)

Weitere SAS-Produkte beziehen sich auf noch speziellere Anwendungen, die hier nicht angesprochen werden. Bereits mit den ersten vier SAS-Modulen lassen sich die Aufgaben erledigen, die üblicherweise bei einer Untersuchung mit Datenauswertung anfallen. Im einzelnen sind dies:

Datenerfassung

- Die Daten werden mit SAS/FSP **direkt** als SAS-Daten eingegeben.
- Die Daten können mit einem Einleseprogramm aus **Rohdaten** erfaßt werden.

Deskriptive Auswertung

- Prozeduren zur Berechnung einfacher statistischer Maßzahlen (Mittelwert, Varianz, ...) und Häufigkeitsberechnungen (Tabellen, Kreuztabellen, ...) sind in SAS/BASICS enthalten.
- Einfache Graphiken (Histogramme) lassen sich ebenfalls mit SAS/BASICS erstellen.

Statistische Analyse

Mit den Prozeduren aus SAS/BASICS und SAS/STATISTICS lassen sich alle gängigen uni- und multivariaten Verfahren realisieren. Durch die Auswahl von Parametern und Optionen lassen sich die Verfahren an die jeweilige Datensituation anpassen.

Graphische Darstellung

- Das SAS/GRAPH-Modul enthält alle gängigen Standard-Graphiken (Kreis- und Balkendiagramme, Blockdiagramme, 2-D- und 3-D-Koordinatensysteme, Kurven). Ferner lassen sich Statistiken mit MAPs (Landkarten) verbinden.
- Mit der ANNOTATE-Prozedur lassen sich beliebige Graphiken entwickeln.
- Eine Vielzahl von Schriftarten und Sonderzeichen steht zur Verfügung.

Zusätzlich steht mit dem Modul IML für Probleme, die sich mit Hilfe der Matrixalgebra lösen lassen, ein umfassendes Werkzeug zur Verfügung.

A.1.2 Verschiedene Arbeitsweisen mit SAS

Die beiden Methoden, mit SAS zu arbeiten, sind:

- Batch-Betrieb (Stapel-Verarbeitung)
- Interaktiv (Display Manager System (DMS))

Batch-Betrieb wird im allgemeinen nur auf Großrechnern angewandt und hat dann Vorteile, wenn das Programm oder die Datenmenge sehr umfangreich sind. Eine ausführliche Beschreibung des DMS folgt in Abschnitt A.2.

Der Batch-Betrieb

Für den Batch-Betrieb erstellt man mit einem beliebigen Editor eine Datei, die einen Stapel (batch) von SAS-Befehlen enthält. Diese Datei heißt SAS-Programm und muß durch die Erweiterung *.SAS* gekennzeichnet sein. Das komplette SAS-Programm wird dann mit einem Befehl, der vom Betriebssystem abhängt, zur Bearbeitung an den Rechner (i.a. Großrechner) übergeben.

Hat der Rechner die SAS-Befehle abgearbeitet, so werden drei neue Dateien erstellt, die alle den gleichen Namen wie das SAS-Programm besitzen, jedoch eine unterschiedliche Erweiterung haben. Die neuen Erweiterungen lauten *.LOG, .JOB* und *.LIS.*

- Die *JOB*-Datei enthält Angaben über verbrauchte CPU-Zeit, verwendete Programme usw. Sie ist für das Arbeiten mit SAS weniger interessant.
- Die *LOG*-Datei enthält Kommentare und Fehlermeldungen von SAS und ist daher sehr wichtig, falls Fehler im Programm gefunden wurden und behoben werden sollen.
- Die *LIS*-Datei enthält die Ergebnisse des SAS-Programms. Wurden aufgrund eines fehlerhaften Programms oder aufgrund von Prozeduren, die keinen Output erzeugen, keine Ergebnisse berechnet, so wird keine *LIS*-Datei erstellt.

Nach der Kontrolle der Ergebnisse in der *LIS*-Datei kann man diese ausdrucken oder gegebenenfalls das SAS-Programm mit dem Editor überarbeiten und wieder an den Rechner übergeben.

A.1.3 Prinzipielles Vorgehen einer Datenauswertung mit SAS

Am Anfang jeder Auswertung steht die Erfassung der Daten und die Erstellung einer SAS-Datei. Hier sind zwei Fälle möglich:

- Werden die Daten mit dem Daten-Eingabeprogramm SAS/FSP erfaßt, so wird automatisch eine SAS-Datei erstellt, in der zusätzliche Informationen wie Variablennamen, -typ und eventuell Labels stehen. Diese Möglichkeit wird im Abschnitt A.3 ausführlich dargestellt.
- Liegen die Daten als Rohdaten vor, so muß ein SAS-Programm geschrieben werden, welches die Rohdaten in SAS-Daten umwandelt.

Das Einlesen von Rohdaten

Hier gibt es zwei Möglichkeiten:

- Die Rohdaten stehen in der Programm-Datei. Dies ist nur bei wenigen Daten sinnvoll.
- Die Rohdaten stehen in einer separaten Datei.

Zu diesen zwei Möglichkeiten werden nun Beispiele vorgestellt, die die Vorgehensweise beim Einlesen von Rohdaten verdeutlichen sollen.

(a) Die Rohdaten stehen im Programm:

```
DATA bsp_1;
  INPUT name $ 1-11 alter 13-14 groesse 16-18 gewicht 20-21;
  CARDS;
 hans        12 145 43
 klaus       13 147 39
 peter       11 122 37
 petra       12 123 35
 werner      13 143 47
 mechthild   13 139 37
;
RUN;
```

Das *DATA*-Statement erzeugt eine SAS-Datei mit dem Namen *bsp_1*. Die Variablen (Spalten) werden im *INPUT*-Statement (vgl. Abschnitt A.4.2) mit Namen versehen und ihre Position innerhalb der Rohdaten wird angegeben. Besitzt eine Variable Ausprägungen mit Buchstaben, so muß dies im *INPUT*-Statement mit *$* gekennzeichnet werden (im Beispiel: *name $*). Der *CARDS*-Befehl zeigt an, daß nun die Rohdaten folgen, die mit einem Semikolon in einer eigenen Zeile abgeschlossen werden.

Falls die Werte in den Rohdaten jeweils mit mindestens einem Leerzeichen voneinander getrennt sind und alle Werte vorhanden sind, können die Spaltenangaben entfallen, wie dies im folgenden Beispiel dargestellt wird.

(b) Die Rohdaten stehen in einer externen Datei:

```
DATA bsp_2;
   INFILE ''c:\sasdaten\file1.dat'';
   INPUT name $ alter groesse gewicht;
RUN;
```

In diesem Beispiel werden die Rohdaten aus einer externen Datei eingelesen. Der Name der externen Datei wird im *INFILE*-Statement angegeben und hängt vom Betriebssystem ab. Im Beispiel wurde ein möglicher Name für eine MS-DOS-Datei gewählt.

Nach der Erfassung der Daten müssen eventuell Modifikationen durchgeführt werden, um die Daten in die für die Auswertung notwendige Form zu bringen. Siehe hierzu die Prozedur *FSEDIT* in A.3.3.

A.2 Das Display Manager System (DMS)

Das Window-System DMS stellt SAS für die interaktive Arbeit zur Verfügung. In dieses System gelangt man automatisch, wenn man von Betriebssystemebene den Befehl *SAS* eingibt und mit einem Druck auf die ⟨Return⟩-Taste bestätigt. Die Arbeit mit DMS bietet die folgenden Vorteile:

- Da **alle** Arbeiten mit SAS innerhalb des DMS erledigt werden können, sind nur geringe Betriebssystemkenntnisse notwendig.
- Durch die Verwendung von Menüs und Hilfsbildschirmen wird die Programmierung in SAS deutlich erleichtert.
- Die Window-Technik ermöglicht eine wesentlich schnellere Kontrolle bzw. Korrektur von Ergebnissen, Daten und Programmen.
- Die Flexibilität des DMS ermöglicht dem Benutzer das System seinen individuellen Anforderungen anzupassen (Funktionstastenbelegungen, Macros, etc.).

A.2.1 Die Window-Technik

Das wesentliche Merkmal des DMS ist die Window-Technik, die im folgenden beschrieben wird. Alle Fenster besitzen einen Namen und können damit (bzw. mit einer Abkürzung) geöffnet werden. Jedes Fenster besitzt am oberen Rand eine Kommandozeile oder eine Menüleiste. In der Kommandozeile können Befehle eingetragen und mit einem Druck auf die ⟨Return⟩-Taste abgeschickt werden:

```
COMMAND ===> _
```

So genügt zum Beispiel zum Öffnen des LIBNAME-Windows das Kommando *LIB*. Die Fenster können mit dem Kommando *END* oder mit einer entsprechenden Funktionstaste (etwa ⟨F3⟩) wieder verlassen werden. Sind auf dem Bildschirm mehrere Fenster gleichzeitig zu sehen, so ist immer dasjenige Fenster das „aktive" Fenster, in dem sich der Cursor befindet. Der Inhalt der meisten Fenster kann bearbeitet, mit dem Kommando *FILE* in einer Datei abgespeichert oder mit *PRINT* ausgedruckt werden.

Die wichtigsten Windows und die Kommandos, sie zu öffnen, sind

PGM Das **Programm-Editor-Window** ist das erste, in welches man nach dem Aufruf von SAS gelangt und in welches man immer wieder gelangt, wenn man alle anderen Windows verläßt. Weitere Informationen zum PGM folgen in den Abschnitten A.2.2 und A.2.5.

OUT In das **Output-Window** gelangt man automatisch, wenn durch die Ausführung einer Prozedur ein Output erstellt wurde oder direkt durch das Kommando *OUT*. Zum OUTPUT-Window gehört auch das OUTPUT-MANAGER-Window, vgl. Abschnitt A.2.4.

LOG In diesem Window stehen NOTEs, WARNINGs und ERRORs zu den Programmbefehlen, die bei der Kontrolle und Fehlersuche im Programm sehr nützlich sein können.

OPT Im **Optionen-Window** können alle SAS-System-Optionen interaktiv eingestellt werden (durch Überschreiben der Voreinstellungen). Sie sind sofort aktiv, wenn das Fenster mit den Kommando *END* verlassen wird.

KEYS Im **Keys-Window** kann die Funktionstastenbelegung eingesehen und verändert werden (vgl. A.2.3).

LIB Das **Libname-Window** ermöglicht die Einsicht und Veränderungen (Umbenennen und Löschen) aller aktuellen SAS-Daten-Verzeichnisse (LIBRARIES), Dateien und Variablen.

Das Hilfe-System des DMS ist sehr umfangreich und wird wie folgt angewandt: Mit dem Kommando *HELP* gelangt man ins Hauptmenü des Hilfe-Systems, in dem verschiedene Themenbereiche angegeben sind. Durch einmaliges Drücken von ⟨Return⟩ (oder mit Hilfe der Maus) gelangt man zum ersten Menü-Punkt, der dann hell unterlegt erscheint. Mit der ⟨TAB⟩-Taste gelangt man jeweils zum nächsten Menü-Punkt.

Um Hilfe zu einem der Themen zu bekommen, muß der Menü-Punkt angewählt und dann mit ⟨Return⟩ bestätigt werden. Daraufhin gelangt man in ein neues Menü, in dem analog verfahren werden kann, bis die gewünschte Hilfe gefunden wird. Mit dem Kommando *END* oder der entsprechenden Funktionstaste gelangt man ins jeweils vorhergehende Menü. Mit dem Kommando *=X* kann man das Hilfe-System sofort wieder verlassen.

A.2.2 Eine erste Beispielsitzung mit SAS

Im folgenden wird eine kurze Sitzung mit SAS dargestellt. Um an Mehrbenutzersystemen SAS aufrufen zu können, muß man sich i.a. zuerst einloggen, d.h. man muß seine Zugangsberechtigung zum System durch eine Benutzerkennung und ein Paßwort nachweisen. Nachdem die Anmeldung erfolgreich aufgebaut wurde, kann SAS i.a. genauso aufgerufen werden wie an Einzelplatzsystemen:

- durch Eingabe von *SAS* und ⟨Return⟩
- durch Auswahl der SAS-Anwendung unter Windows, OS/2, X-Windows usw.

Daraufhin erscheint der Anfangsbildschirm des Display Manager Systems (DMS) von SAS, der sich wie folgt oder sehr ähnlich darstellt:

```
┌─LOG ──────────────────────────────────────────────────────────
│COMMAND ===> _
│
│Bitte beachten Sie die neuen SAS-INFOs am ZR-Infosystem
│                           INFO SAS
│NOTE: AUTOEXEC processing beginning;
│
│NOTE: AUTOEXEC processing completed.
│
└───────────────────────────────────────────────────────────────
```

```
┌─PROGRAM EDITOR ───────────────────────────────────────────────
│COMMAND ===> _
│
│00001
│00002
│00003
│00004
│00005
│00006
└───────────────────────────────────────────────────────────────
```

Blinkt der Cursor in der Kommandozeile des Program-Editor-Windows (PGM), so können dort nun Kommandos eingegeben werden. Die Zeilennumerierung im PGM-Window (00001 bis 00006) wird im folgenden mit **Nummernspalte** bezeichnet. Die Aufgabe und Bedeutung der Nummernspalte wird in Abschnitt A.2.5 genauer beschrieben. Im LOG-Window können einige Nachrichten Ihres SAS-Betreuers (hier: Bitte beachten Sie ...) und SAS-NOTEs (hier: AUTOEXEC ...) stehen.

An dieser Stelle sollte der DMS-Neuling die Steuerung des Cursors und die Eingabe von Text ausprobieren:

- Mit den Pfeiltasten (oder einer Maus) gelangt man an jede Stelle das Bildschirms, auch über die Windows hinweg.

- Mit ⟨Return⟩ gelangt man von der Kommandozeile des PGM-Windows in die erste Zeile neben die Nummernspalte. Mit einem weiteren ⟨Return⟩ gelangt man an den Anfang der nächsten Zeile usw.

- Mit der ⟨Pos1⟩-Taste kommt man wieder in die Kommandozeile und mit ⟨Ende⟩ ans Ende der Zeile.

Als erste Übung soll in das PGM-Window folgender Programm-Text eingegeben werden:

```
─ PROGRAM EDITOR ──────────────────────────────────────────────
COMMAND ===> _

00001 * Kommentare beginnen mit einem * ;
00002 * J E D E R SAS-Befehl endet mit einem Semikolon;
00003 * Nun folgen die ersten SAS-Befehle;
00004 PROC OPTIONS;
00005 RUN;
00006
```

Die Zeilen mit dem * sind Kommentare und haben für SAS keine Bedeutung. Die Befehle *PROC OPTIONS* und *RUN* sind SAS-Befehle, mit denen die voreingestellten System-Parameter ins LOG-Window geschrieben werden. Um dieses kleine Programm zur Ausführung zu bringen, bewegt man den Cursor in die Kommandozeile (z.B. mit der ⟨Pos1⟩-Taste), gibt dort das Kommando *SUBMIT* ein und schickt dieses mit ⟨Return⟩ ab. Das Kommando *SUBMIT* bewirkt, daß der Programmtext des PGM-Windows ausgeführt wird.

Da der Cursor nun wieder im PGM-Window steht, kann sofort das nächste kleine Programm eingegeben werden, in dem Daten eingegeben und statistische Kennzahlen berechnet werden.

```
DATA eins;
   INPUT geschlecht $ alter @@;
   CARDS;
m 24 m 21 m 33 m 27 m 31 m 20 m 19 w 17 w 21
w 33 w 32 w 29 w 22
;
PROC MEANS DATA=eins;
   VAR alter;
RUN;
```

Der Zeilenhalter @@ bewirkt, daß aus jeder der Datenzeilen nach *CARDS* alle Beobachtungen innerhalb der ersten achtzig Spalten des PGM-Fensters gelesen werden und nicht, wie ohne Verwendung von @@, je Zeile nur die erste Beobachtung. Die Datenzeilen nach *CARDS* dürfen kein Semikolon enthalten; auch Kommentare führen hier zu einer fehlerhaften Daten-Datei. Dieses Programm wird mit dem Kommando *SUBMIT* abgeschickt. Daraufhin berechnet SAS für die Variable (das Merkmal) "alter" den Mittelwert und einige andere deskriptive Kenngrößen. Ist diese Berechnung abgeschlossen, so wechselt SAS automatisch ins OUTPUT-Window, wo die Ergebnisse dargestellt werden.

Nehmen die Ergebnisse eines Programms mehrere Bildschirmseiten in Anspruch, zeigt SAS automatisch die letzte Seite. Mit dem Kommando *TOP* gelangt man zur ersten Seite des OUTPUT-Windows. Wir beschäftigen uns jedoch nicht weiter mit den Ergebnissen, sondern wechseln mit dem Kommando *PGM* wieder ins PGM-Window.

Mit dem Kommando *BYE* kann man von der Kommandozeile jedes Windows aus die SAS-Sitzung beenden.

A.2.3 Die wichtigsten Kommandos und Funktionstasten

Einige der wichtigen Kommandos wurden bereits in vorhergehenden Abschnitten genannt:

SUBMIT	Programm ausführen, Window schließen
TOP	auf die erste Seite des aktuellen Windows springen
END	aktuelles Window verlassen (nicht bei PGM oder LOG)
PGM	ins PGM-Window wechseln
HELP	ins Hilfe-Menü wechseln
BYE	SAS verlassen.

Um die Wirkung folgender Kommandos kennenzulernen sollte der SAS-Neuling diese in einer weiteren SAS-Sitzung ausprobieren:

ZOOM	aktuelles Window vergrößern und wieder verkleinern
LOG	ins LOG-Window wechseln
OUTPUT	ins OUTPUT-Window wechseln
RECALL	(im PGM-Window) zuletzt ausgeführtes Programm zurückholen
PRINT	Window-Inhalt ausdrucken.

Um sich das Eingeben dieser Kommandos in die Kommandozeile zu ersparen, kann man auch Funktionstasten verwenden, die mit diesen Funktionen belegt wurden. Die Funktionstastenbelegung kann man jederzeit im KEYS-Window einsehen und verändern.

A.2.4 Verschiedene Window-Typen

Das DMS enthält verschiedene Typen von Windows, die unterschiedlich zu bearbeiten sind. Die einfachste Art sind Informationswindows, die man nur einsehen und ausdrucken kann (z.B. LOG- und OUTPUT-Window und einige Hilfe-Windows). Es folgen Auswahl-Windows (Menüs), also Windows, in denen ein Eintrag oder Menü-Punkt ausgewählt oder verändert werden kann (z.B. VAR(iablen)-, LIBNAME-, KEYS-Window und einige Hilfe-Windows). Die meisten Möglichkeiten bieten SAS-Text-Editor-Windows, also solche, in denen (Programm-)Text eingegeben und verändert werden kann. Mit anderen Text-Editor-Windows als dem PGM-Window kommt nur der fortgeschrittene SAS-Benutzer in Berührung (z.B. Screen-Modification-, SCL-Programm- und FSLETTER-Window).

Die Bearbeitung der Informationswindows beschränkt sich auf:

- Blättern   mit ⟨Bild↑⟩ und ⟨Bild↓⟩ (*FORWARD* und *BACKWARD*)

- Abspeichern *FILE dateiname*
- Ausdrucken *PRINT*

Die Funktionsweise der Auswahl-Windows soll an zwei Beispielen dargestellt werden, die vom SAS-Anfänger auch nachvollzogen werden sollten. Das erste Beispiel ist das LIB(name)-Window, welches eine Auflistung der vorhandenen (Daten-)Dateien enthält und mit dem Kommando *LIB* aufgerufen wird. Das LIB-Window besitzt mehrere Ebenen, die nacheinander durchlaufen werden können. Mit der Ausführung des Kommandos *LIB* gelangt man in die oberste Ebene:

```
LIB
COMMAND ===> _

       Libref   Engine   Host Path Name
  _    LIBRARY  V606     :UDD:MGKXXX:KURS
  _    MAPS     V606     :SYSTEMS:SAS:MAPS
  _    SASHELP  V606     :SYSTEMS:SAS:SAS_HELP
  _    SASUSER  V606     :UDD:MGKXXX
  _    WORK     V606     :RES:TEMP:MGKXXX:?SAS_XX_WORK
```

Der Begriff *Libref* steht für Library-Reference. Ein Libref ist also ein Kurzname für ein Verzeichnis. Im oberen Beispiel für das Betriebssystem AOS/VS steht das Libref 'MAPS' für das Verzeichnis ':SYSTEMS:SAS:MAPS'. Die Engine-Spalte ist hier ohne Bedeutung.

Möchte man nun sehen, welche Dateien in einem dieser Verzeichnisse stehen, so bewegt man den Cursor durch ⟨Return⟩ auf den entsprechenden Unterstrich am Beginn der Zeilen. Um das Verzeichnis dann auszuwählen gibt man am Unterstrich ein *S* oder *X* ein und bestätigt mit ⟨Return⟩. Steht eine Maus zur Verfügung, erfolgt die Auswahl durch die entsprechenden Mausfunktionen.

Dadurch gelangt man in das DIR-Window, in dem die Dateien des ausgewählten Verzeichnisses stehen. Das DIR-Window ist ebenfalls ein Auswahl-Window und hat die gleiche Struktur wie das LIB-Window. Auch hier kann man mit ⟨Return⟩ auf den Unterstrich vor einem Eintrag gelangen. In den Auswahl-Windows können an dieser Stelle durch die Eingabe eines Buchstabens verschiedene Funktionen ausgeführt werden. In welchen Windows welche Buchstaben verwendet werden können, stellt die folgende Tabelle dar:

Window	Buchstabe					
CATALOG		*C*	*D*	*R*	*S*	*V*
DIR	*B*	*C*	*D*	*R*	*S*	*V*
LIB					*S*	
MANAGER	*B*	*C*	*D*	*R*	*S*	*V*
VAR		*C*	*D*	*R*		*V*

Dabei steht MANAGER für das OUTPUT-Manager-Window, in dem vier weitere Befehle verwendet werden können: *E, F, P* und *O*. Die Buchstaben haben folgende Bedeutung:

- *B* Browse: Der Eintrag kann eingesehen werden (Daten, Ergebnisse).
- *C* Cancel: Ein Rename- oder Delete-Befehl kann zurückgenommen werden.
- *D* Delete: Löscht den Eintrag, benötigt *V*.
- *E* Edit: Der Eintrag kann bearbeitet werden.
- *F* File: Der Eintrag wird in einer Datei gesichert.
- *O* Output: Speichert den Eintrag in den Output-Catalog.
- *P* Print: Der Eintrag wird gedruckt.
- *R* Rename: Der Name und die Beschreibung können verändert werden.
- *S/X* Select: Wählt den Eintrag aus.
- *V* Verify: Zur Bestätigung von Delete.

Im DIR(ectory)-Window kann man also mit dem Buchstaben X (oder S) vor einer Datei in das VAR(iablen)-Window dieser Datei gelangen, mit einem B(rowse) im DIR-Window kann man sich den Inhalt (die Werte) der Datei ansehen. Denken Sie daran, daß alle Fenster (bis auf LOG und PGM) mit dem Kommando *END* oder einer Funktionstaste, die mit SUBMIT/END belegt ist, verlassen werden können.

Das zweite Beispiel für ein Auswahl-Window bezieht sich auf die Belegung der Funktionstasten (Keys). Zu diesem Zweck besitzt SAS ein KEYS-Window, in dem alle Funktionstasten und, je nach Computersystem, ihre Kombinationen mit den Tasten ⟨Shift⟩, ⟨Alt⟩ und ⟨Strg⟩ (bzw. ⟨Ctrl⟩) aufgelistet sind. Neben der Funktionstaste steht das zugehörige Kommando, welches frei zugängig ist, also überschrieben und gelöscht werden kann, so daß jeder Benutzer seine eigene Funktionstastenbelegung erzeugen kann. Hat ein Benutzer diese Tasten einmal verändert, so wird diese Information in einer Datei im Hauptverzeichnis des Benutzers gespeichert. Um eine bessere Kommunikation mit Ihrem SAS-Berater und anderen SAS-Anwendern zu ermöglichen, ändern Sie die Belegungen von ⟨F1⟩ und ⟨F10⟩ möglichst nicht. Um die voreingestellte Funktionstastenbelegung wiederherzustellen, kann der entsprechende Eintrag im SASUSER.PROFILE gelöscht oder umbenannt werden. Auch das KEYS-Window wird mit *END* (oder der entsprechenden Funktionstaste) verlassen. Alle Veränderungen der Funktionstasten sind sofort aktiv.

A.2.5 Der SAS-Text-Editor

Im PGM-Window werden die SAS-Programme eingegeben und verändert. Dazu ist es oft sinnvoll, das PGM-Window mit dem Kommando *ZOOM* zu vergrößern. Danach hat das Window etwa folgende Gestalt:

```
-PROGRAM EDITOR-----------------------------------------------
COMMAND ===> _

00001
00002
00003
00004
00005
00006
00007
00008
00009
00010
00011
00012
00013
00014
00015
00016
```

Um den Cursor auf dem Bildschirm zu bewegen, verwenden Sie die Pfeiltasten und die Tasten ⟨Return⟩, ⟨Pos1⟩, ⟨Ende⟩ und ⟨Tab⟩. Wenn Sie Text eingeben wollen, achten Sie darauf, daß die folgenden Bereiche in den Windows nicht beschrieben werden können:

- Die Zeile unter der Kommandozeile (Message-Line),
- die erste Stelle hinter der Nummernspalte und dem "===>" und
- der Rahmen des Windows.

Die fünf Stellen der Nummernspalte können mit Text-Kommandos überschrieben werden. Dabei sind mehrere Formen möglich, die an den Beispielen "Verschieben" und "Kopieren" dargestellt werden. Das PGM enthalte folgende Zeilen:

```
-PROGRAM EDITOR-----------------------------------------------
COMMAND ===> _
00001 DATA eins;
00002    SET eins.altdat;
00003 LIBNAME eins ':udd:mgk333:sasdaten';
00004 PROC PRINT;
00005    VAR alter groesse gewicht;
00006 RUN;
00007
```

Nun soll die *LIBNAME*-Zeile an den Anfang, also vor *DATA* ..., verschoben werden. Dazu schreibt man in die Nummernspalte vor *LIBNAME* ein *M* (move) und in die Nummernspalte vor *DATA* ein *B* (before):

```
PROGRAM EDITOR
COMMAND ===> _

B 001 DATA eins;
00002    SET eins.altdat;
M 003 LIBNAME eins ':udd:mgk333:sasdaten';
00004 PROC PRINT;
00005    VAR alter groesse gewicht;
00006 RUN;
00007
```

Nach der Bestätigung mit ⟨Return⟩ werden *DATA*- und *SET*-Zeile um eins nach unten verschoben und die *LIBNAME*-Zeile steht am Beginn.

Im folgenden Beispiel sollen die Zeilen 4 und 5 (bzw. 00004 und 00005) verdoppelt werden. Dazu gibt man in die Nummernspalte der vierten Zeile *C2* (Copy, 2 Zeilen) und in Zeile 6 ein *B* ein:

```
PROGRAM EDITOR
COMMAND ===> _

00001 LIBNAME eins ':udd:mgk333:sasdaten';
00002 DATA eins;
00003    SET eins.altdat;
C2 04 PROC PRINT;
00005    VAR alter groesse gewicht;
B 006 RUN;
00007
```

Nach Bestätigung mit ⟨Return⟩ erhält man folgendes Bild:

```
PROGRAM EDITOR
COMMAND ===> _
00001 LIBNAME eins ':udd:mgk333:sasdaten';
00002 DATA eins;
00003    SET eins.altdat;
00004 PROC PRINT;
00005    VAR alter groesse gewicht;
00006 PROC PRINT;
00007    VAR alter groesse gewicht;
00008 RUN;
00009
```

Nun kann man den zweiten *PROC PRINT*-Befehl etwa mit *PROC MEANS* überschreiben, um die Mittelwerte von "alter", "groesse" und "gewicht" zu berechnen.

Um die *PRINT*- und *MEANS*-Prozedur auf eine weitere Datei anzuwenden, sollen die Zeilen 2 bis 7 verdoppelt werden. Dazu kann man in der zweiten Zeile *C6* und in der achten Zeile ein *B* eintragen oder wie folgt vorgehen:

Mit *CC* in der Nummernspalte der zweiten Zeile markiert man den Beginn eines zu kopierenden Blocks, mit einem weiteren *CC* in der siebten Zeile markiert man das Ende des Blocks. Ein *B* in der achten Zeile und ⟨Return⟩ kopiert den so gekennzeichneten Block vor die achte Zeile:

```
PROGRAM EDITOR
COMMAND ===> _
00001 LIBNAME eins ':udd:mgk333:sasdaten';
CC 02 DATA eins;
00003    SET eins.altdat;
00004 PROC PRINT;
00005    VAR alter groesse gewicht;
00006 PROC MEANS;
CC 07    VAR alter groesse gewicht;
B 008 RUN;
00009
```

Nachdem der Block erfolgreich kopiert wurde, werden in dem neuen Block andere Dateinamen eingetragen, auf die sich der *PRINT*- und *MEANS*-Befehl beziehen soll. Danach könnte das PGM-Window folgendermaßen aussehen:

```
-PROGRAM EDITOR-----------------------------------------------
COMMAND ===> _

00001 LIBNAME eins ':udd:mgk333:sasdaten';
00002 DATA eins;
00003    SET eins.altdat;
00004 PROC PRINT;
00005    VAR alter groesse gewicht;
00006 PROC MEANS;
00007    VAR alter groesse gewicht;
00008 DATA zwei;
00009    SET eins.neudat;
00010 PROC PRINT;
00011    VAR alter groesse gewicht;
00012 PROC MEANS;
00013    VAR alter groesse gewicht;
00014 RUN;
00015
00016
```

Eine vollständige Tabelle der Nummernspalten-Befehle findet man in SAS Language (1993) unter "Line Commands" und unter "SAS-Text-Editor Commands". Im allgemeinen wird man jedoch mit den folgenden Befehlen auskommen, die (vor der Ausführung) mit *RESET* aufgehoben werden kann.

B	Before: Fügt copy- oder move-Zeile(n) vor der aktuellen Zeile ein.
C[*m*]	Copy: Kopiert eine (oder m) Zeile(n).
CC	Markiert Anfang und Ende eines zu kopierenden Blocks.
D[*m*]	Delete: Löscht eine (oder m) Zeile(n).
DD	Markiert Anfang und Ende eines zu löschenden Blocks.
IB	Insert: Fügt eine Leerzeile vor der aktuellen Zeile ein.
I[*m*]	Fügt eine (oder m) Leerzeilen nach der aktuellen Zeile ein.
M[*m*]	Move: Verschiebt eine (oder m) Zeile(n).
MM	Markiert Anfang und Ende eines zu verschiebenden Blocks.

A.3 Dateneingabe mit SAS/FSP

In den Abschnitten 3.1 und 3.2 wird ein einfacher Weg zur Dateneingabe beschrieben, den der Leser mit eigenen Daten unmittelbar nachvollziehen kann. Das zweite Ziel dieses Abschnitts ist eine kurze Darstellung der umfangreichen Möglichkeiten, die das SAS/FSP-Modul zur Dateneingabe und -bearbeitung bereitstellt.

A.3.1 Der Aufbau einer Daten-Datei (Daten-Bank)

Üblicherweise stammen die Daten, die eingegeben und später ausgewertet werden sollen, von Fragebögen oder Messungen, etwa Lautstärkemessungen an einer bestimmten Straße zu einer festen Zeit. Falls Fragebögen vorliegen, ist i.a. ein Fragebogen (bzw. die Person die ihn ausgefüllt hat) eine *Untersuchungseinheit* (Beobachtung, Objekt). Wurden bei einer Untersuchung 200 Personen befragt, liegen also 200 Untersuchungseinheiten vor.

Zu jeder Untersuchungseinheit werden Merkmale (Variablen) erfaßt, bei Fragebögen zum Beispiel Geschlecht, Alter, Bildung, Einstellung zu ..., bei Messungen etwa Datum, Uhrzeit, Ort, Temperatur, Lautstärke, ... Daher lassen sich die Daten immer in folgender Weise darstellen:

Objekt-Nr.	Merkmal 1	Merkmal 2	Merkmal 3	...
1	wert	wert	wert	...
2	wert	wert	wert	...
.				
.				

Ein Fragebogen-Beispiel ist

VPN	Geschlecht	Alter	Beruf	Schulabschluss
1	weiblich	57	selbständig	Hochschule
2	weiblich	33	selbständig	Abitur
3	männlich	23	angestellt	Abitur
4	männlich	45	arbeiter	Hauptschule
5	weiblich	47	arbeitslos	Hauptschule

Dabei steht VPN für Versuchspersonennummer (Objekt-Nr.). Wichtig ist, daß alle Werte, die zu **einer Beobachtung** gehören, in **einer Zeile** stehen und alle Werte, die zu einem **Merkmal** erhoben wurden, in einer **Spalte** stehen. Der Wert, den eine Beobachtung bei einem bestimmten Merkmal annimmt, heißt Merkmalsausprägung oder nur Ausprägung. Die Beobachtung Nr. 3 hat im Merkmal Alter die Ausprägung 23. Das Merkmal Alter besitzt Ausprägungen von 23 bis 57.

Nun betrachten wir die Ausprägungen des Merkmals Beruf im Hinblick auf die Dateneingabe. Es liegt auf der Hand, daß die Eingabe solch langer Merkmalsausprägungen wie "selbständig" oder "arbeitslos" für eventuell mehrere hundert Versuchspersonen sehr mühsam ist. Daher kann man solche Ausprägungen abkürzen und anstelle der langen Begriffe zum Beispiel folgende Zahlen eingeben:

1=selbständig	4=Arbeiter(in)
2=angestellt	5=arbeitslos
3=Beamte(r)	6=keine Angabe

Diesen Vorgang nennt man **Kodieren.** Nach erfolgter Kodierung auch der Schulbildung könnten die Fagebogen-Daten wie folgt aussehen:

VPN	Geschlecht	Alter	Beruf	Schulabschluss
1	w	57	1	5
2	w	33	1	4
3	m	23	2	4
4	m	45	4	2
5	w	47	5	2

Die Kodierung kann mit Zahlen oder Buchstaben (m/w) erfolgen. Merkmale (Variablen), deren Ausprägungen mit Buchstaben abgespeichert werden, heißen **Character-Variablen** (z.B. Geschlecht). Merkmale, in deren Ausprägungen nur Zahlen vorkommen, heißen **numerische Variablen** (z.B. Alter oder kodierter Beruf). Vor Beginn einer Dateneingabe sollten also folgende Fragen geklärt sein:

- Was sind die Untersuchungseinheiten?
- Welche Merkmale werden eingegeben?
- Wie werden die Ausprägungen kodiert?
- Welche sind numerische und welche sind Character-Variablen?

Nehmen Sie immer ein Merkmal in die Daten auf, mit dem Sie die Beobachtungen identifizieren können, z.B. Fragebogennummer, Personenidentifikation oder Meßwertnummer. Kodieren Sie die Ausprägungen möglichst mit Zahlen, da man bei der Auswertung mit Zahlen einfacher arbeiten kann. Kodieren Sie möglichst kurz, denn bei zehn eingesparten Zeichen pro Beobachtung und 200 Beobachtungen ersparen Sie sich 2000 Tastenanschläge.

A.3.2 Definition einer Daten-Datei und Dateneingabe

Nachdem Sie alle Fragen, die am Ende des vorhergehenden Abschnittes stehen, für Ihre Daten beantwortet haben, können Sie nun zur Anwendung von SAS übergehen. Dazu gehen Sie in zwei Schritten vor: Zuerst wird die Daten-Datei definiert, d.h. Dateiname, Variablenname und Variablentyp werden festgelegt. Danach werden die Daten selbst eingegeben.

Wir gehen nun davon aus, daß Sie erfolgreich SAS aufgerufen haben. Daraufhin sollten Sie sich im PGM-Window befinden. Mit ⟨Return⟩ gelangen Sie von der Kommando-Zeile in die erste Programm-Zeile und dort geben Sie folgende Befehle ein.

```
PROGRAM EDITOR
COMMAND ===> _

00001 PROC FSEDIT NEW=sasuser.daten1;
00002 RUN;
00003
```

PROC FSEDIT ruft das Dateneingabe-Programm FSEDIT auf, dabei bewirkt *NEW=sasuser.daten1*, daß eine **neue** Datei angelegt wird. Diese Datei hat den Namen "daten1" und wird im Verzeichnis 'sasuser' abgespeichert (vgl. das LIB-Window in Abschnitt A.2.4). Per Voreinstellung entspricht das Verzeichnis 'sasuser' dem Hauptverzeichnis des Benutzers. Der Dateiname muß den gleichen Regeln entsprechen wie Variablennamen (s.u.).

Soll eine bereits existierende SAS-Datei bearbeitet werden, so ist im *PROC FSEDIT*-Befehl anstelle von *NEW=dateiname* der Befehl *DATA=dateiname* anzugeben.

Das FSEDIT NEW-Window

Mit dem Kommando *SUBMIT* (oder der entsprechenden Funktionstaste) werden die Befehle im PGM-Window zur Ausführung gebracht. Wenn Sie die Befehle richtig eingegeben und abgeschickt haben, gelangen Sie in das FSEDIT NEW-Window:

```
FSEDIT NEW sasuser.daten1
COMMAND ===>

 Name        Type  Length  Label                               Format
 ________     _    ____    ________________________________    _______
 ________     _    ____    ________________________________    _______
 ________     _    ____    ________________________________    _______
 ________     _    ____    ________________________________    _______
 ________     _    ____    ________________________________    _______
 ________     _    ____    ________________________________    _______
 ________     _    ____    ________________________________    _______
 ________     _    ____    ________________________________    _______
 ________     _    ____    ________________________________    _______
 ________     _    ____    ________________________________    _______
 ________     _    ____    ________________________________    _______
 ________     _    ____    ________________________________    _______
 ________     _    ____    ________________________________    _______
```

In diesem Bildschirm werden die Variablen festgelegt, dabei besitzen die Spalten folgende Bedeutung:

Name — Die Variablennamen dürfen nicht länger als acht Zeichen sein und keine Leerzeichen, Punkte oder Umlaute enthalten. Beginnen Sie immer mit einem Buchstaben.

Type — Der Variablentyp ist Character ($) oder Numerisch (N).

Length — Bei Character-Variablen können Sie hier die maximale Anzahl der bereitgestellten Bytes (nicht Zeichen) festlegen (die Voreinstellung ist zwanzig), bei numerischen Variablen sollten Sie nichts eingeben, da die Voreinstellung (acht) im allgemeinen genügt.

Label — Oftmals kann der Variablenname nicht selbsterläuternd gewählt werden. Dann kann mit "Label" eine Umschreibung des Variablennamens festgelegt werden, z.B. *Alter des ersten Kindes* für den Variablennamen *altki1*. Im Label dürfen Leerzeichen und Sonderzeichen vorkommen (außer: " , ' und ;).

Die Bedeutung der Spalten Informat bzw. Format sollte der fortgeschrittene SAS-Benutzer in den entsprechenden Handbüchern nachschlagen. Bitte tragen Sie jetzt hier nichts ein.

Wählen Sie stets möglichst kurze und trotzdem selbsterläuternde Variablennamen, später können Sie durch das Variablen-Label immer die genaue Bedeutung der Variablen erkennen. Aber auch im Label sollten Sie sich kurz fassen, da dieses Label später in Ihren Tabellen und Graphiken erscheinen wird.

Tragen Sie nun im FSEDIT NEW-Window die Informationen zu Ihren Variablen ein. Für das Fragebogen-Beispiel aus Abschnitt A.3.1 ergibt sich

```
-FSEDIT NEW sasuser.daten1 ---------------------------------------
COMMAND ===>

 Name       Type  Length  Label                               Format

 VPN____     N     ____   Versuchsperson_____________________  __
 GESCHL_     $     ____   Geschlecht_________________________  __
 ALTER__     N     ____   Alter______________________________  __
 BERUF__     N     ____   Beruf______________________________  __
 SCHULE_     N     ____   Schulabschluss_____________________  __
 _______     _     ____   ___________________________________  __
 _______     _     ____   ___________________________________  __
 _______     _     ____   ___________________________________  __
 _______     _     ____   ___________________________________  __
 _______     _     ____   ___________________________________  __
 _______     _     ____   ___________________________________  __
```

Falls Sie mehr Variablen eingeben möchten, als auf einen Bildschirm passen, können Sie mit den Tasten ⟨Bild↑⟩ und ⟨Bild↓⟩ vor- und zurückblättern. Achten Sie darauf, daß Sie die Variablen in der Reihenfolge aufführen, in der Sie später auch die Daten eingeben möchten und vergessen Sie keine Variable. Wenn Sie im FSEDIT NEW-Window Fragen oder Probleme haben, können Sie jederzeit mit dem Kommando *HELP* das SAS-Hilfe-System aufrufen (vgl. Abschitt A.2.1).

Die Dateneingabe

Sind alle Variablen eingegeben, so speichern Sie diese Definitionen mit dem Kommando *END* und gelangen automatisch in das FSEDIT-Window:

```
FSEDIT sasuser.daten1                                      Obs 0
COMMAND ===> _

Note: No observations on dataset.


                      VPN:      __________
                      GESCHL:   __________
                      ALTER:    __________
                      BERUF:    __________
                      SCHULE:   __________
```

Immer wenn Sie eine neue Beobachtung (Observation) eingeben wollen, müssen Sie das Kommando *ADD* eingeben oder die entsprechende Funktionstaste (i.a. ⟨F9⟩) betätigen. Drücken Sie also nun ⟨F9⟩. Im rechten oberen Bildschirmrand muß die Meldung "New Obs" erscheinen und mit ⟨Return⟩ gelangen Sie in Ihr erstes Eingabefeld. Geben Sie dort Ihren ersten Wert ein und drücken Sie wieder ⟨Return⟩, um ins nächste Feld zu gelangen. Wenn Sie auf diese Weise alle Felder für die erste Beobachtung ausgefüllt haben, gelangen Sie mit dem Kommando *ADD* (oder F9) zur zweiten Beobachtung usw.

Bewegen zwischen den Beobachtungen

Wenn Sie die Werte einer bestimmte Beobachtung nochmals einsehen und eventuell verändern (korrigieren) möchten, können Sie mit den Tasten ⟨Bild↑⟩ und ⟨Bild↓⟩ zwischen den Beobachtungen blättern. Sie können auch in der Kommandozeile eine Zahl n angeben, um direkt zur n-ten Beobachtung zu gelangen. Die aktuelle Beobachtungsnummer wird dabei im rechten oberen Bildschirmrand angezeigt.

```
FSEDIT sasuser.daten1                                      Obs 3
COMMAND ===> _


                      VPN:        3
                      GESCHL:     m
                      ALTER:     23
                      BERUF:      2
                      SCHULE:     4
```

Bewegen innerhalb einer Beobachtung

Hierzu stehen die Pfeiltasten, die ⟨Return⟩- und die ⟨Tab⟩-Taste zur Verfügung. Mit den Funktionstasten, die mit *PREVFIELD* und *NEXTFIELD* belegt sind, gelangt man zum vorhergehenden oder zum nächsten Feld. Falls die Merkmale einer Beobachtung mehr als eine Bildschirmseite einnehmen, so wechselt man die Seiten mit den Kommandos *LEFT* und *RIGHT*. Nutzen Sie aber auch hierfür die Funktionstasten. Mit *DELETE* in der Kommandozeile wird die aktuelle Beobachtung gelöscht. Mit dem Kommando *END* können Sie jederzeit die Dateneingabe beenden. Damit sind die Daten gespeichert und Sie gelangen wieder ins PGM-Window. Weitere Hinweise zur Bewegung des Cursors und zur schnelleren und komfortableren Dateneingabe finden Sie im folgenden Abschnitt.

A.3.3 Erweiterte Dateneingabe-Techniken

Sind größere Datenmengen einzugeben (z.B. mehr als 30 Variablen oder mehr als 200 Beobachtungen), sollte man grundsätzlich etwas Zeit opfern, um sich die Dateneingabemaske komfortabler zu gestalten. Die dafür geopferte Zeit holt man leicht wieder durch die schnellere Dateneingabe ein.

SAS speichert Ihre Veränderungen an der Dateneingabemaske (=Screen) in einer separaten Datei ab. Daher müssen Sie den Namen für die Screen-Datei im Aufruf von *PROC FSEDIT* mit angeben, falls Sie Ihre Dateneingabemaske verändern und diese Veränderungen speichern möchten. Im folgenden Befehls-Beispiel wird davon ausgegangen, daß die Datei "daten1" schon existiert, anderenfalls ist anstelle von *DATA=* der Befehl *NEW=* anzugeben:

```
PROGRAM EDITOR
COMMAND ===> _

00001 PROC FSEDIT DATA=sasuser.daten1 SCREEN=sasuser.screen1;
00002 RUN;
00003
00004
```

Haben Sie diese Befehle mit dem Kommando *SUBMIT* ausgeführt, so gelangen Sie in das FSEDIT-Window (s.o.). In der Kommandozeile des FSEDIT-Windows geben Sie nun *MODIFY* ein und gelangen damit ins FSEDIT-Menü-Window:

```
FSEDIT Menu
Select Option ===>

           1 Information about screen modification
           2 Screen Modification and Field Identifikation
           3 Edit Program Statements and Compile
           4 Assign Special Attributes to Fields
           5 Modification of General Parameters
           6 Browse Program Statements
```

Um einen der Punkte auszuwählen, geben Sie die entsprechende Zahl in der Kommandozeile ein und bestätigen mit ⟨Return⟩. Mit dem Kommando *END* (oder ⟨F3⟩)

können Sie das Menü (oder ein Untermenü) wieder verlassen. Der Punkt 1 erklärt sich von selbst, 2, 4 und 5 werden im folgenden erläutert. Zu den Punkten 3 und 6 verweisen wir auf das Handbuch SAS/FSP (1993).

Screen Modification und Field Identification

Dieser Menüpunkt ermöglicht es, den Dateneingabebildschirm wie einen Text-Bildschirm (vgl. A.2.4) zu behandeln. Eine Erleichterung bietet hier das Kommando *NUMBERS ON*, wodurch eine Nummernspalte analog zum PGM-Window erzeugt wird. Verändern Sie Ihren Bildschirm nun so, daß Ihre Felder thematisch strukturiert sind, eventuell über mehrere Seiten, und fügen Sie Hilfstexte hinzu. Dabei müssen folgende Regeln beachtet werden:

- Eingabefelder müssen mit Unterstrichen (_) gekennzeichnet sein.
- Vor und nach jedem Eingabefeld muß mindestens ein Leerzeichen vorhanden sein.
- Vergessen Sie keine Ihrer Variablen.

Für das Fragebogen-Beispiel aus Abschnitt A.3.1 können wir zum Beispiel folgende Maske erzeugen

```
FSEDIT MODIFY
COMMAND ===> _

 00001  Versuchspersonennummer: _       (unbedingt angeben)
 00002
 00003
 00004  Geschlecht: _     (m/w)
 00005  Alter:      _     (in Jahren)
 00006
 00007  Beruf:      _     1=selbständig  4=Arbeiter(in)
 00008                    2=angestellt   5=arbeitslos
 00009                    3=Beamte(r)    6=keine Angabe
 00010
 00011  Schulabschluss: _                1=kein Abschluss
 00012                                   2=Hauptschule
 00013                                   3=Realschule
 00014                                   4=Abitur
 00015                                   5=Hochschulabschluss
```

Falls Ihr Bildschirm dazu in der Lage ist, können Sie dem Text oder den Feldern auch Farben oder Attribute wie Blinken, Unterstrichen oder inverse Darstellung zuordnen (siehe Handbuch SAS/FSP (1993), Kapitel 8, Menü Option 2). Mit *END* verlassen Sie das FSEDIT-MODIFY-Window und werden danach von SAS gefragt:

Did you create any computational or repeated fields (Y or N)? _

Bitte geben Sie dort *N* und ⟨Return⟩ ein. Die Bedeutung dieser Frage hängt mit den Menüpunkten 3 und 6 zusammen, die wir hier außer acht lassen.

Nun gelangen Sie automatisch in das FSEDIT IDENTIFY-Window, in dem Sie die von Ihnen geschaffenen Felder Ihren Variablen zuordnen müssen. Bewegen Sie zu diesem Zweck den Cursor auf das Feld der angegebenen Variablen und bestätigen Sie mit ⟨Return⟩.

Falls Sie eine falsche Variable einem Feld zuordnen, so ordnen Sie anschließend diesem Feld die richtige Variable zu, daraufhin fordert SAS Sie auf, die falsche Variable einem anderen Feld zuzuordnen.

Wenn Sie an dieser Stelle feststellen, daß Sie zu einer Variablen kein Eingabefeld erstellt haben, so geben Sie das Kommando *UNWANTED* ein und identifizieren Sie Ihre restlichen Variablen. Wenn Sie in einer erneuten Screen-Modifikation das fehlende Feld hinzugefügt haben, geben Sie im FSEDIT IDENTIFY-Window das Kommando *WANTED* ein, um die fehlende(n) Variable(n) zu identifizeren.

Assign Special Attributes to Fields

Unter "Special Attributes" ist hier eine Reihe von Funktionen zu verstehen, die den Feldern zugeordnet werden und die die Dateneingabe sehr erleichtern können. Wählt man den Punkt 4 aus, so gelangt man in eine Reihe von Bildschirmen, zwischen denen mit ⟨Bild↑⟩ und ⟨Bild↓⟩ geblättert werden kann. Im folgenden werden nur die vier wichtigsten Funktionen dargestellt, eine Erläuterung aller Funktionen findet man im Handbuch SAS/FSP (1993), Kapitel 13, Option 4.

INITIAL	Hier können Sie für Ihre Felder voreingestellte Werte eingeben, d.h. jede neue Beobachtung besitzt per Voreinstellung diese Merkmalsausprägungen.
MAXIMUM	Legen Sie hier für Ihre Felder einen Wertebereich fest.
MINIMUM	SAS macht bei der Dateneingabe darauf aufmerksam, wenn Sie Werte außerhalb dieses Bereiches eingeben.
REQUIRED	Ein so markiertes Feld muß für jede Beobachtung ausgefüllt werden.

Um einem Feld eine dieser Funktionen zuzuordnen, bewegen Sie den Cursor auf das Feld und geben Sie einen Wert (bei INITIAL, MIN, MAX) oder einen Buchstaben (R bei REQUIRED) ein, bestätigen Sie mit ⟨Return⟩.

Modification of General Parameters

Wird dieser Punkt angewählt, so gelangt man in ein kleines Menü, das FSEDIT PARMS-Window, in dem folgende Einstellungen (Parameter) festgelegt werden können:

- Farben von Hintergrund, Rahmen, Kommandozeile, ...
- Größe und Position des Eingabefensters auf dem Bildschirm
- Funktionstastenbelegung (Keys)

- AUTOSAVE VALUE
- Spezielle Variablen (Name- und String-Variablen)

Die wichtigsten Parameter hier sind AUTOSAVE VALUE, MODIFY PASSWORD und eventuell NAME COMMAND VARIABLE. Dabei bedeuten:

- AUTOSAVE VALUE gibt die Anzahl der Beobachtungen an, nach denen bei der Eingabe jeweils automatisch gesichert wird. Liegen zu jeder Beobachtung sehr viele Merkmale vor (z.B. mehr als 100), so sollte ein kleiner Wert für AUTOSAVE VALUE (z.B. 5) gewählt werden.
- Wenn Sie ein MODIFY PASSWORD eintragen, können Ihre Bildschirmdefinitionen nur mit diesem Password verändert werden. Dies ist sinnvoll, wenn auch andere Personen auf die Daten zugreifen können.
- NAME COMMAND VARIABLE erleichtert Ihnen die Suche nach bestimmten Beobachtungen. Angenommen Sie haben in diesem Feld die Variable *VPN* (Versuchspersonennummer) eingetragen, dann können Sie in den Daten mit dem Kommando *LOCATE 33* zur Beobachtung mit VPN=33 gelangen.

Abgesehen von diesen dreien und den Color-Parametern sollten Sie die übrigen Parameter nicht verändern, wenn Sie sich nicht sicher sind. Auch dieses Menü wird mit *END* oder *SUBMIT* verlassen.

A.3.4 Weitere Prozeduren in SAS/FSP

Neben der für uns wichtigsten Prozedur *FSEDIT* gibt es in SAS/FSP noch die Prozeduren *FSBROWSE, FSLETTER, FSLIST* und *FSVIEW*. Alle FSP-Prozeduren beziehen sich auf Daten-Zugriff und -Verwaltung. Zur Dateneingabe ist aber nur die Prozedur *FSVIEW* interessant, die eine Alternative zu *FSEDIT* bietet. In dieser Prozedur können die Daten in einem **Spreadsheed-Modus** angesehen, eingegeben und korrigiert werden. Das bedeutet, daß die Werte mehrerer Beobachtungen gleichzeitig auf dem Bildschirm dargestellt werden. Die Werte einer Beobachtung stehen dabei in einer Zeile nebeneinander, so daß eine Datenzeile i.a. über den rechten Bildschirmrand hinausgeht. Somit steht in jeder Bildschirmzeile genau eine Beobachtung.

Die FSP-Kommandos

Alle FSP-Prozeduren lassen sich auch direkt von der Kommandozeile eines Windows (z.B. PGM-Window) aus starten. Besonders im Fall von *FSVIEW* ist dies eine schnelle und praktische Möglichkeit auf die Daten zuzugreifen. Im folgenden sollen daher das *FSVIEW*-Kommando und die besonderen Vorteile und Eigenschaften des FSVIEW-Windows dargestellt werden.

```
PROGRAM EDITOR
COMMAND ===> FSVIEW sasuser.daten1
```

Mit der Ausführung des obigen Kommandos gelangt man im Fragebogen-Beispiel aus Abschnitt A.3.1 in das FSVIEW-Window, in dem in jeder Zeile eine Beobachtung dargestellt wird, d.h. in den Spreadsheed-Modus.

```
FSVIEW sasuser.daten1 (B)
COMMAND ===> _
   OBS   VPN   GESCHL   ALTER   BERUF   BILDG
   1     1     w        57      1       5
   2     2     w        33      1       5
   3     3     m        23      2       4
   4     4     m        45      4       4
   5     5     w        47      5       2
```

Am oberen Bildschirmrand erscheint (B) für "browse". Damit wird angezeigt, daß die Daten derzeit nicht verändert werden können. Will man jedoch die Daten nicht nur ansehen sondern auch verändern oder neue Daten eingeben, so kann man mit dem Kommando *MODIFY* auf den Edit-Modus umstellen. Anstelle des (B) erscheint dann ein (E).

Die dargestellte Beispieldatei ist so klein, daß sie vollständig auf einen Bildschirm paßt. Liegen jedoch weitere Variablen vor, so kann man diese mit denjenigen Funktionstasten, die mit den Befehlen *RIGHT* und *LEFT* belegt sind, mit dem Kommando *=variablenname* oder mit dem Kommando *RIGHT MAX* bzw. *LEFT MAX* erreichen. Um zu weiteren Beobachtungen zu gelangen, bewegt man den Bildschirm mit den Tasten ⟨Bild↑⟩ und ⟨Bild↓⟩. Zur Beobachtung Nr. 175 (OBS 175) gelangt man auch durch das Kommando *175* und ⟨Return⟩.

Verändern oder Hinzufügen von Daten

Voraussetzung für Veränderungen ist der Edit-Modus (E) am oberen Bildschirmrand. Um Werte in einer Zeile zu verändern, muß der zusätzliche Schreibschutz (record lock) dieser Zeile (Beobachtung) aufgehoben werden. Dazu bewegt man den Cursor in diese Zeile und drückt die ⟨Return⟩-Taste. Daraufhin sind alle Felder dieser Beobachtung hell unterlegt, woran man erkennen kann, daß nun die Werte überschrieben werden können.

Um der Datei neue Beobachtungen hinzuzufügen, muß das Kommando *AUTOADD ON* eingegeben werden. Daraufhin erscheint am Ende der Datei eine neue Datenzeile, die in der OBS-Spalte den Eintrag "NEW" hat. Mit jedem Druck auf die ⟨Return⟩-Taste wird nun eine neue Beobachtung angelegt, solange, bis das Kommando *AUTOADD OFF* eingegeben wird. Eine leere neue Beobachtung kann mit *DELETE* in FSEDIT gelöscht werden (vergleiche A.3.2).

Weitere Kommandos im FSVIEW-Window findet man im Handbuch SAS/FSP (1993), Kapitel 4. Mit *END* oder *SUBMIT* wird das FSVIEW-Window wieder verlassen, und alle Änderungen werden automatisch gespeichert.

A.4 Der allgemeine Aufbau eines SAS-Programms

Unter einem SAS-Programm verstehen wir eine Sammlung von SAS-Befehlen, die ein Benutzer z.B. im PGM-Window eingegeben hat (siehe A.2.5). Jedes SAS-Programm läßt sich in DATA- und PROC-Steps einteilen. Ein Step besteht i.a. aus mehreren Befehlen, die im folgenden mit Statements bezeichnet werden. Ein Step beginnt mit einem DATA- oder PROC-Statement und endet beim nächsten DATA-, PROC-, RUN-Statement oder mit dem Ende des Programms.

A.4.1 DATA-Step und PROC-Step

Im DATA-Step wird grundsätzlich eine SAS-Datei erstellt. Mit speziellen Statements können die Daten in die gewünschte Form gebracht werden. SAS-Dateien können temporär oder permanent sein. Temporäre SAS-Dateien existieren nur für die Dauer einer Sitzung und werden nach dem Verlassen von SAS automatisch gelöscht. Möchte man eine SAS-Datei permanent abspeichern, so muß man bei der Angabe des Dateinamens ein *Libref* mit angeben (z.B. *sasuser.daten1*). Zur Definition neuer Librefs kann man das *LIBNAME*-Statement verwenden (vgl. Abschnitt A.4.3).

Beispiel A.4.1.1 Dieses Beispiel setzt voraus, daß im Verzeichnis mit dem Libref 'sasuser' (vgl. Abschnitt A.2.4) eine SAS-Datei namens "beispiel" existiert. Diese Datei enthalte mindestens die Variablen Name, Alter, Größe und Gewicht.

```
DATA eins;
   SET sasuser.beispiel;                      ] DATA-Step
   KEEP name alter groesse gewicht;

 PROC PRINT DATA=eins;                        ] PROC-Step
   VAR name alter;

 PROC MEANS DATA=eins;                        ] PROC-Step
   VAR alter gewicht;

 DATA zwei;
   SET eins;
   IF alter < 13 THEN DO;                     ] DATA-Step
      verhaelt = groesse/gewicht;
 END;

 PROC CORR DATA=zwei;
   VAR alter gewicht;                         ] PROC-Step
   WITH groesse verhaelt;
```

Im PROC-Step kann eine von ca. 100 Prozeduren zur statistischen Datenauswertung aufgerufen werden. Fast jede Prozedur erstellt automatisch einen Output, d.h. einen

Eintrag in die Ergebnisdatei, sofern dies nicht explizit durch die Option *NOPRINT* unterdrückt wird. Die Ergebnisse einiger Prozeduren lassen sich automatisch in einer SAS-Datei abspeichern und weiterverarbeiten (siehe das *OUTPUT*-Statement in A.4.4). Mit dem RUN-Statement werden zuvor gegebene Anweisungen gestartet. Einige Prozeduren wie PLOT, REG, GLM, ANOVA müssen mit einem RUN-Befehl abschließen.

Bei der Wahl der Namen von Dateien oder Variablen müssen folgende Einschränkungen beachtet werden. Gültige SAS-Namen dürfen

- nicht länger als 8 Zeichen lang sein,
- nur mit einem Buchstaben beginnen, nach dem ersten Zeichen aber auch Zahlen enthalten,
- keine Leerzeichen enthalten,
- keine Umlaute und Sonderzeichen (wie $, %, &, /, \, :, . und ;) enthalten.

Beispiele für **gültige** SAS-Namen sind

datei1	neudat	frage1	testa	item1
i25	f3	a	var_1	var_2

Beispiele für **ungültige** SAS-Namen sind

datei_eins	1_3_neu	pc_ums_%	ums_in_$
1	ges;pers	1.frage	

A.4.2 Die wichtigsten Statements im DATA-Step

Das *DATA*-Statement

Das *DATA*-Statement steht am Beginn eines DATA-Steps und gibt der zu erstellenden SAS-Datei einen Namen. Die allgemeine Form lautet:

DATA *name* [*optionen*]; falls eine temporäre SAS-Datei erstellt werden soll,

DATA *libref.name* [*optionen*]; falls eine permanente SAS-Datei erstellt werden soll; *libref* muß zuvor in einem LIBNAME-Statement definiert worden sein (vgl. A.4.3).

Zu einem *DATA*-Statement können weitere Statements angegeben werden, die den Inhalt der neuen Datei definieren. Eine Beschreibung der möglichen Optionen, auf die hier nicht näher eingegangen wird, findet man im Handbuch SAS Language (1993), Kapitel 15.

Das *SET*-Statement

Im Zusammenhang mit dem *DATA*-Statement kann das *SET*-Statement verschiedene Aufgaben erfüllen:

- Aus einer **bestehenden** SAS-Datei sollen nur bestimmte Beobachtungen oder Variablen in eine *neue* SAS-Datei übernommen werden. Die allgemeine Form dazu lautet:

  DATA neuname;
  SET altname;
  [es folgen Befehle zur Auswahl von bestimmten Beobachtungen oder Variablen]

  oder:

  DATA neuname;
  SET altname [optionen];

- Eine bestehende SAS-Datei soll durch eine überarbeitete Version überschrieben werden. Die allgemeine Form dazu ist:

  DATA altname;
  SET altname;
  [Befehle zur Überarbeitung einer Datei]

- Mehrere bestehende SAS-Dateien sollen in eine neue SAS-Datei zusammenkopiert werden. Dies ist z.B. dann der Fall, wenn zu einer bestehenden Datei neue Beobachtungen hinzugefügt werden sollen, die in einer anderen Datei abgespeichert sind. Falls eine Datei A bestimmte Variablen enthält, die in der Datei B nicht vorkommen, so erhalten die Beobachtungen in B an diesen Stellen einen Punkt als Zeichen für **missing values** (fehlende Werte). Die allgemeine Form lautet:

  DATA neuname;
  SET *altname1 altname2 ... altnamex;*
  [evtl. weitere Statements zum DATA-Step]

  Im *SET*-Statement können auch permanente SAS-Dateien angesprochen werden, dazu muß anstelle des einfachen der entsprechende mit *libref.* qualifizierte Doppelname angegeben werden.

Die Statements *KEEP* und *DROP*

Diese Statements dienen zur Auswahl bestimmter Variablen bei der Erstellung einer neuen SAS-Datei. Das *KEEP*-Statement wählt die Variablen aus, die verwendet werden sollen, das *DROP*-Statement wählt die Variablen aus, die ausgeschlossen werden sollen. Die allgemeine Form ist:

KEEP variablenliste;

DROP variablenliste;

In der Variablenliste werden die entsprechenden Variablen durch Leerzeichen getrennt angegeben. Beispiele sind (siehe Beispiel A.4.2.1)

KEEP name jahrum region;

DROP gertyp;

Das *IF*-Statement

Dieser Befehl kann allein oder im Zusammenhang mit den Statements *THEN, ELSE, DO* und *END* benutzt werden und erfüllt verschiedene Funktionen:

- Zur Auswahl von Beobachtungen, die eine bestimmte Bedingung erfüllen reicht der *IF*-Befehl allein in der Form:

  IF bedingung; (z.B.: *IF region='west';*)

- Soll eine SAS-Anweisung nur für diejenigen Beobachtungen durchgeführt werden, die eine bestimmte Bedingung erfüllen, so fügt man das *THEN*-Statement hinzu. Eine SAS-Anweisung kann eine neue Variable erstellen oder eine alte verändern:

  IF bedingung THEN anweisung;

  (z.B.: *IF jahrum<30000 THEN leistung='gering';* dieser Befehl bewirkt, daß die Verkäufer, die einen Jahresumsatz kleiner als 30000 hatten, in der neuen Variablen Leistung die Ausprägung gering erhalten.)

- Falls für diejenigen Beobachtungen, für die die Bedingung nicht zutrifft, eine alternative Anweisung ausgeführt werden soll, verwendet man zusätzlich das *ELSE*-Statement in der Form:

  IF bedingung THEN anweisung1;
  ELSE anweisung2;

- Mit den Möglichkeiten

  IF-Statements zu verschachteln,

  DO/END-Statements zur Gruppierung mehrerer Statements zu verwenden,

  mehrere Bedingungen logisch zu verknüpfen,

  eine Vielzahl SAS-interner Funktionen anwenden zu können und

  die Datenein- und -ausgabe flexibel steuern zu können,

  besitzt SAS an dieser Stelle die gleichen Fähigkeiten wie eine Programmiersprache.

Die folgenden Statements sind nur von Interesse, wenn die Daten nicht mit SAS/FSP, sondern als Rohdaten eingegeben werden. Andere Bezeichnungen für Rohdaten in diesem Sinne sind ASCII-Daten oder **Flat-File.**

Das *CARDS*-Statement

Stehen die Rohdaten im Programm, so wird der *CARDS*-Befehl verwendet, der anzeigt, daß nun die Rohdaten folgen. Diese werden mit einem Semikolon abgeschlossen (siehe auch Abschnitt A.2.2). Der *CARDS*-Befehl benötigt keine weiteren Angaben und hat daher die allgemeine Form:

CARDS;

Das *INFILE*-Statement

Stehen die Rohdaten nicht im Programm, sondern in einer externen Datei, so verwendet man das *INFILE*-Statement, in dem auf die entsprechende Datei verwiesen wird. Die allgemeine Form lautet

INFILE "dateiname";

Das *INPUT*-Statement

Zum Einlesen der Rohdaten muß im *INPUT*-Statement beschrieben werden, wie die Daten abgespeichert sind und wo die einzelnen Variablen stehen (siehe A.1.4). Üblicherweise haben Rohdaten folgende Gestalt:

- Die Beobachtungen stehen zeilenorientiert, d.h. jede Datenzeile stellt eine Beobachtung dar. Liegen sehr viele Variablen vor, so kann eine Beobachtung auch über mehrere Zeilen gehen. In einer oder mehreren aufeinanderfolgenden Zeilen stehen also alle Merkmalsausprägungen, die zu einer Beobachtung gehören.

- Die Ausprägungen einer bestimmten Variablen stehen in genau festgelegten Spalten.

Beispiel A.4.2.1 Die Rohdaten enthalten die Werte von 18 Beobachtungen. Jede Beobachtung besteht aus dem Namen eines EDV-Verkäufers, seinem Jahres-Umsatz, der Verkaufsregion und der Art der verkauften Geräte (PC/Workstation). Jede Beobachtung hat eine Zeile zur Verfügung.

Die Daten enthalten also die Ausprägungen von vier Variablen (Merkmalen). Die Variable Jahres-Umsatz ist numerisch, die übrigen drei Variablen sind Character-Variablen. Den Ausprägungen der Variablen stehen bestimmte Spalten zur Verfügung:

Variable	Spalten	Variablentyp
Name	1– 9	character
Jahres-Umsatz	10–14	numerisch
Region	18–21	character
Geräte-Typ	25–26	character

Zur besseren Kontrolle sind ein Kopf und eine Zeile mit Spaltenzahlen eingefügt, die in einer Rohdatendatei üblicherweise nicht vorkommen. Die Variablen sind:

```
Name      Jahres- Region Geraete-
          Umsatz         Typ
1   5     10   15   20   25   30   35
*---*----*----*----*----*----*----*--
Stafer     9664 Ost      PC
Young     22969 Ost      PC
Stride    27253 Ost      PC
Topin     86432 Ost      WS
Spark     99210 Ost      WS
Vetter    38928 West     WS
Curci     21531 West     PC
Marco     79345 West     WS
Greco     18523 West     PC
Ryan      32915 West     PC
Tomas     42109 West     PC
Thalman   94320 Sued     WS
Moore     25718 Sued     PC
Allen     64700 Sued     WS
Stelam    27634 Sued     PC
Farlow    32719 Nord     PC
Smith     38712 Nord     PC
Wilson    97214 Nord     WS
```

Die Werte der *Character-Variablen* müssen linksbündig, die *numerischen Variablen* rechtsbündig geschrieben sein. Im *INPUT*-Statement werden die Informationen für die Variablen angegeben, wobei eine Character-Variable mit einem $ gekennzeichnet werden muß. Die Anzahl der Beobachtungen ermittelt SAS automatisch aufgrund der vorhandenen Daten. Das *INPUT*-Statement für dieses Beispiel lautet also:

INPUT name $ 1–9 jahrum 10–14 region $ 18–21 gertyp $ 25–26;

Auf die Spaltenangaben (und damit auch auf das rechts- und linksbündige Schreiben) kann verzichtet werden, wenn die Daten folgende Bedingungen erfüllen:

- Alle Ausprägungen sind durch (mindestens) ein Blank (=Leerzeichen) voneinander getrennt. In jeder Zeile stehen nur die Werte einer einzigen Beobachtung.
- Fehlende Werte sind durch einen Punkt gekennzeichnet.
- Die Ausprägungen von Character-Variablen sind nicht länger als acht Zeichen.

Da in unserem Beispiel diese Bedingungen erfüllt sind, können die Spaltenangaben weggelassen werden. Weitere Möglichkeiten, Rohdaten abzuspeichern und mit SAS einzulesen sind ausführlich im Handbuch SAS Language (1993), Abschnitt "INPUT-Statement" in Kapitel 9 beschrieben.

A.4.3 Statements, die im DATA- und PROC-Step stehen können

Die in Abschnitt A.4.2 beschriebenen Statements dürfen nur im DATA-Step verwendet werden. Andere Statements dürfen nur in PROC-Steps verwendet werden, manche davon nur in speziellen Prozeduren. Daneben gibt es Statements, die überall im Programm stehen dürfen (vgl. SAS Language (1993), Kapitel 3, SAS Statements, Global Statements). Die wichtigsten dieser Statements werden im folgenden kurz beschrieben.

Das Kommentar-Statement: *

Bei längeren Programmen empfiehlt es sich, in den Programmtext Kommentare einzufügen, die einem selbst oder anderen helfen können, das Programm nachzuvollziehen. Solche Kommentare bleiben beim Programmablauf unberücksichtigt und können an allen Stellen im Programm stehen, nur nicht innerhalb eines anderen Statements oder in Rohdaten. Allgemeine Form:

* *kommentar-text;*

***TITLE*- und *FOOTNOTE*-Statements**

Mit diesen Befehlen lassen sich Titel- bzw. Fußnotenzeilen erstellen, die auf jeder Seite des Ergebnis-Textes erscheinen. Allgemeine Form:

TITLE *'titel-text';* bzw.
FOOTNOTE *'fußnotentext';*

Diese Anweisungen gelten für alle folgenden Prozeduren, bis neue *TITLE*- oder *FOOTNOTE*-Statements gegeben werden oder bis die Anweisungen mit

TITLE; bzw. *FOOTNOTE;*

wieder aufgehoben werden.

Das *FILENAME*-Statement

Das *FILENAME*-Statement verbindet einen Dateinamen (Filename) mit einem Kurznamen; der Kurzname muß ein gültiger SAS-Name sein. Später kann im *INFILE*-Statement mit dem Kurznamen auf die angegebene Datei verwiesen werden. Daher wird im folgenden der Kurzname mit *fileref* (Filereference) bezeichnet. Ein *FILENAME*-Statement kann beim Einlesen (*INFILE*) wie auch beim Herausschreiben (*FILE*) von Rohdaten verwendet werden. Die allgemeine Form lautet

FILENAME *fileref "pfadname";*

In *"pfadname"* muß der komplette Pfad der Datei in Hochkommata angegeben werden. Die Form des Namens hängt vom Betriebssystem ab. Ein Beispiel unter MS-DOS ist:

```
FILENAME ref1 "c:\rohdaten\file1.dat";
DATA     neu;
   INFILE ref1;
   INPUT  [variablenliste];
[weitere Statements]
```

Das *LIBNAME*-Statement

Analog zum *FILENAME*-Statement wird im *LIBNAME*-Statement ein Kürzel (*libref*) für einen Pfadnamen definiert. Jedoch gibt der Pfadname keine Datei sondern ein Verzeichnis (library) an. In dieses Verzeichnis können SAS-System-Dateien abgelegt werden, indem im *DATA*-Statement einfach *libref* mit angegeben wird. Die allgemeine Form lautet

LIBNAME libref 'pfadname';

Um eine SAS-Datei in diesem Verzeichnis abzuspeichern, muß das *DATA*-Statement folgende Form haben:

DATA libref.name;

Daraufhin wird in dem durch 'pfadname' definierten Verzeichnis die Datei "name" angelegt. Will man eine SAS-Datei aus diesem Verzeichnis laden, so muß man wieder den Doppelnamen (two-level-name) angeben. Ein Beispiel unter MS-DOS lautet:

```
LIBNAME  eins 'c:\sasdaten';
DATA     neu;
    SET  eins.umfrage;
```

Das *FORMAT*-Statement

In SAS bezieht sich der Begriff Format auf die Beschreibung der Ausprägungen, d.h. Werte von Variablen. Diese Beschreibungen werden in der *FORMAT*-Prozedur (vgl. SAS Procedures Guide (1992), Kapitel 18) erstellt und im *FORMAT*-Statement den Variablen zugeordnet. Ein Format kann mehreren Variablen zugeordnet werden. Die Unterscheidung von Variablen- und Formatnamen geschieht durch einen Punkt am Ende des Formatnamens. Die allgemeine Form lautet:

FORMAT variable(n) format1. variable(n) format2. ...;

Stehen die Formate als permanente Einträge in einem *Formatkatalog (FORMATS. SCAT)*, so sucht SAS diesen Katalog in dem Verzeichnis mit der Libref 'LIBRARY' (vgl. das *LIBNAME*-Statement). Per Voreinstellung ist dies das aktuelle Verzeichnis, in dem der Katalog sinnvollerweise stehen sollte. Weitere Informationen zu Formaten findet man in SAS Language (1993), Kapitel 3, SAS Formats.

Als Beispiel (unter MS-DOS) nehmen wir an, daß die Daten im Unterverzeichnis 'c:\sasdaten' stehen und der Formatkatalog im aktuellen Verzeichnis. Die Datei "umfrage" enthalte u.a. Daten aus einer Umfrage über Rauchergewohnheiten, den Verzehr von Hamburgern, das Tragen von Jeans (mit den Werten ja und nein) und eine Charactervariable mit dem Bundesland. Die Daten werden dann mit den zugehörigen Beschreibungen mit dem folgenden Programm in die (neu angelegte) Datei "neu" geschrieben.

```
LIBNAME     eins 'c:\sasdaten';
DATA        neu;
   SET      eins.umfrage;
   FORMAT   rauch ham jeans jnformat. bl $ blformat.;
```

A.4.4 Die wichtigsten Statements im PROC-Step

Bestimmte Statements dürfen nur in wenigen Prozeduren eingesetzt werden, einige Statements können in fast jeder Prozedur eingesetzt werden. Die Statements, die in sehr vielen Prozeduren benutzt werden dürfen, sollen in diesem Abschnitt dargestellt werden.

Das *PROC*-Statement

Der PROC-Step beginnt grundsätzlich mit dem *PROC*-Statement, in dem die Prozedur ausgewählt wird. Nach dem Prozedurnamen können i.a. noch Optionen festgelegt werden. Die allgemeine Form lautet:

PROC prozedurname optionen;

Die möglichen Optionen hängen von der jeweiligen Prozedur ab. Beispiele sind:

PROC PRINT;
PROC MEANS SUM RANGE;
PROC CORR NOPRINT;
PROC FREQ DATA=name;

Das *VAR*-Statement

Im *VAR*-Statement wird festgelegt, welche Variablen in der Prozedur ausgewertet werden sollen. Ohne das *VAR*-Statement wendet SAS die Prozedur auf alle Variablen an, so werden z.B. bei *PROC MEANS* die Mittelwerte von **allen** numerischen Variablen berechnet. Die allgemeine Form lautet

VAR variablenliste ;

Die Variablen in der Variablenliste werden durch ein Leerzeichen voneinander getrennt. Im folgenden Beispiel werden für die Variablen Alter und Gewicht die Mittelwerte berechnet. Darüber hinaus berechnet SAS in diesem Fall automatisch weitere Kenngrößen wie Minimum, Maximum und Standardabweichung:

PROC MEANS;
VAR alter gewicht;

Das *BY*-Statement

In fast allen Untersuchungen existiert eine Variable, anhand derer die Untersuchungseinheiten (die Beobachtungen) in verschiedene Gruppen eingeteilt werden können. Oft ist es Ziel einer Untersuchung, festzustellen, ob eine weitere (i.a. metrische) Variable in den verschiedenen Gruppen unterschiedlich stark ausgeprägt ist, d.h. ob ein Gruppeneffekt vorhanden ist. Das *BY*-Statement ermöglicht eine gruppenspezifische Auswertung. SAS setzt dabei voraus, daß die Daten nach der Gruppierungsvariablen (lexikographisch) sortiert sind, andernfalls muß die Option *NOTSORTED* angegeben werden. Die allgemeine Form lautet

BY variable [*NOTSORTED*];

Teilt beispielsweise ein Mediziner in einer Untersuchung seine Patienten mit der Variablen "rauchtyp" in Zigaretten-, Pfeifen-, Zigarren- und Nichtraucher ein und möchte in jeder Gruppe den durchschnittlichen Blutdruckwert (blutdr) berechnen, so lauten die SAS-Anweisungen hierzu:

PROC MEANS;
VAR blutdr;
BY rauchtyp;

Das *FREQ*-Statement

Stehen in einer Variablen Werte, die Häufigkeiten von Beobachtungen darstellen, so muß dies in den meisten Auswertungen berücksichtigt werden. Die Häufigkeits-Variable wird im *FREQ*-Statement angegeben. Die allgemeine Form ist

FREQ variable;

Das *MODEL*-Statement

Viele Prozeduren wie *REG, GLM, ANOVA* erfordern die Angabe eines Modells. Die möglichen Modelle hängen von der jeweiligen Prozedur ab. Bei *REG* lautet die allgemeine Form zum Beispiel:

MODEL abhängige_variable = unabhängige_variablen;

Die Variablen werden durch Leerzeichen voneinander getrennt.

Das *OUTPUT*-Statement

Viele Prozeduren sind fähig (evtl. im Zusammenhang mit dem *BY*-Statement), ihre Ergebnisse direkt in einer SAS-Datei abzuspeichern. Dies sind etwa die Prozeduren *MEANS, UNIVARIATE, CORR, FREQ*. Dazu muß im PROC-Step das *OUTPUT*-Statement angegeben werden, in dem zusätzlich der Dateiname, Art der Datei und Variablennamen festgelegt werden können. Die allgemeine Form ist:

OUTPUT OUT=name [*Schlüsselworte=namen*];

Schlüsselworte sind in PROC MEANS und PROC UNIVARIATE statistische Kenngrößen N, MEAN, MIN, MAX, STD, ...

Beispiel A.4.4.1 Für die Daten aus Beispiel A.4.2.1 sollen die durchschnittlichen Umsätze sowie Minimum und Maximum für jede Region in einer neuen Datei abgespeichert und ausgedruckt werden. Das Programm (unter MS-DOS) hierzu lautet:

```
LIBNAME eins 'c:\sasdaten';
PROC MEANS DATA=eins.umsatz MEAN MAX MIN NOPRINT;
   VAR jahrum;
   BY region NOTSORTED;
   OUTPUT OUT=regionen MEAN=umsmean MAX=umsmax MIN=umsmin;
PROC PRINT DATA=regionen;
RUN;
```

Das Ergebnis dieses Programms ist folgender Ausdruck der SAS-Datei "regionen":

OBS	REGION	_TYPE_	_FREQ_	UMSMEAN	UMSMAX	UMSMIN
1	ost	0	5	49105.60	99210	9664
2	west	0	6	38891.83	79345	18523
3	sued	0	4	53093.00	94320	25718
4	nord	0	3	56215.00	97214	32719

Das *CLASS*-Statement

Im *CLASS*-Statement kann man klassifizierende Variablen angeben (z.B. Beruf, Geschlecht, Familienstand, ...), um eine getrennte Auswertung für verschiedene Ausprägungskombinationen dieser Variablen zu erhalten. Damit erfüllt *CLASS* die gleiche Funktion wie *BY*, mit den Unterschieden:

- *CLASS* läßt sich nicht auf numerische Daten anwenden.
- Mit dem *CLASS*-Statement kann man in den Prozeduren zur Varianzanalyse (*ANOVA, GLM, VARCOMP*, ...) das Modell spezifizieren.

Das *CLASS*-Statement benötigt weniger Speicherkapazität als das *BY*-Statement und ist auch in Kombination mit *BY* möglich. Die allgemeine Form lautet:

CLASS *variablenliste;*

A.5 Die Ausgabe von Ergebnissen und Graphiken

Nach erfolgreicher Ausführung von SAS-Prozeduren möchte man i.a. die Ergebnisse auch zu Papier bringen oder in einen Bericht integrieren. Dazu muß zwischen Ergebnissen und hoch auflösenden Graphiken unterschieden werden. Weiterhin muß man beachten, ob man an einem Einzelplatzsystem (i.a. PC) mit eigenem Drucker oder an einem Mehrplatzsystem (Zentralrechner) arbeitet. Schließlich werden in Abschnitt A.5.4 einige Wege dargestellt, um Graphiken direkt in Textverarbeitungs-Systeme einzubinden.

A.5.1 Ausgabe numerischer Prozedurergebnisse

Die meisten Prozeduren in SAS erzeugen Ergebnisse, die im OUTPUT-Window dargestellt werden. Der Inhalt des OUTPUT-Windows kann i.a. sehr einfach durch das Kommando *PRINT* oder die entsprechende Funktionstaste vom OUTPUT-Window aus auf dem Standarddrucker ausgedruckt werden. Dabei ist mit Standarddrucker der Drucker gemeint, der bei Einzelplatzsystemen (PC, Workstation) direkt am Gerät und der bei Mehrplatzsystemen i.a. am Zentralrechner angeschlossen ist. Dabei ist die Ausgabe vom Druckertyp weitgehend unabhängig, da SAS für die Ergebnisse ein Standardformat verwendet. Bei der Darstellung der Ergebnisse orientiert sich SAS jedoch am OUTPUT-Window, so daß in eine Zeile ca. 80 Zeichen und auf eine Seite nur ca. 20 Zeilen geschrieben werden. Will man die Ergebnisse ausdrucken, so kann man die Seitengröße mit den Optionen LINESIZE und PAGESIZE im OPTIONS-Window festlegen, bevor man die Ergebnisse erstellt. Vor dem Ausdruck kann der Inhalt des OUTPUT-Windows über das OUTPUT-MANAGER-Window (vgl. Abschnitt A.2.4) zusätzlich bearbeitet werden.

Eine weitere Möglichkeit besteht darin, den Inhalt des OUTPUT-Windows in einer Datei abzuspeichern, um diese dann mit einem Textsystem weiterzuverarbeiten. Dazu gibt man in der Kommandozeile des OUTPUT-Windows den Befehl ein:

FILE "dateiname"

Sofern man diese Datei mit einem Textsystem bearbeiten möchte, ist darauf zu achten, daß für die Ergebnisse bei der Ausgabe ein nichtproportionaler Schrifttyp (z.B. Courier oder Typewriter) gewählt wird. Bei der weiteren Bearbeitung der Ergebnis-Datei, zum Beispiel mittels WordPerfect, bietet sich die Verwendung einer Textbox an, in LaTeX kann man die Befehle \begin{verbatim} und \end{verbatim} verwenden.

A.5.2 Ausgabe von Graphiken

Die Ausgabe von Graphiken, die i.a. mit Prozeduren aus dem Modul SAS/GRAPH erstellt wurden, ist etwas komplizierter, da die Möglichkeiten verschiedener Drucker sehr unterschiedlich sind und i.a. jeder Druckertyp eine eigene Graphiksprache besitzt. Ein Ausgabegerät wird in SAS mit DEVICE bezeichnet. Per Voreinstellung ist dies i.a. der Bildschirm, auf dem man sich die Graphik zuerst ansehen kann. Um eine Graphik auszudrucken, bietet SAS nun mehrere Möglichkeiten an, die zudem sehr stark vom Betriebssystem abhängen. Im folgenden wird hier nur eine Möglichkeit dargestellt, die nicht notwendig die schnellste ist, die aber fast überall angewandt werden kann. Sollten Sie an einem Mehrplatzsystem arbeiten, so kann Ihnen ein Systembetreuer notfalls weiterhelfen.

In dem hier beschriebenen Weg speichern Sie Ihre Graphik in einer Datei ab und schicken diese Datei mit einem Betriebssystem-Befehl zum Drucker. Eine zu druckende Graphik, die in einer Datei abgespeichert ist, wird in SAS mit Graphic Stream File, kurz GSF, bezeichnet. Um ein GSF zu erzeugen, müssen in SAS vor dem Aufruf der Graphikprozedur folgende Befehle eingegeben werden:

FILENAME <u>bild</u> "dateiname";
GOPTIONS DEVICE=devicename
GSFNAME=<u>bild</u>
GSFMODE=REPLACE
NODISPLAY;
graphikprozedur

Die unterstrichenen Namen (hier *<u>bild</u>*) müssen dabei übereinstimmen. Bei *devicename* muß die SAS-interne Bezeichnung des Druckers angegeben werden, die man über die Prozedur *PROC GDEVICE* erfahren kann. Dazu gibt man folgenden Befehl ein:

PROC GDEVICE;
RUN;

Durch das Aufrufen dieses Programms gelangt man in das GDEVICE-CATALOG-Window, in dem die möglichen *devicenames* mit einer kurzen Beschreibung des Druckers aufgelistet sind. Dieses Window kann man mit dem Kommando *END* verlassen. In dieser Liste findet man u.a. die folgenden Einträge:

APPLELW	Apple Laserwriter (PostScript)
EPLQ180	Epson LQ800, 180 DPI
HP7475A	HP7475 Plotter, DIN A4 Format
HPLJS2	HP LaserJet Series II
HPLJS3	HP LaserJet Series III
HPDJ300	HP DeskJet, 300 DPI
PS	PostScript-Drucker
ZETAVUE	ZETAVUE Film Recorder.

Der zu Ihrem Drucker passende *devicename* wird in den obigen Befehlen mit *GDEVICE=devicename* angegeben. Die Option *NODISPLAY* bewirkt, daß die Steuerzeichen für den Drucker nicht auf dem Bildschirm angezeigt werden. Um alle von Ihnen gesetzten graphischen Optionen nach dem Programmablauf wieder zurückzusetzen, geben Sie den Befehl an:

GOPTIONS RESET;

Eine erfolgreiche Abspeicherung Ihrer Graphik in der Datei "dateiname" erkennen Sie an einer SAS-Meldung im LOG-Window, die besagt, daß eine bestimmte Anzahl Zeilen (Lines) in eine Datei geschrieben wurden. Wenn Sie nun SAS verlassen, können Sie diese Datei mit einem Print-Befehl zu Ihrem Drucker schicken.

A.5.3 Einbindung von Graphiken in Texte

Durch die rasch wachsenden Möglichkeiten der Textsysteme ist es heute kein Problem mehr, eine Graphik, die mit einem Programm wie SAS erzeugt wurde, in einen Text zu integrieren. Im folgenden werden Wege dargestellt, um Graphiken in WordPerfect und LaTeX einzubinden. Auch hier sind mehrere Wege möglich, es wird aber jeweils nur ein Weg aufgezeigt, der uns besonders einfach und sicher erscheint.

WordPerfect

Dieser Weg gilt in ähnlicher Weise auch für andere kommerzielle Textsysteme wie MS-WORD, WordStar etc. Dazu erzeugt man wie in A.5.2 beschrieben ein GSF (Graphic Stream File), also eine Datei, die die Graphik in einem bestimmten Format enthält. Wählt man als DEVICE HP7475 (oder HP7475A, für etwas dünnere Linien), so speichert SAS die Graphik als HPGL-Datei ab (HPGL=Hewlett Packard Graphics Language). HPGL hat sich als einfaches und sicheres Graphik-Format bewährt, das von fast allen Programmen verstanden oder erzeugt werden kann.

Um die so erzeugte HPGL-Datei (oder das GSF) in WordPerfect (WP) einzubinden, erzeugt man in WP eine Abbildungsbox (⟨Alt⟩ + ⟨F9⟩, ⟨1⟩) und gibt im Menüpunkt 1 "Datei" den Dateinamen der Graphik an. Daraufhin bringt WP die Meldung:

Plotterdatei wird geladen ......

Nach einer kurzen Zeit ist die Graphik importiert. In WP kann die Graphik dann vergrößert, verkleinert oder auf andere Weise bearbeitet werden.

LaTeX

Auch bei LaTeX muß die Graphik erst als GSF vorliegen. Dazu geht man wie in A.5.2 beschrieben vor und wählt DEVICE=HPLJS2 (oder HPLJS3). Daraufhin speichert SAS die Datei im Format PCL ab, eine Graphik-Sprache, die fast alle Laserdrucker verwenden. Auf diese Datei wendet man das LaTeX-eigene Programm PCLTOMSP wie folgt an:

PCLTOMSP Quelldateiname Zieldateiname

Damit wird eine Zieldatei erzeugt, die anstelle des Formats PCL der Quelldatei das Format MSP besitzt. An der entsprechenden Stelle im LaTeX-Dokument gibt man nun folgenden "Special"-Befehl ein:

special{*em:graph Zieldateiname*}
*vspace**{*7.5cm*}

Zu beachten ist dabei, daß die Graphik von SAS in der richtigen Große erzeugt werden muß. Mit den folgenden GOPTIONS in SAS erreicht man dies für die mit dem obigen \vspace-Befehl angeforderten 7.5cm Höhe der LaTeX-Graphik durch

*GOPTIONS HSIZE=*10.5*cm VSIZE=*7.5*cm;*

Mit diesen Werten wurden die Abbildungen des vorliegenden Buches erstellt.

Index der Datensätze

Die im Buch verwendeten Datensätze stehen im Internet unter

`http://statistik.mathematatik.uni-wuerzburg.de/~falk/sasdiskette/`

im Verzeichnis **`data.zip`** als ASCII-Daten (Rohdaten) zum Download bereit und im SAS-Transportformat im Verzeichnis `SASdata.zip`. Weitere Informationen zum Einlesen der Daten sind unter o.g. Internetadresse zu finden.

Bezeichnung	Dateiname	Beschreibung
Air-Daten	air.dat	Beispiel 7.1.1
Bienenwachs-Daten	wachs.dat	" 1.1.11
Blei-Daten	blei.dat	" 2.3.8
Eis-Daten	eis.dat	" 2.4.4
Geographen-Daten	geo.dat	" 3.2.6
Kastanien-Daten	kastanie.dat	" 3.2.1
Kristall-Daten	kristall.dat	" 2.3.1
Lehre-Daten	lehre.dat	" 5.1.1
Luftschadstoff-Daten	luft.dat	" 3.3.4
Mathematik-Daten	mathe.dat	Aufgabe 18, Kapitel 8
O-Ring-Daten	oring.dat	Beispiel 4.2.6
pH-Daten	ph.dat	Aufgabe 1, Kapitel 1
Platin-Daten	platin.dat	Beispiel 1.2.2
Schadens-Daten	schaden.dat	" 4.1.9
Scheidungsgründe-Daten	divorce.dat	" 7.2.7
Selbstmord-Daten	suizid.dat	" 4.1.11
Sonnen-Daten	sonne.dat	" 1.5.1
SO_2-Daten	so2.dat	" 5.1.4
Wirtschafts-Daten	econom.dat	" 3.3.1
ZNS-Daten	zns.dat	Beispiel 1.1.3
Zufalls-Daten	random.dat	" 7.5.1

Die folgenden Datensätze sind nicht extern gespeichert, sie werden im jeweiligen Programm mittels des CARDS-Befehls direkt eingegeben:

Dozenten-Daten		Beispiel 7.3.4
Haarfarben-Daten		" 4.1.13
Medikamenten-Daten		Abbildung 4.1.4
NHANES II-Daten		Beispiel 4.1.2
Scheidungs-Daten		" 4.2.1
Weizen-Daten		" 5.2.4

Die folgenden Datensätze sind nur im Buch abgedruckt:

Ethno-Daten		Aufgabe 13, Kapitel 4
Yoga-Daten		Aufgabe 25, Kapitel 2

Literatur

Anderson, T.W. (1984) *An Introduction to Multivariate Statistical Analysis.* 2nd ed. Wiley, New York.

Anderson-Sprecher, R. (1994) Model comparison and R^2. *The American Statistician* **48**, 113–116.

Andrews, D.F. und Herzberg, A.M. (1985) *Data.* Springer Series in Statistics, Springer, New York.

Bandelow, C. (1989) *Einführung in die Wahrscheinlichkeitstheorie.* 2. Auflage. Bibliographisches Institut, Mannheim.

Bartlett, M.S. (1954) A note on multiplying factors for various chi-squared approximations. *J. Roy. Statist. Soc. B* **16**, 296–298.

Beecher, H.K. (1959) *Measurement of Subjective Responses.* Oxford University Press, Oxford.

Best, D.I. und Rayner, C.W. (1987) Welch's approximate solution for the Behrens-Fisher problem. *Technometrics* **29**, 205–220.

Büning, H. und Trenkler, G. (1978) *Nichtparametrische statistische Methoden.* De Gruyter, Berlin.

Cailliez, F. (1983) The analytical solution of the additive constant problem. *Psychometrika* **48**, 305–308.

Chapman, H. und Demeritt, D. (1936) *Elements of Forest Mensuration.* Williams Press, Nashville.

Cox, R.D. (1972) Regression models and lifetables (with discussion). *J. Roy. Statist. Soc. B* **34**, 187–220.

Davies, L. (1992) Verzerrte Zahlen vom Wissenschaftsrat. *DUZ* **17**, 25–28.

Davies, L. und Gather, U. (1993) The identification of multiple outliers (with comments). *J. Amer. Statist. Assoc.* **88**, 782–801.

Devlin, S.J., Gnanadesikan, R. und Kettenring, J.R. (1987) Robust estimation of dispersion matrices and principal components. *J. Amer. Statist. Assoc.* **76**, 354–362.

Devroye, L. und Györfi, L. (1985) *Nonparametric Density Estimation. The L_1-View.* Wiley, New York.

Dowdall, J.A. (1974) Women's attitudes toward employment and family roles. *Soc. Anal.* **35**, 251–262.

Dufner, J., Jensen, U. und Schumacher, E. (1992) *Statistik mit SAS.* Teubner Studienbücher Mathematik, Teubner, Stuttgart.

Efron, B. und Tibshirani, R.J. (1993) *An Introduction to the Bootstrap.* Monographs on Statistics and Applied Probability **57**, Chapman & Hall, New York, London.

Everitt, B.S. (1980) *Cluster Analysis.* 2nd ed. Halsted Press, New York.

Falk, M., Hüsler, J. und Reiss, R.-D. (1994) *Laws of Small Numbers: Extremes and Rare Events.* Birkhäuser, DMV Seminar **23**, Birkhäuser, Basel.

Fahrmeir, L. und Hamerle, A. (1984) *Multivariate statistische Verfahren.* De Gruyter, Berlin.

Feuerabendt, S. und Hammer, O. (1987) *Yoga-Therapie.* Knaur, München.

Fisher, R.A. (1936) The use of multiple measurements in taxonomic problems. *Ann. Eugenics* **7** (part 2), 179–188.

Friendly, M. (1994) Mosaic displays for multi-way contingency tables. *J. Amer. Statist. Assoc.* **89**, 190–200.

Fukunaga, K. (1990) *Introduction to Statistical Pattern Recognition.* 2nd Ed. Academic Press, New York.

Gänssler P. und Stute, W. (1977) *Wahrscheinlichkeitstheorie.* Springer, Berlin-Heidelberg.

Gibbons, D.I., McDonald, G.C. und Gunst, R.F. (1987) The complementary use of regression diagnostics and robust estimators. *Naval Research Logistics* **34**, 109–131.

Gogolok, J., Schuemer, R. und Ströhlein, G. (1990) *Datenverarbeitung und statistische Auswertung mit SAS. Band II: Komplexe statistische Analyseverfahren.* Gustav Fischer Verlag, Stuttgart.

Gogolok, J., Schuemer, R. und Ströhlein, G. (1992) *Datenverarbeitung und statistische Auswertung mit SAS. Band I: Einführung in das Programmsystem, Datenmanagement und Auswertung.* Gustav Fischer Verlag, Stuttgart.

Haberman, S. (1978) *Analysis of Qualitative Data.* Academic Press, New York.

Hampson, R. und Walker, R. (1961) Vapor pressures of platinum, iridium, and rhodium. *J. Res. Nat. Bur. Stand.* **65** A, 289–295.

Hand, D.J. (1981) *Discrimination and Classification.* Wiley, New York.

Hand, D.J. (1982) *Kernel Discriminant Analysis.* Research Study Press, Chichester.

Herzberg, P.A. (1990) *How SAS works.* 2nd ed. Springer, New York.

Hettmansperger, T.P. und Sheather, S.J. (1992) A cautionary note on the method of least median squares. *The American Statistician* **46**, 79–83.

Heuer, G. (1979) *Selbstmord bei Kindern und Jugendlichen.* Klett-Cotta, Stuttgart.

Huber, P.J. (1981) *Robust Statistics.* Wiley, New York.

Huber, P.J. (1985) Projection Pursuit (with discussion). *Ann. Statist.* **13**, 435–525.

Huff, D. (1973) *How to Lie with Statistics.* Penguin Books, Harmondsworth, Middlesex.

Institut der deutschen Wirtschaft (1993) *Zahlen zur wirtschaftlichen Entwicklung der Bundesrepublik Deutschland.* Deutscher Instituts-Verlag, Köln.

Jobson, J.D. (1991) *Applied Multivariate Data Analysis. Volume I: Regression and Experimental Design.* Springer Texts in Statistics, Springer, New York.

Jobson, J.D. (1992) *Applied Multivariate Data Analysis. Volume II: Categorical and Multivariate Methods.* Springer Texts in Statistics, Springer, New York.

Jolliff, I.T. (1986) *Principal Component Analysis.* Springer Series in Statistics, Springer, New York.

Jones, M.C. und Sibson, R. (1987) What is projection pursuit? *J. Roy. Statist. Soc. A* **150**, 1–36.

Kaiser, H.F. (1958) The varimax criterion for analytic rotation in factor analysis. *Psychometrica* **23**, 187–200.

Kleinbaum, D.G. und Kupper, L.L. (1978) *Applied Regression Analysis and other Multivariable Methods.* Wadsworth Publ., North Scituate.

Koecher, M. (1992) *Lineare Algebra und analytische Geometrie.* 3. Auflage. Springer-Lehrbuch, Springer, Berlin-Heidelberg.

Königsberger, K. (1992) *Analysis 1.* 2. Auflage. Springer-Lehrbuch, Springer, Berlin-Heidelberg.

Königsberger, K. (1993) *Analysis 2.* Springer-Lehrbuch, Springer, Berlin-Heidelberg.

Krämer, W. (1991) *So lügt man mit Statistik.* 2. Auflage. Campus, Frankfurt.

Krengel, U. (1991) *Einführung in die Wahrscheinlichkeitstheorie und Statistik.* 3. Auflage. Vieweg Studium, Aufbaukurs Mathematik, Vieweg, Braunschweig.

Krickeberg, K. und Ziezold, H. (1995) *Stochastische Methoden.* 4. Auflage. Springer-Lehrbuch, Springer, Berlin-Heidelberg.

Läuter, H. und Pincus, R. (1989) *Mathematisch-Statistische Datenanalyse.* Oldenbourg Verlag, München-Wien.

Lawley, D.N. (1967) Some new results in maximum likelihood factor analysis. *Proc. R. Soc. Edinburgh A* **67**, 256–264.

Lawley, D.N. und Maxwell, A.E. (1971) *Factor Analysis as a Statistical Method.* 2nd ed. Butterworths, London.

Lehmann, E. (1975) *Nonparametrics: Statistical Methods based on Ranks.* Holden-Day, San Francisco.

Lehmann, E. (1993) The Fisher, Neyman-Pearson theories of testing hypothesis: one theory or two? *J. Amer. Statist. Assoc.* **88**, 1242–1249.

Lehn, J. und Wegmann, H. (1985) *Einführung in die Statistik.* Teubner Studienbücher Mathematik, Teubner, Stuttgart.

Little, R.J.A. und Wu, M.M. (1991) Models for contingency tables with known margins when target and sampled populations differ. *J. Amer. Statist. Assoc.* **86**, 87–95.

Mardia, K.V., Kent, J.T. und Bibby, J.M. (1979) *Multivariate Analysis.* Academic Press, London.

Marron, J.S. (1988) Automatic smoothing parameter selection: A survey. *Empirical Economics* **13**, 187–208.

Miller, R. (1981) *Simultaneous Statistical Inference.* Springer, New York.

Morton, D. et al. (1982) Lead absorption in children of employees in a lead-related industry. *American Journal of Epidemiology* **155**, 549–555.

Müller, D.W. und Sawitzki, G. (1991) Excess mass estimates and tests for multimodality. *J. Amer. Statist. Assoc.* **86**, 738–746.

National Center for Health Statistics (1982): *National Health and Nutrition Examination Survey, Public User Data Tape Documentation.* Catalog Number 5411, Hyattsville.

Natrella, M. (1963) *Experimental Statistics.* National Bureau of Standards Handbook **91**, Washington, D.C.

Panel on Discriminant Analysis, Classification, and Clustering (1989) Discriminant analysis and clustering. *Statistical Science* **4**, 34–69.

Pfanzagl, J. (1983) *Allgemeine Methodenlehre der Statistik I.* 6. Auflage. Sammlung Göschen. De Gruyter, Berlin.

Pfanzagl, J. (1974) *Allgemeine Methodenlehre der Statistik II.* 4. Auflage. Sammlung Göschen. De Gruyter, Berlin.

Pfanzagl, J. (1991) *Elementare Wahrscheinlichkeitsrechnung.* 2. Auflage. De Gruyter, Berlin.

Prakasa Rao, B.L.S. (1983) *Nonparametric Functional Estimation.* Academic Press, New York.

Pruscha, H. (1989) *Angewandte Methoden der Mathematischen Statistik.* Teubner, Stuttgart.

Reiss, R.-D. (1989) *Approximate Distributions of Order Statistics (With Applications to Nonparamatric Statistics).* Springer Series in Statistics, Springer, New York.

Rice, J.A. (1988) *Mathematical Statistics and Data Analysis.* Wadsworth & Brooks, Pacific Grove, California.

Rieder, H. (1994) ***Robust Asymptotic Statistics.*** Springer Series in Statistics, Springer, New York.

Rohatgi, V.K. (1976) *An Introduction to Probability Theory and Mathematical Statistics.* Wiley, New York.

Rosenbaum, P.R. (1993) Hodges-Lehmann point estimates of treatment effect in observational studies. *J. Amer. Statist. Assoc.* **88**, 1250–1253.

Rousseuw, P.J. und Leroy, A. (1987) *Robust Regression and Outlier Detection.* Wiley, New York.

Santner, T.J. und Duffy, D.E. (1989) *The Statistical Analysis of Discrete Data.* Springer Texts in Statistics, Springer, New York.

SAS Institute Inc. (1993) *SAS/FSP Software, Usage and Reference, Version 6, First Edition.* SAS Institute Inc. Cary, NC.

SAS Institute Inc. (1990) *SAS/GRAPH Software, Reference, Version 6, First Edition.* SAS Institute Inc. Cary, NC.

SAS Institute Inc. (1991) *SAS/IML Software, Usage and Reference, Version 6, First Edition.* SAS Institute Inc. Cary, NC.

SAS Institute Inc. (1993) *SAS Language, Reference, Version 6, First Edition.* SAS Institute Inc. Cary, NC.

SAS Institute Inc. (1992) *SAS Procedures Guide, Version 6, Third Edition.* SAS Institute Inc. Cary, NC.

SAS Institute Inc. (1990) *SAS/STAT User's Guide, Version 6, Fourth Edition.* SAS Institute Inc. Cary, NC.

Scheffé, H. (1959) *The Analysis of Variance.* Wiley, New York.

Searle, S.R. (1982) *Matrix Algebra Useful for Statistics.* Wiley, New York.

Seber, G.A.F. (1977) *Linear Regression Analysis.* Wiley, New York.

Seber, G.A.F. (1984) *Multivariate Observations.* Wiley, New York.

Sen, A. und Srivastava, M. (1990) *Regression Analysis. Theory, Methods and Applications.* Springer Texts in Statistics, Springer, New York.

Serfling, R.J. (1980) *Approximation Theorems of Mathematical Statistics.* Wiley, New York.

Siddharta, R.D., Fowlkes, E.B., Hoadley, B. (1989) Risk analysis of the space shuttle: Pre-Challenger prediction of failure. *J. Amer. Statist. Assoc.* **84**, 945–957.

Silverman, B.W. (1986) *Density Estimation for Statistics and Data Analysis.* Chapman and Hall, London-New York.

Stigler, S.M. (1977) Do robust estimates work with real data? *Ann. Statist.* **5**, 1055–1098.

Stute, W. (1989) Der historische Streit zwischen R.A. Fisher und J. Neyman oder: Ein Sittengemälde aus der Blütezeit der englischen Schule für Statistik. *Mathematische Semesterberichte* XXXVI, 61–84.

Thornes, B. und Collard, J. (1979) *Who divorces?* Routledge & Kegan, London.

Tukey, J.W. (1949) One degree of freedom for non-additivity. *Biometrics* **5**, 232–242.

Tukey, J.W. (1977) *Exploratory Data Analysis.* Addison-Wesley, Reading Mass.

Van der Waerden, B.L. (1971) *Mathematische Statistik.* 3. Auflage. Springer, Berlin-Heidelberg.

Walter, W. (1991) *Analysis II.* 3. Auflage. Springer-Lehrbuch, Springer, Berlin-Heidelberg.

Walter, W. (1992) *Analysis I.* 3. Auflage. Springer-Lehrbuch, Springer, Berlin-Heidelberg.

Welch, B.L. (1947) The generalization of "Student's" problem when several different population variances are involved. *Biometrika* **34**, 28–35.

White, J., Riethof, M. und Kushnir, I. (1960) Estimation of microcrystalline wax in beeswax. *J. Assoc. Offic. Anal. Chem.* **43**, 781–790.

Witting, H. (1985) *Mathematische Statistik I.* Teubner, Stuttgart.

Wong, M.A. und Lane, T. (1983) A *k*-th nearest neighbour clustering procedure. *J.R. Statist. Soc. B* **45**, 362–368.

Stichwortverzeichnis

V

W

X

Y

Z